U0094340

科学出版社"十四五"普通高等教育研究生规划教材

中 医 脑 病 学

主　审　王永炎

主　编　郭蓉娟

科 学 出 版 社

北　京

内 容 简 介

本教材为科学出版社"十四五"普通高等教育研究生规划教材之一，在王永炎、张伯礼主编的《中医脑病学》基础上进行了更新和完善。本教材分为上篇总论和下篇各论。上篇总论详细介绍了中医脑病理论发展简史、脑的形成与功能、脑病的病因及病机、脑病的诊法与辨证、脑病的治则与治法、脑病的护理、脑病的康复等知识，并结合现代脑科学的发展和医学诊断技术，强调基础理论与临床实践的结合。下篇各论聚焦中医药在防治神经病学、精神病学及儿童神经精神疾病方面的优势，通过介绍最新的指南与研究进展，帮助读者了解中医脑病学领域的前沿动态，旨在激发学习者的临床和科研思维。整体来说，本教材注重科学性、实用性和先进性，意在培养具有创新能力的高水平中医脑病学专业人才。

本教材适用于中医脑病专业的研究生和从事脑病专业的临床医生，也可供中医学其他学科的临床和科研人员参考。

图书在版编目（CIP）数据

中医脑病学 / 郭蓉娟主编. -- 北京：科学出版社，2024.6. --（科学出版社"十四五"普通高等教育研究生规划教材）. -- ISBN 978-7-03-078733-0

Ⅰ. R277.72

中国国家版本馆 CIP 数据核字第 2024GG7278 号

责任编辑：刘　亚 / 责任校对：刘　芳
责任印制：徐晓晨 / 封面设计：蓝正设计

版权所有，违者必究。未经本社许可，数字图书馆不得使用

科学出版社 出版
北京东黄城根北街 16 号
邮政编码：100717
http://www.sciencep.com

固安县铭成印刷有限公司印刷
科学出版社发行　各地新华书店经销

*

2024 年 6 月第 一 版　开本：787×1092　1/16
2024 年 6 月第一次印刷　印张：20 1/2
字数：544 000
定价：118.00 元
（如有印装质量问题，我社负责调换）

编 委 会

主　审　王永炎

主　编　郭蓉娟

副主编　刘金民　张允岭　高　颖　杨明会

编　委（按姓氏笔画排序）

王　林　首都医科大学附属北京天坛医院

王苏妹　北京中医药大学东方医院

王革生　北京中医药大学东方医院

王素梅　北京中医药大学东方医院

王道涵　北京中医药大学东方医院

王嘉麟　北京中医药大学东方医院

尹冬青　首都医科大学附属北京安定医院

邢　佳　北京中医药大学东方医院

刘小斌　广州中医药大学第一附属医院

刘金民　北京中医药大学东方医院

杨明会　中国人民解放军总医院

张允岭　中国中医科学院西苑医院

金香兰　北京中医药大学东方医院

赵　敏　河南中医药大学第一附属医院

赵永烈　北京中医药大学第三附属医院

贺立娟　北京中医药大学东方医院

贾竑晓　首都医科大学附属北京安定医院

高　颖　北京中医药大学东直门医院

郭云霞　中国人民解放军总医院

郭蓉娟　北京中医药大学东方医院

韩新民　南京中医药大学

樊永平　首都医科大学附属北京天坛医院

滕　晶　山东中医药大学附属医院

撰稿人（按姓氏笔画排序）

王　林	王一帆	王文博	王业飞	王君宜	王凯悦	王素梅
王道涵	尹冬青	白　琛	任甫卿	任建州	刘　晋	刘小斌
刘金民	孙田烨	李泓瑶	李肇基	杨明会	张黎雯	金香兰
赵　敏	赵永烈	段文喆	敖与天	袁惠民	贾竑晓	徐　进
高　颖	郭云霞	郭蓉娟	阎明源	董兴鲁	韩新民	樊永平
黎莉莉	滕　晶					

序

　　自经国务院学位委员会第六届中医学中药学学科评议组审定，将中医脑病学列入中医内科学的三级学科以来，中医脑病学学科建设、人才培养得以在全国迅速发展，为脑科学时代的学术研究呈现出开放兼容、百花齐放、百家争鸣的新局面，对中医脑病学的传承精华与守正创新具有历史范畴科学文明进化的意义，明明德、致良知，彰显着中医药学人重使命、敢担当的品德。

　　中医药学植根于中华大地，是中华文明传承的载体，蕴含着全面而深刻的国学哲理，成为国学的重要组成部分。中医药学几千年来以原创的象思维为主体，兼容并蓄古今中外科技文明精华，恪守将维护健康生命和疗伤治病相结合的理念，其是具有科学与人文双重属性的整体医药学，是全球唯一全面系统传承且从未断裂的民族医学，是打开优秀传统文明的"钥匙"，并以本草学、方剂学、四诊法、针灸4项发明奉献于世界。

　　当今中医药学迎来了文明互鉴的新时期。不同国家、民族、地域都有自己的文明，文明有差异性又有共同性，中国哲学历来倡导"和而不同"，执中对话，互鉴互动，美美与共。东方农耕文明与西方工业文明互动互补应是当今世界文明发展的大趋势。英国历史学家汤因比赞誉阴阳、动静、刚柔、邪正、显隐、白黑等既对立又关联、同步消长、周期转化的正负逻辑是最贴切的、对立统一的、反映自然社会周期节律的符号系统，成败、顺逆、幽玄、明暗均存在第三象限，即"中""和合"，是生机、是生命力。以0、1二进制原理研发的高效能计算机将成为揭开幽玄向彰明的转化之"器"，神数象器整合、西学东渐与东学西渐的整合、具象思维与概念思维的整合、综合归纳与还原分析的整合、叙事医学与循证医学的整合，关注病灶病理与抚慰疾苦心理的整合的方法学正在逐步同向发展为新趋势。医学是人学，无分中西，中医、西医各有其美，共同维护着人类的健康。2017年颁布的《中华人民共和国中医药法》确立了"中西医并重"的国策，为中医药学科事业发展指明了方向，政令德化，我主人随，倡导多学科、多维度、多模式交叉学科融合，注重培养与引进数、理、化、生与文、史、哲、美多学科人才，构建多学科交融的守正创新体系，让大科学大健康行动落实在中华大地，福泽人民群众美好的生活。

　　中华民族的古代贤哲们称通天大脑为元神之府，是统辖精神意识、思维认知、情感意志、聪明智慧的器官，居人体至高之巅顶，寓意宇宙苍穹辽阔博大、幽玄太虚原发创生性的时空，是精神之大象，又具有无朴纯素、浩洁心灵的镜像。中医脑病学高度重视"神"的主宰作用和"心灵美育"的修养。《素问·阴阳应象大论》"道生智，玄生神"提示于玄冥之内神处其中。道者"法于阴阳，和于术数"，玄者"恍惚玄妙幽远"，至极、无极、要妙深远，恍兮惚兮又起于毫厘，需明悟求理，明悟是缘于实践积淀，修养阅历悟到的丰富的直觉，可通过思想与反思正负逻辑的体认发掘"恍惚玄妙幽远"的暗知识获得顿悟或渐悟，期许后世学人要以无朴纯素之智，探索隐喻未明之理。人生存、生长、生活在精神、物质、人群社会三维动态流转的自然与社会复杂巨系统中，以动静有序、阴平阳秘为常态，维护脑健康需要崇"静"，"守静笃"而"致良知"。良知是仁心、公心、天心，当以诚敬存之，守静是形神兼养之要点。以敬代静，敬则先立乎其大的宇宙观，先识其大后视其仁，崇仁德、尚和合，礼归于仁而重教化，为身心健康、构建"和谐医学"创造良好的生态。人之神、神明、神韵是藏真元、充养气的心灵境界，即心灵美育，心灵美育体现了天人合德的原创性，指出人要投入融汇到大自然中，维护自然生态，和睦相处，互相依存，不能破坏及过度享受自然产物，纯素勤俭为至要，倡导人应顺自然修养，守静、守和、守常，自我调节身心节律与自然节律的和合。天人合一，物我合一、形与神俱，表达了"人自然化"美的本质与"自然人化"美的成果，也是人类精神修养的至善。

随着中国特色社会主义进入了新时期，中医学研究生高等教育也迈进了新时期，思政融入培养，德育贯穿全程，以激发创新潜能的"卓越""岐黄""华佗"计划等为国家培养德才兼备的高素质中医药领军人才成为时代的呼唤和使命。研究生教材建设成为研究生教育的基石。学科研究方向的创新为至要，希望该教材的付梓，能为中医脑病专业学人，尤其是硕士研究生、博士研究生及长学制领军人才培养赋能。

感谢郭蓉娟教授及编写团队的老师们对我的信任和鼓励，期许后学为创新中国特色的医药学再创伟业。

中央文史研究馆馆员，中国工程院院士 王永炎

2023 年 3 月

编 写 说 明

　　中医脑病学是运用中医学基础理论及中医临床思维方法，系统阐发脑的构成解剖、生理功能，脑病形成的病因病机、诊治康复、预防调护，脑的养生保健等规律的一门临床学科，涵盖了现代医学的神经病学、精神病学、心身医学、心理学等相关内容。中医脑病学科起源于北宋十三科中的"风科"，历经数代人的努力，已经发展为中医内科学重要的组成部分。

　　21世纪被称为"脑科学的时代"，脑科学的发展已经成为全球研究的热点和科技竞争的制高点，成为当今世界科学研究的最前沿领域。中医学对脑及脑病的认识积累了丰厚的理论基础和实践经验，对中医脑病学的传承创新具有重大的历史性时代性意义。本书是科学出版社"十四五"普通高等教育研究生规划教材，教材是研究生课程建设和教学研究的基石，肩负着贯彻党的二十大精神立德树人的使命，培养富有创新精神和实践能力的高素质人才。

　　本教材分为总论和各论两篇，全书收集中医优势病种15种，西医疾病20余种。

　　上篇总论系统阐述中医脑病理论的发展简史、脑的形成与功能、脑病的病因及病机、脑病的诊法与辨证、脑病的治则与治法、脑病的护理、脑病的康复，并在相应章节附现代脑科学发展历程、脑的解剖、脑病现代医学诊断方法，以期传统医学与现代医学相互补充、相互启发，其内容注重理论联系实际，强调基础理论对临床实践的指导作用。下篇各论遴选了部分中医药防治及研究均有优势的病种，涵盖神经病学、精神病学及儿童常见的神经精神疾病，期望能举一反三地启迪思维。其编写体例分为疾病的概述、病因病机、诊断与鉴别诊断、辨证论治、转归与预后、护理与调摄、医论提要、现代研究，附篇选择该中医病证对应的具有代表性的现代医学疾病1~2种，所选疾病均为《国际疾病分类第十一次修订本（ICD-11）》提及的病名，编写体例按照疾病概述、临床表现、诊断与鉴别诊断、西医治疗、研究进展进行论述。教材编写力求体现从临床实际出发，强调科学性、实用性、先进性，目的在于启迪脑病专业研究生的临床与科研思维、提高悟性，培养传承精华、守正创新的高水平复合人才。

本教材传承了王永炎、张伯礼主编的《中医脑病学》精华，各论病证内容的撰写均来自国内该领域著名的专家学者，本教材实为汇聚了医学界中西医前辈及同仁的学术成就和耕耘所获的结晶，在此表示诚挚的谢意。

本教材编写中，还吸收了部分硕士研究生、博士研究生参与本教材的编写工作。他们刻苦攻读，深入钻研，严谨治学，献计献策，为本教材的付梓发挥了积极的作用。

本教材不足之处实属难免，恳望各位读者不吝赐教。

编委会

2023 年 4 月

目　录

序
编写说明

上篇 总 论

下篇 各 论

上篇 总 论

第一章　脑病理论的发展简史

第一节　先秦时期脑病理论的萌芽

中医脑病学在我国古代文献中虽没有专著进行论述，但在历代医籍中已有不少记载。早在殷商时期的甲骨文中就有关于脑病的记载，如"武丁因疾首而占卜"，到春秋战国时期的《五十二病方》中也记载了"伤而颈（痉）者，以水财煮李实，疾沸而抒，浚取其汁，寒和，以饮病者，其病甚弗能饮者，强启其口，为灌之。"《管子·水地》有了"脑"的记述，提出"肾生脑"的理论。战国时期出现了《黄帝内经》这一医学巨著，对脑的解剖、生理功能及部分脑病的发病机制都有了基本的认识，脑病证治处于萌芽状态。

《灵枢》言："脑为髓之海，其输上在于其盖，下在风府""头之大骨围二尺六寸""颅至项，尺二寸"。《灵枢·经水》还提到"死可解剖而视之"。可见，当时已经认识到，脑的位置在颅内，上至头盖骨，下至风府，并有大致的尺度，经现代测算也很符合实际的解剖结构。

在中医藏象学说中，有脑属奇恒之腑之说，其实脑应属于脏。正如《素问·五脏别论》曰："黄帝问曰，余闻方士，或以脑髓为脏……不知其道，愿闻其说。"《素问·禁刺论》又曰："脏有要害，不可不察……刺中心，一日死……刺头中脑户，入脑立死。"显然，《黄帝内经》（以下简称《内经》）已意识到脑对生命的重要性，是生命之要害，认识到刺头中脑户会立即死亡，比刺中五脏更为凶险。

先秦医家认识到"头者，精明之府"。脑之精明具有视觉、知觉功能以及认识、辨别事物的作用，脑为精神智慧产生之地。脑之阴精，为生命活动的物质基础，只有丰满充盛，才能荣而发挥功能。先秦医家还首次提到泥丸宫，如《素问·本病论》曰："神失守位，即神游上丹田，在……泥丸宫下。"不难看出，当时学者已经认识到脑与神关系密切，脑总管人的各种精神活动，为最高统帅。

《灵枢·大惑论》曰："五脏六腑之精气，皆上注于目而为之精……而与脉并为系，上属于脑，后出于项中。"论述了脑与五脏相关。《素问·五脏生成》载"诸髓者皆属于脑"，提出脑与髓的一元性，同时还从督脉循行的路线说明了脑系的组成及与经络的密切关系。

《内经》中已对许多脑病的发病机制有了初步认识，如"髓者以脑为主，脑逆故令头痛，齿亦痛，病名曰厥逆""髓海有余，则轻劲多力，自过其度；髓海不足，则脑转耳鸣，胫酸眩冒，目无所见，懈怠安卧"。《素问·至真要大论》云："诸风掉眩，皆属于肝。"《灵枢·口问》又云："故邪之所在，皆为不足。故上气不足，脑为之不满，耳为之苦鸣。"《素问·疟论》曰："因遇大暑，脑髓烁，肌肉消，腠理发泄，或有所用力，邪气与汗皆出，此病藏于肾其气先从内出之于外也。"古人认识到眩晕可由气血髓海不足引起，也可因肝风内动或气机逆乱而致。

《内经》还认识到六淫会导致脑病的发生，如《素问·风论》云："风气循风府而上，则为脑风。"《素问·生气通天论》又云："因于湿，首如裹，湿热不攘，大筋缑短，小筋弛长，缑短为拘，弛长为痿。"《素问·至真要大论》在病机论述中有"诸热瞀瘛，皆属于火""诸禁鼓栗，如丧神守，皆属于火""诸躁狂越，皆属于火""诸痉项强，皆属于湿"。可见，《内经》中已把脑病的形成分为内、外二因。

《内经》关于癫狂一类病证的病因、治法、处方，都作了详细的论述，认为阴阳的盛衰是首要因素，治疗多采用针刺、灸法、放血法，此外还有夺食法（控制饮食法）、服生铁落饮治疗癫狂虽然方法比较简单，但很有参考价值。

同时专列"痿论"篇，非常鲜明地提出"五脏使人痿"的观点，列举了皮、脉、筋、肉、骨五种不同的痿病，还提及了六淫、七情、饮食、劳逸、误伤五种原因，并提出著名论点"治痿独取阳明"，作为痿病的基本治疗原则，至今都具有重要临床价值。

《素问·四时刺逆从论》称健忘为"善忘"，认为由血气上逆或阳气竭绝引起。对于不寐，提出"胃不和则卧不安"的独到论断，同时还用阴阳盛衰的理论来解释不寐，如《灵枢·口问》所云："阳气尽，阴气盛则目瞑；阴气尽而阳气盛则寤矣。"

《内经》有五气之郁，提出郁的治疗应为"木郁达之，火郁发之，土郁夺之，金郁泄之，水郁折之"，并有诸多关于情志致郁的论述。《素问·阴阳应象大论》云："人有五脏化五气，以生喜怒思忧恐"，指出五脏精气是情志活动的物质基础，即情志是五脏生理功能的表达方式之一，产生于五脏的气化过程中。《灵枢·百病始生》云："喜怒不节则伤脏，脏伤则病起于阴也"，认为情志是人体对内外环境变化所产生的复杂心理反应，是以各脏腑的气血阴阳为物质基础产生的相应功能活动，因此，情志过极就会直接损伤内脏。即"怒伤肝""喜伤心""思伤脾""忧伤肺""恐伤肾"。

综上所述，《内经》全面总结了先秦以来的医疗经验和学术理论，简要而精辟地论述了脑病产生的机制，并确立了基本辨证原则，为后世辨证治疗脑病指明了方向。以阴阳五行藏象等理论构建了中医学独特的理论体系，对脑的认识散见于多篇之中，指出了脑的位置在颅内，具有关乎生死的重要地位，提出了如"厥证""痿病"等许多沿用至今的病名，认为脑与神的关系密切，并针对脑病的病因病机提出了如"脑为髓之海""六淫致病"以及情志的生理病理特点等代表性观点，认识到脑的物质基础为阴精，与视听及人体活动有密切联系，形成脑病理论的萌芽，成为后世研究脑病的理论渊源。

第二节　汉唐宋时期脑病理论的雏形

汉唐宋时期中医学得到了迅猛发展，取得了显著成就，医学著作不断问世，《伤寒论》《金匮要略》《诸病源候论》《备急千金要方》等著作的面世更为中医学理论增添了新的内容，中医脑病理论也有了较快发展。

东汉末年华佗在《中藏经》中论治中风偏枯的方法较为详细，他说："在上则吐之，在中则泻之，在下则补之，在外则发之，在内则温之按之熨之也……脉浮则发之，脉滑则吐之，脉伏而涩则泻之，脉紧则温之，脉迟则熨之，脉闭则按之。要察其可否，故不可一揆而治者也。"可谓方法多变。

汉代张仲景认为"络脉空虚、风邪入中"是中风的发病机制，他在《金匮要略·中风历节病脉证并治》已明确把中风分为中络、中经、中腑、中脏轻重之不同，"邪在于络，肌肤不仁；邪在于经，即重不胜；邪入于腑，即不识人；邪入于脏，舌即难言，口吐涎"。说明中风的发病可由经络内传脏腑，而且由浅入深，由轻转重，并以此作为辨证论治的依据。治疗上主张疏风散邪，扶助正气为主。如侯氏黑散，治大风，四肢烦重，心中恶寒不足者；风引汤，除热、瘫、痫等。《金匮要略》还记载了脏躁、梅核气等病证，并观察到多发于女性，所提出的甘麦大枣汤、半夏厚朴汤一直沿用至今。《金匮要略》还记录百合病，并创百合地黄汤。张仲景在《伤寒论》《金匮要略》中对于不寐的治疗也有多种方药，如栀子豉汤、黄连阿胶汤、酸枣仁汤、柴胡加龙骨牡蛎汤等，临床颇为有效。关于厥证，《伤寒论》早就明示："凡厥者，阴阳气不相顺接，便为厥。厥者手足逆冷者是也。"

隋代巢元方《诸病源候论》是我国现存第一部论述病因、证候学专书。首次从脑的病证和病因角度来认识脑，他在书中对"风入脑"这一病机展开论述，提出有中风候、风候、风口噤候、风舌强不得语候、风失音不语候、风痉候、风角弓反张候等，论述相当详尽。其还提出许多病证由"体虚受风，风邪入脑"所致，如"风头眩者，由血气虚，风邪入脑，而引目系故也。五脏六腑之精气，皆上注于目，血气与脉并于上系，上属于脑，后出于项中。逢身之虚，则为风邪所伤，入脑则脑转而目系急，目系急故成眩也"，可以发现巢元方的研究还是秉承《内经》的理论，认为"脑为髓海"，与头部疾病有从属关系。而且他在此基础上发挥发展，联系了脑髓疾病与各个脏腑的病变，讨论了多种脑髓疾病的病因病机。

唐代孙思邈的《备急千金要方》中也有对脑的叙述，"头者，身之元首，人神之所法。气口精明三百六十五络皆上归于头。头者，诸阳之会也"，以及"脑者，头之髓也"。这与《内经》和《金匮玉函经》所述大体一致。同时期杨上善也在注解《内经》时明确指出"头为心神所聚"。除此之外，孙思邈创制了小续命汤、大续命汤、竹沥汤、独活汤等方治疗中风，还强调灸法并用。他指出"若针而不灸，灸而不针，皆非良医也；针灸不药，药不针灸，尤非良医；知药知针，固是良医"。可见古时就非常重视综合治疗，这对当今治疗中风有指导与启发，实践证明针药并用是有效的。

宋代著作《圣济总录》首先提出健忘的名称，一直沿用至今。强调心虚、血气虚衰的影响，列安神定志人参汤、养神丸、开心丸等方治疗。严用和则认为健忘常因思虑过度所致，治疗应重视调理心脾，订立了归脾汤治疗，至今仍公认为调理心脾的名方，还提出"盖头者，诸阳所会，囟者，物所受命"。此时便已认识到，任物者谓之囟（脑），这是对《内经》中"所以任物者谓之心"的创新与变革。

宋代著作《太平圣惠方》有髓煎方、地黄煎、枸杞煎等方药"填骨髓"。《圣济总录》在孙思邈《千金方》的基础上补充了髓病的方剂内容，并多采用丸、散、膏、丹、酒等成药，少用汤剂，为中药剂型的发展开拓了思路。《太平惠民和剂局方》提出中风神昏用至宝丹、苏合香丸芳香开窍，此二药已成为经典的急救药品。

宋代严用和《济生方》中再论中风有内外因之分，内因中风"治当调气，不当治风"，治疗中风不得用吐法，且认识到中风重症预后不佳。"但发直吐沫，摇头上撺，面赤如妆，或头面青黑，汗缀如珠，眼闭口开，声如鼾睡，遗尿不知人者，皆不可治"，对临床有指导意义。

宋代陈无择《三因极一病证方论》主张以三因立论，把六淫致病归为外因，七情致病归为内因，不能归为内外因的一律归为不内外因，并以病因为纲，脉、病、证、治为目，建立了中医病因辨证论治方法体系，将各种疾病按三因分类，按因施治，"治之之法，当先审其三因，三因既明，则所施无不切中"。三因学说丰富和发展了中医病因学说的理论，对现今审因分证、辨证论治有一定的指导意义。陈氏认为，痫为三因具备，多种因素导致"脏气不平"。对于眩晕证治在七情致病方面作了剖析，"喜怒忧思，致脏气不行，郁而生涎，涎结为饮，随气上厥，伏留阳经，亦使人眩晕呕吐，眉目疼痛，眼不得开，属内所因"，颇有新意，还论述了脑与神的密切关系，"头者，诸阳之会，上丹产于泥丸宫，百神所集"。

总之，汉唐宋时期，随着诸多医家典籍的问世，在继承《内经》"脑为髓海"理论的基础上，进一步认识到头为"人神所注""人精在脑""脑神精根字泥丸""泥丸百节皆有神""囟（脑）者，物所受命"等明确了脑与神的紧密联系。对中风、脏躁、梅核气、不寐、健忘、神昏、眩晕、头痛、痫病等脑病的病因、证候、治疗方法都有了深入的论述，并创制至宝丹、苏合香丸等著名方剂沿用至今，至此已经初现中医脑病理论的雏形，对后世影响很大。

第三节　金元时期脑病理论的发展

金元时期，长期战乱，疾病劳役严重，在与疾病作斗争中，一些医家进一步积累了丰富的临证经验，同时由于当时社会上唯物主义思想和改革思想的影响，医家中产生了"古方新病不相能也"

的观点，表现出一定的革新精神，出现了医史上的"金元四大家"的学术争鸣，它标志着中医理论已发展到一个新的阶段。

金代刘河间《素问病机气宜保命集·原道论》对脑的认识有其新意，"忍怒以全阴，抑喜以全阳，泥丸欲多擦，天鼓欲常鸣，形欲常鉴，津欲常咽，体欲常运，食欲常少。眼者身之鉴也，常居欲频修；耳者体之牖也，城廓欲频治；面者神之庭也，神不欲复；发者脑之华也，脑不欲减；体者精之元也，精不欲竭；明者身之宝也，明不欲耗。补泻六腑，淘炼五精，可以固形，可以全生，此皆修真之要也"。告知如何用脑，懂得保养。《素问病机气宜保命集·疮疡论》载"从脑而出者，初觉脑痛不可忍，且欲生疮也。脑者，髓之海，当灸刺绝骨，以泄邪气"，强调脑者髓之海。刘河间始以"内风"立论，力主"心火暴甚"之说，并认为中风有先兆症状，开中风外因论转向内因论的先河，对后世中风论治产生了重大影响。刘河间曰："暴病暴死、火性疾速故也。斯由平日衣服饮食，安处动止，精魂神志，性情好恶，不循其宜而失其常，久则气变兴衰而为病也。或心火暴甚，而肾水衰弱，不能制之，热气怫郁，心神昏冒，则筋骨不用，卒倒而无所知，是为僵仆也。"治中风用通下法，亦始于刘河间，其《素问玄机原病式》便指出治中风之里热者宜大承气汤下之。三化汤治中风二便不通亦是刘河间《素问病机气宜保命集》方，还自创著名的地黄饮子补益肾精，治肾虚中风。刘河间认为，心火旺，肾阳衰可致"狂越"，且病因多与七情有关。

金代张子和在《儒门事亲》中论述厥证，有手足逆冷之厥，有昏不知人之厥。前者分为热厥、寒厥；后者分为尸厥、痰厥、风厥、酒厥、气厥等，详细描写了其中的症状，对后世影响较大。他还把风、痹、厥证的证候与痿病作了鉴别，具有"痿病无寒"的精辟论点。至于中风的原因，张子和认为"外有八邪之相荡，内有喜怒之交侵"。治中风力主祛邪为要，常用汗、吐、下三法，而且运用得当自在。张子和还强调，中风患者治疗期间勿用酒醴厚味之物，以免助风生痰，确为当今所遵循。

元代朱丹溪则提出癫狂与"痰"有密切关系的理论，为后世用吐法治疗脑病奠定了理论基础。《丹溪心法·痫》认为痫与痰有关，首先提出"痰迷心窍"之说。对于其他脑病，朱丹溪也多把它们与痰联系在一起，如健忘、中风、头眩等。"无痰则不作眩"就是朱丹溪提出的又一论点。《丹溪心法》首先对郁作专篇论述，提出了气、血、火、食、湿、痰六郁之说，创六郁汤、越鞠丸等方。朱丹溪十分注重情志对人体的影响，他认为"气血冲和，万病不生，一有怫郁，诸病生焉。故人身诸病，多生于郁"。对于痿病，朱丹溪创新立论，将"南方火盛，北方水亏"作为痿病的病机，从而提出"泻南方，补北方"的治疗原则，即泻南方之心火，补北方之肾水，并创立了虎潜丸等治痿名方，具有较大的临床意义。

元代李东垣认为"中风者，非外来风邪，乃本气病也。凡人年逾四旬，气衰之际，或因忧喜忿怒伤其气者，多有此疾，壮岁之时无有也。亦是形盛气衰而如此"。他还把中风分为中血脉、中腑、中脏三者，主张用不同的方法治疗。

元代王履《医经溯洄集·中风辨》首先提出中风有"类中风""真中风"之分，更指出"殊不知因于风者，真中风也；因于火，因于气，因于湿者，类中风，而非中风也。"

元代曾世荣创立了"惊风四证八候"，《活幼心书》有"明小儿四证八候"专篇，指出"四证者，惊风痰热是也。八候者，搐、搦、掣、颤、反、引、窜、视是也"。对惊风作了高度概括，为后世惊风辨证论治提供了依据。

总而言之，中医脑病理论在金元时期有了长足的发展，特别是金元四大家，师古而不泥古。刘河间以"内风"立论，力主"心火暴甚"之说，开中风外因论转向内因论的先河；张子和详细论述了厥证的分类及治疗，治疗主张祛邪为要，常用汗、吐、下三法；朱丹溪则提出许多脑病与"痰"有关，如"无痰不作眩"，还针对郁设立专篇，提出著名的六郁学说；李东垣提出中风病"乃本气病也"学说；王履首先提出中风有"类中风""真中风"之分等，这一时期学术争鸣的环境极大地促进了中医脑病理论及临床的发展。

第四节　明清时期脑病理论的成熟

明清时期中医学从理论到实践上都有较大发展，有许多新知识、新经验，同样对脑病的认识也更加深入，更加具体，日益充实、发展，较多医家认识到脑主感知活动、主记忆活动、主肢体运动等，完善了对脑的生理、病理的认识，极大地丰富了脑病治疗，推动中医脑病理论进入快速发展的时代，明代虞抟《医学正传》首先把郁证作为病名进行专篇论述。这个时期为中医脑髓学说和脑病治疗的日趋成熟作出了贡献。

明代李时珍在《本草纲目·辛夷》中明确指出"脑为元神之府，而鼻为命门之窍。人之中气不足，清阳不升，则头为之倾，九窍为之不利"。此"脑为元神之府"成为著名论断，是我国关于脑与神的关系的鲜明论点，也是对科学认识脑的重要贡献。

明代王肯堂在《证治准绳·幼科》中称"人之无脑髓，如木无根"，王肯堂还首先将癫、狂、痫作了详细分辨，对后世的辨证论治有指导意义。

明代张景岳《景岳全书·非风》中倡导"非风"之说，并提出"内伤积损""表里俱虚"的论点。"非风致病"，内虚为本，以明辨是非。辨证中强调气血、寒热、经脏之别，治疗上分"经病之轻证""经病之危证""脏病之稍轻证""脏病之危证"4型，始终注意阴阳、虚实、气血、寒热的区别。治疗以补虚为主，培补元气，方用五福饮、大补元煎、十全大补汤等，他的观点对后世影响极大。对于前人治疗中风，重视治痰也提出看法，认为"凡非风之多痰者，悉由中虚而然"，《景岳全书·杂证谟》有"癫狂痴呆"专篇，指出痴呆是由郁结、不遂、思虑、惊恐多种病因积渐而成，临床表现"千奇百怪"，脉象"变易不常"的特点，病位在心和肝胆经。治疗痴呆虚证创立了七福饮，一直沿用至今。张景岳还提出狂多因情志不遂引起，还以虚实论治厥证，完善了前人的认识。张景岳论治眩晕，认为"无虚不能作眩，当以治虚为主"，善用补益之剂，尤其推崇大补元煎、十全大补汤，常常以补肾填精、益气养血为先导。

又如清代王学权在《重庆堂随笔》中曰："盖脑为髓海，又名元神之府，水足髓充，则元神清湛而强记不忘矣。"在"健忘"条下，记载齐次风先生坠马破脑，经救治后，尽忘所记，以此证明脑主记忆。

清代叶天士《临证指南医案》中对于郁证的治疗方法多样，用药灵活，且注重精神治疗，认为"郁证全在病者能够移情易性"，这是难能可贵的。叶天士明确中风以"内风"立论，阐述了"精血衰耗，水不涵木……肝阳偏亢，内风时起"的发病机制，提出滋液息风、补阴潜阳、开闭固脱等治疗法则。《医宗必读》还对不寐的病因及治疗作了论述，认为有五种原因，气虚、阴虚、痰滞、水停、胃不和，颇有见识。

清代林珮琴《类证治裁》也认为"脑为元神之府，精髓之海，实记性所凭也"，论述了记性在脑。"头者阳之会，囟者髓之门，发者脑之华，庭者眉之宇，瞳者肾之精"，其描述已相当形象。

清代吴谦在《医宗金鉴》中云："头为诸阳之首，位居至高，内涵脑髓，脑为元神之府，以统全身者也。"此时，对脑与神明的联系已成共识。又如清代程文圃《医述·医学溯源》认为"脑为诸体之会，即海也，肾主之"。《医述·杂证汇参》称"髓本精生，下通督脉，命火温养则髓益充……精不足者，补之以味，皆上行于脑，以为生化之源"，提示人们补精即补脑。

清代王清任在脑髓学说上有其突出贡献，他在总结前人有关脑的学术思想的基础上，进一步将脑与听觉、视觉、嗅觉、记忆等意识思维活动联系起来，作了十分精辟而又系统的论述，形成了中医脑髓学说。王清任在《医林改错》著"脑髓说"专篇，他明确指出"灵机记性在脑者，因饮食生气血，长肌肉，精汁之清者，化而为髓，由脊骨上行入脑，名曰脑髓。盛脑髓者，名曰髓海"，说明脑为髓海，主管人的精神、意识、思维活动，并进一步阐明"两耳通脑，所听之声归于脑……两目系如线，长于脑，所见之物归于脑……鼻通于脑，所闻香臭归于脑"，说明耳、目、鼻等感觉器官都有通道与脑直接相连,将外界刺激传导入脑,由脑产生相应的感觉,故曰所听之声、所见之物、所闻香臭归于脑。脑髓既是接收之器,更是传出指挥之官。五官九窍的生理功能,是脑神生理功能的外在表现。王氏还记叙了舌与脑的联系,"舌中原有两管,内通脑气,即气管也,以容气之往来,使舌动转能言"。说明味觉的产生也是脑的功能,语言受脑的支配。王氏列举婴幼儿脑髓生长与感觉、语言发育的关系,"小儿初生时,脑未全,囟门软,目不灵动,耳不知听,鼻不知闻,舌不言。至周岁,脑渐生,囟门渐长;耳稍知听,目稍有灵动,鼻微知香臭,舌能言一二字。至三四岁,脑髓渐满,囟门长全,耳能听,目灵动,鼻知香臭,言语成句",进一步论证了人脑具有产生感觉,主管语言、思维的功能,还说明了脑的发育生长与人的智力发展的辨证关系。"小儿无记性者,脑髓未满;高年无记性者,脑髓渐空",不仅说明了脑具有主记忆的功能,而且说明脑髓充足与否决定着记忆功能的强弱,髓海充足则记忆牢固,不足则反之。而且记忆功能随着脑髓充减变化,表现出随年龄由无到有、自弱到强,而后又逐渐减弱的自然变化现象。

总之,明清时期对中医脑的学说有了较完整、较系统的论述,有继承、有发展,也有创新,对后世脑病学的发展有着重大贡献。明代以李时珍明确提出的"脑为元神之府"之观点为代表,突破了《内经》的局限,创立脑理论新说。"脑为元神之府"虽未论及脑的思维、记忆等生理功能,但其强调了脑的重要性,为后代医家逐渐把"心主神明"更正为"脑主记忆",起到了承上启下的作用。"脑主记忆"亦逐渐被吸收到中医脑病范畴当中,为传统中医理论注入了新的思想。清代王清任不仅在解剖学上观察到脑的定位,还观察到脑神经的走行,从大量临床案例中详细总结出诸多脑系病症的症状并创立相应的治疗方剂,还探讨了脑与人体五官肢节、生长发育、言语思维记忆等之间的紧密联系,明确了脑对于人的精神的重要性,形成了中医脑髓学说,标志着中医脑病理论发展的一次质的飞跃。

第五节 近现代脑病理论的确立及展望

近现代在脑病的研究方面,不断取得新的进展,在保留了中医基础理论的基本特色的同时,在学术上对传统中医基础理论作出了发展和创新,为中医基础理论研究深入到细胞、分子水平创造了前提条件。

民国时期对于脑病学有了进一步的认识,张山雷在清代张伯龙的基础上创立"潜镇摄纳"之法,并在此基础之上,通过临床的验证而有所发挥,将潜降药与化痰药同用以潜阳化痰。

近代张锡纯融会贯通中西医理论,明确提出急惊风病位在脑,肝阳化风,或感受外邪引动肝经风火,上冲脑部,致脑气妄行,失其主宰之常则发痉;若感受温病时疫,温病之气循督脉上行或病入阳明,其热循经上升,伤及脑部。张氏常观察脉象,当其脉动摇,有肝风内动发痉之象,就用羚羊角预防急惊风,他十分推崇羚羊角,认为该药最能清大热,解热中大毒,入肝经清肝火,以消其痉,为挽回险症之良药。他还创制了定风丹、镇风汤来治疗惊风。对于癫狂的证治,张锡纯有独到之处,发作期视其有无顽痰而分别用药,若无顽痰用荡痰汤,有则用荡痰汤加甘遂治疗,病情稳定阶段用调气养神汤进行调理,养神明、滋心血、理肝气、清虚热以善其后,有临床实用价值。

新中国成立后脑病学理论得到进一步发展,各大名家对中医脑病学理论做了进一步的丰富。

全国著名中医学家任继学教授提出"脑之元神是统御五神之主,又为五官九窍之司""脑髓内寓元神,为一身之主宰",对脑病的论治有很大的指导意义。他对中风颇有研究,提出中风病之本在脑,病之标在脏腑经络,并指出中风有四大病因:一为情志不遂,过喜过怒,忧思郁结而为;二则由于饮食所伤,过食肥甘厚味,恣饮酒浆所致;三为年老体衰,久病多疾之人,正气耗损于内,则经络气血失于常度,积损而致气血不和;四亦可由于嗜烟无度、将息失宜、房劳无节等病因而致气血失和,且认为痰瘀互阻是中风发病的基本病理因素之一,化瘀活血为要务。任继学教授还主张根据发病时间分而治之:中风急性期,法当猛峻;28天之后,法当宽猛相济;6个月以后,法当宽缓，康复阶段，必须采取调气血之逆，"引经透络"为要，且任氏善用内服、外治之法。

国医大师张学文将中风分为四期（先兆期、急性期、恢复期、后遗症期）五证（肝热血瘀证、痰瘀闭窍证、气虚血瘀证、颅脑水瘀证、肾虚血瘀证），并总结出相应的治疗方法。他反复强调"防重于治"，于20世纪80年代首次提出中风先兆的病证特点、诊断标准和辨别要点，还研制出中成药"清脑通络片"治疗中风先兆证。他对解颅、癫痫、眩晕、老年期痴呆等脑病逐一进行了研究，通过总结发现，颅脑水瘀是导致诸多脑病病机的关键所在。他还注重从奇经八脉论治脑病，经验独特。

国医大师邓铁涛认为痿病属于虚损病证，病位在脾，主要病机为"脾胃虚损、五脏相关"，健脾补气升陷不可缺少，尤其治疗时重用黄芪，从30g渐增至200g，还成功研制出治疗重症肌无力专方新药"强肌健力饮"，取得良好效果。

国医大师朱良春运用虫类药治疗16种脑病，如脑震荡后遗症、中风后遗症、乙型脑炎（乙脑）后遗症、帕金森病、偏头痛、小儿惊风、面瘫等，积累了丰富的临床经验。

石学敏院士针药并进治疗中风病的新成果——石氏中风单元疗法取得了较好效果。首创中风"窍闭神匿"病机之说和醒脑开窍治疗大法，其学术思想自成体系和风格。针灸、推拿等非药物治疗在脑病治疗中有举足轻重的作用，受到全世界医学界的广泛关注，提高了临床疗效。

中医学专家魏长春认为，临床上气郁、血郁、痰郁、火郁、湿郁、食郁不可截然分开，而主要从气郁逐步发展而成，提出郁证必须早期治疗，以免病情发展，而致虚劳、癫狂、噎膈等病证，独有见地。

王永炎院士认为中风病病因为多种致病因素的综合作用，突出基本病机为气血逆乱在脑。王院士首创的化痰通腑法治疗急性期中风病，上病下治，充分体现了中医学的整体观念，体现了辨证思维的特点，为中医治疗脑血管病的深化研究提供了宝贵经验，无论中经络、中脏腑，出血性还是缺血性，只要不是极虚欲脱，在急性期都可用通下法，且下之宜早不宜迟。化痰通腑法成为近十年来中风治则治法的一大鲜明特点。另外，王永炎院士从中国古代哲学出发，提出象思维的理论，象思维是具有中国智慧的独特思维，通过脑的意象从有限的征象中可以窥探到无穷尽的知识，原象即本原之象，即太虚，即混沌，即元气，即无，即一，即道。原象是具有初始化的混沌系统，是整体流转之象。中医学的五运，即木、火、土、金、水，六气，即风、寒、暑、湿、燥、火，生命机体器官、精、津、液等，均为具象。具象与原象是有紧密关联的，原象与具象可以相互流通转化，具象以鲜明的方式呈现，最终又以幽隐的方式回归于原象。

20世纪80年代，由中医脑病学科的学术带头人王永炎院士、国医大师任继学为顾问组成的专家团队，在全国范围内开展联合研究，各省中医院相继建立省级脑病科和中医脑病研究室，这些国家级和省级的脑病科与中医研究室以中医药治疗脑病及疑难病为主要内容，以中风为重点研究突破口，逐渐涉及多个疾病方向，耕耘数十年。1986年中华中医药学会内科分会制订《中风病中医诊断、疗效评定标准》，推动了中风病的临床治疗和科学研究。国家中医药管理局于1994年颁布《中医病证诊断疗效标准》，将中风分为肝阳暴亢、风痰阻络、痰热腑实、气虚血瘀和阴虚风动五类证型，之后在全国脑血管病学术研讨会上，许多专家提出了中风病证候诊断专家经验量表，该标准使中风常见证候的分布、发生规律的研究取得了重大进展。随后《中医脑病证治》《实用中医脑病学》等著作的出版，进一步丰富了中医脑病理论。2002年国家中医药管理局"十五"重点专科项目开始实施，逐步优化诊疗方案，中医脑病学作为重点专科蓬勃发展。2007年，王永炎、张伯礼院士主编的《中医脑病学》出版，该书在全面系统地总结现代中医脑病学术成就和经验、吸取历代中医脑病有价值的学术思想和鲜活的临床经验的基础上，充分发挥中医脑病的研究特色和优势。2008年中华中医药学会脑病分会成立，进一步扩展了中医脑病的理论研究和临床诊治范畴。随着中医脑病在以上临床和学术层面的逐步完善，中医脑病理论逐步确立。

为了战略发展的需要，我国于2021年正式启动了脑计划，该计划联合多学科（含中医脑病学）多部门，以北京、上海为中心，分设南北脑科学中心，力图在分子、细胞、网络等多层次完善脑的基础原理研究，着重研究与认知相关的脑疾病的发病规律及进程，并进行类脑研究。通过内外模拟进行新技术突破，并结合计算机等工科研究共同破解人脑之谜。此外，还将进行更多更高水平的临床研究和更前沿、更有突破性的基础研究，以深入了解大脑的原理和大脑发育的过程，并解决相关大脑疾病的诊断和治疗方法，通过类脑技术、脑机智能以及技术平台，建立中国人脑健康多维度大数据库，旨在为未来理解脑疾病的发生机制、诊断、干预、治疗措施提供支持，实现脑疾病的早防、早诊、早治，并全面揭示脑疾病的发病机制。同时，通过与人工智能的结合，实现产业化，并推动临床诊断治疗技术的现代化。

附　现代脑科学发展历程

公元前 3000 年的古埃及时期便出现了有关"脑"的记录，众所周知，古埃及时期会将已死之人制作成木乃伊，以达到灵魂能找回躯体而顺利复活的目的。在他们的眼中，人类所有的意识、想象、记忆、情感等认知过程，均来自心，于是他们保留身体，而丢弃大脑。

在《艾德温·史密斯纸草文稿》（*Edwin Smith Papyrus*）这部人类史上第一部医学外科著作中就对大脑、脑膜、脊髓、脑脊液这样的名词有了记录，甚至还记录了用以降低颅内压的开颅手术。在其收录的 48 个外科案例中，有 7 例是直接与脑疾病相关的。文稿中记载显示，至少埃及先人是明白大脑控制动作的。

大约在 2500 年前的古希腊，当亚里士多德还认为人的意识是来源于心的时候，"医学之父"希波克拉底却认为思维、感官、情感、认知来自大脑。而来自罗马的内科医生伽林（Galen），则认为大脑分了三个腔室，分别承担了想象、推理和记忆这三个心理过程，而大脑通过从这三个腔室内泵出液体来控制身体不同的活动。他很好地类比了心脏与大脑的功能，在接下来的 1200 年，他的理论占据了主导地位。

到了公元 1000 年，终于开始有医生正式对神经方面的治疗进行相应的记载。著名的伊斯兰外科医生阿布·卡西姆·扎赫哈维（Abul Qasim al-Zahrawi）在他的医学百科全书 *Kitab al-Tasrif* 中描述了几例针对神经疾病的治疗案例。

1543 年，第一部真正记载神经科学的医学巨著诞生了。安德烈·维萨里（Andreas Vesalius），这位近代解剖学创始人，出版了《人体构造》（*De Humani Corporis Fabrica*）这本书。里面记载了当时关于大脑的最全面、最准确的解剖学构造。至此，医学界对人体的认知，终于从由动物的推论而真正变成了从人本身出发的结论，科学解剖学就此建立，人们对大脑结构的认识也逐渐精细化。其后，科学家们不断地研究并提出了神经反射、癫痫、中风、麻痹这样的概念，并提出了神经学（neurology）这一名词。随着科学家的不断研究，人类对大脑的认识逐渐从结构层面转向了功能层面。

一位哲学家，当然同时也是数学家、物理学家和科学家的笛卡儿认为，尽管大脑是控制身体行动的器官，但我们所说的心灵（mind），是无法触及且与大脑本身相独立存在的部分，人类的灵魂、思想，都跻身于此。且与此同时，大脑与心灵通过大脑内的一个叫松果体（pineal gland）的部分（实际上是一个分泌各类激素的腺体）进行交流。他的二元论，无论是在哲学界还是在神经科学界，都影响颇深。

1796 年，德国解剖学家弗朗茨·约瑟夫·加尔（Franz Josef Gall）首次提出了颅相学的概念。与之前理论非常不同的是，颅相学的核心是大脑皮质分区对应了不同的功能，并且被认为在一个人的性格特征和行为举止上起到了关键作用。加尔认为，某个特定的大脑区域的大小直接决定了头骨的形状，如果仔细地对头骨凹凸形状进行分析，就可以了解到每个人产生个体差异的本质。加尔总结并发现的第一个功能体系，是他发现他高中时代的一位眼睛突出的同学拥有很好的记忆力。上大学之后，他又发现很多同学也是这样。所以他推理了一下，位于眼睛后方的脑区应该与人的语言和记忆有所关联。这听起来也许有点震惊，但加尔在之后的许多年通过这样类似的观察归纳，总结出了 27 个功能体系。

法国的实验生理学家玛丽·让·皮埃尔·弗卢朗（Marie Jean Pierre Flourens）是颅相学理论最大的反对者之一。他在进行动物实验时，将部分大脑损毁，观察剩余的脑区怎样工作，发现大脑的功能其实是一个整体，无法单独通过某个区域独立运作。损毁的脑区如果丧失了某方面的功能，其他未损伤的脑区会接管这部分功能而继续运作。

另一位美国科学家托马斯·休厄尔（Thomas Sewell）则提出，大脑损伤而产生的对身体行为的影响并不像颅相学所预测的那样。虽然他没有直接指出颅相学的错误性，但是在他的观点里，这个理论是不可被证实的。再后来，随着医学的发展，颅相学也就逐渐被人们质疑、摒弃了。积极点来看，颅相学的确是第一个提出"大脑功能及空间分布关系"这个观点的，后来发现的大脑语言中枢布罗卡（Broca）区也在一定基础上保留了颅相学的观点。而在 2002 年加州大学洛杉矶分校的脑研究机构进行的"大脑功能及结构的视觉化"等研究，也与加尔两世纪前的做法非常相似。

1861 年，法国外科医生保尔·布罗卡（Paul Broca）发现患者脑的前左额叶受损，从而导致了运动性失语症，证明了这一脑区就是语言运动中枢。

1874 年德国的神经学者卡尔·韦尼克（Carl Wernicke）发现颞横回存在着语言理解区，随后又发现语言听觉区，这两项发现与此前发现的顶部中央后回躯体感觉区、额部中央前回运动区、枕部视觉区和颞叶听区等，形成了脑功能定位的经典理论。

1901 年俄国生理学家伊万·巴甫洛夫（Ivan Pavlov）发现了条件反射的基本原理。条件反射是巴甫洛夫研究犬的消化腺分泌时意外发现的，在此实验过程中，巴甫洛夫发现，除食物之外，在食物出现之前的其他刺激（如送食物来的人员或其脚步声等），也会引起犬的唾液分泌。

1903 年，西班牙神经解剖学家圣地亚哥·拉蒙·卡哈尔（Santiago Ramóny Cajal）创立了神经元学说，意大利神经解剖学家卡米洛高尔基（Camillo Golgi）创立了神经网络学说，二人因其成就共同荣获了 1906 年的诺贝尔生理学或医学奖，从此人类有了对神经组织和脑细胞的科学认知。

英国查尔斯·斯科特·谢灵顿（Charles Scott Sherrington）因发现而建立"突触"概念被誉为现代生理学的奠基人。英国埃德加·阿德里安（Edgar Adrian）在单根神经纤维上记录到电活动，即神经冲动，证实了谢灵顿的生理学概念，1932 年二人因此共同荣获了诺贝尔生理学或医学奖。

德裔美国人奥托·勒维（Otto Loewi）首次发现神经冲动传递的化学介质；随后，亨利·哈利特·戴尔（Henry Hallett Dale）证明此物质是乙酰胆碱，并开始了神经递质的研究，1936 年二人因此发现共同获得诺贝尔生理学或医学奖。

美国生理学家约瑟夫·厄尔兰格（Joseph Erlanger）和赫伯特·斯潘塞·加塞（Herbert Spencer Gasser）记录到单个神经纤维活动电位的正确波形。1944 年二人出色的神经电生理学研究成果使他们共同获得诺贝尔生理学或医学奖。

1949 年瑞士生理学家瓦尔特·鲁道夫·赫斯（Walter Rudolf Hess）因发现间脑的功能性组织对内脏活动的调节功能而获得诺贝尔生理学或医学奖。

20 世纪 50～60 年代，科学家发现大脑皮质内和皮质下的边缘系统，组成了一个复杂的神经网络，来控制情绪的生成和表达，以及情绪记忆的形成、存储和提取，从而建立起了相对完整的脑功能图谱。

1963 年澳大利亚神经生理学家约翰·艾克尔斯（John Eccle）验证了谢灵顿晚年所强调的抑制性突触的存在；英国生理学家霍金奇（Alan Lloyd Hodgkin）和赫胥黎（Andrew Fielding Huxley）发现神经冲动的本质是神经纤维表面细胞膜的膜电位快速倒转，即动作电位，三人因对神经兴奋电位研究的突出成果一起分享了 1963 年的诺贝尔生理学或医学奖。

20 世纪 80～90 年代，脑科学在微观领域的细胞分子学研究、宏观领域的大脑皮质功能研究成就卓然。1981 年，美国科学家罗杰·斯佩里（Roger W.Sperry）因证明大脑左右两半球的功能存在显著差异而获得诺贝尔生理学或医学奖；1986 年，意大利科学家丽塔·莱维·蒙塔尔奇尼（Rita Levi Montalcini）因发现神经生长因子而获得诺贝尔生理学或医学奖；1991 年，德国科学家厄温·内尔（Erwin Neher）因发现细胞内离子通道、发明膜片钳技术而获得诺贝尔生理学或医学奖，其在神经突触传递和可塑性领域也非常权威。

进入 21 世纪以来，各国逐步开展脑计划，2005 年瑞士启动蓝脑计划，旨在于分子水平研究大脑的机制，并建立计算机的大脑仿生平台，并希望在体外模拟人脑的生理活动；2013 年欧洲启动人类脑计划，希望进行脑科学领域前沿的基础科学的研究来促进脑科学的发展，搭建大脑模拟平台、大脑计算平台、神经信息平台、脑疾病的大数据库等；美国也在同年启动脑计划，希望发展脑功能研究的新技术，完善大脑神经网络的机制研究，发展神经细胞和神经网络的基础研究，确定多种脑部疾病的病因；2014 年日本也启动了脑计划，希望通过灵长类动物的脑研究发展新的脑技术，确定脑网络的机制，明确神经系统疾病发生、发展的病理过程；我国为了战略发展的需要，在 2021 年也正式启动了更为宏大的脑计划，以北京、上海为中心分设南北脑科学中心，力图在分子、细胞、网络等多层次完善脑的基础原理研究，着重研究认知相关的脑疾病的发病规律及进程，进行类脑的研究，通过内外模拟进行新技术的突破，并通过计算机等工科研究共同破解人脑之谜，希望搭建脑疾病的数据库，通过多组学和影像学的研究建立多模态的评估诊断方法，通过进一步对临床症状的整理观察制订更有效的早期诊断及预防措施，全面了解脑疾病的分子、细胞、环路层次的发生发展机制，使得临床与基础研究互相辅助。

第二章　脑的形成与功能

第一节　脑的形成与结构

一、脑的形成

中医认为脑的形成始于胚胎期，由精气化生而成，主要经历以下三个阶段。

1. 禀赋于父母的先天之精

《灵枢·经脉》云："人始生，先成精，精成而脑髓生。"认为脑的物质基础是由先天之精而化生，生成于诸器官的形成之前。脑髓生成之后，由肾精不断化生精髓得以充沛，《素问·逆调论》云："肾不生，则髓不能满。"清代程杏轩《医述》曰："脑为髓海……髓本精生，下通督脉，命火温养，则髓益充……精不足者，补之以味，皆上行至脑，以为化生之源。"近代蔡陆仙认为："人之才力均出于脑，而脑髓实由肾主之。肾生精，精生髓，髓生骨……脑髓生于肾精。"近代张锡纯《医学衷中参西录》更是明确提出："脑为髓海，乃聚髓之处，非生髓之处，究其本源，实由肾中真阴真阳之气，酝酿化合而成，缘督脉上升而贯注于脑。"说明了肾精化生为髓，充沛脑髓的整个过程。先天之精还是化生元神的物质基础，神又依附于形体而存在，故元神藏于脑中，所以李时珍说："脑为元神之府。"因此，先天之精的盛衰，同时影响着脑的发育和神明之用。

2. 充实于后天水谷之精

水谷之精是人体生长发育的物质基础，是人体生命活动营养物质的主要来源，肾中精气化生脑髓之后，脑髓还需不断得到水谷精微的濡养化生才能逐步长成。《灵枢·五癃津液别》说："五谷之津液，和合而为膏者，内渗于骨空，补益脑髓。"提出了脑是髓汇集的地方，脑需要不断在五谷之津液和合濡养中而获得补益，逐步长成。《灵枢·决气》也说："谷入气满，淖泽注于骨，骨属屈伸，泄泽补益脑髓。"后世《黄帝内经太素》亦持此论："五谷之精膏，注于诸骨节中，其汁淖泽，因屈伸之动，流汁上补于脑，下补诸髓""胃流津液，渗入骨空，变而为髓，头中最多，故为海也"。清代王清任在《医林改错·脑髓说》中认为"灵机记性在脑者，因饮食生气血，长肌肉，精汁之清者，化而为髓，由脊骨上行入脑，名曰脑髓"。所以在临床上，对先天脑发育不良者，可在婴幼儿时期以饮食调补，通过后天水谷之精补养脑髓，开发智力。成人也可通过食疗改善头晕目眩、肢疲神倦、心神不安以及失眠甚至记忆力下降等临床症状。

3. 成长于五脏六腑之精

《灵枢·大惑论》曰："五脏六腑之精气，皆上注于目而为之精……而与脉并为系，上属于脑，后出于项中。"五脏六腑之精气皆与脑相关。其中心主血，上供于脑，血足则脑髓充盈；肺主气，朝百脉，助心行脉。肺之功能正常，则气血充盈、畅行，魄生而感觉成；脾为后天之本，气血生化之源。脾胃纳运正常，气血化源充足，五脏安和，九窍通利，则清阳出上窍而上达于脑。金代李东垣认为"脾胃虚则九窍不通"；肝主疏泄，调畅气机，又主藏血。气机调畅，血气调和，则脑清神聪，魂生而知觉成。若疏泄失常，肝气抑郁或亢逆，则见精神失常，情志失调，或清窍闭塞，或为中风昏厥；若肝失藏血，神失所养，魂不得涵养而飞荡，则见梦吃夜游、幻听幻觉等；肾藏精，精生髓，髓聚而成脑。《素问·上古天真论》说："肾者主水，受五脏六腑之精而藏之。"五脏六腑之精充，则肾精盈；肾精充盈，则脑髓满；脑髓满，则脑之功能正常。因此脑髓之功能正常是五脏精气充养、协调为用的结果。脑虽为元神之府，但脑之用隶属于五脏，脑的生理病理与五脏休戚相关。故临床上脑病亦从脏腑论治，其关乎于肾又不独责于肾。

现代研究认为，大脑的生长发育不仅需要物质基础，更需要外界环境的刺激与影响，尤其是在儿童和青少年时期。早在金元时期中医就意识到脑的成长不仅需要五脏六腑的濡养，还需要与后天环境进行互动才能发挥五神与五志的正常生理功能，正如后天无所闻、无所见、无所触、无所嗅，则神志意识无以生成。元代朱丹溪在《格致余论·相火论》中云："水、火、木、金、土，各一其性。惟火有二，曰君火，人火也；曰相火，天火也。""心，君火也"，君火为神志之火，明则有神，故《素问·天元纪大论》曰："君火以明。"君火是用来感知和思维的。不同的环境可以激发不同的主观感受、思维方式及行为习惯，正因为有了君火，人才有了喜、怒、忧、恐、惊等情志变化，吃、穿、住、行等生活行为。君火是人与环境互动的关键，它既能使人认识环境，又能指导人改变环境，增强了人对环境的适应能力，使人在复杂的环境中得以生存。相火源之于肾，寄寓于下焦肝肾精血之中。在正常状况下，相火的功能具有补益、促进生化，以产生并维持人体生生不息的生理功能。故凡人体脏腑、经络、气血等正常功能活动以及生命的延续，均有赖于相火的生理功能。相火为君火的根本，明代张景岳说："君火之变化于无穷，总赖此相火之裁根于有地。""君相互感"即君火和相火生理上互相资生，互相制约，彼此协调，互相配合，共同温煦脏腑，推动脑的生长发育。《医林改错》中对脑髓学说论述较为清晰，著"脑髓说"专篇，明确指出："小儿初生时，脑未全，囟门软，目不灵动，耳不知听，鼻不知闻，舌不言。至周岁，脑渐生，囟门渐长；耳稍知听，目稍有灵动，鼻微知香臭，舌能言一二字。至三四岁，脑髓渐满，囟门长全，耳能听，目有灵动，鼻知香臭，言语成句。"进一步论证了人脑具有产生感觉，主管语言、思维的功能，还说明了脑的发育生长与社会环境、五脏六腑变化息息相关。

二、脑的结构

中医认为脑系由脑髓及其经络、筋脉共同组成。

1. 脑髓

脑居于头骨之内，清代传教士合信的《全体新论》云："头骨居上，共八骨凑合而成，以保护全脑。"清代喻昌《寓意草》亦云："头为一身之元首……其所主之脏，则以头之外壳包藏脑髓。"其生理解剖常与髓合并论述，《素问·五脏生成》曰："诸髓者皆属于脑。"《灵枢·海论》曰："脑为髓之海，其输上在于其盖，下在风府。"有关脑的结构，在现存明代《道藏》中收载的历代道书中均有较详细的记述。人脑大体上分为"九瓣"或称"九宫"，即四方四隅，并中央，皆为神灵居住之所。《道藏·上清洞真九宫紫房图一卷·九宫紫房三丹田诀》云："夫却入者从南却往就项后之北是也，两眉间上却入三分为守寸双田……凡一头中有九宫也。"古人通过研究发现，脑髓结构细致精巧，沟回众多，复杂难分，谓有"百节"。《黄庭经·内景·至道》说："泥丸百节皆有神，脑神精根字泥丸。"古人还认识到脑与脊髓的关系，如宋代邵康节曰："今视藏象，其脊骨中髓，上至于脑，下至于尾骶，其两旁附肋骨，每节两向，皆有细络，一道内连腹中，与心肺缘及五脏相通。"说明脑与脊髓相连，并通过"细络"和内脏相通。《医林改错·脑髓说》中对脑及脑系组成的描述逐步具体化，其中有"灵机记性在脑者，因饮食生气血，长肌肉，精汁之清者，化而为髓，由脊骨上行入脑，名曰脑髓。盛脑髓者，名曰髓海。其上之骨，名曰天灵盖""两目即脑汁所生，两目系如线长于脑，所见之物归于脑""鼻通于脑，所闻香臭归于脑""两耳通脑，所听之声归于脑"等，说明脑、髓、目系、耳、鼻皆相通而维系，共同组成脑髓系统。

2. 经络

此外，《内经》中还认识到经络是构成脑髓气血津液运行的通道，是五神脏的生理基础，并初步阐述了对神机的一些认识。根据《灵枢·经脉》《灵枢·经别》《灵枢·经筋》等篇的记载，脑虽没有自己的经脉但与多条经脉都有联系，如《灵枢·大惑论》说："裹撷筋骨血气之精而与脉并为系，上属于脑。"说明脑和目系经脉相连。在十二经中，六阳经上循头面，十二经别亦循于头项，故《灵枢·邪气脏腑病形》说："十二经脉，三百六十五络，其血气皆上于面而走空窍。"通过头面空窍，脑与全身经脉相联系。如督脉和足太阳经直接入络于脑；手少阴、足厥阴、足太阴、足少阳、足阳明的经别从目系和脑相连；足太阳、足少阳、足阳明、手太阳、手少阳的经筋均从目周围的孔窍联系于脑。脑又和脊髓相接，占据人体中轴，通上贯下，联系内外，使脑和周身组织产生密切联系，神气由此游行出入，发挥其重要的生理作用。

3. 筋脉

后世医家逐渐认识到筋脉也是构成脑的重要组成部分，并提出"脑气筋"类似于西医学解剖中的神经、血管束。清代赵晴初《存存斋医话稿》云："脑散动觉之气，厥用在筋，第脑距身远，不及引筋以达百肢，复得颈节脊髓，连脑为一，因遍及也。脑之皮分内外层，内柔而外坚，既以保存生身，又以肇始诸筋，筋自脑出者，六偶，独一偶逾颈至脑下，垂胃口之前，余悉布项内，导气于五官，或令之动，或令之觉。又从脊髓出筋三十偶，各有细脉旁分，无肤不及。其与肤接处，稍变似肤，以肤为始，缘以引气入肤，充满周身，无不达矣。筋之体，瓢其里，皮其表，类于脑，以为脑与周身连接之要约，即心与肝所发之脉络，亦鞘其体，以传本体之集于周身。盖心肝与脑三者，体有定限，必藉筋脉之势，乃能与身相维相贯，以尽厥职。否则七尺之躯，彼三者何由营之卫之，使生养动觉各效灵哉？"进一步认识到了脑在颅内外有筋膜包裹，并从脑及脊髓发出经筋脉络连属五官内达脏腑外及皮毛，发挥动觉、感知、号令、维系的作用，说明了脑髓及其经脉筋络是构成脑系的重要组成部分。

清末邵同珍在《医易一理·论人身脑气血脉根源脏象论·脑脏论》中则明确描述了脑髓的整体结构："脑精气，居脑顶之上，前齐眉，后齐颈，左右齐耳。中系六瓣，中二瓣名曰大脑；前曰前脑；后曰后脑。背行较多，分九对脑气筋，入五官脏腑，以司视听言动。故曰：目无脑气筋则不能视，耳无脑气筋则不能听，鼻无脑气筋则不分香臭，舌无脑气筋则不知甘苦。脊髓者，由脑直下，为脑之余，承脑驱使，分派众脑气筋之本也。脊柱二十四节，凑叠连贯，互相勘合而成。共成脑气筋三十一对，由筋分线，由线分丝，愈分愈细，有绕如网者，有结如球者，以布手足周身，皮肉筋骨，无微不到。人身之能知觉运动，及能记忆古今，应对万事者，无非脑之权也。"说明他认识到脑是由大脑、脑气筋组成，脑气筋连接眼、耳、口、鼻等器官。同时，他还认识到脊髓是脑下延而成，"为脑之余，承脑驱使"，并在脊柱内下行，"成脑气筋三十一对"，类似于三十一对脊神经及其血管筋膜。

综上所述，脑位于颅内，外被筋膜及颅骨包裹，并向头面发出脑气筋。脑向下接脊髓，脊髓沿脊柱向下走行，由脊柱"凑叠连贯，互相勘合"，并通过经络和筋脉，分布到全身及其他各个脏腑，具有主持思维、产生感情、产生智慧、控制行为、支配感觉、统率全身的综合作用，是人体生命活动的根本。

第二节　脑的功能

中医认为脑为髓海，《灵枢·海论》云"脑为髓之海，其输上在于其盖，下在风府"，又"髓海有余，则轻劲多力，自过其度；髓海不足，则脑转耳鸣，胫酸眩冒，目无所见，懈怠安卧"。《类经》注："凡骨之有髓，惟脑为最巨，故诸髓皆属于脑，而脑为髓之海。"脑有九宫百节结构，为元神之府，元神之发生，是脑髓阴阳互相摩荡之结果，故曰"脑散细微动觉之气"。张景岳曰："神为机之主，机为神之使。"神机为元神之使，将元神传达至全身各处。明代方有执《本草抄·桂枝》曰："用经之权，神经之妙用也。"该"神经"内通清窍、经络、脏腑、血道、气道，外联皮毛、肌腠、筋骨，故脑髓通过元神、神机、神经，行使统御生命的"神明之主"功能。这一节我们介绍脑的生理功能，主要包括主宰生命活动、主管精神思维、主持感觉运动。

一、主宰生命活动

脑由髓汇集而成，是一身精华之所在，生命的枢机，统领人体的一切生命活动。脑是人体内的一个重要器官，如受到损伤，可致人于死命。所以《素问·刺禁论》说："刺头中脑户，入脑立死。"《素问·移精变气论》说："得神者昌，失神者亡。"神的盛衰是生命力盛衰的综合体现，因此神的存在是人体生理活动和心理活动的主宰，突出了神在生命活动中的主宰地位。精、气、血、津液的充盈与运行有序，物质转化与能量转化的代谢平衡，脏腑功能的发挥及相互协调，情志活动的产生与调畅，心理状态的宁静怡然及祛病延年的养生之道，都离不开神的统率和调节。神是机体生命存在的根本标志，形离开神则形亡，形与神俱，神为主宰。

脏腑精气产生神，神通过对脏腑精气的主宰来调节其生理功能。以五脏精气为基础物质产生的精神情志活动，在正常情况下对脏腑之气的运行起到调控作用，使之升降出入运行协调有序。"五脏藏五神"及"五脏主五志"，反映了生命存在的形神统一观，神的存在是脏腑生理功能正常与否的反映。某种有针对性的精神活动还能调整脏腑生理功能的紊乱，达到治病、康复的目的。中医认为脑与五脏六腑在生理上相互联系、病理上互相影响。脏腑功能活动的正常发挥，是脑之髓海充足、脑主元神正常的前提。若脏腑失常，可因髓、血、真气不足而致脑髓不足，元神虚疲，亦可因脏腑之气上郁于脑，而扰动神明。而肺主气、脾胃主运化、心主血脉、肝藏血、肾藏精等脏腑功能的协调都离不开脑功能的正常发挥。

具体来说，心主血脉，血液对人体四肢百骸、诸官窍均有濡养作用，张锡纯认为脑髓"实赖脑中血管为之濡润"。而在血液的运行和调节方面，脑为元神之府，乃人体之最高主宰，具有调节功能，故脑可激发和调节心主血脉之功能。脑为元神之府，脑主神明的功能包含心主神明功能。在神志活动方面，心主血脉是脑主神明功能活动的物质基础，人在进行思维活动时，需要心主血脉功能正常，以使脑部获得足够的血液供应，神志活动才能正常发挥出来，故《素问·八正神明论》说："血气者，人之神。"《灵枢·营卫生会》又说："血者，神气也。"故当心气旺盛，心血充盈时，则脑主神明功能正常，而见精力充沛、思维敏锐、反应灵活。若血气衰少，脑髓缺少血液充养，则可出现神疲、萎靡，甚则神思恍惚、反应迟钝。

肝主疏泄指肝能疏通、调畅全身气机的作用，包括促进精血津液的运行输布、脾胃之气的升降、胆汁的分泌排泄以及情志的舒畅等功能。肝气正常疏泄条达，使清阳之气及所藏之血上行以荣养于脑，若肝气升发不足或太过，都可影响脑髓的功能，因而出现头晕、视物昏花或头目胀痛、面红耳赤等表现。另外，脑主神志，异常的情志活动也会影响肝的正常疏泄功能，而导致肝气郁滞、郁怒伤肝等症。肝主藏血，而血可以濡养脑髓，精血同源，正如《素问·阴阳应象大论》云："肾生骨髓，髓生肝。"所以精、血、髓可以相互化生，也可因此而一损俱损，一荣俱荣。"肝藏血，血舍魂"，肝的藏血功能正常，则魂有所舍；若肝血不足，则魂不守舍，可见惊骇多梦、卧寐不安以及出现幻觉等神志活动的异常。

胃为"水谷之海""仓廪之官"，具有受纳、腐熟水谷之作用，脾主运化，为"后天之本""气血生化之源"，脾胃对饮食物进行消化、吸收并输布其精微。另外，脾主升清，"清阳出上窍"，即指气血精微等物质上承以养脑。《灵枢·五癃津液别》云："五谷之津液，和合而为膏者，内渗于骨空，补益脑髓。"又《灵枢·决气》云："谷入气满，淖泽注于骨，骨属屈伸，泄泽补益脑髓。"因此，脑髓正常功能的发挥，必赖水谷精微的滋养。故《灵枢·平人绝谷》曰："血脉和利，精神乃居，故神者，水谷之精气也。"

肺主气，司呼吸，通过不断呼浊吸清，吐故纳新，促进气的生成，调节气的升降出入运动。清代陈修园《医学实在易》载："气通于肺脏，凡脏腑经络之气，皆肺气之所宣。"故肺主一身之气，肺气宣畅，一身之气皆得畅通无滞，清气上升，脑髓得养。另外，肺朝百脉，有行血之功，血脉和畅，血气始得荣养脑髓。故张锡纯认为"人之脑髓神经，虽赖血以养之，尤赖胸中大气上升以斡旋之。"

脑髓来源于先天肾精，其形成之后又要靠肾精的不断充养以维持其功能。肾中精气充盈，髓生化有源，髓海得养，髓海充足，则脑之功能健全，脑所主之功能得以正常发挥，则思维敏捷，"肾者，作强之官，伎巧出焉"的功能得以正常实现。反之，若肾精不足，髓海失养，可见健忘、失眠、头痛、头晕等脑病症状；另外，肾藏精主骨，骨骼的发育及功能的维持也需要肾精的充养，当肾精不足时，在小儿可见"五软""五迟"，在成人亦可见肢体酸软无力、肌肉消脱、不能行走等。正如《灵枢·海论》中"髓海有余，则轻劲多力，自过其度；髓海不足，则脑转耳鸣，胫酸眩冒，目无所见，懈怠安卧"，又如蔡陆仙《中国医药汇海》所说："人之才力均出于脑，而脑髓实由肾主之，肾生精，精生髓，髓生骨……人第知脑力足则才智精力从生，而不知所以生之者在肾……脑髓生于肾精……精足则髓足，髓足则脑充，伎巧之所以出，故肾为作强之本也。""肾者，水脏，主津液"，肾对体内水液代谢起着主宰作用。只有肾阳的蒸腾气化功能正常，水液才能正常代谢，其清者才能"和合而为膏，内渗于骨空"，发挥其濡养作用而"补益脑髓"，使脑发挥其正常作用。如肾阳虚水泛引起的水肿、尿闭之严重阶段，可出现头痛、烦躁，甚则神昏等脑病症状，同时，部分脑病如中风昏迷、厥证、痛证、郁证等患者亦可见二便失调，甚则二便失禁等肾之功能失常的症状。

脑为脏，具有贮藏精气的功能，脑的功能活动是以精气为物质基础，故脑与人体气、血、精、津液之间有着密切的关系。

气与血是构成人体和维系人体生命活动的两大基本物质。如金元时期著作《东垣十书》曰："心之神，真气之别名也，得血则生，血生则脉旺。"明代李梴《医学入门》云："有血肉之心，有神明之心，神者，气血所生，生之本也。"《灵枢·决气》曰："谷入气满……泄泽补益脑髓。"脑的功能活动，是以气血为基础，脑受后天水谷精微化生的气血濡养，气血调和是脑主神明功能正常运行的前提之一。人体气血通过十二经脉、三百六十五络的传导，都上达于头面部，而分别入于各个孔窍之中，以发挥其濡养脑髓和孔窍的作用。脑则通过经络的传导而发挥其主视、听、嗅、味等感官的作用。故气血不足或气血逆乱都可以导致脑的功能失常和视听、言、动功能障碍。

肾藏精，精生髓，髓聚而为脑，脑为髓之海。髓的化生以先天之精为主要物质基础，又赖后天之精的不断充养。髓分布于骨腔之中，由脊髓而上引入脑，成为脑髓，脑与精的关系是十分密切的。精足则髓海有余而轻劲多力，自过其度；精亏则髓海不足而脑转耳鸣，胫酸眩冒，目无所见，懈怠安卧。故清代汪昂在《本草备要》中指出："人之记性，皆在脑中。小儿善忘者，脑未满也；老人健忘者，脑渐空也。"

津液源于饮食水谷，通过脾胃的功能活动而生成。津液中稠厚而流动性较小的液能灌注骨节、脏腑和脑髓，具有充养脊髓、脑髓和脏腑的作用。故液脱之人可见腰膝酸软、头晕耳鸣等髓海空虚的症状。

中医学认为，精、气、神三者之间存在着相互依存、相互为用的关系。李东垣《脾胃论·省言箴》曰："气乃神之祖，精乃气之子，气者，精神之根蒂也，大矣哉！积气以成精，积精以全神。"将精、气、神进行了高度概括。

二、主管精神思维

人的精神思维活动是人脑对客观外界事物的主观反映，所以明代李时珍在《本草纲目》中提出"脑为元神之府"，王清任在《医林改错》中又说："灵机记性不在心在脑。"

"两精相搏谓之神"，人体的神志活动主导在脑，但受五脏的共同调节。人体的神、魂、魄、意、志五神分属于五脏，即心藏神、肝藏魂、肺藏魄、脾藏意、肾藏志，《类经·藏象类》注释："魂之为言，如梦寐恍惚，变幻游行之境，皆是也。"魂离开了神的支配和控制，就会出现无意识的感觉和运动，如梦话、夜行、幻觉等。神静则魂藏，神昏则魂荡。"并精而出入者谓之魄"，魄，是神活动的形式之一，在精的基础上，产生本能的、非条件反射性的感觉和运动。《类经·藏象类》注释：

"魄之为用，能动能做，痛痒由之而觉也。"诸如，出生之时，啼哭、吮乳、眨眼、手足动作等，皆为魄的作用。魄离开了精的物质基础，就会失去正常的生理功能。精足则魄壮，精失则魄散。可见神魂魄分别具有智慧、潜意识、人的本能感觉等生理功能。

"精神内守，病安从来"，《内经》所言之神，指人的精神思维活动。中医学认为，意、志、思、虑、智属于思维活动范畴。早在《内经》期，就有对人体思维之神的具体描述。《灵枢·本神》对意、志、思、虑、智含义的阐释"心有所忆谓之意，意之所存谓之志，因志而存变谓之思，因思而远慕谓之虑，因虑而处物谓之智"。直觉思维也称创造性思维，通常也谓之"顿悟"，文学界谓之"灵感"。如《素问·八正神明论》曰："请言神，神乎神，耳不闻，目明心开而志先，慧然独悟，口弗能言，俱视独见，适若昏，昭然独明，若风吹云，故曰神。"这种直觉思维也是人的思维活动之一。《类证治裁》曰："脑为元神之府，精髓之海，实记忆所凭也。"这些思维意识活动都是在元神功能的基础上后天获得的，属识神范畴。识神，又称思虑之神，是后天之神。故《医学衷中参西录·人身神明诠》曰："脑中为元神，心中为识神。元神者，藏于脑，无思无虑，自然虚灵也。识神者，发于心，有思有虑，灵而不虚也。"

另外，喜、怒、思、忧、恐是人体的五种情志活动，也是人对外界刺激的一种反应形式，与人的情感如情绪、欲望等心身需求有关，属欲神调控的范畴。心在志为喜，肝在志为怒，脾在志为思，肺在志为忧，肾在志为恐。喜、怒、忧、思、悲、恐、惊，是人对客观事物或现象所作出的不同情志反应。喜，属于情志活动的良性反应，正常情况下，喜乐愉悦有益于营卫之气运行和血脉通利；异常情况下，喜乐过极则伤心，以致心神涣散而不藏。怒，属于激动时的情志反应，有助于情绪的宣泄；异常情况下，过度愤怒则伤肝，以致肝气上逆或横逆，甚至血随气逆或气厥。忧、悲略有差异，但同属不良反应，过于忧愁悲伤则伤肺，以致肺气消耗，宣降失常。思，属于正常的思考、思虑，对机体无不良影响；思虑过度则伤脾，以致脾气郁结，升降失司。恐、惊相似，皆属畏惧的情志活动，但两者有所区别；恐为自知，惊为不自知；恐由内生，惊由外受；胆怯生恐，突然受惊，过度惊恐，伤及心肾，心气逆乱，肾气下陷。

《素问·上古天真论》曰："上古之人，其知道者，法于阴阳，和于术数，食饮有节，起居有常，不妄作劳，故能形与神俱，而尽终其天年，度百岁乃去。今时之人不然也，以酒为浆，以妄为常，醉以入房，以欲竭其精，以耗散其真，不知持满，不时御神，务快其心，逆于生乐，起居无节，故半百而衰也……夫上古圣人之教下也，皆谓之虚邪贼风，避之有时，恬惔虚无，真气从之，精神内守，病安从来。"所谓"恬惔虚无""精神内守""法于阴阳""和于术数""食饮有节"如此等等，都是靠"识神"或"欲神"来调控的。

脑主管精神思维的功能正常，则表现为精神饱满，意识清楚，语言清晰，思维灵敏，记忆力强，情志活动也正常，正如《灵枢·本脏》曰："志意者，所以御精神，收魂魄，适寒温，和喜怒者也""精神专直，魂魄不散，悔怒不起，五脏不受邪矣"。若脑主管精神思维的功能失常，则可出现精神萎靡，记忆力下降，反应呆滞，思维迟钝，或狂躁失眠，或神志错乱，或意识不清，甚至昏厥等症。

三、主持感觉运动

脑主持感觉运动，是指脑与人体的视、听、嗅等感觉功能以及肢体的运动功能密切相关。早在《内经》中对此已有相关记载。如《灵枢·口问》说："上气不足，脑为之不满，耳为之苦鸣，头为之苦倾，目为之眩。"《灵枢·海论》言："髓海有余，则轻劲多力，自过其度；髓海不足，则脑转耳鸣，胫酸眩冒，目无所见，懈怠安卧。"王清任认为"两耳通脑，所听之声归于脑。脑气虚，脑缩小，脑气与耳窍之气不接，故耳虚聋；耳窍通脑之道路中，若有阻滞，故耳实聋。两目即脑汁所生，两目系如线，长于脑，所见之物归于脑。瞳人白色，是脑汁下注，名曰脑汁入目。鼻通于脑，所闻香臭归于脑。脑受风热，脑汁从鼻流出，涕浊气臭，名曰脑漏。"其已经清楚地认识到，听、视、嗅觉等感觉器官，都有通路与脑直接相通，人的听觉、视觉、嗅觉等活动，都是由脑统一指挥或支配的。他在《医林改错·口眼歪斜辨》中云："凡病在左半身不遂者，歪斜多半在右；病右半身不遂者，歪斜多半在左。"因此，他认为人脑具有左右交叉定位的功能。他指出"人左身经络，上头面，从右行；右半身经络，上头面，从左行。有左右交叉之义"。现代大脑生理学的发展也证明了这一点，大脑的功能确实具有左右交叉的作用。

脑为元神之府，散动觉之气于筋而达百节，为周身连接之要领，若脑主感觉的功能正常，则视物明晰，听觉及嗅觉灵敏，感觉正常；主运动的功能正常，则动作灵巧，反应敏捷，肢体运动自如。反之，则可出现听觉减退，视物不明，嗅觉不灵，感觉迟钝，动作迟缓，肢体软弱无力，甚至失用等症。

附　脑的解剖

一、脑干

脑干自下而上由延髓、脑桥和中脑 3 部分组成。脑干位于颅后窝前部，上接间脑，下续脊髓，延髓和脑桥的腹侧邻接颅后窝前部枕骨的斜坡，背面与小脑相连。延髓、脑桥和小脑之间围成的室腔为第四脑室。脑干表面附有第Ⅲ～Ⅶ对脑神经根。

（一）脑神经核

脑神经核可以分为运动核和感觉核，感觉核与运动核又有一般和特殊之分，所以脑神经核又分为 7 种不同性质的核团。

（1）一般躯体运动核　共 4 对，相当于脊髓前角运动核，自上而下依次为动眼神经核、滑车神经核、展神经核和舌下神经核，紧靠中线两侧分布。它们发出一般躯体运动纤维，支配由肌节衍化的眼外肌和舌肌的随意运动。

（2）特殊内脏运动核　共 4 对，位于一般躯体运动核腹外侧的网状结构内。自上而下依次为三叉神经运动核、面神经核、疑核和副神经核。它们发出特殊内脏运动纤维，支配由鳃弓衍化而成的表情肌、咀嚼肌、咽喉肌以及胸锁乳突肌和斜方肌的随意运动。

（3）一般内脏运动核　共 4 对，包括动眼神经副核、上泌涎核、下泌涎核和迷走神经背核。它们发出一般内脏运动（副交感）纤维，支配头、颈、胸、腹部平滑肌运动，心肌的收缩以及腺体的分泌。

（4）一般内脏感觉核　仅 1 对，即孤束核下部，接收来自内脏器官和心血管的一般内脏感觉纤维传递的信息。

（5）特殊内脏感觉核　即孤束核上部（头段），接收来自味蕾的味觉传入纤维。

（6）一般躯体感觉核　3 对，即三叉神经中脑核、三叉神经脑桥核和三叉神经脊束核。接收来自头面部皮肤和口、鼻黏膜的一般躯体感觉冲动。

（7）特殊躯体感觉核　2 对，即前庭神经核和蜗神经核，分别接收来自内耳的平衡觉和听觉纤维。

（二）非脑神经核

（1）薄束核与楔束核　分别位于薄束结节和楔束结节的深面。此两核分别接收薄束和楔束纤维的终止，发出的纤维形成内侧丘系。薄束核和楔束核是向脑的高级部位传递躯干四肢意识性本体感觉和精细触觉冲动的中继核团。

（2）下橄榄核　位于延髓橄榄的深面，在水平切面呈袋口朝向背内侧的囊形灰质团。此核广泛接收脊髓全长的上行投射纤维和脑干感觉性中继核团的传入纤维；还接收来自大脑皮质、基底核、丘脑、红核和中脑导水管周围灰质的下行投射纤维。发出的纤维越过中线行向对侧，与脊髓小脑后束等共同组成小脑下脚，进入小脑。

（3）楔束副核　位于楔束核背外侧，接收同侧颈髓和上胸髓的后根粗纤维，发出纤维组成楔小脑束，参与小脑下脚，终止于同侧脊髓小脑。传导同侧躯干上部和上肢的本体感觉及皮肤的触压觉。

（4）上橄榄核　位于脑桥中下部的被盖腹侧部，内侧丘系的背外侧，脊髓丘脑束的背侧。此核接收双侧蜗腹侧前核的传出纤维，发出纤维加入双侧的外侧丘系。该核与蜗腹侧前核一起，根据双耳传导声音信息的时间和强度差，共同参与声音的空间定位。

（5）外侧丘系核 自脑桥中下部向上至中脑尾侧，伴随外侧丘系分布。在上橄榄核上方，散在于外侧丘系背内侧部。该核接收蜗腹侧前核及外侧丘系的纤维，发出纤维越边，加入对侧的外侧丘系。

（6）脑桥核 分散于脑桥基底部的纵横纤维之间大小不等的核团。传入纤维：来自同侧大脑皮质（运动区前区、第一躯体运动区、第一躯体感觉区）。传出纤维：脑桥小脑纤维大部越过中线构成小脑中脚，进入对侧小脑。传递大脑皮质运动信息到小脑的主要中继站，参与大脑—小脑—大脑的环路。

（7）蓝斑核 位于脑桥菱形窝界沟上端的蓝斑深面，三叉神经中脑核的腹外侧，主要由去甲肾上腺素能神经元构成。蓝斑核发出的纤维几乎遍布中枢神经系统的各部，目前已知其功能与呼吸、睡眠和觉醒等有关。

（8）下丘 位于中脑下部背侧，由中央核和周边的灰质构成（下丘核）。中央核主要接收外侧丘系的终止纤维，传出纤维经下丘臂至双侧的内侧膝状体。下丘是听觉传导通路上的重要中继站。

（9）上丘 位于中脑上部的背侧，由浅入深呈灰、白质交替排列的分层结构，在人类构成重要的视觉反射中枢。浅层与视觉有关，深层不仅与视觉有关，而且与听觉、躯体感觉和躯体运动有关。接收来自听觉中枢、下丘、三叉神经脊束核、脊髓的投射，发出纤维至大脑皮质、与眼肌运动有关的运动核及脊髓颈节前角细胞，完成由视觉、听觉引起的转眼转头反射。上丘是皮质下重要的感觉运动整合器。

（10）顶盖前区 在中脑和间脑交界部，介于后连合和上丘上端之间，中脑水管周围灰质背外侧部。后连合位于松果体下前方，由顶盖前区核团发出的交叉纤维组成。接收经束和上丘臂传来的视网膜节细胞的轴突，发出纤维经后连合或中脑导水管腹侧至双侧动眼神经副核换元，完成瞳孔对光反射和晶状体调节反射。

（11）红核 位于中脑上丘水平，黑质背内侧，分为大细胞部、小细胞部，人的小细胞部相当发达。传入纤维：皮质红核束、小脑红核束；传出纤维：红核脊髓束、红核小脑束。红核把来自大脑皮质、苍白球、小脑、前庭的冲动传向脑干运动核和脊髓前角，协调随意运动，调节肌张力和姿势。损伤后不能学习新的运动。

（12）黑质 位于大脑脚底和中脑被盖之间，分为致密部：位于背侧，大细胞，含有黑色素，为多巴胺能神经元；网状部：位于腹侧，小细胞，大多含铁质。传入纤维：主要来自纹状体、额叶运动区、底丘脑和中脑被盖；传出纤维：主要投射至纹状体、丘脑。黑质是锥体外系的重要中继站。黑质与纹状体之间有往返纤维：起自纹状体的纤维经内囊后肢、大脑脚，分布于黑质；黑质致密部多巴胺能神经元合成的多巴胺可通过黑质-纹状体纤维释放至纹状体。

（13）腹侧被盖区 位于中脑黑质和红核之间，是中脑边缘系统的结构之一，内含多巴胺等多种递质的神经元，传出纤维投射广泛，参与学习、记忆、情绪和动机性行为的调节。

（三）脑干的纤维及联系

脑干主要由长的上、下行纤维束和出入小脑的纤维组成，其中入小脑的纤维在脑干的背面集合成上、中、下三对小脑脚，其次还有脑干内各核团间及各核团与脑干外结构间的联系纤维。

1. 长的上行纤维束

（1）内侧丘系 薄束核与楔束核发出的纤维在中央管腹侧交叉，称为内侧丘系交叉，折向上行为内侧丘系。传导躯干本体感觉与精细感觉。

（2）脊髓丘脑束 来自脊髓后角的脊髓丘脑束在脑干内上行，构成脊髓丘系的主要成分，传导对侧躯干四肢的痛、温、粗触觉。

（3）三叉丘脑束 又称三叉丘系，三叉神经脑桥核和脊束核发出的纤维组成三叉丘系，传导头面部皮肤、黏膜及牙齿的痛、温、触觉。

（4）外侧丘系 起于双侧上橄榄核、对侧蜗神经核及部分斜方体的纤维，止于下丘，将听觉冲动传至下丘。

（5）脊髓小脑前、后束 分别位于外侧索周边的前部和后部，将下肢和躯干下部的深感觉信息（主要为肌腱、关节的深感觉）经小脑上下脚传至小脑蚓部皮质，与运动和姿态的调节有关。

2. 长的下行纤维束

（1）锥体束 是自大脑皮质运动区发出的支配骨骼肌随意运动的传导束。在脑干内，行经大脑脚、脑桥基底部，至延髓形成锥体。锥体束一部分纤维终止于脑干的脑神经躯体运动核，此即皮质核（脑干）束。而其余大部分纤维终止于脊髓前角，形成皮质脊髓束。其中皮质脊髓侧束是在锥体下端相互交叉（锥体交叉）到脊髓外侧索的纤维；皮质脊髓前束小部分不交叉纤维终止于脊髓前索。

（2）其他起自脑干的下行纤维束

1）起自对侧红核的红核脊髓束，下行止于脊髓灰质。主要兴奋躯干和肢体的屈肌，抑制伸肌。

2）起自上丘的顶盖脊髓束，向腹侧行，中脑水管周围灰质腹侧经被盖背侧交叉越边，在前索内下行，终止于上颈髓。它兴奋对侧颈肌，抑制同侧颈肌活动。

3）起自前庭核的前庭脊髓束在同侧前索外侧部下行，止于脊髓灰质。此束主要兴奋躯干和肢体的伸肌，在调节身体平衡中起作用。

4）起于网状结构的网状脊髓束，大部分在同侧下行，行于白质前索和外侧索前内侧部，止于板层Ⅶ、Ⅷ。此束主要参与对躯干和肢体近端肌肉运动的控制。

5）来自同侧大脑皮质（运动区前区、第一躯体运动区、第一躯体感觉区）的皮质脑桥束。此束越过中线构成脑桥小脑纤维经小脑中脚进入对侧小脑，是传递大脑皮质运动信息到小脑的主要中继站。

3. 上下行纤维束

内侧纵束：主要由前庭神经核发出，部分越边到对侧，沿中线两侧上行，其上行纤维到达眼球外肌运动核，下行纤维到达颈髓节段的中间带和前角内侧部。内侧纵束完成眼球慢性运动和头部姿势之间的协调。

（四）脑干的网状结构

脑干内除边界明确的神经核和纤维束以外的广泛区域，神经纤维交错成网，网眼内有散在的神经元胞体，这些散在的大小不等的细胞团结构称为脑干的网状结构。网状结构的神经元具有树突分支多而长的特点，可接收各种感觉信息，其传出纤维直接或间接联系着中枢神经系统的各级水平；参与觉醒、睡眠的周期节律，中枢内上、下行信息的整合，躯体和内脏各种感觉和运动功能的调节，并与脑的学习、记忆等高级功能有关。

二、小脑

小脑位居颅后窝，借其上、中、下三对小脑脚连于脑干的背面，其上方借大脑横裂和小脑幕与大脑分隔。小脑是机体重要的躯体运动调节中枢之一，其功能主要是维持身体平衡、调节肌张力以及协调随意运动。

1. 小脑的分叶、分区

小脑表面有许多相互平行的浅沟，将其分为许多狭长的小脑叶片。其中小脑上面前、中 1/3 交界处有一略呈 V 字形的深沟，称为原裂；小脑下面绒球和小结的后方有一深沟，称为后外侧裂；原裂和后外侧裂于小脑表面几乎形成一个环，此环的前上部分为小脑前叶，后下部分为小脑后叶，占据后外侧裂的绒球、绒球脚和小结为绒球小结叶。前叶和后叶构成小脑的主体，故又称小脑体。

依据小脑皮质内梨状神经元和小脑核之间的投射规律，又可将小脑由内向外分为三个纵区，即内侧区、中间区和外侧区。

小脑的功能分区与小脑的种系发生密切相关。绒球小结叶在进化上出现最早，构成原小脑，因其纤维联系及功能与前庭密切相关，故又称前庭小脑。小脑体内侧区和中间区在进化上出现较晚，共同组成脊髓小脑，因主要接收来自脊髓的信息，又称脊髓小脑。小脑体的外侧区在进化中出现最晚，构成新小脑，因其与大脑皮质同步发展，而且与大脑皮质构成纤维联系环路，因此，又称大脑小脑。

2. 小脑的纤维及联系

（1）前庭小脑（原小脑）　主要接收同侧前庭神经初级平衡觉纤维和前庭神经核经小脑下脚的传入纤维。其传出纤维经顶核中继或直接经小脑下脚终止于同侧前庭神经核和网状结构，之后发出前庭脊髓束和内侧纵束至脊髓前角运动细胞和脑干的眼外肌运动核。前庭小脑的主要作用为调节躯干肌运动、协调眼球运动以及维持身体平衡。

（2）脊髓小脑（旧小脑）　主要接收脊髓小脑前、后束经小脑上、下脚传入的本体感觉冲动。其传出纤维主要投射至顶核和中间核，中继后发出纤维到前庭神经核、脑干网状结构和红核，再经前庭脊髓束、网状脊髓束以及红核脊髓束止于脊髓灰质前角运动细胞，以调节肌张力。

（3）大脑小脑（新小脑） 主要接收皮质脑桥束在脑桥核中继后经小脑中脚传入的纤维。发出纤维在齿状核中继后经小脑上脚进入对侧的红核和对侧背侧丘脑腹前核及腹外侧核（又称腹中间核），后者再发出纤维投射到大脑皮质躯体运动区，最后经皮质脊髓束下行至脊髓，以调控骨骼肌的随意、精细运动。运动信息从联络皮质传至脑桥换元后至对侧小脑半球，再经丘脑投射至运动皮质，构成所谓的"内反馈环路"。同时小脑又接收头颈、躯干、四肢运动过程中的运动感觉信息反馈，此为"外反馈"。小脑汇聚、比较、整合两个方面的信息，及时觉察运动指令与运动实施之间的误差，经小脑—大脑反馈，修正大脑皮质运动区有关的起始、方向、速度、终止的指令，并经小脑传出影响各级下行通路，使运动意念得以精确实现。

三、间脑

间脑位于脑干与端脑之间。间脑的前缘和外侧与大脑半球相互接合，间脑中间有一矢状裂隙，称为第三脑室，它向下通中脑导水管，向上经室间孔与侧脑室相通。

间脑可以分为背侧丘脑、后丘脑、上丘脑、底丘脑、下丘脑5部分。

（一）背侧丘脑

1. 背侧丘脑的位置与结构

背侧丘脑位于间脑的背侧部。外侧紧邻内囊的后肢，内侧紧邻第三脑室侧壁，腹侧与下丘脑分界，背外侧与尾状核的体尾相接。背侧丘脑又称丘脑，为一对卵圆形的灰质团块，借丘脑间黏合相连，其前端窄而突，称为丘脑前结节，后端膨大成丘脑枕，背外侧面的外侧缘与端脑尾状核之间隔有终纹。

丘脑是间脑的最大结构。在水平切面上，"Y"字形的内髓板将丘脑分为三大核群：前核群、内侧核群、外侧核群。

外侧核群分为背、腹两层，背层从前向后分为背外侧核、后外侧核及丘脑枕，腹层由前及后分为腹前核、腹外侧核（又称腹中间核）和腹后核，腹后核又可分为腹后外侧核和腹后内侧核。此外，在丘脑内侧面，第三脑室侧壁上的薄层灰质及丘脑间黏合内的核团，合称中线核。内髓板内有若干板内核。

2. 背侧丘脑的纤维及联系

依进化顺序的先后，背侧丘脑又可分为古、旧、新三类核团：

（1）非特异性投射核团（古丘脑） 为背侧丘脑内进化上较古老的部分，包括中线核、板内核和网状核。主要接收脑干网状结构的传入，构成上行网状激动系统，与大脑皮质的广泛区域有往返联系，维持机体的清醒状态。

（2）特异性中继核团（旧丘脑） 为背侧丘脑内进化上较新的部分，包括腹前核、腹外侧核、腹后核。主要接收特异性上行传导系统的传入，与大脑皮质的特定区域有往返联系。

1）腹前核：是基底核与大脑皮质间运动传导通路的主要中继站。接收苍白球和黑质的传入纤维，发出纤维投射至大脑皮质躯体运动区（6区），与躯体运动的调控密切相关。腹前核及邻区的损毁可治疗运动障碍，特别指帕金森病。

2）腹外侧核：接收齿状核、苍白球和黑质的传入纤维。发出纤维经大脑皮质躯体运动区（4区），在运动调控中起重要作用。腹前核、腹外侧核组成运动丘脑。腹外侧核的损毁可缓解震颤引发的运动障碍。

3）腹后核的传入纤维和传出纤维均有严格定位关系：传导头面部感觉的纤维投射到腹后内侧核，由腹后内侧核发出纤维投射到大脑皮质中央后回下部头面部躯体感觉中枢；传导上肢、躯干和下肢感觉的纤维由内向外依次投射到腹后外侧核，再由该核发出纤维投射到相应的上肢、躯干和下肢大脑皮质躯体感觉中枢代表区。

（3）联络性核团（新丘脑） 为背侧丘脑内进化最新的部分，包括前核、内侧核和外侧核的背侧组。不直接接收长的上行传导束的传入，与大脑的联络皮质有丰富的往返联系，进化上最新。前核群：与乳头体（通过乳头丘脑束）、海马（通过穹隆）和扣带回有往返联系。前核属边缘系统的一部分，与内脏活动、记忆和情感活动密切相关。内侧核群：接收皮质的嗅觉传入。与前额叶皮质有往返联系，可能与躯体和内脏冲动的整合有关，亦与记忆功能和情感调节有关。外侧核群背侧组（主要为枕核）：与顶叶、枕叶、颞叶联络皮质有往返联系。其功能与情感、记忆、内脏运动和感觉的整合密切相关。

（二）后丘脑

后丘脑，居于背侧丘脑的后下方，中脑顶盖的上方，包括内侧膝状体和外侧膝状体，属特异性中继核。前者是听觉传导通路在丘脑的中继站，接收下丘来的听觉纤维，发出纤维组成听辐射投射至颞叶的听觉中枢。后者为视觉传导通路的中继站，接收视束的传入纤维，继而发出纤维组成视辐射，投射至枕叶的视觉中枢。

（三）上丘脑

上丘脑居第三脑室顶后部的周围，为背侧丘脑与中脑顶盖前区相移行的部分，包括松果体、缰连合、缰三角、丘脑髓纹和后连合。松果体为内分泌腺，16 岁以后，松果体会逐渐钙化，临床影像学上常把它作为颅内定位标志。缰三角内有缰核，接收丘脑髓纹的纤维，并发出纤维组成缰核脚间束投射至中脑脚间核，故缰核被认为是边缘系统与中脑之间联系的中继站。丘脑髓纹主要由来自隔区的纤维束构成，大部分终止于缰核，也有纤维投射至中脑导水管周围灰质和其他丘脑核团。

（四）底丘脑

底丘脑是间脑和中脑之间的过渡区，位于背侧丘脑与内囊下部之间，主要结构包括底丘脑核和未定带。底丘脑核紧邻内囊的内侧，黑质内侧部的上方，与苍白球之间有往返的纤维联系。该纤维束行经内囊，称为底丘脑束。底丘脑核与苍白球同源，是锥体外系的重要结构，其主要功能是对苍白球起抑制作用，一侧病变可致半身颤搐。未定带为灰质带，位于底丘脑核的背内侧，是中脑网状结构头端的延续，向外侧过渡到丘脑网状核。

（五）下丘脑

1. 下丘脑的位置与分区

下丘脑位于背侧丘脑的前下方，构成第三脑室侧壁的下份和底壁，后上方借下丘脑沟与背侧丘脑为上界，其前端达室间孔与侧脑室相通，后端与中脑被盖相续为后界。从脑底面观察，终板和视交叉位于前界，下界依次为视束、灰结节和乳头体。灰结节向前下方形成中空的圆锥状部分称为漏斗，灰结节与漏斗移行部的上端膨大成正中隆起；漏斗下端与垂体相连。

下丘脑从前向后分为 4 区，分别为视前区（位于视交叉前缘）、视上区（位于视交叉上方）、结节区（位于灰结节内及其上方）和乳头体区（位于乳头体内及其上方）。由内向外分为三带：室周带（位于第三脑室室管膜下的薄层灰质）、内侧带和外侧带（以穹窿柱和乳头丘脑束分界）。

2. 下丘脑的纤维及联系

（1）与垂体的联系　由视上核和室旁核合成分泌的抗利尿激素（ADH）和催产素经视上垂体束投射到神经垂体，在此储存并在需要时释放入血液；由漏斗核及邻近室周区合成分泌的多种激素释放因子或抑制因子经结节漏斗束投射到垂体门脉系统，调控腺垂体的内分泌功能。

（2）与边缘系统的联系　通过穹窿将海马结构和乳头体核相联系；经前脑内侧束将隔区、下丘脑（横贯下丘脑外侧区）和中脑被盖相联系；借终纹将隔区、下丘脑和杏仁体相联系。

（3）与丘脑、脑干和脊髓的联系　分别通过乳头丘脑束、乳头被盖束、背侧纵束、下丘脑脊髓束与丘脑前核、中脑被盖、脑干副交感核、脊髓的侧角（交感节前神经元和骶髓的副交感节前神经元）相联系。

四、大脑

大脑，又称端脑，是中枢神经系统的最高部位，由左、右大脑半球和半球间连合及其内腔构成。端脑由胚胎时的前脑泡演化而来，在演化过程中，前脑泡两侧高度发育，形成端脑，即左、右大脑半球，遮盖着间脑和中脑，并将小脑推向后方。大脑半球表面的灰质层，称为大脑皮质，深部的白质称为髓质，埋在大脑髓质内的灰质核团称为基底核，大脑半球内的腔隙称为侧脑室。

（一）大脑的分叶

主要的沟和裂：左、右大脑半球之间纵向的裂隙为大脑纵裂，纵裂的底面有连接左、右大脑半球宽厚的纤维束板，即胼胝体。两侧大脑半球后部与小脑上面之间近似水平位的裂隙为大脑横裂。每个半球内有 3 条恒定的沟，将每侧大脑半球分为 5 叶，分别为额叶、顶叶、枕叶、颞叶及岛叶。外侧沟起于半球下面，行向后上方，至上外侧面，再向后上方行进不远就分为短的前支、升支和长的后支，为大脑最明显和最深的沟，近似水平位。中央沟起于半球上缘中点稍后方，与上缘约成 72°角，斜向前下，下端与外侧沟隔一脑回，上端延伸至半球内侧面。顶枕沟位于半球内侧面的后部，起自距状沟，自下向上至半球上缘，并略转至上外侧面。

（二）大脑皮质的功能定位

大脑皮质是脑的最重要部分，是高级神经活动的物质基础。机体各种功能活动的最高中枢在大脑皮质上都有定位关系，这些重要中枢只是执行某种功能的核心部分，如中央前回主要管理全身骨骼肌运动，但也接收部分的感觉冲动；中央后回主要是管理全身感觉，但刺激它也可产生少量运动。除了具有特定功能的中枢外，还存在着广泛地对各种信息进行加工和整合的脑区，它们不局限于某种功能，而是完成高级的神经精神活动，称为联络区，联络区在高等动物中显著增加。

1. 第一躯体运动区

第一躯体运动区位于中央前回和中央旁小叶前部（4 区和 6 区），该中枢对骨骼肌运动的管理有一定的局部定位关系，其特点如下。

1）上下颠倒，但头部是正的，中央前回最上部和中央旁小叶前部与下肢、会阴部运动有关，中部与躯干和上肢的运动有关，下部与面、舌、咽、喉的运动有关。

2）左右交叉，即一侧运动区支配对侧肢体的运动。但一些与联合运动有关的肌则受两侧运动区的支配，如眼球外肌、咽喉肌、咀嚼肌等。

3）身体各部分投影区的大小与各部形体大小无关，而取决于功能的重要性和复杂程度。该区接收中央后回、背侧丘脑腹前核、腹外侧核和腹后核的纤维，发出纤维组成锥体束，至脑干分为一般躯体运动核、特殊内脏运动核和脊髓前角。

2. 第一躯体感觉区

第一躯体感觉区位于中央后回和中央旁小叶后部（布罗德曼 3、1、2 区），接收背侧丘脑腹后核传来的对侧半身痛觉、温度、触觉、压觉以及位置觉和运动觉，各部投影与第 I 躯体运动区相似，身体各部在此区的投射特点如下。

1）上下颠倒，但头部是正的。

2）左右交叉。

3）身体各部在该区投射范围的大小也取决于该部感觉敏感程度，例如，手指和唇的感受器最密，在感觉区的投射范围就最大。

3. 第二躯体运动和第二躯体感觉中枢

它们均位于中央前回和中央后回下面的岛盖皮质，与对侧上、下肢运动和双侧躯体感觉（以对侧为主）有关。

4. 第一视区

第一视区位于距状沟上、下方的枕叶皮质，即上方的楔叶和下方的舌回（17 区），接收来自外侧膝状体的纤维。局部定位关系特点是距状沟上方的视皮质接收上部视网膜传来的冲动，下方的视皮质接收下部视网膜传来的冲动。距状沟后 1/3 上、下方接收黄斑区来的冲动。一侧视觉区接收双眼同侧半视网膜传来的冲动，主司双眼对侧半视野的视觉，损伤一侧视觉区可引起双眼对侧视野偏盲，称为同向性偏盲。

5. 第一听区

第一听区位于颞横回（41、42 区），接收内侧膝状体投射来的纤维。每侧的第一听区都接收来自两耳的冲动，因此一侧第一听区受损，不致引起全聋。

6. 平衡觉区

平衡觉区位于中央后回下端，头面部感觉区的附近。但关于此中枢的位置存有争议。

7. 嗅觉区

嗅觉区在海马旁回钩的内侧部及其附近。

8. 味觉区

味觉区在中央后回下部（43 区），舌和咽的一般感觉区附近。

9. 内脏活动的皮质中枢

内脏活动的皮质中枢位于边缘叶，在该叶的皮质区可找到呼吸、血压、瞳孔、胃肠和膀胱等各种内脏活动的代表区。因此认定，边缘叶是内脏神经功能调节的高级中枢。

10. 语言中枢

人类大脑皮质与动物的本质区别是能进行思维和意识等高级活动，并进行语言的表达，故在人类大脑皮质上具有相应的语言中枢，如说话、阅读和书写等中枢。

（1）运动性语言区 在额下回后 1/3 部（44、45 区），即三角部的后部和岛盖部，又称 Broca 语言区。主司说话功能，如果此中枢受损，患者虽能发音，却不能说出具有意义的语言，称为运动性失语症。

（2）书写区 在额中回的后部（6、8 区），紧靠中央前回的部分管理上肢，特别是手肌的运动区。此中枢主管书写功能，若受伤，虽然手的运动功能仍然保存，但写字、绘图等精细动作发生障碍，称为失写症。

（3）听觉性语言区 在颞上回后部（22 区），它能调整自己的语言和听到、理解别人的语言。此中枢受损后，病者虽能听到别人讲话，但不理解讲话的意思，自己讲的话混乱而割裂，答非所问，不能正确回答问题和正常说话，称为感觉性失语症。

（4）视觉性语言区 又称阅读中枢，在顶下小叶的角回（39 区），靠近视觉区。此中枢与文字的理解和认图密切相关，若受损，尽管视觉无障碍，但对原来认识的字不能阅读，也不理解文字符号的意义，称为失读症。

研究表明，听觉性语言中枢和视觉性语言中枢之间没有明显界限，将它们合称为 Wernicke 区，该区包括颞上回、颞中回后部、缘上回以及角回（39、40、22、37 区）。Wernicke 区的损伤，将产生严重的感觉性失语症。此外，各语言中枢不是彼此孤立存在的，它们之间有着密切的联系，语言能力的完成需要大脑皮质有关区域的协调配合。例如，听到别人问话后用口语回答，其路径可能是：听觉冲动传至听觉区，产生听觉。再由听觉区与 Wernicke 区联系，理解问话的意义。经过联络区的分析、综合，将信息传到运动性语言中枢，后者通过与头面部运动有关的皮质（中央前回下部）的联系，控制唇、舌、喉肌的运动而形成语言，回答问题。

11. 联络区的功能

除上述的功能区外，大脑皮质广泛的联络区中，额叶的功能与躯体运动、发音、语言及高级思维运动有关。顶叶的功能与躯体感觉、味觉、语言等有关。枕叶与视觉信息的整合有关。颞叶与听觉、语言和记忆功能有关。边缘叶与内脏活动有关。

（三）大脑的内部结构

1. 基底核

基底核位于白质内，位置靠近脑底，包括纹状体、屏状核和杏仁体。

（1）纹状体 由尾状核和豆状核组成，其前端互相连接，尾状核是由前向后弯曲的圆柱体，分为头、体和尾三部，位于丘脑背外侧，延伸至侧脑室前角、中央部和下角。豆状核位于岛叶深部，借内囊与内侧的尾状核和丘脑分开，此核在水平切面上呈三角形，并被两个白质的板层分隔成三部，外侧部最大称壳，内侧两部分合称苍白球，在种系发生上，尾状核和壳是较新的结构，合称新纹状体。苍白球是较旧的结构，称为旧纹状体。纹状体是锥体外系的重要组成部分，在调节躯体运动中起到重要作用，并发现苍白球作为基底前脑的一部分还参与机体的学习记忆功能。

（2）屏状核 位于岛叶皮质与豆状核之间，屏状核与豆状核之间的白质称为外囊，屏状核与岛叶皮质之间的白质称为最外囊。研究表明屏状核与大脑皮质有广泛的联系，可能与视、听觉功能有关，也有人认为与动物性活动有关。在人类屏状核的功能并不清楚。

（3）杏仁体 在侧脑室下角前端的上方，海马旁回钩的深面，与尾状核的末端相连，为边缘系统的皮质下中枢，与调节内脏活动和情绪的产生有关，其纤维联系见边缘系统。

形态学通常将尾状核、豆状核、屏状核和杏仁体归为基底核，但功能上又常将与运动功能联系较少的屏状核和杏仁体排除，而将与运动密切联系的黑质和底丘脑核归为基底核。

2. 侧脑室

（1）侧脑室 侧脑室左右各一，位于大脑半球内，延伸至半球的各脑叶内。其分为四部分：中央部位于顶叶内，室间孔和胼胝体压部之间；前角伸向额叶，室间孔以前的部分；后角伸入枕叶；下角最长伸到颞叶内。侧脑室经左、右室间孔与第三脑室相通。侧脑室形状不规则，室腔大小因人而异，腔内有脉络丛和脑脊液。

（2）第五脑室和第六脑室 第五脑室即透明隔腔，位于两侧透明隔之间的间隙，此室腔一般不通其他脑室。第六脑室又称 Verga 腔，位于穹窿连合与胼胝体间的一个水平裂隙，不恒定，当它与侧脑室相通时即称为第六脑室。

3. 大脑皮质

大脑皮质是覆盖在大脑半球表面的灰质，人类大脑皮质重演了种系发生的次序，可分为原（古）皮质（海马、齿状回）、旧皮质（嗅脑）和新皮质（其余大部分）。原皮质、旧皮质与嗅觉和内脏活动有关，新皮质高度发展，占大脑半球皮质的96%以上，而将原皮质和旧皮质推向半球的内侧面下部及下面。

（四）大脑半球的纤维及联系

1. 联络纤维

联络纤维是联系同侧半球内各部分皮质的纤维，其中短纤维联系相邻脑回称为弓状纤维。长纤维联系本侧半球各叶，其中主要的有以下几种。

（1）钩束 呈钩状绕过外侧裂，连接额、颞两叶的前部。

（2）上纵束 在豆状核与岛叶的上方，连接额叶、顶叶、枕叶、颞叶四个叶。

（3）下纵束 沿侧脑室下角和后角的外侧壁走行，连接枕叶和颞叶。

（4）扣带 位于扣带回和海马旁回的深部，连接边缘叶的各部。

2. 连合纤维

连合纤维是连合左、右半球皮质的纤维，包括胼胝体、前连合、穹窿和穹窿连合。

（1）胼胝体 连结左右半球的纤维，分为嘴、膝、干、压部。

（2）前连合 是在终板上方横过中线的一束连合纤维，主要连接两侧颞叶，有小部分联系两侧嗅球。

（3）穹窿和穹窿连合 穹窿是由海马至下丘脑乳头体的弓形纤维束，两侧穹窿经胼胝体的下方前行并互相靠近，其中一部分纤维越至对边，连接对侧的海马，称为穹窿连合。

3. 投射纤维

投射纤维由大脑皮质与皮质下各中枢间的上、下行纤维组成。它们大部分经过内囊。内囊是位于丘脑、尾状核和豆状核之间的白质板。在水平切面上呈向外开放的"V"字形，分为前肢、膝和后肢三部。前肢（又称额部）伸向前外，位于豆状核与尾状核之间。后肢（又称枕部）伸向后外，分为豆丘部（豆状核与丘脑之间）、豆状核后部和豆状核下部。膝介于前肢、后肢之间，即"V"字形转角处。

（1）内囊前肢的投射纤维 主要包括额桥束和由丘脑背内侧核投射到前额叶的丘脑前辐射。

（2）内囊膝部的投射纤维 有皮质核束，该束纤维是从中央前回下 1/3（躯体运动区头面部代表区）发出，纤维下行到脑干的一般躯体运动核和特殊内脏运动核。

（3）内囊后肢的投射纤维 经豆丘部的下行纤维束为皮质脊髓束、皮质红核束和顶桥束等，上行纤维束是丘脑中央辐射和丘脑后辐射。经豆状核后部向后行的纤维是视辐射及枕桥束，前者由外侧膝状体到视皮质，后者由枕叶至脑桥核。经豆状核下部向外侧行的纤维有听辐射及颞桥束，前者由内侧膝状体至听觉皮质，后者由颞叶至脑桥核。因此，当内囊损伤广泛时，患者会出现对侧偏身感觉丧失（丘脑中央辐射受损）、对侧偏瘫（皮质脊髓束、皮质核束损伤）和对侧偏盲（视辐射受损）的"三偏"症状。

第三章　脑病的病因及病机

第一节　脑病的病因

中医学的病因学说是在古代医学与巫医的斗争及比较之中发展起来的，经历了由简到繁，又化繁为简的过程。著名的病因学专著《三因极一病证方论》系统阐释了三因学说，将疾病的病因整体分类为内因之七情，外因之六淫，以及不内外因之饮食、房劳、金刃、虫兽、毒伤等。这种分类方式，贴合临床实际，且框架清晰，指向明确，沿用至今。

现在的病因学说，是研究各种致病因素的性质特点、致病规律及相互关系，以指导疾病治疗和预防的科学，是中医基本理论的重要组成部分。中医对病因的总结与概括是一种后验式的推论，是在整体观念的宏观指导下，将患者的疾病表现与发病前的生活环境及生活状况变化联系起来所作的综合推定，这种变化就是可能的致病因素，这种联系则成为可能的病理机制。

中医学认为，人体自身及人体与环境之间，都存在各种要素相互依存、转化及消长的动态平衡，疾病则是平衡被打破、不能依靠自身调节恢复的状态。脑病是脑的结构或功能遭到破坏，出现以动风、神机失用、思维迟滞、麻木拘挛、痿躄疼痛等为主症的一类疾病的统称。理解脑病的病因，要始终牢记整体观念和辨证论治的原则。

目前，中医脑病学的病因主要涵盖外感六淫、疫疠毒伤、内伤七情、饮食劳逸、邪毒凝聚、先天素质及其他因素几大类。

一、外感六淫

正常情况下，自然气候的风、寒、暑、湿、燥、火六种变化统称为六气，不会导致疾病发生。六淫是六气或太过，或不及，或非时而存，导致人体不适，从而引发疾病的六种外感病邪的统称，是外感病最常见的致病因素。六淫为病，因其不同致病特点表现出与不同脏腑相关的亲缘性；脑为神明之主，统摄人体对外界环境的反应，故六淫致脑病，多以减弱这种应变能力或调节程度为主要表现。

1. 风邪犯脑

风为阳邪，易袭阳位，《素问·太阴阳明论》曰："伤于风者，上先受之。"头为诸阳之会，且为人体之最上部，极易受风邪侵袭。"重阳者狂"，风客阳经，化火内燔，上扰神明，则狂乱无知。

风性善行而数变，一方面，风邪致病，起病多急，迅速表现出明显症状，如面瘫；另一方面，风邪致病，变化多端，如中风初期表现可大不相同，且易伴发各种变证。

风性易动，循经而窜，上扰脑府，可表现为肢体的异常运动，摇颤振掉，如宿痰被风邪引动发为痫病，有角弓反张、四肢抽搐、双目上视等表现。

风为百病之长，四时皆可为病，且易与他邪合而犯脑，如风寒、风火、风痰、风热等，所致疾病表现多样，如头痛、头晕、半身不遂、身重体痛、骨节酸痛、抽搐等，大多表现为感觉、温度觉、肢体觉等方面的异常。

风府为督脉穴，邪自风府或脑户而上，从而产生脑风。可见，头风、头面中风、目痛或痒、脑风等，都与风邪犯脑有关，只是有在风府、在脑户、入脑的差异。

2. 寒中于脑

寒为阴邪，易伤阳气，阳气郁遏，脑之真气不得敷布，可见头痛、骨节痛、寒疝等病症。头为诸阳之会，阳虚之人寒邪易中于脑。此外，寒者属水，喜中肾水，肾阳不充，由督通脑，则寒邪终致伤脑。

寒性收引、凝滞。阳虚之人，阴寒之邪客于阴脉，阴寒内盛，则"重阴者癫"。

寒邪与痛症关系密切。寒气入经，稽迟于身，脑之真气，猝然不通，而发为痛证，或见一身之气皆涩滞，骨寒髓冷，重者可为厥逆。

3. 暑扰神明

暑为阳邪，其性炎热，热盛蒸脑，扰动脑神，可为脑病，致病有明显的季节性，多夹湿邪，见于盛夏炎热季节或高温作业之人，可见头痛、烦躁、谵语。

暑性升散，耗气伤津，可致气阴大亏，不能上承，筋脉失养，出现颈强、口噤、抽搐、嗜睡等证。

4. 湿蒙清窍

湿为阴邪，易阻气机，脑之真气，输布不利，可见耳聋目障，头重昏蒙，神情呆滞，郑声错语，重者可身形如木偶。

湿邪易与热胶结，易化为痰浊，蒙蔽脑之清阳，可见痴呆、独语、神昏等；真气受痰浊阻遏，肢体不荣，经脉失养，可见拘挛痿躄不遂等证，如《内经》所言"大筋缦短，小筋弛长，缦短为拘，弛长为痿"。

久居湿地，冒雨涉水或汗出沾衣，易受外来湿邪侵袭，脾阳不振则湿每从内生，重浊黏滞，稽留阴分，上蒙清窍，总使脑神不振而为病。

5. 燥邪伤神

燥为火之余气，亦为秋季主气，易耗伤津液，即所谓燥胜则干。虽有温凉之分，但总可使津液大亏，阴血衰少，不能养神，脑髓失于充和，则神志不清，上袭诸窍，耳鸣耳聋；或伴肺热叶焦，筋肉不润，四肢痿厥不用。

6. 火扰神昏

火为阳邪，是热盛所致，其性炎上，最易伤筋动血，津液不足，难养髓海，可见唇焦口燥，舌绛心烦，咽痛不寐，神志失常，狂越震动。

古有"五气化火"之说，而火邪亦常与他邪相合，兼夹为病，如风火相煽，可见两目上视，角弓反张等。

情志过极，胃腑积热或肾水不滋、相火妄动亦可化火，但深究之当属内伤或食伤范畴，临床亦不少见。

二、疫疠毒伤

疫疠是一类具有强烈传染性的致病邪气，其性质与六淫相似，都是可导致脑病发生的外感邪气。但疫疠又与六淫相异，《温疫论》言其"非风非寒，非暑非湿"。疫疠损伤人体气血精神而为病，其致病特点是发病急骤，病证重笃，症状相似，传染性强，极易流行，主要表现为影响一身之气的正常升降与功能行使，其染邪方式和途径虽异，但无论是从口鼻皮毛而入，还是侵袭肺卫，抑或循经而入，最终必会上犯脑府，清窍闭阻，疫毒害髓，脑神蒙蔽，气血逆传，可致神昏、谵语、闭证、狂证、厥逆等脑病重症，其预后与治疗和护理手段密切相关。

中毒是指有毒物质进入机体对人体的生理功能和组织产生破坏作用，导致脑病者多见。根据中毒方式、毒物类别等不同，可将中毒分类为药物中毒、食物中毒、酒精中毒、虫兽毒、煤气中毒以及慢性接触性中毒等，损害程度及中毒表现不同，但对脑神的病理损伤是必然的。食物中毒，轻则厌食竭绝，精神反常，重则烦躁狂乱或致死；药物中毒，则神志昏乱，循衣摸床，口吐白沫，项倾头摇，全身抽搐；滥喝狂饮，急性酒精中毒，酒毒犯脑，扰乱神明，可见狂言乱语，行为暴烈；煤气中毒，毒气熏脑，则见心胸憋闷，口唇紫红，呼吸微弱，甚则昏迷谵妄。中毒后若处理或抢救及时则病可愈，否则脑神废用，留下终身后遗症，或发生死亡。

外伤引起的脑病，称为外伤性脑病。既可因打击直接伤脑而发病，也可因损伤他脏而病及于脑，其种类包括坠落、撞击、跌打损伤、枪弹伤、金刃伤、持重努伤、烧烫伤、冻伤以及虫兽伤等。可有脑髓震荡，头晕头痛，失眠，记忆减退，惊恐不安，恐水恐风，牙关紧闭，四肢抽搐，面容苦笑，牙关紧闭，角弓反张等，状态各异，但对脑神的损伤确切且严重。此外，脑部外伤还可损及血络，血溢脉外，瘀血阻滞，亦生脑病。

三、内伤七情

七情包括喜、怒、忧、思、悲、恐、惊，是人体对外界客观事物变化的不同情志反应。正常状态下，人体的情志活动协调平和，不会引起疾病，但七情若超过常度，反应持久而剧烈，则会内扰五脏之神，继而引发脑病。

七情致病的特点有二：其一，七情内扰五脏，根据五脏生理病理特性与情志本身的亲缘性而相互影响，五脏之神极易受损，脑为元神之府，主神明，统率五脏之神，故五脏神伤，必损脑神；其二，七情致病，由气及血，脑之真气主摄一身气血，血之与气，并走于上，血气受伤，上损及脑，发而为病。总的来说，七情对脏腑及脑府均有明显的内伤作用，是脑病的重要病因。

1. 喜

喜为心之志，是心情愉快、意气和畅的表现，能缓和精神紧张，使营卫气血通利，心情舒畅，则心功能健全，气机畅达，神明气清。暴喜伤心，心气涣散不收，脑神失主，神无所藏，游离于外，脑病则生，可见神志恍惚，心悸、不寐或多梦等；若喜乐太过，纵生火邪，则可见狂乱失神，行为异常，不能他顾之症。

2. 怒

怒为肝之志，是情志不展、郁气外泄的表现，适度发怒可助肝疏泄，使肝气条达。暴怒伤肝，则气机不畅，脑郁不舒而善疑多虑，神志恍惚，可见头晕、耳鸣、失眠、多梦；或肝气横逆上冲，血之与气，并走于上，扰乱脑神，可见头晕目眩，面红目赤，甚至昏厥猝仆，半身不遂，口眼㖞斜。

3. 忧（悲）

悲与忧为肺之志，是思愁不解、内心痛苦、低落焦躁的外在表现，二者内合于肺。过度悲忧，则抑肺伤气，脑神为之统帅，故亦被伤，可见少气懒言，面色不华，行动迟缓，意志消沉，记忆力减退等失神之症，此即所谓"悲则气消"也。

4. 思

思为脾之志，是为适应变化、集中精神进行的思考谋虑。思考问题完全依赖脑神支持，需通过脑髓而发挥作用。神以气血为本，久思过度，耗伤阴血及脑髓，扰及神明，可见不寐、多梦、健忘等症，加速衰老；气结损脾，脾虚则气血化生乏源，致神失其养，髓海空虚，而出现烦躁、不寐等症。临床多见头晕、耳鸣、失眠、健忘、心悸怔忡、腹胀便清等病证。

5. 恐（惊）

恐为肾之志，是精神紧张、引起胆怯的表现。肾气通于脑，肾精转化并充盈于脑，帮助脑府发挥其正常生理功能。过恐伤肾，精血不足，情志神伤，惊恐更易乘之；恐则气下，可致机体气机逆乱，升降失常，形神失调而致脑病发生，可见神无所归，虑无所定，惊慌失措，发为癫、狂等证。

四、饮食劳逸

饮食是人类维持生命和保持健康的必由之路，提供机体所需的能量和营养物质，保持、促进及调节生长发育成熟的全过程。人体的气血津液精元等，从饮食而来，是神气产生和行使功能的基础。食饮有节是保持新陈代谢和正常生命活动的重要一环，五脏之所欲与五味之所合是协调一身之气的关键。若失去饮食平衡，则会使脏气不和，神气不调，引起脑病。

作为脑病病因的饮食因素包括饥饱失常、饮食不洁和饮食偏嗜三个方面。过饥则摄入不足，生化乏源，气血不足，脑失所养，髓海不充，可发多种脑病，如脑发育不良症、脑髓消、健忘等；反之，过饱则中焦阻滞，升降失常，胃气不和，则卧不安；宿食积滞，水饮内停，上蒙清窍，可发为不寐、痴呆等；暴食多饮，酿痰生热，痰热上扰，神明失主，易为狂证，或为昏仆。误食腐败污染食物，吐泻交作，甚则昏迷肢厥；疫疠之毒，从饮食而入，毒气冲脑，可见高热神昏，四肢抽搐，神明无主；寄生或传染性虫毒经口而入，亦可出现严重脑病。五脏与五味对应相协，若有明显偏嗜，日久则脏气不均，强者凌弱，伤精动气，脑神不宁而为病。最常见的，如过食肥甘厚腻之品，体内痰浊酿生，结聚化火，痰热扰神，可发为痫病或中风；嗜食生冷或咸味，则经脉凝泣，血行不畅，发为痛证，或阳气大伤，倦怠嗜卧，精神萎靡，或肾精不荣，年高者病体益弱；辛辣过量，可能炼液为痰，使神窍昏蒙，出现谵语狂言，骂詈叫号，伤人毁物，不避亲疏等表现。

正常的劳动锻炼或是安逸休息有助于气机通达，血行流畅，以及体力的保持和恢复，是生命活动的必备环节，超乎常度的劳逸则会成为疾病之源。过劳，包括劳力过度、劳神过度和房劳过度三个方面。劳力过度，则伤正气，可见少气懒言、精神倦怠、欲卧嗜寐等；劳神过度，则阴血暗耗，脑神失养，可见神志不安、失眠多梦、头晕健忘等；房劳过度，易伤肾精，真气受损，脑髓空虚，可见头晕耳鸣、精神萎靡、健忘幻听等。过逸也会使气血大伤，运行不畅，正气虚弱，发为脑病，可见精神不振、倦怠嗜卧、肢体软弱或因脑神失用，心神涣散，出现记忆障碍，神气昏庸，思维迟钝等。

五、邪毒凝聚

1. 痰饮

痰饮是稠厚的痰浊和清稀的水饮的统称，是水液代谢障碍、津液气血运行受阻的病理产物，在体内结聚成新的致病因素。痰饮的生成涉及水液代谢的许多脏腑，与肺脾关系最为密切，但人身的气血津液循环流动，无处不到，炼液为痰，停于脑窍，则脑神失用，可发为癫狂、眩晕、昏仆、中风、痴呆、痫病等症。痰浊所致脑病，大多是由其阻滞脑络而成；水饮又称饮邪，其所致脑病，临床常与瘀血合而为患，并以颅脑水瘀证多见。气血不行，脑络受阻，或络破血溢，终成瘀血内留，水饮外渗，脑髓受压，神机失用，而生百病，可见中风、小儿解颅、痴呆、脑瘤、脑外伤综合征等，属于现代医学脑水肿或脑积水范畴。

2. 瘀血

瘀血是指瘀积不行，污秽不洁和已经脱离经脉而又凝结不散的血液，也指某种病症影响到脉络时所出现的病变。导致血液瘀积不行的缘由有气滞、气虚、外伤、热结等多种，可致清窍闭塞而发为脑病，可见头痛、眩晕、昏迷、癫狂、不寐、中风、痴呆、颤病等多种病证。王清任善以瘀血论治脑病，其创造的癫狂梦醒汤、通窍活血汤、补阳还五汤等多个方剂，为后世医家提供了新的思路。

3. 痰瘀

痰瘀是一种与痰饮、瘀血不同的致病力更强的因素，是与引起机体中毒的有毒物质相区别的一种内生毒邪。痰瘀由痰饮和瘀血滞留体内，相互胶结而成。痰瘀毒邪阻滞气机，随逆乱气机升降而遍布周身，滞络损络，形成病络，更兼气血不畅，脏腑失养，诸端并见，酿化成毒，败坏形体，上扰脑窍，发为脑病。痰瘀为邪所致的脑病，具有滞损络脉、固着难除、起病隐匿、进展持续、证见多端、酿化蕴毒、变证丛生等特点，临床可见头痛、郁证、痴呆、昏愦、高热抽搐等。

4. 内毒

毒邪是一类引起机体功能破坏、形质败坏，导致病情加重且难以干预的特殊致病因素，有外毒和内毒之分。外毒是引起机体中毒的各种因素的统称，内毒是体内生理病理产物堆积不解而化生的致病因素，常源自内生诸邪，而又比原病邪更具破坏性，对身体损伤严重，需要尽快清除。痰饮、瘀血、痰瘀都是脑病的致病因素中常见的内毒源泉。内毒的特点是善走窜，行于络脉之中，可从寒、从热转化，极大地损耗气血、腐蚀经络及脏腑。因内毒因素而成的脑病，往往病势急骤，病情重笃，进展迅速，若再不及时干预，则预后不佳，常危及生命。

六、先天素质

与脑病发生相关的先天因素主要指因亲代双方体质较弱、精卵质差、遗传因素或孕产调护失宜等，导致胎儿在母体内就产生疾病，尤其是脑病更为多见。亲代双方体质较弱，或精卵质差，则子代脏腑之气不平，阴阳不调，易患解颅、五软、五迟、癫痫或瘫痪等；遗传因素致病主要包括双亲遗传物质异常引起子代疾病表现，如肝豆状核变性、遗传性共济失调、呆小症、先天性精神失常或智力低下等；孕产调护失宜，如母亲在孕中受到惊吓或刺激，气上不下、精气并居于上，缠结于脑，则小儿易发癫疾等。

素质包括性格与体质，反映机体在生长发育、成熟衰老过程中在功能、结构、思维等方面的特殊性质。这种特殊的偏颇性质决定了机体对某些致病因素的易感性和病变类型的倾向性，也可能决定疾病的病理转归方向或一定的病证类型，故在脑病的发病中占有重要地位。

中医体质学说将人的体质划分为以下九种：平和质、阴虚质、阳虚质、瘀血质、痰湿质、湿热质、气虚质、气郁质及特禀质。平和质又称正常质，是强健壮实的体质状态，表现为体态适中、面色红润、精力充沛的状态，是先天禀赋良好，后天调养得当的表现，此种体质的人不易患病。阴虚质是由于体内津液精血等阴液亏少，以阴虚内热为主要特征的体质状态。阴虚质的人平素即有燥热阴亏的表现，热化又可进一步伤阴，动火动风，脑窍受冲而为病。阳虚质是由于阳气不足、以虚寒现象为主要特征的体质状态，发病易从寒化或多为寒证，亦可合并痰饮湿邪。瘀血质是指体内有血液运行不畅的潜在倾向或瘀血内阻的病理基础，并表现出一系列外在征象的体质状态。痰湿质是由于水液内停而痰湿凝聚，以黏滞重浊为主要特征的体质状态，多由先天遗传或后天过食肥甘厚腻之物所致。痰湿质和瘀血质不仅是体质禀赋之两端，也是脑病常见的致病因素和病理产物，是脑病发生、发展中的重要组成部分。湿热质以湿热内蕴为主要特征，其形成可能与长期饮酒、久居湿地等相关。湿热质与痰湿质相似，而又比痰湿质多兼有火热的特性，湿邪停聚，火热燔灼，可发为高热、神昏、中风、躁狂等病。气虚质是由于元气不足，以气息低弱、机体脏腑功能状态低下为主要特征的一种体质状态。此类体质的患者常卫表不固，或抗病能力弱，不耐受外邪侵袭，简单外感即可起病，或病后迁延难愈。气郁质多由长期情志不畅、气机郁滞而形成，主要表现为性格内向不稳定、忧郁脆弱、敏感多疑等。气郁同气虚一样，是脑病常见病机，若体质如此，不加干预调整，则长期累积的气郁或气虚可达到致病条件而发为各种脑病。特禀质用以概括先天因素，和遗传因素造成的体质缺陷，具有自我调适能力低下、敏感性和反应性增强的趋势。许多特禀质患者常带有胎传疾病，如五迟、五软、子痫、解颅等。

七、其他因素

有些脑病的发生可能无明显诱因，但又会有一些奇异的表现，如"神游失守其位"的尸厥。其他可导致脑病的因素包括狂犬咬伤、寄生虫感染、过量饮酒、产后失血过多、环境污染、地域因素及其他不明显诱因等，常表现为意志不安、神思不宁、语言错乱、精神昏愦等。

第二节 脑病的病机

一、病机学概念

病机是概括疾病的发生、发展变化和结局的基本机制，是中医学对疾病本质的理论探讨与结论归纳，是对机体所呈现的病理状态和病理变化过程的高度概括。临床上把握疾病特征、提高治疗效果，与研究疾病病机密不可分。中医脑病的演变规律与病邪性质、受邪方式、患者体质等各种因素密切相关，其病机可从邪正斗争、阴阳失调、气血逆乱、脏腑失和、毒损脑络等方面论述。

二、脑病病证基本病机

（一）邪正斗争

1. 正盛邪实

正盛邪实是指人体正气未衰而邪气亦亢盛，是以邪气亢盛为矛盾主要方面的病理反应。在临床表现为实证。这里的邪气以风邪、暑邪、火邪、疫疠之气等为常见，同时也包括内生之风火痰瘀毒邪。

如果人体正气充盛，足以抗邪，则不发生脑病或发病也轻浅易愈；如果正气虽不虚，但邪气强悍，则外邪自体表而入，循经上犯或从口鼻而入，耗伤脑髓，蒙蔽清窍，则发为脑病。正邪交争剧烈，或邪气外闭经络，或邪气内结脏腑，或气血壅而不行，或血流迟涩凝滞等，临床表现典型，机体损伤明显。若通过交争，正气渐衰而邪势不退则病进，正气抗邪有力而邪气渐衰则病情向愈，或邪正俱衰，病势缠绵难解，转为慢性疾病。

本证治疗上以攻邪为主，盖因脑组织一旦损伤不易恢复，甚至永久性功能丧失。故疾病早期，虽正盛抗邪有力，也应采取积极措施祛邪以扶正，治疗当直折邪势，缩短病程，减轻对脑的损伤。

2. 正虚邪实

正虚邪实这种病理变化包括两个方面：一为正气虚损，祛邪无力，致邪气侵犯脑髓而直接导致脑病的发生；二为正气虚损，不足以奉养脑髓而发病，最终导致疾病的是邪气的干扰，但正虚为致病邪气产生之根源。虚损日久，必致内生风、火、痰、瘀、毒邪而成正虚邪实之候，故而本证是以正气不足为矛盾主要方面的病理反应。

正虚存在的原因不外乎先天与后天两种：先天之虚源于禀赋不足，如孕妇失于调养，胎儿发育不全等；后天之虚则由调摄不当或久病耗损所致，更有因邪气的损伤与破坏，引起人体气化功能衰减，气血津液等精微物质化生不足，或由于气化功能亢进，而致阴液暗耗，髓海失养。

虚的病理变化，表现为正气对邪气的斗争无力，或外邪易感，或病邪内生，变化复杂。脑病以正虚为主者，其必病程日久，多沉病难医；虽正虚为矛盾的主要方面，亦不能忽视邪实的治疗，若实邪不去，则虚难受补，甚至助长病邪，因此在治疗上采取"虚则补之"的原则，补充人体气血阴阳之不足。

3. 虚实夹杂

脑病病理因素复杂，在许多疾病的慢性发展阶段，表现为虚实夹杂，它们表现或以邪实为主，或以正虚为主。如中风恢复期，邪势已衰，病理因素以痰、瘀、热为主，同时虚象渐渐明显，脉象由急性期之滑数大而有力，转为沉弱或沉缓力弱，此时即为虚实夹杂阶段。治疗上当扶正祛邪并重，以补肾益髓、活血通络为主。

邪正盛衰在脑病的发生、发展、转归过程中表现得尤为突出。许多疾病急性期，邪势急暴，无论正气如何，疾病都传变迅速；急性期过后正气大损，邪气留恋而成虚实夹杂之象，病情缠绵难愈，故病程多较长。

（二）阴阳失调

阴阳失调，指由于致病因素的干扰或病理变化的影响，造成体内阴精与阳气相对平衡的稳态被打破，失去调和的状态，从而形成阴阳偏盛偏衰，或阴不制阳、阳不制阴。病邪作用于人体造成阴阳失调，而后产生疾病，且疾病的全过程都因阴阳失调产生寒热虚实的偏颇，因此，可以说阴阳失调是疾病发生、发展的总纲，脑病也不例外。脑中所藏元神源于先天父母之精，又赖后天肾精所养，脑髓为阴，真气为阳，脑中真气以髓为基，化生神明，统摄机体，因而脑之阴阳失调会引发脑病。

1. 阴阳偏盛

阴或阳的偏盛，主要是指"邪气盛则实"的实证，是指阴或阳单方面的量相对超过正常限度，从而引起寒热偏盛的反应。邪气侵入人体，必从其类，即阳邪侵入人体，可形成阳偏盛；阴邪侵入人体则可形成阴偏盛。

阳偏盛，是指在疾病过程中，呈现功能亢奋，热量过剩的病理状态。脑病形成阳偏盛的主要原因多为感受温热之邪，或其他外邪从阳化热，或七情内伤，引起气机郁滞化火，或瘀血、食积等郁而化热。多数阳偏盛疾病的病理特点表现为阳热盛而阴液未虚的实热病变，临床上可表现为烦躁、头痛、头晕、神昏，甚或抽搐、惊厥、恶心呕吐等。

阴偏盛，是指在疾病过程中，出现阴寒偏重、功能障碍的病理状态。脑病形成阴偏盛的主要原因多建立在阳虚的基础上，感受阴寒、湿邪，也可因于病理性代谢产物，引起水湿停聚所致，如水饮、痰浊、瘀血等，均能导致脑病的发生。

2. 阴阳偏衰

阴或阳的偏衰，是指"精气夺则虚"的虚证。一般认为，"精气"包括机体的精、气、血、津液等基本物质，"夺"则被用来概括精气的不足及其生理功能的减退，同时也包括了脏腑、经络、孔窍等生理功能的减退和失调。通常凡是精、血、津液等物质，表现为质或量的不足则属于阴精亏耗；而脏腑经络等组织功能不足，以及其气化作用减弱者，则属于阳气虚衰。阴阳相互制约，相互依存维持机体的相对平衡，如果一方面不足，必然不能制约对方，而引起另一方相对亢盛。

脑病形成阴偏衰的主要原因多是先天禀赋不足、阳邪伤阴、五志过极化火伤阴或久病耗伤阴液，临床上表现出智力减退、口燥咽干等症。

脑病形成阳偏衰的主要原因是先天禀赋不足，或后天饮食失养，劳倦内伤或久病损伤阳气，多以脾肾阳虚为主，临床上可见畏寒怕冷、表情淡漠、沉默寡言、反应迟钝、乏力嗜睡、精神萎靡等症状。

在脑病的进展过程中，由于阴阳的互根互用关系，阴阳双方互相削弱，使二者均低于正常水平，如阴虚而致的阳虚，在某些慢性脑病中，如呆病等常表现为阴阳俱损。另外，在脑病垂危时，阴精或阳气的消亡是阴阳亡失的表现，实际上就是功能的丧失和生命的耗竭。

（三）气血逆乱

人体的气和血流行周身，是脏腑、经络等一切组织器官进行生理活动的物质基础。气和血都是构成及维持人体生命活动的基本物质，气具有温煦、推动、固摄、防御、气化等作用，血则濡养全身脏腑组织，且是神志活动的基础。如果气血失常，必然影响到机体的各种生理功能，而导致疾病的发生。

1. 气虚

气虚是指元气耗损、功能失调、脑髓功能衰退的病理状态，其形成原因主要是先天禀赋不足，或后天失养，或肺脾肾的功能失调而致气生成不足；也可因劳倦内伤，久病不复等而致。元气亏损，不能上荣于脑，则其正常功能不能发挥，可导致多种脑病的发生。

2. 气机失调

气机的升降出入是人体的气化功能活动的基本形式，也是脏腑经络、气血津液运动的基本过程。气机失调是脑病的重要病机之一。气的运动受阻时，由于脑和神经系统具有特有的功能和结构，对气机的升降失常的变化尤为敏感。临床上气机升降失常的表现形式大致可归纳为：脏腑功能虚弱，运行无力，或气机阻滞运行不畅导致的升降不及，超出正常生理范围的病理性升降太过，以及脏腑气机与其正常的趋势相反的升降反常三类。

3. 血虚

血液是构成和维持机体生命活动的基本物质，不仅可以濡养全身脏腑组织，还是机体神志活动的主要物质基础。血脉充盈则气和志达，人的精力充沛，神志清晰，感觉灵敏，活动自如。血虚是指血液不足或血的濡养功能减退的病理状态。不论何种原因所致的血虚，均可出现脑病的症状。脑有赖于血的濡养，营血亏虚后，不能上荣于脑，或濡养经脉不足，就会引起头痛、头晕、失眠、肢体不用等。

4. 血热

血热病机是指火热内炽，犯及血分，迫血妄行的病理状态。心主血脉，上荣脑府，火气通心，灼伤血脉，故血热最易扰及神明，出现心胸烦热、失眠，甚则狂躁谵语等表现。

5. 气血俱虚

气属阳，血属阴，气血相伴对脏腑组织起着温煦、濡养作用。气为血之帅，血为气之母，气血之间存在着相互依存、相互制约和相互为用的生理关系。气能行血，气虚推动无力可致血瘀，瘀滞于脑可见头痛、半身不遂等症。若气血俱虚，脑髓失养，则可见失眠、多梦、肢体麻木、运动不便等症。

6. 气血逆乱

气血逆乱对脑的损害比较突出。关于脑病中最常见的中风病，其病机即可被理解为气血变乱于下，逆乱于上，上冲犯脑，扰及神明，损伤脑髓神机。气血逆乱于上与情志异常亦有密切关系，情志因素对脑髓功能的影响是通过气血失调发生的。温病热邪也可通过气血逆乱而扰及脑髓，出现神昏、谵语、心烦不寐等症。

7. 虚气流滞

虚气流滞是指由于元气亏虚，气血相失，气血津液运行失常，从而导致气滞、血瘀、痰凝等经络阻滞的病理过程。

"虚气"指元气亏虚，是以气虚为主，损伤形体各处，而致气、血、阴、阳俱虚的动态演变过程，强调气血相失，血气离居，虚者更虚。虚气是疾病产生和加重的根本原因。

"留滞"指原本在体内循环运转的物质流动不畅，有阻滞之势的状态，以气郁为先，引起全身气机不畅，升降不利，最终可致气、血、津液等皆阻滞不通。留滞是疾病形成和发展的客观表现，具有"气郁为先，痰阻为渐，血瘀为著"的转归特点。

虚气与留滞互为因果，在疾病的动态变化中相互胶着、相互裹挟，形成恶性循环，推动疾病螺旋式进展。虚气留滞是气血津液运行失常的集中体现，这一理论已广泛延伸，融入抑郁症、癫痫、帕金森病、脑白质变性等多种脑病的病机阐释中。

（四）脏腑失和

1. 心肾不交

心位于上焦，属火，肾居于下焦，属水。心火当下交于肾，以温肾阳助肾阴；肾水当上乘于心，以使心火不亢。心火内炽或肾阴不足，则成心肾不交、水火不济之势，临床可见虚烦、不寐、躁扰不宁等表现。

2. 心脾两虚

心主血脉，脾主统血及生化气血，保障心血充盈。若脾虚无力生化或统血功能障碍则血虚或亡血，可致心脾两虚；脾主思，思虑劳神也会损伤心脾，导致气血不足。心脉不充，心神不宁，可见健忘、失眠、神怯等证。

3. 心肝火旺

心为君火，肝为相火，君相安位则神气自生。心火炽盛，燔灼阴血，则相火上亢，肝经火旺则不能履藏血之职，心血不足，君火燎燃，可与情志因素结合而发为心悸、狂越、不寐等证。

4. 脾胃失和

脾胃同属中焦，为表里脏腑。脾为阳土，喜燥恶湿，胃为阴土，喜润恶燥，二者共同承担受纳腐熟水谷并向全身输布饮食精微的功能。脾胃失和或因脾清气不升，或因胃浊气不降，均可影响机体对营养物质的吸收，以致生化乏源，进而脑髓失养，神机废用。

5. 肝脾不调

肝主疏泄,脾主升清。肝气郁滞,失于条达,则影响清气升发,脾失健运,形成肝郁乘脾之势;若脾运不佳,不能升清,脾胃气机壅遏,则肝气疏泄不利,此两端总称肝脾不调,而分别以肝郁或脾虚为著,临床可见神情低落、胸闷腹胀、活力低下、大便异常等,是郁病、癫狂、中风等病的常见病机。

6. 肝胆不宁

肝为刚脏,主谋虑,胆附于肝,主决断,二者互为表里。热病伤阴或阴虚火旺,则肝阴不足,表里失制,肝胆不宁,谋虑与决断功能失常,则情志不遂或易激惹狂躁,临床见虚烦不寐、胆怯不安、狂躁易怒等表现。

7. 肝肾两虚

肝主藏血,肾主藏精,二者同源而互化,肝气依赖肾精而藏血,肝血充盛方可转化为肾精而被藏。肝肾同出于命门,阴阳互制,若二者之中有所亏损,则另一方首先偏亢,但最终必致二者皆不足。精血不足,髓海不充,脑窍不盈,则为脑病。

8. 脾肾阳虚

肾为先天之本,脾为后天之本,二者相互资生,互相补充。若肾阳不足则脾土不暖,脾阳不振;若脾阳不足则可累及于肾,而成脾肾阳虚的状态,精气亏虚,阴寒内生,脑髓不充,失于温煦,进而为病。

（五）毒损脑络

络脉含义有广义与狭义之分,广义的络脉,包括经络之络与脉络之络,经络之络是指经脉支横旁出的分支的总称,也是狭义的络脉所指,而脉络之络则是血脉的分支,《内经》称其为血络。总的来说,络脉是一个生理概念,用以概括人体生理结构的重要组成部分,包括十五别络、浮络、孙络、血络,又可以阴阳脏腑联系来区分。络脉的生理特点是分布广泛、相互连接成网并遍布全身。这种"内络脏腑、外联肢节"的复杂结构,有助于络脉发挥沟通机体各部及机体与环境、保障全身各处气血流通灌注、协调周身阴阳的多维生理功能。

正常情况下,络脉正常发挥流通、满溢渗灌的生理功能,而在病理状态下,络脉病而成"病络",病络成则络病生。概括来说,病络是络脉非正常状态的体现,其内涵丰富,以证候表达为核心,不仅是一种病理概念,还是一种病势概说,可以将时空、动态、病因病机等联系起来而为治疗提供直接依据。络病则是在病络基础上形成的疾病的总称。

中医脑病学重视毒损脑络对机体带来的不良影响,并用此解释部分脑病的发病及病势转归。络脉本应为人体规模最大、分布最广的排毒系统,但一朝毒损,病络形成,则功能失司,病变循络脉突进全身各处,反成巨害。目前认为,毒损脑络是疾病经过一定阶段的发展后突然发生变化的结果,是病情急骤恶化的标志。引起脑病的邪气或病程中产生的痰浊、瘀血、热毒等病理产物在体内蓄积,凝聚而成为毒,毒邪深入蓄积,损伤脑络、破坏脑髓,迅速扩散,可使症状急转直下,病情复杂危重且缠绵难愈。

三、脑病传变特点

1. 易虚易实

脑者娇弱,是至清至净之处,受邪极易为病,浊邪犯脑,髓神俱害,病理上表现出易虚易实的特点。其病虚者,或为元气空虚,或为髓海空虚,精耗神伤,难补难偿;其病实者,或为六淫疫疠,或为痰饮血瘀各毒,上扰脑神,亦可深入,难以速去。在疾病发生、发展过程中也可出现由虚转实、由实转虚、虚实夹杂等变化。

2. 病变多端

脑为元神之府,主一身脏腑之功能,其结构复杂,分区精细,功能全面,损伤后症状表现多样,其整体病机皆可以"神机失用"来概括。如中风病,因病因或病灶的不同,或以失语为主症,或以肢体不遂为主症,或以感觉障碍为主症,或严重至昏仆不能识人。脑为神窍,统摄支配其他器官系统组织的功能,脑病即起,影响诸身之窍,可表现为视觉、听觉、嗅觉、味觉、机体觉等五觉功能失调。此外,脑病从起病到发展转归可经历一个较为漫长的过程,其症状表现可能并非"从一而终",而是在不同阶段出现不同的表现。

3. 痰瘀易结

脑病具有亦虚亦实的特点,在出现实证的疾病过程中,痰浊、瘀血甚至痰瘀都占有很大比例。因脑位居要地,痰瘀一旦形成,则易搏结留滞,不易祛除。脑络瘀阻可见头痛、肢痿不用、失语、痴呆等症;痰凝脑窍,滞于经络,则可表现为低落抑郁,神志不清,哭笑无主,肢麻不仁,半身不遂等;痰瘀蕴蓄则酿生毒邪,毒损脑髓,神机失用,也会引起或加重脑病。

第四章　脑病的诊法与辨证

第一节　证候学要点

证候学是应用中医理论，分析疾病证候的特征、性质、部位及其形成原因和发展变化趋势，从而为辨证治疗提供依据的一个学科领域，其核心在于症状和体征。脑病常见的临床症状体征如下。

1. 头晕

头晕是指感觉自身或外界景物旋转，轻者闭目即止，重者如坐车船，旋转不定，不能站立，可伴有恶心、呕吐、汗出，甚则仆倒等症状，兼有目眩者称为眩晕。病位在脑，涉及肝肾，病机与风、痰、瘀、虚有关。脾胃虚弱，气血不足，肾虚髓空，皆可导致脑窍失养，是为虚证眩晕；若痰浊上蒙清窍，或瘀血痹阻经脉，导致清窍不利，是为实证眩晕。临床亦可见本虚标实之证。

2. 头痛

头痛是由于外感或内伤，导致经气不通或经脉失养，以患者自觉头部疼痛为临床特征的常见病证。可以发生在多种急慢性疾病中，有时也是某些相关疾病加重或恶化的先兆。病位在脑，与肝、脾、肾密切相关。外感头痛起病较急，病程较短，多与风、寒、湿、热相关，以实证为主；内伤头痛多起病较缓，病程较长，与气、血、痰、瘀、虚相关，多属虚证或虚实夹杂之证。痛在脑后，下连于项者，属太阳头痛；前额及眉棱骨痛者，属阳明头痛；两侧头痛者，属少阳头痛；巅顶疼痛，或连于目系者，属厥阴头痛。

3. 神昏

神昏即神志昏迷，不省人事，是脑病危重症的临床表现。通常由外感时疫、热毒内攻，或内伤疾病，阴阳气血逆乱、浊邪上扰心脑，导致清窍闭塞，神明失守所致。病位在心脑，涉及肝、肺、胃、大肠等脏腑。根据轻重程度，一般分为神志恍惚、神志迷蒙、昏迷、昏愦四个阶段。神志恍惚者先见情感淡漠或情绪烦躁，继而辨知事物不清，强呼之可应，但回答问题已不够准确；神志迷蒙为嗜睡蒙眬状态，强呼之可醒，旋即昏昏入睡；昏迷为呼之不应，不省人事，二便不能自制；昏愦即昏迷之甚，对各种刺激无反应，常伴目正睛圆，口张目合，舌卷囊缩，汗出脚冷，手撒遗尿，鼻鼾喘促或气息微弱等绝证。

4. 不寐

不寐是以经常不能获得正常睡眠为特征的一类病证，主要表现为睡眠时间、深度的不足，可见入睡困难，或寐而不酣，时寐时醒，或醒后不能再寐，重则彻夜不寐。不寐病位主要在心，与肝、脾、肾关系密切。病理变化总属阳盛阴衰、阴阳失交，一为阴虚不能敛阳，一为阳盛不得入于阴。病理性质有虚实之分，肝郁化火，或痰热内扰，心神不安，多属实证；心脾两虚，或心胆气虚，或心肾不交，心神失养，神不安宁，多属虚证；久病可表现为虚实兼夹，或为瘀血所致。

5. 耳鸣、耳聋

耳鸣指患者自觉耳内鸣响，声如蝉鸣或海潮，可影响听觉；耳聋指听力减退甚至丧失。二者均为听觉异常的症状。如突发耳鸣耳聋，多属实证，多因肝胆火盛或邪壅上窍所致；如久病耳鸣，老年渐聋，多属虚证，常由肝肾亏虚、髓海不充所致。

6. 抽搐

抽搐以四肢不自主抽动，甚则颈项强直，角弓反张为特征，多由热极生风、阳亢化风、虚风内动或风毒内袭经脉所致。该症状有虚实之分，一般四肢阵阵抽搐，或持续抽搐，常伴壮热、谵语、神昏，甚至角弓反张者，属实；抽搐呈手足蠕动，热势不甚，神倦或迷蒙者，属虚。

7. 震颤

震颤是指头部或肢体不可自制地摇动、颤抖。轻者表现为头部摇动或手足微颤，重者可见头部振摇、肢体颤动不止，甚则肢体拘急，失去自理能力。主要因年老体虚、情志过极、饮食不节、劳逸失当等，引起筋脉失养、风阳内动而致；或痰热动风，或瘀血夹风，或风邪扰动筋脉而发为震颤。病变部位在筋脉，与肝、肾、脾等脏关系密切。

8. 痿躄

痿躄是指肢体筋脉弛缓，软弱无力，不能随意运动，或伴有肌肉萎缩。其发生主要因感受温毒、湿热浸淫、饮食毒物所伤、久病房劳、跌仆瘀阻等，引起五脏受损，精津不足，气血亏耗，进而肌肉筋脉失养。其病变部位在筋脉、肌肉，与肝、肾、肺、脾胃关系密切。

9. 痴呆

痴呆是指智力低下，记忆、理解、判断力明显减退，精神呆滞，反应迟钝，寡言善忘，甚至生活不能自理。其病机主要为精血亏虚，或痰浊瘀血上犯清窍，导致脑髓失养，元神失调。病位在脑，与心、肝、脾、肾相关，病性多属虚或虚实夹杂。

10. 癫狂

癫狂属精神失常病证。"癫"以精神抑郁、表情淡漠、沉默呆钝、语无伦次、静而少动为特征；"狂"以精神亢奋、狂躁刚暴、喧扰不宁、毁物打骂、动而多怒为特征。二者在临床上常症状并存，相互转化。其发生与七情内伤、饮食失节、禀赋异常相关，损及脏腑功能，导致阴阳失衡。火热扰窍，神明错乱而发狂；痰气瘀结，蒙蔽脑窍或心肝脾虚，神明失养而发癫。其病位在脑，累及肝、心、胆、脾，久而伤肾。癫证属阴，狂证属阳。

第二节 脑 病 诊 法

人体是一个有机的整体，脑病的局部变化可以和全身的脏腑经络相互影响，引起各组织器官的病理反应和临床表现。中医通过望、闻、问、切等四诊方法收集反映于机体各部的病情资料，以了解脑病的症状、体征，判断疾病的病因病机，为临床辨证论治提供可靠的依据。本节着重介绍与脑病有关的四诊方法。

一、望诊

望诊是医生运用视觉观察病人的全身和局部表现、舌象、排出物等来诊察病情的方法。其中望神、望体态、望头、望面、望目、望舌等方面，对脑病的诊察有重要意义。

1. 望神

神是机体生命活动现象的高度概括。望神可通过对患者神情、意识思维、面色眼神、语言呼吸、动作体态的观察，了解患者的精神强弱、脏腑精气盛衰，从而判断脑病的性质和程度。

（1）得神 即"有神"，表现为神志清楚，精神良好，双目精彩，表情自然，语言清晰，动作自如，反应灵敏等，是精气充足的表现，也可见于脑病轻症，正气未伤，精气未衰。

（2）少神 即"神气不足"，表现为精神不振，双目乏神，倦怠乏力，少气懒言，动作迟缓等，是正气不足，精气轻度损伤的表现，常见于脑病轻症或恢复期。

（3）失神 即"无神"，有正虚失神和邪盛失神之分。正虚失神表现为精神萎靡，双目晦暗，呼吸微弱或喘促无力，言语断续低弱，动作艰难，反应迟钝，甚则神志昏迷，是精亏神衰的表现，多见于脑病慢性久病患者。邪盛失神表现为神昏谵语，躁扰不宁，壮热神昏，或猝然昏倒，两手握固，牙关紧闭，是邪盛扰神的表现，多见于急性脑病患者。

（4）假神　是脑病危重阶段出现的精神暂时好转的虚假表现。表现为久病重病本已失神，突然神志好转，局部症状的好转与整体病情的恶化不相符合。提示患者脏腑精气衰竭，正气将脱，阴阳即将离决，多见于脑病重病患者临终前。

（5）神乱　即神志异常，包括兴奋状态、抑郁状态、紧张状态、情感障碍等方面的失常表现。

2. 望体态

望体态包括望形体和望姿态。通过观察患者形体的强弱胖瘦和姿势动态，诊察脏腑虚实、气血盛衰，并判断疾病的性质。

（1）望形体　应将形体胖瘦与精神状态、食欲食量等综合判断。若五脏精气充盛，气血旺盛，则形气相符，体魄强健，精力充沛，抗病力强，脑病易治，预后较好；若五脏精气亏虚，气血不足，则见形气偏胜或形气皆虚，抗病力弱，脑病难治，预后较差。

（2）望姿态　阳证、热证、实证多表现为躁动不安，阴证、寒证、虚证多表现为喜静懒动。如唇、睑、指颤动，见于外感热病者多为动风先兆，见于内伤虚证者多为气血不足；但卧不得坐，坐则头晕眼花者，多为气血不足；睡卧不安，行走不定者，多为烦躁之证；猝然昏倒，不省人事，口角㖞斜，半身不遂者，属中风病；突然昏仆，全身震颤，四肢抽搐者，多见于痫病；肢体筋脉弛缓，痿软无力，日久肌肉萎缩者，多见于痿病；关节拘挛变形，屈伸不利，多见于痹证。

3 望头

头为诸阳之会、精明之府，又为五体之尊、百骸之长，脑髓居于头中。望头对脑病的诊断有重要意义。

（1）望头之外形　小儿头颅膨大，颜面相对较小，多为先天不足，水液停聚；头颅狭小，头顶尖圆，为先天肾精不足，发育不良；前额左右突出，方颅畸形，为肾精不足或脾胃虚弱，可见于佝偻病。小儿囟门下陷称为"囟陷"，多属虚证，见于吐泻伤津、气血不足或肾精亏虚；囟门凸出称为"囟填"，多属实证，见于火邪上攻、脑髓病变，或颅内水液停聚；囟门迟闭称为"解颅"，多属肾气不足或发育不良，可见于佝偻病。

（2）望头之动态　头部低垂不能抬举，多为中气不足或髓海空虚。头摇不能自主，多为风阳上扰或虚风内动。仰头不下、目睛上吊可见于破伤风或小儿急惊风。

4. 望面

面部由五脏精气所荣，反映机体的整体状态。望面包括望面色和望面部形态，可以帮助判断气血盛衰，识别病邪性质、脏腑相关部位和预后转归。

（1）望面色　面色可分为常色和病色。常色即正常的、无病的面色，特点是明润、含蓄；病色是疾病状态下发生异常改变的面色，特点是晦暗、暴露。病色主要有青、赤、黄、白、黑五种，青色主血瘀、肝病、寒证、痛证、惊风；赤色主热证，亦见于戴阳证；黄色主脾虚、湿证；白色主虚证、寒证、脱血、夺气；黑色主肾虚、寒证、水饮、血瘀。临床应结合其他部位诊察综合判断。

（2）望面部形态　一侧口眼㖞斜而无半身瘫痪，患侧面肌弛缓、额纹消失、眼不闭合、口角下垂者，为风邪中络之面瘫；若口角㖞斜兼见半身不遂者，为中风病。惊恐貌多见于小儿惊风者、狂犬病者等；苦笑貌多见于新生儿脐风、破伤风等；"面具脸"多见于帕金森病患者等。

5. 望目

目为五脏六腑之精气上注之处，目系又连于脑，望目对于脑病和其他内科疾病的诊断都有着见微知著的重要作用。

（1）望瞳神　正常瞳神黑白分明，清莹润泽，视物清晰，神采内涵。目视无光，昏暗眩晕者，除眼科局部病变外，还可见于脑病脏腑精气损伤，不能上荣于目。瞳仁缩小，甚则细如针孔，多为风热邪气或肝胆实火上犯，亦可见于中毒；瞳仁不圆，边缘不整，多为肝肾阴亏，虚火上炎；瞳仁开大，可见于热毒壅盛、火扰神明，或元气耗散之重症昏迷患者。

（2）望眼睑　上睑下垂，不能随意抬举，多为脾气不足、升提无力，可见于重症肌无力等；眼睑皮肤不自主地抽搐瞤动，多为血虚动风、筋脉失养，可见于帕金森病等；胞睑频频眨动，不能自主，多为脾虚肝旺或肝经风热，可见于小儿多动症。

（3）望目珠形态及运动　黑珠突然偏斜，转动受限，伴有视物重影，轻者可见黑珠，称为"神珠将反"，重则仅露白睛，称为"瞳神反背"，见于风邪入脑或风痰阻络；两侧目珠不自主地有节奏地颤动或旋转，多为风邪所袭，或肝经积热兼受风邪；眼珠骤然突出，多为火热亢盛；目珠向眼眶内缩陷，多为外伤及脑，或五脏虚极所致。

6. 望舌

望舌主要是观察舌体和舌苔的变化。望舌体包括望舌的颜色、形质、动态，以诊察脏腑虚实、气血盛衰；望舌苔包括望舌苔的质地和颜色，以诊察病邪性质、病位浅深、邪正消长。

（1）望舌色　脑病中各种舌色都可见到，但最常见的是：红舌，指舌色较正常红，甚至呈鲜红色，主热证；绛舌，指舌色较红舌颜色更深，或略带暗红色，主里热亢盛，或阴虚火旺；青紫舌，指全舌绛紫或局部出现紫色斑点，主气血运行不畅。

（2）望舌形　舌形指舌体的形状。舌质坚敛苍老，舌色晦暗者称为"老舌"，主实证；舌质浮胖娇嫩，舌色浅淡者称为"嫩舌"，主虚证。舌质肿胀满口，色深红，多为心脾积热；舌体胖而紫暗，为毒气内溃；舌体瘦薄，为阴血不足。

（3）望舌态　舌态指舌体的动态。舌体强硬，活动不利，常见于热闭清窍，或肝肾阴亏风动之中风；舌体偏向一侧，属风邪中络或风痰阻络之中风；舌体震颤抖动不能自主，为肝风内动；舌体短缩甚至难以伸出口外，多与热痰阻络、内夹肝风有关。

（4）望舌苔　包括望苔质和望苔色两个方面。辨舌苔厚薄可判断邪气深浅，薄苔多见于脑病初起，病情轻浅；厚苔多提示胃肠宿食，或痰浊停滞，病位在里，病情较重。润苔多提示脑病津液未伤；滑苔为水湿之邪内聚的表现，主寒、主湿；腻苔多与痰浊、湿热有关。辨舌苔颜色可判断病证性质，白苔可见于平人，亦主表证、寒证、湿证；黄苔主热证、里证；灰黑苔主热极或寒盛。

（5）望舌下络脉　舌下络脉粗胀，或呈青紫色，多为血瘀征象；舌下络脉短细，小络脉不明显，舌色偏淡者，多属气血不足。

二、闻诊

闻诊通过听声音和闻气味，包括听辨患者语声的强弱有无和语言条理，嗅闻病体和排出物的气味，测知患者的感知、记忆、思维、智力等损伤程度，以判断脑病的轻重和转归。

1. 听声音

语声高亢，洪亮有力，声音连续者，多属阳证、实证、热证，多由阳盛气实、功能亢奋所致；语声低微，细弱有力，声音断续者，多属阴证、虚证、寒证，多由禀赋不足、气血虚损所致。神志模糊，胡言乱语，声高有力者称为"谵语"，多见于热扰神明之实证；神志不清，语言重复，声音低弱者为"郑声"，多见于心气大伤、精神散乱之虚证。自言自语，喃喃不休，首尾不续者，多见于癫证；精神错乱，狂躁妄言，语无伦次，不避亲疏者，多见于狂证。舌体强硬，运动不灵而致发音困难，言语不清者，多见于风痰阻络之中风病或中风先兆。

2. 嗅气味

脑病状态下，脏腑功能失调，气血运行不畅，秽浊排出不利，可出现分泌物与排泄物气味异常。一般气味酸腐臭秽者，多属实热；气味不臭，或微有腥臭者，多属虚寒。可借此辨别疾病的寒热虚实。

三、问诊

1. 一般情况

问诊的一般情况包括患者的姓名、性别、年龄、籍贯、职业、婚姻等。

性别、年龄、职业、籍贯等不同，则脑病发病和表现亦有不同。如女性常见情志郁结而致脏躁、梅核气、奔豚气等，男性则易出现狂躁等精神障碍，二者在脑血管病等器质性疾病的发病率方面亦有所差异。五迟、五软、解颅、急慢惊风等可见于小儿，中风、痴呆多见于中老年患者。从事脑力劳动者所患脑病多为虚证，体力劳动者所患脑病多为实证，长期接触毒气、毒液、化学物质者，可因职业暴露出现中毒性精神病。另外与籍贯相关的气候和饮食环境也可影响脑病的发病。

2. 家族史

某些脑病受遗传因素影响或具有家族聚集现象，应询问患者直系亲属中有无类似患病者及其结局，以了解所患脑病是否与遗传因素有关，并推测其预后。对于婴幼儿脑病患者，应询问父母健康情况、母亲妊娠情况、出生前后生长发育情况，以辅助诊断。

3. 既往史

通过了解患者的既往健康情况、曾患疾病和治疗情况，可以辅助判断所患脑病是原发还是继发，从而为制订切合病情的治疗方案提供依据。

4. 主症相关情况

询问患者的主要症状及其持续时间，可以帮助判断与主症相联系的脏腑经络、病情缓急、病性虚实。同时注意询问起病情况，有无明显诱因、发生发展过程及治疗情况，有助于了解疾病性质。

5. 现在症状

问病人的现在症状，是辨证论治的重要依据。在问诊过程中可以参考明代医家张景岳的《十问歌》，并结合临床实际情况进行。

（1）问寒热　通过询问患者有无怕冷、发热等情况，为确定脑病的表里寒热属性提供依据，同时可帮助鉴别外感因素引起的精神症状。

（2）问汗　"阳加于阴谓之汗"，正常汗出反映机体阴阳营卫调和，具有滋润皮肤的作用。询问了解病人汗出异常的情况，尤其注意了解患者有汗无汗、出汗时间、出汗多少、出汗部位等情况，对于诊察病邪性质以及阴阳盛衰有重要的意义。

（3）问头身

1）问头面：头为诸阳之会，精明之府，脑之所在，脑病常见头面部症状，如头晕、头痛、头涨、头重、脑鸣、面瘫等，根据症状的部位、性质、持续时间等因素，可辨别脑病的寒热虚实及相关脏腑经络病位。除此之外，应注意询问头面部器官，如耳、目、鼻的形态和功能情况，以反映相应脏腑的虚实寒热。

2）问周身：脑为五体之尊，脑病可见四肢躯体麻木、疼痛、无力等情况。如肌肤麻木，感觉减退甚至消失，多为气血亏虚或肝风内动；偏身麻木疼痛瘫痪，多为痰浊瘀血阻滞经络之中风；肢体筋脉迟缓，软弱无力，甚至肌肉萎缩，多为脾虚或湿热，可见于重症肌无力等。

（4）问饮食　问饮食多少，可知脾胃的盛衰；问口味好恶，可察脏腑虚实寒热。癫证患者可见精神萎靡，食少纳呆，甚至数日不进饮食；狂证患者多见食欲亢进，多食易饥，或嗜食异物，或暴饮暴食。食物入口咀嚼、吞咽困难应考虑延髓性麻痹。

（5）问二便　询问二便的情况，可以直接了解消化功能和水液代谢情况，对脑病诊断也有一定的意义。如脾胃虚寒之中风后遗症、自主神经功能紊乱可见大便稀溏；年老久病，气虚津枯可见大便不畅；神志昏迷患者可出现二便失禁。

（6）问睡眠　阳不入于阴则不寐，阳不出于表则嗜睡。睡眠情况可以反映人体阴阳盛衰，并与气血盈亏相关。临床常见失眠、多寐、夜游、梦魇等症状，可为多种脑病的伴随症状表现，与脑神受扰相关。

问诊要注意以下问题：①脑病患者可有精神神志异常表现，问诊有时不合作，必要时可向家属详细了解；②要善于抓住主要症状，不要被过于次要的症状所迷惑；③围绕主要症状以及比较重要的次症进行询问，全面了解疾病发生、发展的过程，提高脑病辨证论治的水平。

四、切诊

切诊是医生用手指或手掌对患者的某些部位进行触、摸、按、压,从而了解病情,诊察疾病的方法。主要包括脉诊和按诊。

1. 脉诊

脉象是指脉动应指的表象,其产生有赖于心脏搏动、脉道通利、气血运行、脏腑协同,因此脉象能够反映全身脏腑、气血、阴阳的综合信息。后世多采用寸口脉法,成人平脉表现为一息四至、和缓有力、从容有节、不快不慢、不大不小、不浮不沉,反之则为病脉。脑病的常见病脉如下。

(1)浮脉 轻取即得,重按反减,举之有余,按之不足。一般见于表证,亦见于虚阳浮越证。

(2)沉脉 轻取不应,重按始得,举之不足,按之有余。主里证。有力为里实,无力为里虚。

(3)迟脉 脉来迟缓,一息不足四至。多见于寒证,亦可见于邪热结聚之里实热证。

(4)数脉 脉来急促,一息五六至。多见于热证,亦见于里虚证。

(5)虚脉 三部脉举之无力,按之空豁,应指松软。见于虚证,多为气血两虚证。各种脑病后期均可见虚脉。

(6)实脉 三部脉均充实有力,其势来去皆盛,举按皆然。见于实证。瘀血、痰饮、火热、毒气以及外邪入里所致的各种脑病在急性发作期均可见实脉。

(7)滑脉 往来流利,应指圆滑,如盘走珠。多见于痰湿、食滞、实热等证。

(8)涩脉 往来艰涩不畅,脉势不匀,如轻刀刮竹。多见于气滞血瘀、痰食内停、精伤血少等证。

(9)弦脉 端直以长,如按琴弦。多见于肝胆病、痰饮、痛证等。

(10)洪脉 脉体宽大而浮,充实有力,来盛去衰,状若波涛汹涌。多见于热盛,亦主邪盛正衰。

2. 按诊

按诊包括触、摸、按等手法,应用广泛,在脑病诊断中以按头颅、按肌肤、按手足、按腹等最为常用。

(1)按头颅 包括检查颅骨有无缺损、肿块、压痛等,对于小儿应注意触诊头颅形态、囟门闭合情况,必要时测量头颅大小。

(2)按肌肤 肌肤按诊可以探明全身肌表寒热、润燥、肿胀等情况。如肌肤不热者多为阴证,皮肤灼热者多为阳证;瘀血阻窍之脑病,可见肌肤甲错,晦暗无光;阴邪内结的厥证,多见肌肤发冷。

(3)按手足 主要是检查肢体末端寒热及运动、感觉情况。如阴血亏虚之脏躁、百合病等,多见手足心热;脑病后期、阴痫等,多见手足发冷;狂证、感染性脑病等,多出现手足俱热且躁动。

(4)按腹 根据腹部寒热、软硬判断脑病的寒热虚实。腹部按之灼热为热证、实证;按之不温为寒证、虚证;危重病人少腹冰冷者,为阳气欲绝,预后不良;治疗后脐下转温,为阳气回复。

第三节 辨证思路与方法

辨证是在中医学理论的指导下,对四诊所得的各种临床资料进行分析综合,从而对疾病当前的本质作出判断的诊断思维过程。它是中医临床的重要环节之一,直接指导着治则的确立和处方用药,也就直接影响临床治疗效果。脑病的范围广泛,内容丰富,可运用现有多种不同的辨证方法,根据疾病实际情况从不同角度分析。现就脑病中主要的辨证方法重点叙述如下。

一、八纲辨证

八纲,即阴、阳、表、里、寒、热、虚、实,是中医辨证的基本纲领。

阴阳是辨证的总纲。脑为元神之府,真气元阳汇聚之处,脑为髓之海,乃元阴之宅,因此脑之真气与脑之髓液关乎元阴元阳。在生理情况下，阴平阳秘，精神乃治；在病理情况下，阴阳失调，则会出现各种脑病表现。根据"阳主动，阴主静"的观点，一般认为兴奋、躁动、亢进、明亮等表现的证候可概括为阳证，如表证、热证、实证，临床表现可见妄见妄闻、狂越、善怒、狂言、渴喜冷饮、小便短赤、舌红苔黄、脉象有力等；而抑制、沉静、衰退、晦暗等表现的证候可概括为阴证，如里证、寒证、虚证，临床表现可见忧思、善恐、痴呆、静而少言、面色苍白或黯淡、气短乏力、萎靡不振、口淡不渴、小便清长、舌淡苔白、脉弱等。

表里是辨别疾病病位内外和病势浅深的纲领。在脑病的发生、发展过程中，可有表证阶段，但多以里证为主，亦有表证里证共存的情况。表证主要见于外感脑病初期，以恶寒、发热、头身疼痛、脉浮等为主要表现，其病位浅而病情轻，一般能较快治愈，若外邪不解，则可进一步内传成半表半里证或里证。里证是指病变部位在内，由脏腑、气血、骨髓等受病所反映的证候，其范围广泛，不同的里证可表现为不同的证候，所以很难概括说明代表症状，但其基本特点是无新起恶寒发热并见，以脏腑症状为主要表现，须结合脏腑辨证、六经辨证、卫气营血辨证等方法才能进一步明确。

寒热是辨别疾病性质的纲领。其主要反映机体阴阳的偏盛与偏衰，阴盛或阳虚表现为寒证，阳盛或阴虚表现为热证。一般而言，寒证多见恶寒或畏寒、口淡不渴、肢冷蜷卧，痰涎清稀，小便清长，大便稀溏，舌淡苔白而润，脉紧或迟等。热证临床多见恶热喜冷、渴喜冷饮、面赤、烦躁、痰涕黄稠、小便短赤、大便干结、舌红苔黄、脉数等。

虚实则是辨别疾病过程中邪正盛衰的纲领。凡人体正气虚弱不足为主所产生的机体功能减退，或维持生理功能活动的物质不足所引起的一系列证候，皆称为虚证，其特点为面色苍白或萎黄、精神萎靡、表情呆板、身疲乏力、嗜睡蜷卧、少气懒言等，临床多见于病久势缓或体质虚弱者。凡邪气实而正虚不明显，或疾病过程中阴阳气血失调而以阳、热、滞、闭等为主者，或体内病理产物蓄积者，皆称之为实证，其临床表现极不一致，很难概括典型症状，在临床中多见于新病、暴病、病情急剧者。

二、六经辨证

六经辨证由东汉张仲景创立，以阴阳为纲，经络脏腑为目，对外感疾病的不同阶段进行辨证论治，从邪正斗争、病变部位、病势进退等方面，将外感热病各阶段的病变特点概括为三阳病（太阳病、阳明病、少阳病）和三阴病（太阴病、少阴病、厥阴病）。六经病证的临床表现均以经络、脏腑病变为基础，因此其应用不仅限于外感热病，也用于内伤杂病，自然也可应用于脑病辨证。

太阳病是外感病初期阶段的证候，有经证和腑证之分。若六淫之邪侵袭人体肌表，正邪相争，营卫失和，经气不利，证见恶寒发热、头痛项强、脉浮，则属太阳经证。若邪气循经入腑，或与水结，致膀胱气化失司，证见消渴小便不利，为太阳蓄水证；或与血结，血热瘀阻下焦，证见少腹急结或硬满，小便自利，如狂或发狂，为太阳蓄血证，二者皆为太阳腑证。

阳明病证是指外感病发生发展过程中，病邪内传阳明所致阳热亢盛、胃肠燥热所表现的证候。其性质属里实热证，为邪正斗争的极期，可分为阳明经证和阳明腑证。邪热虽盛，肠中无燥屎阻结者为阳明经证；邪热内传，与肠中糟粕相搏，燥屎内结阻滞肠道者为阳明腑证。

少阳病证是指邪犯少阳，正邪纷争，枢机不利，胆火内郁，经气不畅所表现的证候，反映外感病邪在半表半里之间。其虽属热证、实证，但亦多表现有正气相对不足的一面。临床证见口苦、咽干、目眩、往来寒热、胸胁苦满、默默不欲饮食、心烦喜呕、脉弦等。

太阴病证是指脾阳虚弱，邪从寒化，寒湿内生所表现的证候，属三阴病证之初期阶段。其病变特点为里虚寒证，以腹满时痛、自利、口不渴、时腹自痛等为辨证要点。

少阴病证是指伤寒六经病变的后期阶段出现心肾亏虚，全身阴阳衰惫所表现的证候，已属疾病后期的危重阶段。人体阴阳有偏盛偏衰的不同，若阳气虚衰，病邪入内从阴化寒，阴寒内盛则为少阴寒化证，以无热恶寒、下利、肢厥脉微为主要表现；若阴虚阳亢，邪从阳化热则为少阴热化证，以心烦不得眠、舌尖红、脉细数等为主症。

厥阴病证是指疾病发展传变到较后阶段所出现的阴阳对峙、寒热交错所表现的证候。其证以寒热错杂为提纲，临床以上热下寒证为参见，以消渴、气上冲心、心中疼热、饥而不欲食、食则吐蛔等为辨证要点。

三、卫气营血辨证

卫气营血辨证，是清代医家叶天士创立的一种辨治外感温热病的辨证方法，将外感温热病发展过程中所反映的不同的病理阶段分为卫分证、气分证、营分证、血分证四类，用以阐明温热病变发展过程中，病位浅深、病情轻重和传变的规律，并指导临床治疗。在脑病范围内，卫气营血辨证主要适用于外感热病所致的脑病。

卫分证是指温热病邪侵袭肌表，卫气功能失常所表现的证候，常见于外感温热病的初起阶段。临床证见发热微恶风寒、舌边尖红、脉浮数等。

气分证是指温热病邪内传脏腑，正盛邪炽，阳热亢盛所表现的里实热证候。临床以发热、不恶寒反恶热、汗出、口渴、舌红苔黄、脉数有力为主要表现，又根据邪热侵犯肺、胃、胸膈、肠、胆等不同脏腑而兼有不同症状。

营分证是指温病邪热内陷，营阴受损，心神被扰所表现的证候，是温热病发展过程中较为深重的阶段，以身热夜甚、心烦神昏、舌红绛、脉细数为辨证要点。

血分证是指温病邪热深入阴血，导致动血、动风、耗阴所表现的一类证候，是温热病发展过程中最为深重的阶段。其病变主要累及心、肝、肾三脏，以身热夜甚、神昏谵语、颈项强直、角弓反张、斑疹紫黑、舌质深绛、脉细数为辨证要点。

四、脏腑辨证

脏腑辨证，是根据脏腑的生理功能及病理特点，对四诊所收集的各种病情资料进行分析归纳，辨别病变的部位、性质、正邪盛衰等情况的一种辨证方法。脑通过经络气血与五脏六腑发生联系，其生成和濡养离不开五脏六腑化生输布气血津液的作用，同时又对五脏六腑化生输布气血津液起着协调和支配作用。若其他脏腑、经络功能失调，则可引起脑之功能失调，从而发生脑病。

心主血脉，又主神明。若心脏阴血亏虚不能濡养，或心火亢盛扰乱神明，或心脉郁滞阻塞脑络，均可影响脑的功能，因此脑病临床上若表现出血脉及神志异常，如心悸怔忡、心烦心痛、不寐多梦、神昏健忘、谵语发狂等症者，可考虑从心辨治。

肝主疏泄，其性升发，以调畅全身气机，调节情志；肝又主藏血，具有贮藏血液，调节血量的功能。其相关证候，以实证为多见，多由情志所伤，致肝失疏泄，气机郁结，郁而化火，气火上逆，阳亢失制，肝阳化风所致；亦有虚证表现为肝阴、肝血不足。若脑病患者情志抑郁、急躁易怒、胁肋疼痛、头痛眩晕、震颤抽搐，可考虑从肝辨治。

脾主运化水谷，升举清气，统摄血液，与胃互为表里；胃主受纳腐熟，与脾共同完成水谷的消化、吸收与输布，为气血生化之源，后天之本。若脾胃虚弱，或为寒湿、湿热所困，影响气血生化，则可出现头晕目眩、神疲乏力、少气懒言、肢体痿弱，并伴有腹胀、纳呆、呕恶、便溏等症状；同时许多慢性脑病都可损伤脾胃运化功能而致脾胃虚弱，可考虑从脾胃辨治。

肺主气，司呼吸，主宣发肃降，通调水道，朝百脉而主治节。肺病与脑病并无直接关系，但外感病邪常先犯肺，若邪气内传，化热扰神，亦可出现神昏、惊厥、抽搐等症状，此时可结合从肺论治。

肾主藏精，生髓充脑，又主水，主纳气，主生长、发育与生殖，开窍于耳及二阴。肾内寄元阴元阳，为脏腑阴阳之根本，故称先天之本。脑为髓海，与肾关系密切。若肾精不足，髓海失养，则可见健忘不寐、头痛头晕、痴呆等脑病症状；在小儿还可见五迟、五软等先天不足之证，可从肾论治。

五、气血津液辨证

气血津液辨证是分析气血津液在代谢、功能、分布、循行等方面的病变，以判断其证候性质的辨证方法。脑赖真气为用，赖血以养，气血津液发生病变则易致脑病，而脑病形成之后也可引起气血津液的病变。

气病主要是指人体气机失调的病证，脑病临床常见气虚证、气陷证、气滞证和气逆证。气虚证是指机体元气不足，气的推动、温煦、固摄、防御、气化等功能减退，脏腑组织功能减退，表现为神疲乏力、少气懒言、头晕目眩、自汗、脉虚等；气陷证是指气虚升举无力而反下陷，一般是气虚证的进一步发展，或为气虚证的一种特殊表现形式，气陷于下不能上荣于脑，则出现眩晕、少气懒言、倦怠乏力，内脏位置不能维固，则出现胃下垂、阴挺、脱肛等；气滞证是指人体某一部位或某一脏腑、经络的气机阻滞，运行不畅，表现为胸胁脘腹等部位胀痛、窜痛，时轻时重，部位多不固定，常随嗳气矢气而减轻，或与情志有关，脉象多弦；气逆证是指气机升降失常，逆而向上，脑病多见肺胃之气上逆或肝气升发太过，上扰于脑，则可见头痛眩晕、清窍被蒙，甚则昏厥。

血病的主要病理变化为血液不足，或血行障碍，脑病临床常见血虚证、血瘀证、血热证和血寒证。血虚证是指血液亏虚，不能濡养脏腑、经络、组织，血虚则脑失所养，而见头空痛、眩晕耳鸣、神疲乏力、健忘不寐、肢体麻木，甚则突然晕厥等；血瘀证是指血液离经，未能及时排出或消散而停留于某处，或血液运行受阻，壅积于经脉或器官之内，失去其生理功能的证候，血瘀脑络可见头刺痛，固定不移，夜间尤甚，或见痴呆等；血热证是指火热炽盛，迫血妄行，血热则脑神被扰，导致心烦不寐、神昏谵语、躁扰不宁、手足抽搐等；血寒证是指寒邪客于血脉，凝滞气机，血行不畅，以局部拘急剧痛、肤色紫暗、舌淡紫苔白、脉沉迟弦涩为特点。

津液病主要以津液亏虚和津液输布运行障碍为主，常见证型有津液亏虚证、痰证、饮证、水停证等，其中尤以痰证与脑病关系密切。痰是由水液内停凝聚所形成的病理产物，其质黏稠，停滞于脏器组织之间，或见于某些局部，或流窜全身而表现的证候，是为痰证。若痰蒙清窍，可见头晕目眩；痰蒙心神，可见神昏、神乱而喉中痰鸣；痰气郁结，神志逆乱可为癫、狂、痫、痴呆等证；痰浊夹风阳之邪，窜扰经脉，则发为中风；痰气交阻，可出现梅核气等情志病变。

六、络病辨证

络脉有广义和狭义之分，狭义的络脉是由十五络分出的网络全身的分支，广义的络脉则包括从经脉别出的运行气血的所有络脉，进而引申为微小层次的结构与功能的统一体。络病以络脉为依托而发生，是疾病或病证都发展到某一阶段时波及络脉，导致络脉功能或结构失常的病理状态。络病辨证的重点即在于广泛存在于内伤疑难杂病及外感重症中的络病病机状态，是在脏腑气血辨证基础上结合络脉特点而形成的综合辨证方法。脑的结构复杂，气血丰聚，络脉密集，其功能的正常运行有赖于络脉所进行的全身气血运行灌注、信息感应传导和生理功能调节，因此脑病与络病关系密切，络病辨证在脑病的临床诊疗中占有重要地位。

滞塞不通是络病的共有特点。新病常伤阳络气络，病机相对单纯，一般以实证为主，有气滞血瘀程度的不同；久病易伤阴络血络，病机则复杂多变，虚实相互夹杂，其络脉不通常涉及血分，并夹有气虚、血虚、阳虚、阴虚等各种不同。总的来说，络病病机有络气郁滞、络脉瘀阻、络脉绌急、络脉毒滞、络脉损伤、络虚不荣等几种。络气郁滞是指络气输布运行障碍，升降出入之气机失常，是络脉病变由功能性病变向器质性病变发展的早期阶段。络脉瘀阻往往在络气郁滞的基础上发展而来，是由功能性病变发展为器质性病理损害的重要病理阶段，正所谓"久病入络"，络脉瘀阻阻滞经气运行，引起脏腑功能失调，甚至引起血管系统血运受阻。络脉绌急是指感受外邪、情志过极、过劳等各种原因引起的络脉收引、挛缩、痉挛状态，可在络脉瘀阻的基础上发生，也可单独为患。络脉毒滞的基本病机是热壅血瘀和毒扰络脉，任何病邪侵入络脉，蕴结于中，必然导致化火、结热、成毒，形成络脉毒滞证，病久必然败坏形体，进一步发展可攻心犯脑，使病情步入急、重、危阶段。

络脉损伤是指内外各种致病因素导致的络体损伤，或破损或伤断，致气血留滞或阻断不通，经络之络损伤，经气不能在络脉正常流通甚则伤断不通，不能发挥充养调节作用。络虚不荣既包括络中气血阴阳不足、脏腑百骸失其荣养的病理变化，也包括络中气血阴阳不足，络脉自身虚而不荣的病机，如络气虚、络血虚、络阳虚和络阴虚。

七、证候要素辨证

传统的辨证方法体系是中医学几千年的沉淀，经历长期的中医临床实践考验，并在实践中不断得到发展和补充，对中医临床有良好的指导作用。但因为这些辨证方法体系是由不同的医家在不同的时代、不同的文化环境中，以不同的思维方式、为不同的目的创建，因此存在证候概念、分类、名称不统一等问题，为证候规范工作造成了困难。

为了构建统一的现代辨证方法体系，王永炎院士提出"以象为素，以候为证，病证结合"。首先通过证候要素的提取，将复杂的证候系统分解为数量相对局限、内容相对清晰的证候要素；然后通过各证候要素间的组合、证候要素与其他传统辨证方法系统的组合等不同的应证组合方式，组合为新的证名。

其中证候要素是指组成证候的内涵独立且最小的属性概念，其诊断依据是症状的临床特征，即症状的部位、症状所属脏腑的功能、症状的性质和症状的加重缓解因素，分为病位要素与病机要素两类。通过既往文献和临床经验挖掘研究，王永炎院士确定了6个病位要素，即心、肝、脾、肺、肾、胃，以及14个病机要素，即实寒、实热、阴虚、阳虚、内风、内湿、内燥、气滞、气逆、气虚、血虚、精虚、痰、瘀血。

根据证候辨别证候要素，再由证候要素组合为证名，即创新的"证候要素辨证"体系，其强调将传统的辨证体系降维升阶，提高辨证的准确性、规范性和可重复性，揭示中医辨证的科学原理与基本规律，同样是脑病规范化辨证的重要方法。

附 脑病现代医学诊断方法

一、神经系统疾病诊断思路

通过询问病史、体格检查和辅助检查，全面了解病人的症状、体征、病情的发展过程与特点，进而推测病变所涉及的器官和系统。推测神经系统病损部位，明确病变的性质和原因，最终作出正确的临床诊断。

（一）神经系统疾病的症状与体征的分类及特点

1. 缺损性症状与体征

神经系统缺损性症状与体征，是指有关的神经受损时，其正常的功能减弱或者丧失。例如，一侧大脑中动脉中央支的阻塞，影响了内囊上 3/5 的血液供应，而通过此处的锥体束纤维的功能减弱或消失，产生对侧肢体偏瘫；又如，垂体瘤压迫视神经，致使视神经萎缩，产生视力减退或消失、瞳孔扩大，对光反射减弱或消失。

2. 刺激性症状与体征

神经系统刺激性症状与体征，是指有关的神经结构受到刺激后所产生的过度兴奋活动。例如，大脑额叶的肿瘤，使运动区皮质受到刺激，产生对侧局灶性或 Jackson 运动性癫痫（Jackson 运动性癫痫抽搐起始的部位往往提示肿瘤生长的部位）。又如，由于颈椎骨、椎间盘的慢性退行性病变及椎骨增生，使颈神经根受到刺激，累及第 6 颈神经根时，其疼痛沿前臂桡侧向远端放射至拇指，累及第 7 颈神经根时，其疼痛放射到食指与中指。

3. 释放性症状与体征

神经系统释放性症状与体征，是指神经系统高级中枢受损后，原来受其制约的低级神经系统因所受到的抑制解除，从而出现功能亢进。例如，大脑额叶皮质的脑出血，使运动区皮质受损，减弱或解除了对下运动神经元的抑制作用，产生对侧肢体的肌张力增高、腱反射亢进和病理反射阳性。又如，脊髓肿瘤压迫锥体束，也可产生肢体的肌张力增高、腱反射亢进和病理反射阳性。

4. 断联休克性症状与体征

神经系统断联休克性症状与体征，是指中枢神经系统局部发生急性而严重的损害时，引起在神经系统功能上与此部位有密切联系的远隔部位的神经功能短时丧失，休克期过后，受损部位的缺损性和释放性症状与体征将会逐步出现。临床上分为脑休克和脊髓休克两种。

（1）脑休克　由脑部的急性病变引起。如内囊出血的急性期，临床上出现意识障碍、肢体瘫痪、肌张力减弱、浅深反射消失等。

（2）脊髓休克　由脊髓的急性病变引起。如急性脊髓炎，临床上可见病变水平以下弛缓性瘫痪，一切反射均消失。

（二）神经系统疾病病变部位的分类及特点

1. 局限性病变

神经系统局限性病变，指神经系统某一部分组织结构受损，可完全破坏或部分损害神经组织而出现相应的功能障碍。局限性病变又分为以下 3 种情况：

（1）单一的局限性病变　只有一个局灶性病变，并出现相应的局灶性临床表现，如一侧的内囊出血，产生对侧肢体的偏瘫和感觉减退或消失，腱反射亢进和病理反射阳性等临床表现。

（2）多个局限性病变　存在数个局灶性病变，并出现数个相应的局灶性临床表现，如发生在两侧的多发性脑梗死，产生一侧肢体的无力或偏瘫，同时可见对侧肢体的病理反射阳性等临床表现。

（3）纵向延伸的局限性病变　有一个局灶性病变，但其纵向延伸相当距离，如脊髓空洞症，其空洞常以颈段为最大，有时向上延伸至延髓，可与第四脑室相通，临床上以节段性分离性感觉缺失、肌无力及萎缩等为主要表现，累及延髓时兼见面部周围部分的痛温觉缺失，舌肌萎缩与纤颤等临床表现。

2. 弥漫性病变

神经系统弥漫性病变，指神经系统散在的、多发的广泛性损害。弥漫性病变所引起的临床症状和体征，因损害部位的广泛性和严重程度的不同，而表现繁杂和多样化。如多发性硬化为中枢神经系统内散在的多发性脱髓鞘病灶，其脱髓鞘斑块分布于视神经、脊髓白质和脑室周围，其临床症状和体征极为复杂多样，可见视力减退、眼球震颤、复视、构音障碍、饮食发呛、步态蹒跚、站立不稳、截瘫或偏瘫、肢体震颤和舞动等。

3. 系统性病变

神经系统疾病的系统性病变，指传导束或神经功能系统的选择性受损，如运动神经元病选择性地侵犯上、下运动神经元，引起脊髓前角细胞、下位脑干运动神经核、锥体束等部位的进行性变性，产生肌无力、肌萎缩、锥体束征、延髓性麻痹等临床表现，而感觉完全正常。

二、神经系统疾病诊断原则

神经系统疾病的诊断特点是包括定位、定性两个方面诊断，前者确定病变部位，后者确定病变的性质及其原因，也就是病理病因诊断。

（一）定位诊断

1. 确定神经系统疾病的部位

确定神经系统疾病的部位是诊断的第一步，是定性诊断的基础。定位诊断主要是依据神经解剖学、生理学和病理学知识，对疾病的损害部位作出诊断。在诊断的过程中首先应确定神经系统病损的水平，其次根据损伤的范围分为局灶性（局限于某一部位）、多发性或播散性（涉及 2 个或 2 个以上部位）、弥漫性（弥散地侵犯两侧）三类。

2. 首发症状常常提示病变的主要部位

症状演变过程可说明病变扩展的方式和范围，特别注意神经系统检查中发现的阳性体征、阴性体征和可疑体征及其演变过程。最后，根据症状和体征综合分析，来确定病灶的部位，尽可能地遵循一元论原则来确定病损部位和范围。各部位损害有其相应的特点。

（1）神经肌肉联结点及肌肉病变　肌肉为运动效应器，病变损害肌肉（如进行性肌营养不良症）或神经肌肉联结点（重症肌无力）时，受损部位出现运动障碍（为下运动神经元性质的瘫痪），无感觉障碍。

（2）周围神经病变　脊神经多为混合神经，受损时在其支配区出现运动、感觉和自主神经症状。其特点为下运动神经元性瘫痪，表现为肌张力降低，腱反射降低或消失，无病理反射。感觉障碍的范围与受损的周围神经支配区一致，但较解剖学范围略小。前根或后根损害分别出现根式分布的运动障碍和感觉障碍；多发性神经炎可以出现四肢远端对称性的运动障碍和感觉障碍。

（3）脊髓病变　脊髓的横贯性损害最为多见，损害平面以下常出现运动、感觉及括约肌三大功能障碍，属于上运动神经元性损害，出现痉挛性截瘫。脊髓的变性疾病，表现为传导束损害的症状，如前角及锥体束的损害（肌萎缩性侧索硬化）、锥体束及后索损害的亚急性联合变性、后束及脊髓小脑束损害的脊髓性遗传性共济失调等。

（4）脑干病变　一侧脑干损害时，出现病变侧的脑神经受损症状，病变对侧肢体瘫痪或感觉障碍，即交叉性运动感觉障碍。双侧脑干受损时，双侧表现为两侧脑神经病变、锥体束征和感觉传导束受损体征。

（5）小脑病变　常有的体征是共济失调、眼球震颤、构音障碍和肌张力减低等。小脑蚓部病变主要引起躯干的共济失调，小脑半球病变引起同侧肢体的共济失调。急性病变（血管性及炎症性）较慢性病变（变性及肿瘤）的临床症状明显，因后者可以发挥代偿机制。

（6）大脑病变　最突出的特点是有高级神经活动障碍，如意识障碍、精神症状、失语、痫性发作等。单侧病变出现对侧中枢性偏瘫、偏身感觉障碍、偏盲等症状和体征。大脑各个脑叶病变各有其不同的特点：额叶损害可出现强握反射、运动性失语、失写等；额叶损害可出现象限盲、感觉性失语；枕叶损害可出现视野缺损、视觉先兆的癫痫发作等；顶叶损害可出现中枢性感觉障碍、失读、失用等。

（二）定性诊断

定性诊断是疾病的实质性诊断

定性诊断是通过起病缓急、病程长短、病灶范围、发病诱因和发病的伴随情况等特点，来判断疾病的可能病因。以下介绍几种常见疾病类型的特点。

（1）感染性疾病　多数呈急性或亚急性起病，多于数日内或数周（少数）发展至高峰，有感染的证据，如发热、白细胞增高、血沉增快等。在进行微生物学、血清学、寄生虫学以及脑脊液等有关检查时，可获得感染的病原学依据。

（2）外伤所致疾病　多为急性起病，但也有个别为慢性起病，如慢性硬膜下血肿，常有明确的外伤史，可合并颅骨骨折和内脏器官的损伤，CT检查或普通X线检查可帮助发现病变。

（3）血管性病变　发病多急骤，症状（栓塞）可在几秒、几分、几小时或几天内达高峰。脑血管病常伴有高血压、动脉硬化、心脏病、糖尿病、高胆固醇血症、大动脉炎等，既往常有心肌梗死或短暂性脑缺血发作史。但也应注意，有些进展性脑卒中，经半个月进展病势方达高峰。

（4）肿瘤　一般来说病程长，起病缓慢，症状呈逐渐进展。常有头痛、呕吐、视神经盘水肿、颅内高压和局灶性神经系统受损的体征。脊髓肿瘤可有脊髓压迫体征及脑脊液蛋白增高。在考虑神经系统本身肿瘤的同时，要注意全身性肿瘤向神经系统转移的肿瘤，并注意查找原发病灶。

（5）遗传性疾病　以儿童期及青年期发病多见，常有家族史，多侵犯某一特定的神经组织（如周围神经、脊髓前角等）。常见疾病有肝豆状核变性、遗传性共济失调、少年型脊髓性肌萎缩、结节性硬化和进行性肌营养不良症等。

（6）代谢与营养性疾病　患有糖、脂肪、蛋白质、氨基酸和重金属代谢障碍性疾病，或有引起营养及代谢障碍的病因，如饥饿、偏食、呕吐、腹泻、酗酒、胃肠切除术后和长期静脉营养等。通常发病缓慢，病程较长，除神经系统损害外，还常有其他脏器组织如肝、肾、视网膜、皮肤和血液等损害证据。

（7）发育异常　多于幼年发病，但有时到成年后才出现神经症状，随着年龄的增长，病势逐渐达到高峰，如环枕部畸形等。

（8）变性疾病　起病及进展均缓慢，有一定的好发年龄，变性病多侵犯神经组织的某一系统，如运动神经元病（肌萎缩侧索硬化等）、皮克病。多系统萎缩则可引起神经系统多个部位的变性。

（9）脱髓鞘疾病 一般起病急，进程中常有缓解与复发，症状时轻时重并呈多灶性。最常见的是多发性硬化、急性播散性脑脊髓炎、肾上腺脑白质营养不良等。

三、神经系统疾病临床诊断方法

（一）病史采集

在神经系统疾病的临床诊断中，完整而准确的病史资料是最重要的诊断依据。医生从病史中往往可以初步判断病变部位和病变性质。某些典型的疾病，如癫痫、偏头痛、周期性瘫痪等，在其发病的间歇期内常常查不到阳性体征，但根据典型的病史，亦可以作出诊断。甚至有些疾病的性质只能从病史中阐明，甚至比客观检查具有更重要的意义。

1. 主诉

采集病史过程中，最重要的一点就是注意倾听患者的主诉。主诉是患者在疾病过程中感受最痛苦，并促使其就诊的最主要原因，包括主要症状、发病时间和疾病变化或演变情况。医生在询问病史过程中应围绕主诉进行提问。询问问题时应为开放式提问，避免提示性问题。记录主诉时应该尽量使用患者自己的语言。主诉往往是疾病定位和定性诊断的第一线索。

2. 现病史

现病史是整个病史采集中最重要的部分，也是患者现患疾病的详细经过。其中包括主诉和每个症状发生的时间、方式、性质、发展情况，以及伴随症状；有无明显的致病因素或诱发因素；治疗经过与疗效，以及病程中有无缓解和复发等。

（1）病史采集过程中的重点

1）症状的发生情况：包括初发症状的发生时间、发病形式（急性、亚急性、慢性、隐袭性、发作性、间歇性或周期性），发病前的可能诱因和原因。

2）症状的特点：包括症状的部位、范围、性质和严重程度等。

3）症状的发展和演变：症状的加重、减轻、持续进展或无变化等。症状加重减轻的可能原因和影响因素等。

4）伴随症状及相互关联：主要症状之外的伴随症状的特点、发生时间以及与主要症状的相互影响。

5）既往诊治情况：包括病程中各阶段检查的结果，诊断和治疗过程、具体的治疗用药或方法以及疗效等。

6）与现病有关的其他疾病情况：是否合并存在其他系统疾病，这些疾病与现病的关系。

7）病程中的一般情况：包括饮食、睡眠、体重、精神状态以及大小便的情况等。对儿童患者或幼年起病的成人患者还需了解营养和发育情况。

（2）神经系统疾病常见症状的问诊

1）头痛：头痛的部位、形式、性质、诱发和缓解因素、疼痛强度、伴随症状、是否有先兆等。

2）疼痛：与头痛相似，也需问清疼痛部位、性质、规律和伴随症状等，特别要注意神经系统定位关系，如局部性疼痛、放射性疼痛或扩散性疼痛等。

3）抽搐：要注意向患者及家人询问病程的全部经过，向病人近亲或目睹发作者了解病情发作全过程，包括：①发作前有无先兆症状如感觉异常、躯体麻木、视物模糊、闪光幻觉、耳鸣和怪味等；②发作过程是全身性或局部性，强直性、阵挛性或不规则性，是否有意识丧失、口吐白沫、舌咬伤或尿失禁等；③发作后症状如头痛、全身酸痛、精神异常和肢体瘫痪等，能否回忆发作经过；④病程包括发病年龄、发作频率，高热惊厥、脑炎、脑膜炎和寄生虫等病史，发病的可能诱因，既往治疗经过及疗效等。

4）瘫痪：发病急缓、瘫痪部位、性质、进展情况、伴随症状等，常为疾病的定位诊断及定性诊断提供依据。注意询问有无复视、饮水呛咳或吞咽困难等。

5）感觉障碍：主症的性质可提供病因指南。间断或反复短暂性症状可能为感觉性癫痫发作；固定时间发生间断的局灶性症状提示外源性因素。感觉障碍的部位可提示病变起源，如肢体感觉障碍为周围性神经病、颈髓或脑干病变。

6）眩晕：了解发病原因、加重因素、持续时间。注意鉴别真性眩晕和假性眩晕，与头位、体位有无关系，伴随症状如耳鸣、耳聋、恶心、呕吐、眼震、言语不清、口周麻木、面色苍白、冷汗、心悸、步态不稳、二便失禁、意识障碍等。

7）意识丧失：询问患者有无意识丧失，要让患者理解其真正含义。①发生的诱因，有无药物或乙醇滥用，有无外伤；②发生的频率和持续时间；③有无心血管和呼吸系统的症状；④有无四肢抽搐、舌咬伤、尿便失禁等伴随体征等；⑤转醒后有无后遗症。

8）视力障碍：①发生的情况，急性、慢性、渐进性。是否有缓解和复发。②发生后持续的时间。③视力障碍的表现，视物模糊还是完全失明，双眼视力下降的程度，视野缺损的范围是局部还是全部，是否伴有复视或眼震。

9）睡眠障碍：询问有无嗜睡、不眠、多眠、难以抵御的睡眠、睡不实、不易入睡、睡后易醒、醒后不能解乏及每日睡眠时数等，有无妨碍睡眠的疼痛、强迫观念、焦虑症等。

3. 既往史

既往史对寻找神经系统疾病的原因和鉴别诊断均有重要意义，曾经患过的疾病可能与现病有重要关系。特别应注意询问与神经系统疾病有关的既往史，如脑炎、结核、风湿病、外伤、癌症、癫痫、偏头痛、精神病等；很多传染性疾病可引起神经系统并发症，如麻疹、水痘、天花、腮腺炎，可继发急性播散性脑脊髓炎；钩端螺旋体病可引起脑动脉炎；心脏瓣膜病、心房颤动等可继发脑栓塞；糖尿病患者亦可出现多发性末梢神经炎和脑血管病。

除了曾经明确诊断的疾病外，还应注意询问曾经发生但未接收诊治的情况。对婴幼儿患者还应询问母亲怀孕期情况和出生情况。

认真询问患者目前的服药情况非常重要，包括处方药和非处方药。许多药物都有很强的神经系统方面的副作用。

4. 个人史

个人史询问的基本内容包括出生地、居住地、文化程度、职业、是否到过疫区、生活习惯、性格特点、左利手/右利手等。女性患者应询问月经史和婚育史等。儿童应注意围生期、疫苗接种和生长发育情况等。

5. 家族史

神经系统疾病中有一些遗传性家族性病变，这些疾病往往具有明显的家族史。

（二）体格检查

完整的神经科临床体检，应包括一般体格检查和精神检查。前者参阅诊断学和内科学基础。本节重点叙述神经系统常用检查法，尤其是脑神经、感觉系统、运动系统、反射系统的检查方法和临床意义。

1. 高级神经活动检查

（1）意识

1）嗜睡：较强刺激可唤醒，醒后可保留短时间的觉醒状态，有一定的语言和运动反应，停止刺激即又入睡。

2）昏睡：须大声呼唤或施以疼痛刺激方能唤醒，反应迟钝，并且很快又进入昏睡状态。

3）昏迷：轻度昏迷指痛觉反应迟钝，吞咽反射、角膜反射、对光反射、腱反射尚存在；中度昏迷指痛觉反应消失，上述反射均减弱，但呼吸调节、循环调节、温度调节尚可；深度昏迷指痛觉反应消失，上述反射消失，瞳孔散大，呼吸、循环、温度调节出现障碍。

4）特殊状态的昏迷：醒状昏迷是病人虽能注视周围环境及人物，但不能言语和活动，二便失禁，尚能吞咽，虽强烈刺激也不能改变其意识状态，属于丘脑或脑干上行性网状激活系统受损。去大脑皮质综合征是患者虽能睁眼、闭眼或转动眼球，但属于无意识活动，其眼球不能随光线或物品而转动，对外界刺激无反应，属于双侧大脑皮质广泛受损，皮质下功能尚存。

5）智力：包括记忆力、定向力、计算力、理解与判断力。

6）情感：主要了解情感的高涨、欣快、淡漠、沉默及情绪不稳等情况。

（2）言语

1）失语：在左侧大脑半球的言语中枢发生病变时则出现失语症。常见的失语症有以下几种类型：①运动性失语，虽然患者没有咽、喉和舌肌的瘫痪，但不能言语，或只能讲个别简单的单词，而对别人的言语可以理解，复述困难，对书写的文字能理解。其病变位于额下回后部运动性语言中枢；②感觉性失语：患者发音正常，但不能理解别人和自己的言语，复述能力减退，其病变位于额上回后部的感觉性语言中枢；③命名性失语：患者虽然能表述如何使用物品及物品的用途，但却不能命名物品名称，其病变位于颞叶后部的言语形成区。

2）失写：患者虽无手部肌肉瘫痪，但不能书写，而抄写能力尚保存，常合并运动性失语或感觉性失语。其病变位于中央后回后部的书写中枢。

3）失读：患者未失明，但不认识文字及图画，常与失写同时存在。其病变位于角回附近的阅读皮质区。

4）失用：患者的肢体无瘫痪，无感觉障碍，无共济失调，却不能完成有用的动作。主侧大脑半球广泛的病变如顶叶缘上回、胼胝体及额叶病变较易引发失用症。

5）构音困难：由于支配言语肌的神经损害所致，多见于脑干后组脑神经及其运动神经核损害、双侧皮质延髓束受损。

2. 脑神经检查

（1）嗅神经应先检查鼻腔是否通畅，排除鼻腔本身的病变。检查时让患者闭目，用手压住患者一侧鼻孔，将盛装有易挥发气味溶液的小瓶，置于另侧鼻孔下，让患者说出所嗅到的气味。所用的挥发性溶液，如松节油、柠檬水、玫瑰水等，也可以用香皂、牙膏、茶叶、樟脑等测试。

（2）视神经包括视力、视野和眼底检查。视力代表视力的中心视敏度，分为远视力和近视力，用国际视力表检查。视野是眼球向前方正视时所能看到的空间范围，可反映周边视力。眼底检查则需检眼镜检查。

（3）动眼神经、滑车神经和展神经共同支配眼球运动，可同时检查。首先观察睑裂是否对称，是否有上睑下垂、眼球前突或内陷、斜视、同向偏斜。观察眼球运动时让患者头部不动，两眼注视检查者的手指，并随之向各方向转动。观察有无眼球运动受限及受限方向和程度，有无复视和眼球震颤。

其次观察瞳孔及反射，瞳孔大小、形状、位置及是否对称。正常瞳孔呈圆形，双侧等大，位置居中，边缘整齐，直径为 3～4mm。直径小于 2mm 为瞳孔缩小，直径大于 5mm 为瞳孔扩大。光反射是光线刺激引起瞳孔收缩，感光瞳孔缩小称为直接对光反射，对侧未感光瞳孔也收缩称为间接对光反射。调节反射是两眼注视远处物体时再突然注视近物，出现两眼会聚、瞳孔缩小。

（4）三叉神经主要支配面部感觉和咀嚼肌运动，是混合神经。对于面部感觉，可用圆头针、棉签及盛冷热水试管分别测试面部三叉神经分布区皮肤的痛觉、温觉和触觉，两侧及内外对比。周围性感觉障碍为（眼支、上颌支、下颌支）病变区各种感觉缺失，核性感觉障碍为剥葱皮样分离性感觉障碍。对于咀嚼肌运动，应首先观察有无颞肌、咬肌萎缩，再用双手压紧双侧颞肌、咬肌，让患者作咀嚼动作，两侧是否对称。再嘱患者张口，以上下门齿中缝为标准，判定下颌有无偏斜。对于角膜反射，检查者用细棉签轻触角膜外缘，正常表现双眼瞬目动作，受试侧瞬目称为直接角膜反射，对侧瞬目为间接角膜反射。

（5）面神经支配颜面部表情肌运动为主，并支配舌前 2/3 味觉，也是混合神经。面部肌肉运动重点是观察额纹、眼裂、鼻唇沟和口角是否对称，然后让患者作蹙额、皱眉、示齿、鼓腮等动作，观察有无瘫痪及是否双侧对称。眼裂以上、下表情肌瘫痪为周围性瘫痪，眼裂下表情肌瘫痪为中枢性面瘫。味觉的检测为让患者伸舌，以棉签蘸少许食糖、食盐、醋等溶液涂抹于舌前一侧，让患者指出所辨别的味道。

（6）位听神经①蜗神经，传导听觉，损害时出现耳鸣、耳聋。常用耳语、手表声音或音叉进行检查。声音由远而近，测量患者单耳能够听到的声音距离，再与对侧比较。传导性耳聋损害的主要是低频音气导下降，感音性耳聋则为高频音气导与骨导均下降，音叉试验可简单鉴别，用电测听可以获得准确的资料。②前庭神经，受损时出现眩晕、呕吐、眼球震颤和平衡障碍等。观察患者的自发性症状，也可通过冷热水试验和转椅试验，经变温和加速刺激引起两侧前庭神经核接受冲动不平衡而诱发眼震。

（7）舌咽神经与迷走神经在解剖与功能上关系密切，常同时受累，故同时检查。检查发音有无声音嘶哑、带鼻音或完全失音，嘱患者张口，观察悬雍垂是否居中，双侧腭弓是否对称；观察双侧软腭抬举是否一致。

咽反射是嘱患者张口，用压舌板分别轻触两侧咽后壁，正常出现咽肌收缩和舌后缩（作呕反应），舌咽神经、迷走神经损害时，患侧咽反射减弱或消失；眼心反射是检查者中指和食指对双侧眼球逐渐施压 20～30 秒，正常人脉搏每分钟减少 10～12 次。功能亢进者反射加强，迷走神经麻痹者反射减退或消失。颈动脉窦反射是指压迫一侧颈总动脉分叉处引起心率减慢，反射由舌咽神经传入，由迷走神经传出，颈动脉窦过敏患者按压时可引起心率过缓、血压下降和晕厥，须谨慎行之。

（8）副神经检查时让患者对抗阻力向两侧转颈和耸肩，检查胸锁乳突肌和斜方肌上部功能。比较收缩时双侧的肌力和坚实度。副神经损害时向对侧转颈及同侧耸肩无力或不能，同侧胸锁乳突肌及斜方肌萎缩、垂肩和斜颈。

（9）舌下神经观察舌在口腔内位置及形态、是否颤动。核性和核下性病变伸舌偏向病侧，伴该侧舌肌萎缩。核性损害可见肌束颤动。双侧病变则舌不能伸出口外。

3. 运动系统检查

运动系统检查包括肌肉形态和营养、肌张力、肌力、不自主运动、共济运动、姿势及步态等检查。

（1）肌肉形态和营养　观察和比较双侧对称部位肌肉外形及体积，如有无肌萎缩、假性肥大及其分布范围。下运动神经元损害和肌肉病变可见肌萎缩，进行性肌营养不良可见肌肉假性肥大。

（2）肌张力　肌肉松弛状态时的紧张度和被动运动时遇到的阻力。检查时嘱患者肌肉放松，触摸感受肌肉硬度，并被动屈伸肢体感知阻力。肌张力减低表现为肌肉弛缓柔软，被动运动阻力减低，关节活动范围扩大，见于下运动神经元病变（如多发性神经病、脊髓前角灰质炎）、小脑病变和肌源性病变；肌张力增高表现为肌肉发硬，被动运动阻力增加，关节活动范围减少，见于锥体系病变和锥体外系病变，前者为肌肉痉挛性肌张力增高，上肢屈肌和下肢伸肌肌张力增高，即折刀样肌张力增高；后者表现为强直性肌张力增高，屈肌、伸肌同时增高，称为铅管样肌张力增高。

（3）肌力　指人体作随意运动时肌肉收缩的力量。检查时嘱病人依次作各关节运动，并克服检查者所给予的阻力。观察肌力是否减退，并注意瘫痪部位。四肢肌群肌力检查包括各个关节的屈伸运动。肌力分级记录一般采用 0～5 级分级法：0 级，完全瘫痪，无肌肉收缩；1 级，可见肌肉收缩，但不产生动作；2 级，肢体能在床面移动，但不能抬起；3 级，能克服地心引力而作自主运动，即肢体能抬离床面，但不能抵抗外加阻力；4 级，能对抗阻力作自主运动，但较正常肌力减弱；5 级为正常肌力。

（4）不自主运动　观察患者有无不能随意控制的舞蹈样动作、手足徐动、肌束颤动、抽搐、肌阵挛、震颤等，以及出现的部位、范围、程度和规律，发作情况与情绪、动作、寒冷、饮酒等的关系，并注意询问家族史。

（5）共济运动　观察日常生活如穿衣、吃饭、系纽扣、取物、说话、书写和坐姿、站姿等是否协调，然后进行以下试验。指鼻试验：检查者食指距离患者 0.5m，嘱患者用食指触碰检查者的食指，再触自己的鼻尖，睁眼和闭眼，双侧反复比较。跟膝胫试验：患者仰卧，抬一侧下肢足跟触碰对侧膝盖，再沿胫骨前缘下移。小脑性损害时出现辨距不良和意向性震颤，下移时摇晃不稳。感觉性共济失调，闭眼时足跟难以寻找膝盖。快速轮替试验：患者前臂快速旋前和旋后，或一手用手掌、手背快速交替拍打对侧手掌。小脑性共济失调者动作笨拙、节律性失调。闭目难立征：患者双足并拢站立，双手平伸、闭目。后索病变时睁眼站立稳，闭眼站立不稳；小脑病变时睁眼闭眼均站立不稳；蚓部病变时向前后倾倒；小脑半球病变时向左右倾倒。

4. 感觉系统检查

（1）浅感觉、痛觉　用大头针的针尖以均匀的力量轻刺皮肤，嘱病人回答"痛""不痛""尖的""钝的"，来区分痛觉、触觉和轻压觉。温度觉是用盛冷水（5～10℃）、热水（40～50℃）的试管轮番接触皮肤，嘱病人回答"冷""热"的感觉。触觉是让病人闭目，用棉絮纤维或毛笔均匀一致地轻触皮肤，说出"有"或数出触到的次数。

（2）深感觉　位置觉是嘱病人闭目，将其肢体放在一定位置，让病人说肢体的位置。运动觉是嘱病人闭目，轻轻握住患者手指或足趾的两侧，作伸或屈的动作，让患者说出此活动与前一静止位置的方向关系，如"向上""向下"等。振动觉是将振动的音叉柄置于欲测部位的骨隆起处，如趾、内外踝、腕骨、肋骨、胸骨、锁骨、指骨、腕关节等处的皮肤上，让病人回答有无振动的感觉。

（3）复合感觉检查　定位觉是嘱病人闭目，以手指或棉签轻触患者的皮肤，令病人用手指指出感觉刺激的部位，正常误差在 1cm 以内。实体觉是嘱病人闭目，将熟悉的日用品放入患者手中，令其触摸后，说出物品的名称。图形觉是嘱病人闭目，在其皮肤上画常见的几何图形，如圆形、三角形、方形，或在其皮肤上写常用的数字，令其回答，观其可否正确识别。两点辨别觉是用金属叩诊锤将其两角分到一定距离而接触病人的皮肤。如果病人感到是两个触点时，再缩小两点的距离而试之，至两个接触点被感觉为一点为止，将此距离与对侧及正常值比较，以判别其有无障碍。

5. 反射

（1）深反射

1）二头肌反射：前臂置于轻度旋内及半屈位，检查者左手拇指置于二头肌腱上，用叩诊锤叩击拇指，引起前臂屈曲运动。

2）三头肌反射：前臂置于旋内及半屈位置，检查者以手托住肘关节，用叩诊锤叩击鹰嘴上方的三头肌肌腱，引起前臂伸展运动。

3）桡骨膜反射：患者前臂置于轻度屈曲向旋内位置，以叩诊锤轻击桡骨下端，引起前臂旋前及屈曲运动。

4）膝反射：坐位时小腿松弛下垂，与大腿成直角；仰卧时检查者用左手托起患者双膝，使小腿屈成 120°，右手用叩诊锤叩击股四头肌肌腱，引起小腿伸展。

5）跟腱反射：患者仰卧，外展下肢，半屈膝，检查者以手托足趾部，使足背屈，或嘱患者跪于椅上，叩击其跟腱，引起足趾屈反应。

（2）浅反射

1）角膜反射、咽反射见脑神经检查。

2）腹壁反射：用竹签迅速从腹上部外缘沿肋弓缘向剑突下划去、从腹中部外缘向脐部、腹下部外缘，分别引起上腹壁、中腹壁、下腹壁收缩反应。

3）提睾反射：用竹签轻划大腿内侧皮肤，引起同侧睾丸向上提起。

4）足趾反射：以钝器划足趾外侧，引起足趾屈曲反应。

5）肛门反射：以钝器划肛门附近皮肤，引起肛门括约肌收缩反应。

（3）病理反射

1）巴宾斯基（Babinski）征：经典的病理反射，提示锥体束受损。阳性反应为拇趾背屈，可伴其他足趾扇形展开。

巴宾斯基征等位征：如查多克（Chaddock）征，由足跟向前划至足背外侧；奥本海姆（Oppenheim）征，用拇指和食指沿胫骨前缘自上向下用力下滑；舍费尔（Schaeffer）征，用手挤压跟腱；戈登（Gordon）征，用手挤压腓肠肌；贡达（Gonda）征，用力下压第 4、5 趾，数分钟后突然放松；普谢普（Pussep）征，轻划足背外侧缘。阳性反应均为趾背屈。

2）强握反射：用手指触摸患者手掌时强直性握住检查者右手指，可见于成人对侧额叶运动前区病变。此在新生儿为正常反射。

3）脊髓自主反射：脊髓横贯性病变时，针刺病变平面以下皮肤引起单侧或双侧髋、膝、踝部屈曲（三短反射）和巴宾斯基征阳性。若双侧屈曲并伴腹肌收缩、膀胱及直肠排空，以及病变以下竖毛、出汗、皮肤发红等，称为总体反射。

6. 脑膜刺激征检查

脑膜刺激征包括颈强直、克尼格（Kernig）征和布鲁津斯基（Brudzinski）征等，颈上节段的脊神经根受刺激引起颈项强直，腰骶节段脊神经根受刺激，则出现克尼格征和布鲁津斯基征。脑膜刺激征见于脑膜炎、蛛网膜下腔出血、脑水肿及颅内压增高等，深昏迷时脑膜刺激征可消失。检查方法包括：

（1）屈颈试验　患者仰卧，检查者托患者枕部并使其头部前屈而表现出不同程度的颈强，被动屈颈受限，称为颈强直，但需排除颈椎病。正常人屈颈时下颏可触及胸骨柄，部分老年人和肥胖者除外。

（2）克尼格征　患者仰卧，下肢与髋、膝关节处屈曲成直角，检查者于膝关节处试行伸直小腿，如伸直受限并出现疼痛，大、小腿间夹角<135°，为克尼格征阳性。如颈强阳性而克尼格征阴性，称为颈强-克尼格

征分离，见于颅后窝占位性病变和小脑扁桃体疝等。

（3）布鲁津斯基征 患者仰卧屈颈时出现双侧髋、膝部屈曲；一侧下肢膝关节屈曲位，检查者使该侧下肢向腹部屈曲，对侧下肢亦发生屈曲（下肢征），均为布鲁津斯基征阳性。

7. 自主神经功能检查

一般观察：皮肤黏膜色泽、质地、温度，以及水肿、溃疡和褥疮等；毛发和指甲包括多毛、少毛、局部脱毛、指和趾甲变形松脆等；出汗指全身或局部出汗过多、过少和无汗等。

内脏及括约肌功能：注意胃肠功能如胃下垂、腹胀、便秘等，排尿、排便障碍及性质（尿急、尿频、排尿困难、尿滞留、尿失禁等），膀胱区膨胀程度等。

自主神经反射：①竖毛试验指皮肤受寒冷或搔划刺激，可引起竖毛肌（由交感神经支配）收缩，局部出现竖毛反应，毛囊隆起如鸡皮状，逐渐向周围扩散，至脊髓横贯性损害平面停止，刺激后 7～10 秒最明显，以后逐渐消失。②皮肤划纹试验指用钝竹签在两侧胸腹壁皮肤加压画一条线，数秒钟后出现白线条，稍后变为红条纹，为正常反应，如划线后白线条持续较久，为交感神经兴奋性增高；红条纹持续较久且明显增宽或隆起，为副交感神经兴奋性增高或交感神经麻痹。③卧立位实验指由平卧起立后，1 分钟脉搏如增加超过 10～12 次，或直立变为卧位每分钟脉搏减少超过 10～12 次，提示自主神经兴奋性增高。④发汗试验指先将碘液涂满全身，待干后再涂淀粉，皮下注射毛果芸香碱使全身出汗，汗液与淀粉、碘发生反应，使出汗处皮肤变蓝，无汗处皮色不变，可指示交感神经功能障碍。⑤眼心反射和颈动脉窦反射见于脑神经检查。

四、常用辅助诊断技术

（一）脑脊液检查

脑脊液（cerebrospinal fluid，CSF）为无色透明的液体，充满在各脑室、蛛网膜下腔和脊髓中央管内，对脑和脊髓具有保护、支持和营养作用。CSF 产生于各脑室脉络丛，主要是侧脑室脉络丛，其产生的量占 CSF 总量的 95%左右。人体每天约分泌 500ml，脑脊髓腔的体积一般为 120～130ml，故脑脊液每天要更换 3～4 次。脑脊液和血液、淋巴液一样不断地被吸收和分泌，并且在它自己的通道内循环不止。通常经腰椎穿刺采集 CSF，特殊情况下也可行小脑延髓池穿刺或侧脑室穿刺。

1. 适应证

1）留取脑脊液作各种检查以辅助中枢神经系统疾病如感染性疾病、蛛网膜下腔出血、免疫炎性疾病和脱髓鞘疾病、脑膜癌病等的诊断。

2）怀疑颅内压异常。

3）动态观察脑脊液变化以帮助判断病情、预后及指导治疗。

4）注入放射性核素行脑、脊髓扫描。

5）注入液体或放出脑脊液以维持、调整颅内压平衡，或注入药物治疗相应疾病。

2. 禁忌证

1）颅内压明显升高，或已有脑疝迹象，特别是怀疑颅后窝存在占位性病变。

2）穿刺部位有感染灶、脊柱结核或开放性损伤。

3）明显出血倾向或病情危重不宜搬动。

4）脊髓压迫症的脊髓功能处于即将丧失的临界状态。

3. 脑脊液的采取方法

（1）体位和穿刺部位 采用侧卧位患者抱膝屈颈有助于操作顺利完成。成人多采用 L_4～L_5 间隙（平髂嵴间线）或上一平面 L_3～L_4 间隙。

（2）穿刺步骤及技巧 局部常规消毒铺巾后，用 2%的利多卡因在穿刺点局部作皮内麻醉和皮下麻醉，然后将针头刺入韧带后，回抽无血液，边退针，边注入麻醉剂。麻醉生效后，一手固定穿刺部位皮肤，一手持穿刺针沿棘突方向缓慢刺入。进针过程中针尖遇到骨质时应将针退至皮下，待纠正角度后再进行穿刺。成人进针 4～6cm 时，即可穿破硬脊膜而达蛛网膜下腔，抽出针芯流出脑脊液，测压和留取脑脊液后，再放入针芯拔出穿刺针。穿刺点稍加压止血，敷以消毒纱布并用胶布固定。术后去枕平卧 4~6 小时。

4. 常规检查

（1）压力 侧卧穿刺的正常脑脊液压力为 0.78~1.76kPa（80~180mmH$_2$O），高于 1.76kPa 为颅内压增高，低于 0.78kPa 为颅内压降低。

（2）压腹试验 以手掌压迫腹部，使椎管内静脉压增高后，可见压力上升，手松后下降。说明穿刺针头确在椎管蛛网膜下腔内。

（3）压颈试验 以手压迫双颈静脉，颅内压增高，水柱即上升，手放开后水柱回降，为正常现象。压颈时水压升降缓慢，为椎管不完全阻塞；压颈时水柱不升，为椎管完全性阻塞。如一侧压颈水柱不上升，则提示该侧横窦闭塞。

（4）性状 正常脑脊液无色透明。如脑脊液为血性或粉红色可用三管试验法加以鉴别，连续用 3 个试管接取脑脊液，如前后各管为均匀一致的血色提示为蛛网膜下腔出血；前后各管的颜色依次变淡可能为穿刺损伤出血。血性脑脊液离心后如变为无色，可能为新鲜出血或损伤；离心后变为黄色提示为陈旧性出血。脑脊液呈云雾状，通常是细菌感染引起细胞数增多所致，见于各种化脓性脑膜炎，严重者可呈米汤样；脑脊液放置后有纤维蛋白膜形成，见于结核性胸膜炎。脑脊液蛋白含量过高时，外观呈黄色，离体后不久自动凝固，称为弗洛因综合征，见于椎管梗阻。微绿色可见于铜绿假单胞菌脑膜炎和甲型链球菌性脑膜炎。

（5）细胞数 正常脑脊液白细胞数为（0~5）×10^6/L，主要为单核细胞。白细胞增加多见于脑脊髓膜和脑实质的炎症性病变：白细胞明显增加且以多个核细胞为主，见于急性化脓性脑膜炎；白细胞轻度或中度增加，且以单核细胞为主，见于病毒性脑炎；大量淋巴细胞或单核细胞增加为主，多为亚急性或慢性感染；脑的寄生虫感染时可见较多的嗜酸性粒细胞。

（6）生化检查

1）蛋白质：正常人脑脊液蛋白质含量为 0.15~0.45g/L。脑脊液蛋白明显增高常见于化脓性脑膜炎、结核性胸膜炎、吉兰-巴雷综合征、中枢神经系统恶性肿瘤、脑出血、蛛网膜下腔出血及椎管梗阻等，尤以椎管梗阻时增高显著。脑脊液蛋白降低见于腰椎穿刺或硬膜损伤引起脑脊液丢失、身体极度虚弱和营养不良者。

2）糖：正常成人脑脊液糖含量为血糖的 1/2~2/3，正常值为 2.5~4.4mmol/L（45~60mg/dl），<2.25mmol/L 为异常。糖含量明显降低见于化脓性脑膜炎，轻至中度降低见于结核性或真菌性脑膜炎（特别是隐球菌性脑膜炎）以及脑膜癌病。糖含量增高见于糖尿病。

3）氯化物：正常脑脊液含氯化物 120~130mmol/L，较血氯水平为高，为血的 1.2~1.3 倍。氯化物含量降低常见于结核性脑膜炎、细菌性脑膜炎、真菌性脑膜炎及全身性疾病引起的电解质紊乱患者，尤以结核性脑膜炎最为明显。高氯血症患者其脑脊液的氯化物含量也可增高。

5. 特殊检查

（1）细胞学检查 通常采用玻片离心法，干燥后用瑞氏-吉姆萨染色镜检。取 1~2ml 脑脊液细胞离心后染色，可行细胞分类和发现肿瘤细胞、细菌及真菌。中枢神经系统化脓性感染以中性粒细胞为主的白细胞增多，病毒性感染以淋巴细胞为主，结核和真菌性脑膜炎呈混合性细胞反应，蛛网膜下腔出血时，如在吞噬细胞胞质内同时见到被吞噬的新鲜红细胞、褪色的红细胞、含铁血黄素和胆红素，则为出血未止或复发出血的征象。脑脊液中发现菌丝和孢子（极罕见）有助于霉菌感染的诊断。细胞学发现瘤细胞是中枢神经系统肿瘤和转移瘤确诊的依据。中枢神经系统血管炎性疾病，如白塞病、狼疮脑病，都可见白细胞轻度增多，以淋巴细胞为主。

（2）蛋白电泳 前白蛋白 2%~60%，白蛋白 44%~62%，α$_1$ 球蛋白 4%~8%，α$_2$ 球蛋白 5%~11%，β球蛋白 8%~13%，γ球蛋白 7%~18%。前白蛋白在神经系统炎症时降低，变性病时增高，白蛋白降低常伴γ球蛋白增高。α球蛋白增高主要见于中枢神经系统感染早期，β球蛋白增高见于肌萎缩侧索硬化和退行性病变等，γ球蛋白增高见于脱髓鞘疾病和感染等。

（3）免疫球蛋白（Ig） 正常时含量很低，IgG 为 10~40mg/L，IgA 为 1~6mg/L、IgM 含量极微。脑脊液 Ig 增高见于中枢神经系统细菌、病毒、螺旋体及真菌等感染，结核性脑膜炎、化脓性脑膜炎使 IgG 和 IgA 上升明显，对多发性硬化及其他脱髓鞘病变、中枢神经系统的血管炎等诊断颇有价值。脑脊液寡克隆 IgG 带检测作为中枢神经系统内自身合成的免疫球蛋白标志，是多发性硬化重要的辅助诊断指标。

（4）酶学检查 正常脑脊液中谷丙转氨酶（ALT）、乳酸脱氢酶（LDH）和肌酸激酶（CK）明显低于血清中含量。在中枢神经系统疾病中，脑脊液酶含量可升高，但尚缺乏诊断的特异性，多发性肌炎 CK 增高。

（5）病原学检查 主要包括常规脑脊液涂片检查、培养、病毒学检查和囊虫特异性抗体检测。临床上常用脑脊液墨汁染色涂片找到隐球菌，以确诊隐球菌性脑膜炎等。可用酶联免疫吸附分析（ELISA）法或间接免疫荧光抗体试验（IFAT）法检测单纯疱疹病毒（HSV）和 EB 病毒，早期抗体阳性提示近期感染；同样也可采用 ELISA 和 IFA 法检测脑脊液中的囊虫特异性抗体。阳性结果提示脑囊虫病的诊断。

6. 腰椎刺穿并发症

最常见为腰椎穿刺后头痛，可持续 5～8 天，头痛以额、枕部为主，可伴有颈部和后背部疼痛，咳嗽、喷嚏或站立时症状加重，严重者还可伴有恶心、呕吐和耳鸣。平卧位可使头痛减轻。严重的并发症包括脑疝、感染、硬膜下血肿和蛛网膜下腔出血，但较罕见。

（二）神经影像学检查

1. 头颅和脊柱 X 线片

头颅 X 线检查简便安全，包括正位及侧位、颅底、内听道、视神经孔、舌下神经孔及蝶鞍像等。头颅平片主要观察颅骨骨厚度、密度及各部位结构，颅底的裂和孔，蝶鞍及颅内钙化斑等。主要适用于检查先天性疾病，如头颅形态及大小畸形、颅骨外伤、肿瘤病变等。目前广泛采用的计算机 X 线摄影术极大地提高了图像的清晰度和对比度，数字 X 线摄影技术近年才用于临床。目前许多头颅 X 线检查已被 CT 和 MRI 等手段取代。

脊柱 X 线检查包括后前位、侧位和斜位，可观察脊柱生理曲度、椎体发育异常、骨质破坏程度、骨折、脱位、变形和骨质增生，以及椎弓根形态、椎间孔和椎间隙改变、椎板和棘突破坏或脊柱裂、椎旁软组织阴影等。

2. 脊髓造影和脊髓血管造影

脊髓造影也称椎管造影，将造影剂碘苯酯或泛影葡胺经腰椎穿刺注入蛛网膜下腔后，观察流动有无受阻及受阻的部位和形态，在病变部位摄片。脊髓碘水造影后 CT 扫描更有助于诊断。脊髓造影适应证为脊髓压迫症。随着 MRI 技术的应用特别是 MR 水成像技术的应用，可以更好地显示神经根等结构，目前椎管造影已基本被 MRI 检查所取代。脊髓血管造影是将水溶性含碘造影剂注入脊髓动脉系统显示血管分布，可诊断脊髓血管畸形和硬脑膜动静脉瘘等。

3. 数字减影血管造影（digital subtraction angiography，DSA）

脑血管造影是将含碘显露剂如泛影葡胺注入颈动脉或椎动脉，利用 X 线摄片成像，目前已被数字减影血管造影取代。主要适应证是头颈部血管病变如动脉瘤和血管畸形等，而且是其他检查方法所不能取代的。

4. 电子计算机体层扫描（computed tomography，CT）

CT 是利用各种组织对 X 线的不同吸收系数，通过电子计算机处理，显示不同平面的脑实质、脑室和脑池形态图像。由于 CT 是无创性检查，简便迅速，敏感性较常规 X 线检查提高 3 倍以上，已广泛应用于各种神经疾病的诊断。目前 CT 常规用于颅内血肿、脑外伤、脑出血、蛛网膜下腔出血、脑梗死、脑肿瘤、脑积水、脑萎缩、脑炎症性疾病及脑寄生虫病（如脑囊虫）等的诊断。静脉注射造影剂泛影葡胺可增强组织密度，提高诊断阳性率。

CT 血管造影是静脉注射含碘造影剂后，利用螺旋 CT 或电子束 CT，连续薄层扫描，计算机对图像进行处理后重建血管立体影像，可清晰地显示大脑动脉环，以及大脑前、中、后动脉及主要分支，可为脑血管病变提供重要的诊断依据。

5. 磁共振成像（magnetic resonance imaging，MRI）

MRI 较 CT 可提供多层面解剖学信息，具有图像清晰度高、无放射性损害、不出现颅骨伪影、清晰显示脑干及颅后窝病变等特点，可清晰地观察病灶的形态、位置、大小及其与周围组织结构的关系。MRI 对神经系统疾病的诊断主要用于脑梗死、脑肿瘤、脑萎缩、颅脑先天发育畸形、颅脑外伤、脑炎等，MRI 图像对脑灰质与脑白质可产生明显的对比度，常用于脱髓鞘疾病、脑变性疾病及脑白质病变的诊断。对脊髓病变如脊髓肿瘤、脊髓空洞症、椎间盘脱出、脊椎转移瘤和脓肿等诊断均有明显优势。然而，MRI 检查急性颅脑损伤、颅骨骨折、急性出血病变和钙化灶等不如 CT。此外，须注意体内有金属植入物者不能进行 MRI 检查。

MRI 血管造影可显示血管影像和血流特征，它无须插管、方便省时、无创及无放射损伤。缺点是分辨力不适宜大范围检查。临床主要用于颅内动脉瘤、脑血管畸形、大血管闭塞性疾病和静脉窦闭塞等。

近年来以下几项新型 MR 相关检查：功能磁共振成像（functional magnetic resonance imaging，fMRI）广义的功能磁共振成像是指与脑功能检查有关的所有 MR 序列，包括弥散加权成像（diffusion weighted imaging，DWI）、灌注加权成像（perfusion weighted imaging，PWI）、血氧水平依赖脑功能成像（blood oxygen level dependent functional magnetic resonance imaging，BOLD-fMRI）和磁共振波谱成像（magnetic resonance spectroscopy，MRS）。DWI 是广义的功能性 MRI 技术，可早期诊断缺血性脑血管病，发病 2 小时内即可显示缺血病变。PWI 可显示毛细血管网血流情况，提供局部脑血容量、局部脑血流量和平均通过时间，有利于缺血性脑血管病的早期诊治。弥散成像-灌注成像（DWI-PWI）对脑梗死早期诊断的意义越来越肯定，目前认为 DWI-PWI 之差是治疗时间窗或半暗带存活时间的客观影像学依据。BOLD 主要原理是脑功能区活动时，局部脑组织血象多。浓度较周围组织高，含氧血红蛋白增加，脱氧血红蛋白减少。后者是较强的顺磁性物质，其减少使局部脑组织 T 延长，导致 T 加权像局部信号增加。fMRI 空间分辨力和时间分辨力较高、重复性好、无创，是研究脑功能的良好方法。目前，已经从单一脑功能如感觉、运动、视觉、听觉等研究，向语言、认知、情感、记忆等多功能协同研究的方向发展。临床上，主要用于个体化神经中枢定位研究，并将定位的脑功能区用于神经外科手术前入路设计，避免手术对重要脑功能区造成的误损伤。此外，还用于癫痫、帕金森病、痴呆、多发性硬化和脑梗死等非肿瘤疾病的诊断。对于精神疾病的生物学基础研究，尤其是认知功能研究具有较大应用价值。

MR 波谱通常可检测脑组织中乙酰天冬氨酸、肌酸、胆碱和乳酸的含量，可提供病变组织代谢和生化功能信息，有助于病变定性。

磁共振脑静脉血管成像方法 3DCE-MRV 可清晰显示颅内静脉窦内对比剂的充盈缺损，主要用于诊断脑静脉系统的病变，在临床用于静脉窦血栓形成的诊断。3DCE-MRV 显示静脉窦内相应节段正常血流信号消失，代之以充盈缺损，并可见大脑内侧面浅静脉部分增粗扩张，部分纤细减少，甚至完全消失，部分病例可显示侧支循环开放。

6. 脑磁图（magnetoencephalography，MEG）

脑磁图技术始于 20 世纪 70 年代，随着计算机技术和影像学信息处理技术的发展，脑磁图仪的设计和性能显著提高。20 世纪 90 年代开始用于临床研究，但因价格昂贵未能作为常规辅助检查手段用于临床。MEG 使用超导量子干扰器测定神经元兴奋性突触后电位产生的电流形成的生物电磁场，与脑电图比较，MEG 有良好的空间分辨力，可检测出直径小于 3.0mm 的癫痫灶，定位误差小，灵敏度高，且可与 MRI 和 CT 等解剖学影像信息结合进行功能定位，有助于难治性癫痫外科治疗的准确定位。

（三）神经电生理检查

1. 脑电图（electroencephalogram，EEG）

脑电图是脑生物电活动的检查技术，通过测定自发的有节律的生物电活动以了解脑功能状态，是癫痫诊断和分类的最客观手段。目前国际脑电图学会建议使用的脑电图电极安放方法是国际 10～20 系统电极放置法，其特点是电极的排列与头颅大小及形状成比例，电极名称与脑解剖分区相符。

脑电图检查可发现脑部弥漫性或局限性损害，如颅内肿瘤，尤其是大脑半球肿瘤、颅脑外伤、脑血管病、颅内炎症、睡眠与意识障碍等，其最大的诊断价值是用于癫痫，不但能帮助诊断，而且可以了解其发作类型，为选择药物提供客观依据。对于精神障碍者，主要用于精神分裂症、双相障碍等精神障碍确诊前。

2. 多导睡眠脑电图

多导睡眠脑电图的观察指标主要包括以下方面：①睡眠进程包括睡眠潜伏期、睡眠总时间醒转次数觉醒比等；②睡眠结构，分析快速动眼睡眠相与非快速动眼睡眠相的构成比例来了解睡眠结构；③快速动眼睡眠相期观察指标，主要包括睡眠周期数、潜伏期、强度、密度时间等。主要用于睡眠障碍，睡眠期行为障碍如梦游症、夜惊症、夜间惊恐发作等，以及隐匿性抑郁症的诊断和研究。

3. 脑电地形图

脑电地形图又称作脑电分布图，是应用电子计算机分析脑电的一种检查方法，将从脑电图记录到的各种信号综合分析，然后画出它们在脑的空间分布图，可以看出不同部位、不同频率的脑电分布情况。

4. 脑诱发电位检查

脑诱发电位检查是指给身体某些感受器以不同的刺激，产生大脑电活动的一种新的客观的电生理学检查。

（1）体感诱发电位 给周围神经以电刺激或自然刺激，神经冲动沿传入通路上行至皮质。可记录到感觉神经电位、脊髓成分、脑干成分和皮质成分，可分析感觉传导通路的病变部位。

（2）视觉诱发电位 给视网膜以视觉刺激，在头部记录到由视觉通路所产生的电位变化。临床上主要用于检查视觉通路的损害。

（3）脑干听觉诱发电位 给予短声刺激，可从头颅记录到包括脑干成分的听觉诱发电位。对听神经瘤瘤体小而 CT 不能发现者诊断意义大。而脑昏迷发展到脑死亡，首先是中晚成分消失，然后是Ⅰ波或脑干诱发电位完全消失，为判断脑死亡标准之一。

（4）诱发运动电位 用无损伤电刺激或磁圈刺激，刺激头皮运动投射区，可诱发出对侧肢体的电活动反应，以了解运动通路的情况。

（5）事件相关电位 是人对外界或环境刺激的心理反应，潜伏期 100 毫秒以上，为长潜伏期电位。事件相关电位主要研究认知过程中大脑神经电生理改变，探讨大脑思维轨迹，主要反映大脑皮质认知功能，用于各种大脑疾病引起认知功能障碍的评价，也有将此电位用于测谎等研究。

5. 肌电图

肌电图是指用肌电仪记录下来的肌肉生物电图形，主要肌电图特点如下。

（1）肌源性病变 无静止时静息电位，或严重病例偶见，肌电电位平均时程缩短，无肌肉不同点同时的动作电位，大力收缩时肌电波呈干扰相或混合相、波幅减低。

（2）周围神经病变 常见静止时静息电位，肌电电位平均时程增加，少见肌肉不同点同时的动作电位，用力收缩时肌电波形呈单运动单位电位相或混合相，波幅正常或减低。

（3）前角细胞病变 常见静止时自发电位，肌电电位平均时程增加，常见肌肉不同点同时的动作电位，用力收缩时肌电波呈单运动单位电位相，波幅增高。

6. 神经传导速度

神经传导速度是用于评定周围神经传导功能的一项诊断技术，通常包括以下两种。

（1）运动神经传导速度测定 用电刺激某些周围神经的不同点而得到在其所支配的肌肉潜伏期不同的复合肌电反应。测量两个刺激点的距离即可算出其运动神经的传导速度。

（2）感觉神经传导速度测定 将刺激电极置于远端皮肤，而将记录电极置于周围神经的不同部位，在刺激电极上施加刺激并经叠加后从记录电极得到诱发电位的不同潜伏期。测量两个记录电极间的距离，便能计算出感觉神经传导速度。此检查在早期和轻度周围神经病损时更为敏感。

7. 重复神经电刺激

当重复给予一连串电刺激时，正常人可以得出相应数量的肌电反应，并且其波幅基本相同。而重症肌无力时可有波幅地逐渐降低，重复电刺激对重症肌无力的诊断具有一定意义。

（四）头颈部血管超声检查

1. 经颅多普勒

经颅多普勒是用多普勒超声探头检测颅内外大血管之血流速度、血流方向等参数的非创伤性的检查方法，20 世纪 80 年代开始广泛应用于临床。检测指标主要包括血流速度参数、动脉参数和是否有杂音以及血流方向的改变等。

常用于以下疾病的辅助诊断：①颅内外段脑动脉狭窄或闭塞，对于颅外段的闭塞或 50%以上的狭窄确诊率在 95%以上；②脑血管畸形，有助于脑深部动静脉畸形定位；③脑动脉瘤，主要用于观察动脉瘤破裂出血发生、发展、转归；④脑血管痉挛，确定是否存在脑血管痉挛，对判断蛛网膜下腔出血的预后有重要价值；

⑤锁骨下动脉盗血综合征；⑥脑动脉血流微栓子监测。

2.颈动脉超声

颈部血管超声是一项无创性检测方法，可客观检测动脉结构和动脉硬化斑块形态，对缺血性脑血管病诊断有重要意义。探测部位包括双侧颈总动脉、颈内动脉、颈内静脉等。主要检测血管壁结构（内膜、中膜和外膜），血管内径和血流动力学变化。异常变化主要有血管内膜弥漫性或节段性（局灶性）增厚、管腔动脉硬化斑块形成、动脉狭窄或闭塞、血管走行异常、先天发育异常和动脉瘤等，以及血流方向异常，如盗血综合征等。

临床常用于诊断以下疾病：①颈动脉粥样硬化，可判断内膜增厚、斑块形成、动脉狭窄或闭塞程度等。②先天性颈内动脉肌纤维发育不良，可见动脉管径不规则缩窄，内膜和中膜结构显示不清，管腔内血流充盈不均呈"串珠样"改变。③颈动脉瘤，根据动脉瘤的病理基础和结构特征可分为真性动脉瘤、假性动脉瘤和夹层动脉瘤。④大动脉炎，动脉内膜相对均匀增厚，管腔均匀性缩窄，动脉内膜和中膜的结构融合。内膜下可有钙化，外膜表面粗糙等。⑤锁骨下动脉盗血综合征，锁骨下动脉或无名动脉起始部狭窄或闭塞，导致病变远端肢体血液供应障碍。

（五）放射性同位素检查

1.单光子发射计算机断层显像

该检查主要用于高碳酸血症或低血压时阻力血管自主调节能力测定，主要了解脑血流和脑代谢，对颅内占位性病变诊断阳性率约为80%，对脑膜瘤、血管丰富或恶性度高的脑瘤阳性率在90%以上，对急性脑血管病、癫痫、帕金森病和痴呆的分型及脑生理功能研究均有重要价值。此外，还可通过检测受体的放射性配体以了解神经受体的占有率及其功能状况，如多巴胺 D_1 及 D_2 受体、多巴胺转运体、5-羟色胺受体、谷氨酸受体、氨基丁酸（GABA）A 受体及 M 型胆碱受体等，该技术在临床及科研中已广泛应用。

2.正电子发射断层显像

该检查指用回旋或线型加速器产生正电子发射同位素，经吸入和静脉注射通过血脑屏障进入脑组织，因具有生物学活性可参与脑代谢并发出射线，通过探测脑不同部位示踪剂浓度脑切面组织图像，可计算脑血流、氧摄取、葡萄糖利用等，为研究人脑生化过程的无创伤性技术。临床应用于脑肿瘤分级、肿瘤组织与放射性坏死组织鉴别、癫痫病灶定位、各种痴呆鉴别、帕金森病与帕金森综合征鉴别诊断等。精神障碍患者常用于检查受体功能以及精神药物的受体结合率，这项技术的深入使用或许会为精神医学的诊断手段与治疗方法带来革命性的变化。由于该检查价格昂贵，还不能在临床广泛应用，仅限于少数大型医院使用或主要应用于科研方面。

3.脊髓腔和脑池显像

该检测方法是将某些放射性药物注入蛛网膜下腔，沿脑脊液循环路径运行，进入颈部蛛网膜下腔，最终进入血液循环。通过对患者注药后扫描，观察图像中有无缺损或局部不正常放射性聚集，了解脑脊液循环生理、病理改变。主要显示交通性脑积水、梗阻性脑积水、脑脊液漏、脑穿通畸形、蛛网膜囊肿及脊髓压迫症所致的椎管阻塞等疾病检查。

（六）脑、神经和肌肉活组织检查

脑、神经和肌肉活组织检查主要目的是明确病因或作出特异性诊断，或通过病理检查结果进一步解释临床和神经电生理改变。随着病理诊断技术的不断发展，组织化学、免疫组化等技术的应用，病理诊断阳性率不断提高。然而，活组织检查也有一定的局限性，如受取材部位和大小的限制，散在病变的病理结果阴性不能排除诊断，当病变较轻或正常组织难以鉴别时应慎下结论。

（七）基因诊断技术

基因诊断也称为分子生物学诊断技术，是采用分子生物学方法在脱氧核糖核酸（deoxyribonucleic acid，DNA）/核糖核酸（ribonucleic acid，RNA）水平检测分析致病基因的存在、变异及表达状态，直接或间接地判断致病基因和诊断疾病的技术。该方法也用于检测遗传携带者和纯合子、遗传性疾病产前诊断、病原微生物检测以及恶性肿瘤预测和早期发现等。近年来基因诊断范围已从遗传性疾病扩展到肿瘤、心脑血管疾病和感染性疾病等。

1. 临床常用的基因诊断技术

（1）凝胶电泳 常用琼脂糖和聚丙烯酰胺凝胶电泳进行核酸分离、纯化和分析。

（2）分子杂交技术 根据检测核酸种类不同可采用原位杂交、斑点杂交、DNA 印迹法、RNA 印迹法等。蛋白印迹法（Western blotting，WB）通常用待测蛋白质的相应抗体作为探针，与 DNA 印迹法和 RNA 印迹法杂交不同，灵敏性高，特异性强，在分子生物学领域应用广泛，对基因诊断有重要意义。

（3）聚合酶链反应（polymerase chain reaction，PCR） PCR 技术利用体内 DNA 复制原理，在模板 DNA、引物和 4 种脱氧核糖核苷三磷酸存在的条件下，依赖 DNA 聚合酶进行酶促反应，从而获得大量靶 DNA，由于其具有特异性和高效性的特点，已经广泛应用于遗传性疾病的基因诊断。

（4）DNA 测序 是分离并扩增患者相关基因片段后，测定其核苷酸序列，探究 DNA 变异性质的技术，是基因诊断最直接、最准确的技术。目前第二代测序技术应用 4 种荧光标记的双脱氧核苷酸确定 DNA 序列，自动化程度高，更省时直观。

（5）基因芯片技术 是将 DNA 寡核苷酸有序的排列形成二维 DNA 探针阵列，与荧光标记样品杂交，然后通过共聚焦显微镜检测杂交信号的强度，获得待测样品的大量基因序列信息的技术。生物芯片技术与其他学科的交叉融合，可用于基因表达水平的检测、药物筛选、个体化医疗、DNA 序列分析及生物信息学研究等。

（6）外显子组捕获技术 通过全外显子组的扫描，结合生物信息分析技术，找到遗传病患者特异的单核苷酸多态性（single nucleotide polymorphism，SNP），经过验证即可发现某种单基因病的致病基因。

（7）全基因组关联分析（genome wide association study，GWAS） 是指在全基因组层面上，开展多中心、大样本、反复验证 SNP 与疾病的关联研究，以揭示遗传病的相关基因。GWAS 将在多基因遗传病和肿瘤易感基因的检测以及相关疾病的诊断中发挥重要作用。

2. 基因诊断技术在神经疾病的临床应用

目前已知人类遗传性疾病有数千种，神经系统遗传病约占 60%，包括单基因遗传病、多基因遗传病、线粒体遗传病以及染色体病。

（1）基因诊断主要用于单基因遗传病

1）脊髓小脑性共济失调：临床表现为脊髓和小脑受累症状体征，已根据分子遗传学检测分为 19 型。

2）进行性假肥大性肌营养不良：X 连锁隐性遗传病，为 dystrophin 基因突变所致。

3）强直性肌营养不良：常染色体显性遗传病，致病基因为肌强直蛋白激酶基因。

（2）感染性疾病 应用基因诊断方法来检测血液、脑脊液、其他体液、组织标本的病原体，有利于早期、快速、准确地诊断神经系统感染性疾病。目前常用的包括病毒感染（单纯疱疹病毒、EB 病毒等）、细菌感染（结核、新型隐球菌、脑膜炎双球菌等）、螺旋体感染（神经系统莱姆病）、弓形虫感染和朊病毒病。

（3）药物基因组学的临床应用 药物基因组学是在药物遗传学的基础上发展起来的，以功能基因组学与分子药理学为基础的一门学科，采用基因组学的信息和研究方法，通过分析 DNA 的遗传变异和监测基因表达谱，探讨对药物反应的个体差异，从分子水平证明和阐述药物疗效以及药物作用的靶位、作用模式和毒副作用。神经科常将药物基因组学应用于癫痫、抗凝药、免疫抑制药、心脑血管病药物、抗抑郁药物等的筛选和个体化治疗。合理用药的核心是个体化用药。药物基因组学通过对患者的基因检测指导临床个体化用药，使患者既能获得最佳治疗效果，又能避免药物不良反应，真正达到个体化用药的目的。

第五章 脑病的治则与治法

第一节 治疗原则

一、治病求本

治病求本是指针对疾病本质进行治疗，这是对治疗任何疾病都必须遵循的原则，并贯穿于整个治疗过程之中，它反映了疾病治疗的普遍规律，因而是中医治则理论体系中最高层次的原则。"治病必求于本"出自《素问·阴阳应象大论》，简单来说是指临床治疗病人要从发病的根本上给予治疗。发病的根本即关键所在，是指疾病的病因和病机，因为中医诊治疾病的核心内容是辨证求因、审因论治。"本"与"标"是相对而言，包含多种含义，可用于说明病变过程中各种矛盾关系。从邪正双方来说，正气是本，邪气是标；从病因与症状来讲，病因是本，症状是标；从疾病先后来讲，旧病、原发病是本，新病、继发病是标。疾病的发生、发展总是通过若干症状而表现出来的，这些症状只是疾病的表象而非本质。"治病求本"就是求得疾病与证候本质的统一。治病求本作为最高的治疗原则，不仅要认识疾病某一阶段的主要矛盾，还应该认识整个疾病过程中的基本矛盾。所以，通过辨证求得的本，这个"本"即是疾病发展过程中某一阶段病理变化的本质。在临床运用这一治疗法则时又包括"正治反治""标本缓急""病证异同"三种情况。

（一）正治反治

正治与反治，是中医治疗疾病的方法，最早见于《素问·至真要大论》，"逆者正治，从者反治"，认为正治与反治均是治病求本的方法。

正治，又称逆治，是逆疾病的现象而治的一种治疗法则，也可以解释为采用方药的性质与疾病征象和疾病性质相反的一种治疗方法。临诊时，大多数疾病的现象与疾病的本质是一致的。如热证表现热象，寒证表现寒象，虚证表现虚象，实证表现实象。这时，就可以应用正治法则，即"热者寒之""寒者热之""虚则补之""实则泻之"。若属脑内有坚积之病，如癥瘕积聚之类，当用削伐之法；属于外邪侵袭脑络者，用祛除外邪法；气血郁结于脑或痰浊、邪气内结等，用消散法；经络拘急痉挛引起的疼痛不遂，应用舒缓法；精气耗散病证用收敛法；虚损怯弱之病，用温养补益法；过逸运动障碍，而致气血凝滞，如瘫痪、肢体不遂等，当用行气之法。由于临诊时大多数疾病的现象与疾病的本质是一致的，因此，正治法是临床上常用的治疗法则。

反治，又称从治，是指顺从疾病征象而治的一种治疗方法，也可以解释为采用方药的性质与疾病征象相同而与疾病性质相反的一种治疗法则。临诊时，当病情复杂或病情严重，机体不能正常地反映邪正相争的情况时，患者亦可能表现出某些症状与疾病性质不符，甚至出现一些假象，如寒证出现热象，热证出现寒象，虚证出现实象，实证出现虚象等，即所谓的"寒热真假"与"虚实真假"。运用反治的关键要全面分析病情，辨清假象，抓住本质，准确作出判断。反治法在临诊中有"热因热用""寒因寒用""塞因塞用""通因通用"等几种不同的方法运用。

综上所述，正治法一般应用于病程较短，病情与本质相一致的病症，反治法一般应用于病程较长，病情较为复杂，疾病症状与疾病本质不相一致的病症。但不论是正治还是反治，都是紧紧围绕疾病的本质进行治疗的法则，在本质上是一致的。

（二）标本缓急

标本是一个相对概念，是用来说明相互关联事物在变化过程中的各种矛盾关系。在一定意义上说，本就是疾病的主要矛盾，标就是被主要矛盾规定和影响的次要矛盾。标本缓急治则作为中医治疗学中的一个重要法则，不仅包含临床治疗疾病要抓住主要矛盾，同时也体现了疾病的性质总是随着矛盾主次关系的相互转化而发生变化的特点。中医学认为，疾病的发生、发展过程是极其复杂的，其标本之间存在着缓与急的关系；疾病又是多变的，标病与本病可依据急与缓而移其位置。中医讲治病求本，当标病急于本病时，本病的主要地位即被标病而取代，从而转变为次要地位。故弄清标本孰轻孰重及其治疗先后的问题显得尤为重要，标本治法的灵活性即主要体现在临床运用方式中。

1. 急则治其标

急则治其标的原则，即是针对在疾病发展过程中，当标证的病势急骤、病情危急，影响到病人的安危，或影响到对"本"的治疗时，所采取的一种暂时急救的治疗原则。这一原则主要适用于急性病、危重病的治疗。例如在脑系疾病中出现严重脑水肿并发脑疝时，必须优先予以治疗，待危重病情得到控制后再治本病。

2. 缓则治其本

缓则治本，是指在病情变化比较平稳，病势趋于缓和的情况下，应针对疾病的本质，进行求本治疗。这一原则对于慢性疾病或急性病转愈过程中，邪气未尽而正气已虚之时，具有重要指导意义。如中风病中的中脏腑，发生闭证时，急宜祛邪，息风开窍，度过危重期神志清醒后再对留有的后遗症如半身不遂、言语不清、口眼㖞斜等进行虚、实、火、风、痰、气、血的辨证予以治疗。对癫痫的治疗也符合这一原则，发作期可针对不同的证型给予定痫息风、豁痰开窍以治其标，在发作间期应以补虚固本为主，以治其本，达到预防、减少发作的目的。

3. 间者并行

间者并行，即标本兼顾。凡病标本并重，不宜单独治标或治本，或标本俱急的情况下，则应采用标本同治的治疗原则。在脑系疾病中，大多属本虚标实，故该治则尤为常用。如血管性痴呆在演变过程中以肾精亏损、痰瘀内阻为病变基础，治疗时应用补肾益精、活血通络、化痰降浊之法以兼顾标本。

总之，标本缓急是依据临床具体问题具体对待的原则，体现了治病求本的精神。在治疗疾病时，应随时捕捉病机的变化，把握病势的缓急，知常达变，灵活地应用标本缓急治疗原则。

（三）病证异同

病证异同反映了中医学中"病"与"证"的区别，体现了辨证论治的优越性。病是有特定病因、发病形式、病机、发展规律和转归的一个完整过程。证是疾病发展过程中的某一阶段的病理概括。辨证论治是将四诊收集的资料、症状和体征，通过分析、综合，辨清疾病的原因、性质、部位以及邪正关系，概括判断为某种性质的证，根据辨证的结果确定相应的治疗方法。辨病论治是在疾病被确诊后，根据疾病确定治疗原则。中医对疾病的治疗，既辨病又辨证。由于辨证论治能辩证地看待病和证的关系，既可以看到一种病可以包括几种不同的证，又能看到不同的病在发展过程中可以出现同一种证，因此治疗中又出现了"同病异治"和"异病同治"两种情况。

"同病异治"，是指同一种疾病由于发病时间、发病地点、患者机体反应性不同，或处于不同的发展阶段，表现的证不同，因而治法也不同。以中风为例，首先有中经络和中脏腑之分，中脏腑又有闭证、脱证之分，同为闭证又有阳闭和阴闭的区别，治疗也就不同。不同的疾病，在其发展过程中，由于出现了相同的病机即证相同或相似，也可采用同一方法治疗就是"异病同治"。如中风后遗症出现半身偏枯不遂和血管性痴呆，虽然两病不同，但若均属于气虚血瘀证则都可采用补阳还五汤治疗，属于以血瘀为主又都可用血府逐瘀汤。

"异病同治"和"同病异治"，其实质是"证同治亦同、证异治亦异"思想的具体表现形式，反映了中医学诊治疾病着眼于对证候的辨析和因证而治的特点。中医强调辨证论治，但绝不应该忽视辨病论治。因为，诊病可以掌握该病的发病特点及其发展趋势，以恒动观念把握疾病过程及病理变化，是为了更好地指导辨证。要辩证地看待病与证的关系，既要注意到同一种病有不同的证，又要注意到不同的病在其发展过程中可能出现相同的证。只有正确处理好辨病论治与辨证论治的关系，才能更好地运用病证异同的法则。

二、扶正祛邪

疾病实则是正邪交争的过程，所以扶正祛邪是中医最基本的治疗原则。在具体应用中要正邪兼顾，扶正避免留邪，祛邪谨防伤正。中医治病的核心思想是整体观念，即治疗中要对病人进行全身性调理，通过增强病人的抵抗力，扶助正气，祛除邪气，从而间接达到治愈疾病的目的。

扶正，即扶助正气，增强体质，提高机体对环境的适应能力、抗邪能力和康复能力。扶正多用补虚方法，还包括针灸、练习气功及体育锻炼等，另外精神的调摄和饮食营养的补充对于扶正也具有重要意义。祛邪，即祛除病邪，使邪祛正安。祛邪多用泻实之法，不同的邪气，不同的部位，其治法亦不相同。实则泻之、虚则补之是扶正祛邪原则的具体应用。扶正与祛邪方法虽然不同，但两者相互为用，相辅相成。扶正使正气加强，有助于机体抵御祛除病邪；祛邪能够排除邪气的侵犯，有利于正气的保存和恢复。

扶正祛邪在运用时要观察分析正邪的消长盛衰情况，根据正邪在矛盾中的地位决定扶正与祛邪的主次和先后。一般包括以下几种情况：一是扶正与祛邪单独使用；二是扶正与祛邪相兼；三是扶正与祛邪先后使用。治疗法则具体如下：其一，扶正，适用于以正气亏虚为主的虚证；其二，祛邪，适用于邪气盛实而可以承受攻伐的实证；其三，先扶正后祛邪，适用于病邪盛但正亏不能承受攻伐的证候；其四，先祛邪后扶正，适用于病邪盛而急需祛邪，正气虚但是尚可承受攻伐的证候；其五，扶正与祛邪并用，适用于邪盛正虚，但是两者均不是很严重的虚实错杂的证候。从这5种治则中可以总结出顾护正气应该贯穿于治病的始终。实际上无论病人是何疾病，严格来说都是患者"自己治愈"的，这个观念正是体现了人体"正气"的重要性。人体的正气在抵御和祛除外邪的过程中起着决定性作用，关系着疾病的发生、发展和转归。

三、调整阴阳

阴阳，是中国古代哲学的一对范畴，是我国古人用以认识自然和解释自然的一种世界观和方法论；两者代表着相互对立又相互关联的事物或现象的属性，以及同一事物或现象内部所存在着的相互对立的两个方面。我国古代医学家在长期的医疗实践中将阴阳学说运用于中医学，贯穿于中医学理论体系的各个方面，用来说明人体的组织结构、生理功能、疾病发生发展的规律，并指导临床诊断和治疗疾病。

中医学认为，人体一切正常的生命活动都是阴阳对立统一矛盾运动的结果，只有阴阳处于相对平衡才能保持健康状态；而一切疾病发生的根本原因都是阴阳的相对平衡遭到破坏，出现偏盛偏衰，正如《素问·生气通天论》所说："阴平阳秘，精神乃治；阴阳离决，精气乃绝。"中医治疗疾病，从某种意义上说，就是调整阴阳，补偏救弊，恢复阴阳的相对平衡，促进阴平阳秘。阴阳失调的病理变化可概括为阴阳偏盛、阴阳偏衰、阴阳互损、阴阳格拒、阴阳亡失等，因此，调整阴阳的治则也主要包括损其偏盛、补其偏衰、损益兼用等多个方面。

1. 损其偏盛

损其偏盛，就是针对阴或者阳偏盛的一方，予以纠正。当然，这个偏盛不可能是人体阳气、阴液的偏盛。所谓"邪气盛则实"，这里的偏盛只可能是邪气的偏盛。而邪气的性质，自有阴阳，如果是阴邪盛，就扶阳抑阴；如果是阳邪盛，则扶阴抑阳。如为阳热亢盛的实热证，应"治热以寒"，用"热者寒之"的方法以清泻阳热；阴寒内盛的实寒证则应"治寒以热"，用"寒者热之"的方法以温散阴寒。

又因为阳胜则阴病，阴胜则阳病，所以无论是阴性的邪气偏盛还是阳性的邪气偏盛，必然会损伤相对应的正气。热为阳，热胜则伤阴；寒为阴，寒盛则伤阳。所以在损其偏盛的同时，也要补其偏衰。

2. 补其偏衰

补其偏衰，就是补益阴或者阳一方不足的治则。这个不足的阴或者阳，就指的是人体的正气，也就是阴虚或阳虚。人体的正气总有阴阳的归属，治疗疾病就要根据阴阳的归属，来分别补益。阴阳偏衰的差异可产生证候寒热的不同，采用的补虚方法也有差别。

阴虚不能制阳的阴虚阳亢虚热证，根据"诸寒之而热者取之阴"之理，当滋阴以制阳，即"壮水之主，以制阳光"。因阳虚不能制阴的阴盛虚寒证，根据"热之而寒者取之阳"的原则，应补阳以制阴，即"益火之源，以消阴翳"。若属阴阳两虚者则应阴阳双补。

阴阳是互根互用的，故阴阳偏衰亦可互损，因此在治疗阴阳偏衰的病证时，还要注意"阳中求阴"或"阴中求阳"，即在补阴之时适当配用补阳药，补阳之时适当用补阴药。

3. 损益兼用

由于阴阳的互根互用，在阴阳偏盛的病变过程中，一方的偏盛常会引起另一方的偏衰，在治疗中应损其有余，兼顾其不足。若以阴阳偏衰为主，同时存在阳或阴相对偏盛的病机，则应以补其不足为主，兼顾损其有余。

另外，由于阴阳是辨证的总纲，疾病的各种病理变化均可用阴阳失调来概括，故凡表里上下，出入升降，寒热进退，邪正虚实，以及营卫不和，气血不和等，无不属于阴阳失调的表现，因此从广义上来讲，解表攻里、越上引下、升清降浊、寒热温清、虚实补泻，以及调和营卫、调理气血等方法也都属于调整阴阳的范畴。如《素问·阴阳应象大论》所说："其高者，因而越之；其下者，引而竭之；中满者，泻之于内；其有邪者，渍形以为汗；其在皮者，汗而发之；其剽悍者，按而收之；其实者，散而泻之。审其阴阳，以别柔刚，阳病治阴，阴病治阳，定其血气，各守其乡。"说明了调整阴阳治则的具体应用。

四、调整脏腑功能

人之精神思维活动分属于五脏，人的情志活动亦属于五脏，人有五脏化五气，以生喜、怒、悲、忧、恐。五脏神包含心藏神、肺藏魄、肝藏魂、脾藏意、肾藏志。脑具有主元神的生理功能，脑通过经络系统与人体各脏腑建立起了广泛的联系，脑统率五脏神为一整体。脑与五脏六腑在生理上相互联系，病理上相互影响。脏腑功能活动的正常发挥，是脑神髓海充足，脑主元神正常的前提。若脏腑失常，可因髓、血、真气不足而致脑髓不足，元神疲惫，亦可因脏腑之气上郁于脑，而扰动神明。具体来说，心的功能失常对脑的影响主要表现为：心气不足推血无力、心亏虚脉道不充、心血瘀阻血脉运行不畅等，均会导致心不主神明，进而影响到脑的功能。肝的影响主要表现为：若肝失藏血，肝血不能上养于脑，则脑神失常。若肝疏泄功能不及，肝气郁结，一则易化火伤阴，使脑失所养；二则气滞血瘀，瘀血阻窍，均可致神志异常。若肝疏泄功能太过，肝气上逆，气血上冲于脑，扰乱脑神，则见脑神失常。脾的影响主要表现为：脾胃运化水谷失职，气血不足，不能上荣头目；后天之精来源亦匮乏，后天无法填补先天，导致髓海空虚。脾胃运化水液失职，水液停留，凝聚成痰，上达于脑，阻塞清窍。脾不统血，血溢脉外成离经之血，瘀血阻脑，清窍受蒙。脾胃枢转不利，心肾不交，心火扰于上，则神明被扰。肺的影响主要表现为：肺主气、朝百脉功能失调，宗气生成不足，助心行血功能减弱，气血上供脑窍减少，则脑失养。肺行水功能失调，津液无法正常上布于脑，窍失濡养。肾的影响主要表现为：肾精不足，可致髓海失充。肾阴不足，肾水不能上济心火，心火亢于上，则火扰神明。肾阳不足，不能制水，则阳虚水泛，上泛清窍。

因此，脑病的治疗中要根据脏腑间的生理联系和病理影响调整其功能活动，使之各司其职，才能有利于脑髓及神机的功能正常，促进脑病的向愈。

五、调理气血

气与血是构成人体和维系人体生命活动的两大基本物质。气血运行正常，提供并保障了机体各组织结构新陈代谢所需的物质及营养。一旦气血流通受阻，相对的平衡失调，即会引发机体脏腑、组织的生理功能改变，产生病理反应及病理改变。脑与气血有着密切的联系。

《灵枢·决气》中也有记载："谷入气满……泄泽补益脑髓。"脑由后天水谷精微化生气血濡养，气血调和是脑主神明功能正常运行的保障。

脑病虽然表现众多不一，致病因素错综复杂，但在复杂的病变中大多要涉及气血，无论是器质性病变还是功能性疾病，均以气血失常为枢纽。从气的角度来看，《内经》曰："上气不足，脑为之不满……头为之倾，目为之眩。"气虚则血行不畅，积而为瘀，气化不足则湿滞经络，留而为痰，痰瘀夹气血上犯清窍，清窍气血失衡则可见头痛、眩晕、中风诸证。从血的角度来看，脑病常见实证表现为血瘀者较多，血瘀是现代医学中脑动脉硬化、脑出血、脑梗死的主要病因及病理因素。隋代巢元方《诸病源候论》中记载"血之在身……常无停积，若因堕落损伤，皆成瘀血"。此外，脑系疾病常与气血逆乱并见，如"大怒则形气绝，而血菀于上，使人薄厥"。因此，治疗脑系疾病应注意调理气血，以"有余泻之，不足补之"为原则，使气血关系恢复协调。气机逆乱则血行也随之逆乱，如肝气上逆，血随气逆，导致昏厥，治疗则宜降气和血。气能摄血，气虚不能摄血，可导致血离经脉而出血，如出血性中风，治疗时宜补气摄血。血为气之母，故血虚气亦虚。血脱者，气常随血脱。治疗应根据"有形之血不能速生，无形之气所当亟固"的原则先补气固脱。气血失调多与脏腑功能失调有关，调理气血的同时还要结合调理脏腑的功能。

六、心身并调

"心身并调"理论基础基于中医"形神一体"理论，形指的是生命现象的载体，亦即形体；神有广义和狭义之分。广义的神是指生命活动的外在表现；狭义的神即指人的精神、思维和意识活动，包括人的七情（喜、怒、忧、思、悲、恐、惊）。"形神一体"论是说人的形体和精神思维活动是一个统一的整体。"心身并调"理论在生理上着重强调形具神生、神为形主两个方面。形具神生指的是形体决定精神，心理活动虽藏于五脏，但它是由精气化生的，即"神"的物质基础是精气，如《类经》曰："精能生气，气能生神……精盈则气盛，气盛则神全。"神为形主的观点则重视神在生命活动中的统帅地位，肯定精神意识对机体内外环境的统一协调有着重大的能动作用，即神为形主。

"心身并调"理论的临床应用基于病理上形变及神、神变及形，即形神二者相互影响为病。形体病变主要是指脏腑功能紊乱，气血瘀滞，甚至组织结构的坏损，而脏腑功能紊乱可导致情志异常，即形变引起神变。如《灵枢·本神》曰："心气虚则悲，实则笑不休……肝气虚则恐，实则怒。"说明脏腑的病变，可以导致各种心理活动的异常，如中风后病人，则会出现焦虑、抑郁等情志疾病。相反，情志病变亦可引起形体病变，七情太过与不及首先导致气机不畅，进而由气机不畅导致相应脏腑功能紊乱，以致阴阳失调、经络阻滞、气血逆乱，从而发生疾病。

"心身并调"思维在中医学上的应用主要包括生理和病理两个方面，人体是一个有机的整体，构成人体的各个部分之间在结构上不可分割，在功能上也能够相互协调、互为补充。生理上，形具神生、神为形主，病理上，形变及神、神变及形，所以"形"与"神"不仅在生理上辨证统一，而且在病理上也能够相互影响。

七、异法方宜

"异法方宜"是指医者必须根据季节、气候、地区、病人的体质等不同的特点而选取不同的治疗方法。因为疾病的发生、发展受诸多方面影响，如时令气候、地理环境等，尤其是患者体质因素对疾病影响更大。《内经》中讲到，"圣人杂合以治，各得其所宜"，意思是虽然治法不同，但最终都能痊愈，是因为医者掌握了关于疾病的各个方面信息，知晓了治疗的原则。因此，在治疗疾病时，要求医者对具体情况作具体分析，区别对待。

1. 因时制宜

四时气候的变化对人体的生理功能、病理变化均会产生一定影响。即使一日之内人体的气血也依据经络循行有一定的流注次序，因此在病理状态下会出现"旦慧昼安，夕加夜甚"的变化规律。治疗时结合不同季节、不同时辰的特点，考虑用药原则，称为因时制宜。如春夏季节，阳气生发，人体腠理疏松开泄，即便此时外感风寒，治疗时也一般不可过用辛温发散之品以防开泄太过，耗气伤阴；而秋冬季节，气候由凉逐渐变寒，阴盛阳衰、腠理致密，阳气敛藏于内，此时若非大温大热之症，寒凉之品当慎用，以防苦寒伤阳。

2. 因地制宜

人生活在自然界中，不管是生理方面的变化还是病理方面的变化，都与不同的自然环境、生活条件息息相关。《素问·异法方宜论》认为，五方地域的差异，其自然气候、饮食起居、生活习惯等各有不同，人们的体质以及发生疾病时，都各有其特殊性。《医学源流论》指出："人禀天地之气以生，故其气随地不同。西北之人，气深而厚，凡受风寒，难于透出，宜用疏通重剂；东南之人，气浮而薄，凡遇风寒，易于疏泄，宜用疏通轻剂。"因此，同一病情，不同的地域，往往采取不同的治法和不同的药物。

3. 因人制宜

中医在重视整体观念的同时，也重视个体化，强调个体体质的差异。医生治病，是以人为对象，而不是以病为对象，不应该孤立地看病，而应该看到整个病人。同一疾病，往往因人的体质差异，治法有所不同。根据病人年龄、性别、体质、生活习惯的不同进行处方用药的原则即是"因人制宜"。

年龄：老年人生机衰退，气血阴阳亏虚，病多虚证或虚实夹杂。虚证宜补，攻邪宜慎，药量较青壮年为轻；小儿生机旺盛，但气血未充，脏腑娇嫩，易寒易热，易虚易实，病情变化较快，忌投峻剂，少用补益，药量宜轻。

性别：妇女有经、带、胎、产之别，用药宜慎。妊娠期间，凡峻下、破血、滑利、走窜等伤胎或有毒之品，尤当禁用或慎用。

体质：阳盛或阴虚之体，慎用温热之剂；阳虚或阴盛之体，则应慎用寒凉之药。

总之，异法方宜体现了中医治病求本的原则，反映了辨证论治的原则性和灵活性。

八、未病先防、既病防变

中医治病始终重视"治未病"的思想，强调防患于未然。中医治未病理论最早见于《内经》，"故圣人不治已病治未病"，是最先进、最超前的预防医学思想。在"治未病"思想的指导下，要求医者做到在疾病的发生、发展的整个过程中，及时洞察一切形诸于外的征象，做到未病先防和既病防变。

1. 未病先防

未病先防是指防病于未然，又被称为源头预防，强调养生，主要针对未发生脑病个体高危因素的预防调护。未病先防就要从此方面入手。

（1）心理调适　精神状态是衡量人体健康状况的首要标准，中医强调"形神合一"。情绪波动会影响脏腑功能，是百病之源，清代冯兆张《冯氏锦囊秘录》指出："神安则寿延，神去则形散，故不可不谨养也。"要避免喜、怒、忧、思、悲、恐、惊七情的突然、强烈或持久的刺激。"七情"是人对外界客观事物的反应，适当地控制情绪，保持心情舒畅，是健康防病、延年益寿的重要因素。若情志失调，影响人体气机，小则引起功能失调，大则容易损伤脏腑气血，影响人体的健康。心理调适的核心是指导人们树立健康意识，养成良好的行为生活方式，以降低或消除影响脑健康的危险因素。

（2）饮食调摄　不良的饮食习惯极易伤及脾胃，脾失健运，聚湿生痰，以致肝风挟痰，横窜经络，突然昏仆，诱发卒中。因此在预防脑病发生方面合理地调节中焦脾胃功能尤为重要。饮食上应当谨和五味，辨证施食。一般宜三低三高饮食，即低盐、低糖、低脂，高维生素、高纤维素、高钙质，杜绝痰之生成，从而防患于未然。

（3）起居调理　人以五脏为中心，自然界的四时阴阳消长变化，与人体五脏功能活动相互联系。人体生物节律的形成与大自然有密切关系，有规律的生物节律有利于身心健康，可达到祛病强身的目的。可根据阳气变化的规律，调整每日的起居作息。晨宜早醒，中午可以适当安排午休，时间不宜过长，可在 20～30 分钟，以养阳气；晚上，人体阴盛阳衰，组织器官生理功能也随之低下，可适当安排一些轻松愉快的文艺活动，或闭目调神，以敛气养神准备入睡。神经系统疾病亦有好发时间，往往在午夜发病，因此在至阴之时需安卧休息。

（4）运动健身　生命在于运动，动则经络疏通，血脉畅行，运则立，动则健，可促进新陈代谢，消除疲劳，增强体质，有效预防亚健康。运动时注意因人因时而异，循序渐进，持之以恒。"恬淡虚无，真气从之，精神内守，病安从来"。通过轻松愉快、活泼多样的活动，使情志畅，筋骨强，气血活，从而达到预防脑病的目的。

（5）戒烟限酒　长期吸烟会显著增加脑病的发病风险，并呈明显的剂量-效应关系。烟草中的主要成分尼古丁可增加血液内脂肪酸的含量，增加血液黏滞度，加速动脉粥样硬化的发展，加上尼古丁对血小板的刺激作用，可加速血液凝固，形成血栓。酒精具有明显抑制血小板聚集的功能，长期酗酒可损害肝脏功能，使肝脏合成功能明显减退，引起凝血因子缺乏，血小板生成减少，从而增加发生出血性脑卒中的风险，其风险与酒精摄入量有直接的剂量相关性。因此，应大力提倡戒烟限酒。

（6）睡眠调摄　熬夜等不良的生活习惯可导致记忆力减退、失眠、思维紊乱等。调整睡眠需要做到以下几个方面：首先，养成良好的睡眠习惯，"胃不和则卧不安"，睡前不宜过饱及避免进食刺激性食物。其次，形成规律睡眠，建立良好的生物钟。最后，顺应四季，遵循阴阳的消长转化。

（7）科学用脑　经常接触新鲜事物和信息，使中枢神经细胞处于活跃与增生状态，就可推迟神经系统的退化衰老，并会使全身各脏器工作更加协调，从而预防脑病。但大脑不宜过度使用，长时间用脑会导致脑细胞受损、记忆衰退。一般情况下，连续工作时间不应超过 2 小时，感到疲乏时宜停下来休息。充足的睡眠是保护大脑的有效方法，可使大脑得到有效休息。参加户外活动也是一种活动性休息，不仅可以消除脑疲劳，还能促进血液循环，提高机体的免疫力。

2. 既病防变

既病防变指在疾病发生后，早期诊断、早期治疗，防止疾病的发展与传变。《素问·阴阳应象大论》言："见微得过，用之不殆。"外邪侵入人体，是由浅入深、由表入里、由轻到重的过程。"既病防变"强调早期治疗的重要性，把握时机，及时治疗，防止疾病传变，避免累及他脏。既病防变又可分成两层含义：已病早治与病后防变。

已病早治即在发病之初，做到早发现、早诊断、早治疗、早康复。疾病是一个发展的过程，疾病处于萌芽阶段时，就应防微杜渐，趁外邪未渗透入脏腑时及早治疗，以安正气、退邪气。《金匮要略》有云："适中经络，未流传脏腑，即医治之。四肢才觉重滞，即导引、吐纳、针灸、膏摩，勿令九窍闭塞。"张仲景亦强调"病在表，当先解表"的欲病救萌，勿令生变的防治理念。病后防变是指在治疗过程中把握病机，防止疾病向严重复杂的方向发展，即《内经》所谓"见微得过，用之不殆"之意。叶天士的"先安未受邪之地"体现了阻止病情蔓延，并对进展中的疾病做到慎起居、避风寒、饮食宜忌等将息调养和护理的法则。

而不管是已病早治还是病后防变都是提醒人们要治"未病"，这里的未病即指未能深入发展的疾病，让人在疾病面前处于主动地位，积极地对抗疾病，切实地做到以人为主体，把握自己的生命，实现对自我的关怀。

第二节 常用治法

1. 清热法

清热法是通过寒凉泻热的药物和措施，清除火热之邪的一种治法，又称清法，适用于里热证的治疗。《素问·至真要大论》认为"热者寒之""温者清之""治热以寒"是清热法的理论依据之一。由于里热证有热在气分、营分、血分、热甚成毒及热留于某一脏腑之分，因此清热法又有清气分热、清营凉血、气血两清、清热解毒和清脏腑热的不同。在脑病学中清热法的运用范围较广。凡发热性疾病除辨证用药外常可配合清热药。

2. 攻下法

攻下法是通过荡涤肠胃，泻出肠中积滞，使停留于胃肠的宿食、燥屎、冷积、瘀血、结痰、停水等从下窍而出，以祛邪除病的一种方法，又称下法。《素问·至真要大论》中"其下者，引而竭之""中满者，泻之于内"即为下法的理论依据。攻下法适用于里实证，凡邪在肠胃，燥屎内结，或热结旁流，以及停痰留饮、瘀血、积水等邪正俱实之证均可使用。

3. 补益法

补益法是滋养补益人体的气血阴阳之不足或补益某一脏之虚损的治法。《素问·三部九候论》曰："虚则补之。"《素问·至真要大论》曰："损者益之。"《素问·阴阳应象大论》曰："形不足者，温之以气，精不足者，补之以味。"上述都指此而言。补益法重点在于，通过药物的补益，使人体脏腑或气血阴阳之间的失调重归于平衡，同时，在正气虚弱不能祛邪时，也可用补法辅助正气，或配合其他治法达到扶正祛邪的目的。补益法在脑系疾病中应用广泛，如眩晕、痴呆、五迟、五软、解颅等，常用的补益法又可分为补肾填精、健脾益气、滋补元阴、壮补元阳、益气养血五种。

4. 消导法（化痰法）

通过消导和散结的作用，对气、血、痰、食、水、虫等积聚而成的有形之结，使之渐消缓散的治法。化痰法就是通过消除痰饮而治疗由痰引起的各类病证。由于痰饮停留的部位不同，兼夹的邪气也不尽相同，在治法上又有差别，可分为燥湿化痰、清热化痰、息风化痰、行气化痰四种。

5. 行气法

行气法是调理气机的一种治法，适用于气机失调的病证，主要针对肝气郁结引起的气滞病证。适用于气机郁滞，尤其是肝气郁滞证所致的头痛，或情绪抑郁、哭笑无常。还常用于头痛、百合病、脏躁、郁证等精神疾病。

6. 理血法

理血法是通过调理血分治疗瘀血内阻和各种出血证的一种治法。该法在脑病中运用广泛，如脑梗死，而对于脑出血、蛛网膜下腔出血则应酌情使用。其他疾病，如血管性痴呆、帕金森病、阿尔茨海默病、流行性脑脊髓膜炎均有一定疗效。理血法又分为活血化瘀法、益气活血法和止血法。

7. 安神法

安神法是通过重镇安神或滋养安神治疗神志不安疾病的方法，达到调整阴阳平衡、协调脏腑关系的作用。按照神志不安的虚实之别，又分为重镇安神和滋养安神两种方法。

8. 开窍法

开窍法是开闭通窍以苏醒神志为主的一种治法。主治神经系统疾病的神昏窍闭证。具体运用时又分为凉开与温开两种。

9. 镇痉法

通过平肝息风、祛风通络以解除四肢抽搐、眩晕、震颤、口眼㖞斜等病证的治法，又称息风法。息风有外风、内风之别。

第六章　脑病的护理

脑病具有起病急、症状重、病情复杂而多变的特点，多涉及神经精神和肢体活动方面的症状，而如何正确科学护理以提高患者的生活质量，是必须重视的问题。

1. 日常护理

患者宜身处静谧的环境中，应保持房间内外整洁明亮，定期开窗通风，以保持室内空气清新，具体以患者自身感觉舒适为宜，如此则有利于休养和治疗，便于早日康复。

（1）休息和卧位　病情严重的患者应绝对卧床休息，意识障碍、呼吸道分泌物增多且不易咳出者取头高脚低位或半卧位，头偏向一侧。慢性疾病或退行性疾病者鼓励下床适度活动，患者变换体位或蹲、起、站立时动作应缓慢，避免头部过度动作，下床活动时要陪护在旁，防止发生意外。

（2）口腔护理　对于意识障碍、鼻饲的患者，针对性的口腔护理可以降低口腔感染概率。牙关紧闭者，应取下义齿，使用牙垫，防止舌损伤；喉间痰鸣、时流口涎者要及时清除口腔分泌物及痰液，防止误吸。此外，应保持口腔卫生，饭后漱口，尽可能减少口腔内的残留物。

（3）皮肤护理　应定期帮助患者洗澡及更换衣物，保持皮肤干爽清洁。床铺保持干净平整，无异物及碎屑。偏瘫、意识障碍者每2~3小时翻身1次，预防褥疮发生，动作要轻，避免损伤皮肤，最大限度地避免感染。

（4）体位护理　保持良好的肢体位置，正确的体位姿势可以减轻患肢的痉挛、水肿，增加舒适感。患者卧床时床应放平，床头不宜过高，尽量避免半卧位和不舒适的体位；不同的体位均应使用数个不同大小和形状的软枕以支撑；避免被褥过重或太紧，协助患者保持肢体伸展、关节活动。

卧床患者，应定时翻身，同时辅助局部按摩，预防下肢静脉血栓形成；按摩时间为每个肢体5分钟，每日2次；被动运动顺序为先大关节、后小关节，幅度从大到小，并嘱患者用力配合，尽量使瘫痪的肌肉收缩，以促进肢体血液循环，有利于神经功能的恢复。肢体强直痉挛或躁扰不宁者，应加床护栏，并适当约束保护，防止跌仆。对于可适当活动的患者，所用的床头柜应放在患侧，鼓励患者多训练及应用患侧的肢体，以加速其康复。

（5）二便护理　尿潴留者给予留置导尿，定期更换尿袋，定期作膀胱功能训练。尿失禁者定时提供便盆给患者排尿或协助患者如厕，以减少患者失禁的机会，避免因尿液浸湿而损伤皮肤，保持会阴部及尿道口清洁，勤换床垫和床单。

大便失禁者应及时清洁排泄物，保护肛周皮肤；指导患者养成定时排便的习惯，保持大便通畅，排便时不要用力，可以食用香蕉、番薯、桑椹、蜂蜜水等以润肠通便，便秘严重者必要时可使用栓剂或轻泻剂。

如发现患者的尿液及粪便的颜色、气味异常，要及时和医生沟通。鼓励患者多饮水，多食蔬菜水果，保持大便正常。

护理中应密切观察患者病情，观察神志、瞳孔、呼吸、尿量等变化，定时监测血压、血糖、心率。应谨避四时虚邪贼风，注意气候的变化，如在衣服被褥方面适时加减，以使人体适应春温、夏热、秋凉、冬寒的四时变迁，及时调适人体自身阴阳消长，以顺应自然。如对阳虚怕冷的患者，室温应稍高；高热烦渴者，室温应适当低些。同时应保持室内一定的湿度，指导病人春防风，夏防暑，长夏防湿，秋防燥，冬防寒，以免病中加感，使其早期康复。

2. 心理护理

患病后，脑病患者常常由于病痛折磨、病程较长久、医疗费用高等因素，精神情志发生变化；部分患者常伴有不同程度生活自理能力的丧失，社会、家庭地位也随之发生改变，而出现焦虑、抑郁等悲观情绪。不良的情绪变化又会加重病情，严重者会出现拒绝治疗、不信任医护人员等情况。因此，心理护理应与身体治疗同时进行，心身同调尤为重要。

脑病急性期，患者常表现为紧张、恐惧，甚至会出现悲观失望、消极压抑等心理状态，医护人员应积极开导、安慰患者，消除患者心理障碍，并避免其他情志刺激，使患者保持情绪稳定，鼓励患者积极配合治疗；关心、尊重患者，多与患者交流，鼓励患者表达自己的感受，指导其克服焦躁、悲观情绪，适应患者角色的转变；避免任何不良刺激和伤害患者自尊的言行，尤其在协助患者进食、洗漱和如厕时不要流露出厌恶情绪；对失语或不肯说话的患者，应多关心他们，仔细观察他们的表情、手势，准确判断患者的意愿并作好针对性的护理。多与患者家属沟通，详细告知患者的病情，使其了解医护人员的治疗方案，与家属共同配合，作好患者的思想工作，以解除患者的心理恐惧与不安，树立战胜疾病的信心。向家属作好心理的宣教工作，建议他们保持情绪稳定，以免影响患者的病情和治疗效果。

脑病恢复期，患者因病情恢复缓慢，日常生活自理能力受到影响，得不到家庭、社会的接纳，而产生灰心、失望的情绪反应，表现为情绪低落、孤独，或因小事而大发雷霆，过分关注身体感受，甚至会出现悲观厌世之感。医护人员应及时向患者及家属提供有关疾病的治疗、护理、预后及康复的信息，说明疾病演变过程的复杂性，使他们了解自己的疾病状态；让患者参与必要的治疗和护理过程，尊重他们对治疗的建议，以调动其积极配合治疗和护理的自觉性，对丧失信心甚至拒绝治疗的患者，医护人员应倾听患者的诉求，耐心解释、诱导，说明恢复的难易，激发他们的治愈信心，并向他们讲解一些疾病治疗成功的案例，解除其思想顾虑，强调连续治疗的重要性，说明思想上重视治疗、情绪上保持乐观对促进康复的积极作用。建议家属多陪同，给患者提供倾诉、宣泄的机会，减少其孤独感，还可以让患者与患同类型疾病但已有明显好转的病人多交流，增加其疾病恢复的信心。

积极引导患者保持乐观的情绪，开导情绪低落的患者，怡情养性，克服急躁情绪。正确对待康复训练过程中患者所表现出的诸如注意力不集中、缺乏主动性、畏难、悲观及急于求成等现象，鼓励患者克服困难，摆脱对照顾者的依赖心理，增强自我照顾的能力与信心。

3. 饮食用药护理

（1）饮食护理 脑病急性期出现昏迷或病情重而不能经口进食的患者，在发病的 2～3 天内，如有呕吐或出血者应禁食，从静脉补充营养，3 天后开始鼻饲，为适应消化道吸收功能，先以米汤、蔗糖为主，每次 200～250ml，每天 4～5 次，在已经耐受的情况下，可鼻饲混合米汤、牛奶和鸡蛋等食物，以增加热量、蛋白质和脂肪。时间较长又有并发症者，应供给高热能、高脂肪的混合奶，保证患者充足的蛋白质、脂肪、碳水化合物等所需营养的摄入，鼻饲时抬高床头 15°～30°，鼻饲速度宜慢，防止食物反流至气管，引起窒息。宜进食维生素含量高的食物，保证二便通畅。

饮食上宜清淡、少盐、富营养、易消化。寒温应适宜，过热食物致胃火亢盛，烫伤消化道；过冷食物则伤脾胃阳气，致内寒丛生；饮食软硬适宜，过软影响食欲，过硬妨碍消化，而重症病人则应以流质、半流质饮食为宜。另外，保持良好的情绪也是饮食卫生的重要内容，情绪不佳，可影响食欲，而乐观稳定的情绪则有助于食欲的增加和食物的消化。

选择适当的饮食，根据病情需要，从食物的性味入手，合理搭配饮食。虚弱者应适当增加营养，肥胖或高血压者应适当控制饮食。可根据不同证型给予相应的饮食指导，无论饮食荤素精粗，都应在选择之列。进食应注意定时、定量，不宜过饱。粗细粮搭配，保证适当的蛋白质，如鱼类、瘦肉、蛋和豆类及其制品等；摄入优质蛋白的同时，限制动物内脏、脂肪的摄入；适当限制胆固醇的摄入，每天不超过一个蛋黄，多食新鲜蔬菜、水果，以补充维生素和矿物质；限制钠盐摄入，忌食辛辣、煎炸、刺激性食物及烟酒。此外，应考虑药物与食品的关系，服用中药一般均忌嗜茶；服参类补品，则忌食萝卜。

（2）用药护理　告知患者及家属服用药物的重要性，指导患者严格遵照医嘱用药，如降压药、降糖药，按时、规律用药，不得擅自增减，以免引起疾病复发，同时应观察用药的不良反应，有无头晕、恶心、皮疹、肝肾功能异常等。脑血管疾病患者服用氯吡格雷、阿司匹林等抗血小板药物过程中，应定期检查凝血功能；服用降脂药、降压药或降糖药的患者均应定期去医院检查相应指标。

用药应注意给药途径和用药时间。脑病患者的用药多为口服，如汤、丸、片剂、冲剂及胶囊等，应注意服药时的水温。汤药一般宜温服，如以热药治寒证者，宜热服；如以寒药治热证者，宜凉服；另可根据病情辅以肌表给药，如肌表贴敷时，勿使暴露部位受风着凉，勿烫伤肌肤。用药时间应注意：汤剂1日1剂，分2～3次服；急重病人随煎随服，每日可服2～3剂；泻下药及补益药宜饭前服；安神药宜睡前服；服药呕吐患者，汤药可少量多次频服，可加入少许姜汁或嚼少许陈皮，或滴几滴姜汁于舌上。

用药后的护理：用药后宜休息一段时间，使病人神情安定，观察药物有何不良反应，尤其是初服峻烈的药物之后；服利水剂后，应注意排尿量之多少，作出入量记录；危重病人服药后，对其神志变化，唇面甲颜色改变，四肢寒温转变及气息、出汗及二便情况等，均应详细观察，并作好记录。

4. 安全护理

脑病患者伴意识障碍、偏瘫等异常情况时，应立即进行安全护理。对患者的各项情况进行评估，避免危险的发生，对预防病情进一步恶化有明显效果。烦躁不安、谵妄、昏迷等危重病人，要防止发生坠床和跌倒等意外。床铺应高度适中，应有床护栏；呼叫器和经常使用的物品置于床头病人伸手可及处；运动场所要宽敞、明亮，建立"无障碍通道"；走廊、厕所要装扶手，以方便病人起坐、扶行；地面要保持平整干燥，防湿、防滑，去除门槛；步态不稳者，选用合适的辅助工具；患者最好穿防滑软橡胶底鞋，衣着应宽松；患者在行走时不要在其身旁擦过或在其面前穿过，同时避免突然呼唤患者，以免分散其注意力；上肢肌力下降的患者不要自行接开水或用热水瓶倒水，防止烫伤；对患者采取必要的安全措施，如专人看管，防止出现坠床或碰撞受伤等情况。

5. 其他护理

（1）语言护理　脑血管病急性期过后应充分利用患者残存的语言能力，每日定时进行发音训练，逐步提高其表达能力，注意患者的发音清晰度、节奏的训练，从单字、单词入手训练。早期可用单词或短语加视觉信号来进行训练，如卡片、图片等；同时分辨失语类型，如命名性失语主要为遗忘性，护理时要反复说出名称，强化记忆；运动性失语主要为构音障碍，护理时要给病人示范口型，一句一句面对面地教。

语言康复训练是一个由少到多、由易到难、由简单到复杂的过程，训练效果很大程度上取决于患者的配合和参与程度。因此，训练过程中应根据患者病情轻重及情绪状态，循序渐进地进行训练，切忌复杂化、多样化，避免产生疲劳感、厌烦或失望情绪，使其体会到成功的乐趣，从而坚持训练。

（2）认知护理　认知功能的护理要给予患者视、听、触等感知觉刺激，同时可以辅助一定的药物。在护理中，要尊重患者，给予情感支持，加强患者的防护，尽量防止患者单独外出，以免迷路走失。同时可以强化内隐学习，反复给予多种刺激，并强化动作学习，以增强记忆力和注意力。鼓励患者积极参加户外活动，帮助患者养成良好的个人生活方式，保持愉悦的心理状态及和谐的人际关系。

（3）功能锻炼　要做到：从被动运动开始，循序渐进，增加训练强度，持之以恒，并逐渐过渡到主动运动。适当的运动锻炼可以活动筋骨，通畅血脉，帮助消化，有利于疾病的痊愈，但活动量应逐渐增加，以"劳而不倦"为度，如导引、太极拳、八段锦等中医传统运动，要根据每个人的体质、病情制订相应的运动量，一些急性脑血管病患者，常需以静为主；慢性病患者可以适度运动，劳逸均依病情及机体适应情况而定。

（4）中医适宜技术　除了运用食疗、导引气功之外，还可以采用针刺、艾灸、按摩、刮痧等中医适宜技术进行身体的调理，扶正祛邪，改善疾病症状。如推拿按摩可以松解粘连，滑利关节，促进局部血液循环，对于偏瘫的治疗有较为理想的效果；将中药贴敷在相应穴位上，可使药物对应靶部位，直接作用于五脏六腑，使机体更好地吸收药物，改善血液循环，促进肢体康复；使用中药封包，可以促进血液循环，调节机体功能，改善患者病情。此外，康复理疗对脑病患者的功能恢复起着积极的作用，及时有效的功能康复锻炼可预防肢体功能的丧失。

6. 预防调护

增强体质，保证充足的睡眠和休息，避免可能诱发或加重疾病的因素。防止外伤，有外伤时应及时采取恰当的方法治疗，减少血阻脑络的机会。注意心理调节，避免不良情绪如气愤、紧张、惊吓等刺激，保持心理平衡，控制疾病发作。积极治疗原发病，如高血压、糖尿病、脑部病变等，避免突然或剧烈的头部运动。

第七章 脑病的康复

第一节 脑病康复概论

1. 概述

"康复"一词首载于后晋刘昫《旧唐书·则天皇后本纪》，"五月癸丑，上以所疾康复，大赦天下，改元为久视"。中医学文献中的康复指疾病痊愈和恢复健康。现代医学的康复有着更深的内涵。康复医学以损伤、疾病、衰老或先天发育异常等造成的功能障碍者为服务对象，以恢复功能为导向，旨在通过训练和治疗最大限度恢复功能障碍者的残存功能，回归家庭生活，恢复社会功能。

2. 脑病康复的基本原则

中医脑病康复是指采用中药辨证、针灸推拿、精神调摄、药浴足浴、功法练习等内服外治方法，对先天或后天的脑病造成的功能缺损或障碍进行恢复，以达到改善患者生活质量的目的。

中医脑病的康复基本原则包括整体康复、辨证康复、综合康复和康复预防四部分。

（1）整体康复　整体观念是中医方法论和认识论的核心。整体观念认为人体是一个以五脏为中心的有机整体，与自然环境有统一性，并受社会、生存环境影响。整体康复指康复应符合中医整体观，在疾病康复过程中要从整体出发，对局部功能障碍、心理障碍、生理障碍等都要重视，采用各种康复措施注重内外兼顾、形神共调。此外，还需利用自然环境、适应和改造社会环境，做到天人相应。

（2）辨证康复　辨证论治是中医学认识疾病和治疗疾病的基本原则，贯穿于预防、康复、诊疗等医疗实践中。辨证康复指因人而异、因证而异，以辨病和辨证相结合，全面掌握病机要点，提供个体化康复方案。在脑病康复中，根据功能障碍选择适当的康复方法与技术要以准确的辨证为依据。辨证是基于疾病生理、病理因素及机体功能障碍与生理因素的关系，分析导致功能障碍的本质，对证治疗，治病求本。康复的治疗对象以功能障碍为主，可根据八纲辨证、脏腑经络气血辨证围绕功能障碍的病因、性质、程度辨别功能障碍病位和寒热虚实等。

（3）综合康复　指重视整体脏腑功能和肢体功能的恢复。中医脑病有着丰富的康复理论和方法，具有不同的优势和适用范围。多种康复手法综合应用，扬长避短，可以更好地发挥中医脑病康复的特色。综合康复也遵循中医学治疗疾病的基本原则：标本兼治，急症以缓解症状为目的，慢症以消除病因、恢复功能为目的；内外结合，内服药物、食疗与外用熏、洗、敷结合，优势互补；医养结合，通过治疗缓解症状，通过调养恢复正气，帮助康复。

（4）康复预防　符合中医学"防病于先，未病先防，已病防变，病后防复"的观点。康复预防不同于疾病预防，其目的是预防伤残病变的发生，最大限度地预防伤残的进展与恶化。在中医学理论指导下，基于前人总结的疾病发生、发展及预后规律，在疾病发展的不同阶段，采取综合措施以预防病残发生，尽可能减轻病残程度，防止复发。

第二节　脑病康复疗法

脑病的康复疗法涉及内容较广泛，主要包括中医学的针灸治疗、推拿疗法、拔罐疗法、中药熏洗疗法、传统功法锻炼等。

1. 针灸治疗

针灸疗法是在经络学说等中医理论的指导下，运用针刺和艾灸等对人体一定的穴位进行刺激，以起到疏通经络、调节脏腑、行气活血的作用，从而达到扶正祛邪、治疗疾病的目的。古时曾有"用药攻其内，针石攻其外"之说。在脑病引起的各种神经及精神疾病的康复中具有重要的作用。

研究显示，针刺可以改善急性大脑中动脉局灶性缺血，针刺内关、人中可有效缓解中风早期微血管痉挛，改善侧支循环，减轻缺血造成的损伤。对于如中风早期的肢体弛缓性瘫痪的情况，针刺可以阳经穴位为主，可适当配1～2个相表里的阴经穴位，从阴引阳，促进肢体康复。也可利用联合反应，先针刺健侧穴位，后针刺患侧穴位，适当配合肢体运动。根据"腧穴所在，主治所在"的治疗规律，吞咽障碍常选用舌咽部和颈项部的穴位，如廉泉、风池、翳风、金津、玉液等。治疗吞咽障碍时还可选用舌三针、头针、体针、耳针等方法缓解功能障碍。选用体针治疗可有效改善患者的肌力、肌张力及平衡能力等，如针刺曲池、足三里等阳明经穴位，能调气活血通络，促进肢体功能的恢复；针刺阴阳跷脉能提高患者下肢的步行能力和平衡能力，进而提高患者的日常生活活动能力。头针又称头皮针，是指在头部特定部位针刺的治疗方法。大脑皮质的功能在相应的头皮部位存在一定的折射关系，如顶颞前斜线，位于头部侧面，从前神聪穴至悬厘穴，主治对侧肢体中枢性运动功能障碍；顶颞后斜线，位于头部侧面，从百会穴至曲鬓穴的连线，主治对侧肢体中枢性感觉障碍。通过针刺的方法刺激相应的头皮区域，可影响相应的大脑皮质功能，改善患者的功能障碍，提高其日常生活自理能力。耳针疗法可与其他针灸方法配合用于脑病的康复，如对脑病兼有自主神经功能紊乱者，可采用相关耳穴针刺或压豆，对缓解内脏症状和感觉异常具有较好的疗效，较单用体针为佳。

艾灸也是一种常用的康复疗法，具有温经通络、行气活血的作用。临床可单独应用或与针刺疗法及其他疗法合用，如温针灸法。艾灸温经通络，可用于缓解中风脑病导致的肢体痉挛症状；行气活血，改善脑部血液循环，有效预防脑病的发作。对脑病患者出现阳气虚脱者，可用艾炷在关元、气海等穴位上隔姜灸或隔附子饼灸等，具有回阳救逆之功效。

2. 推拿疗法

推拿疗法是在中医理论指导下，结合现代医学理论，运用特定手法作用于特定的部位或穴位，以达到防病治病目的的一种外治疗法。推拿手法主要是通过激发经气的运行，从而起到疏通经络的作用。《素问·血气形志》说："形数惊恐，经络不通，病生于不仁，治之以按摩醪药。"可见，在《内经》时代就已经认识到推拿手法具有疏通经络的作用，这一作用也是推拿手法作用的基础。筋附于骨，骨与筋连，两者共同维系人体的运动功能。推拿手法通过力的直接作用，可使挛缩的筋脉得以松解，并使之纳入正常的巢穴，从而实现其理筋散结的作用。常用手法包括推法、按压法、揉法、拿法和捏法等。

3. 拔罐疗法

拔罐疗法具有散寒除湿、温经通络、舒筋解痉、活血化瘀等作用，对脑病引起的经络不通、肢体功能障碍有较好的治疗作用。最常用的拔罐方法为火罐法，一般采用酒精点燃使罐内产生负压，也可使用药物煮罐法、抽气法，柔软的硅胶罐可以直接挤压罐体吸附在身体上。留罐通常10～15分钟，以皮肤充血为度。结合患者的不适部位可采用不同的拔罐方法，如闪罐、走罐、刺络拔罐、针罐等。如脑病引起的背部不适，可在背部膀胱经走罐，背俞穴留罐。若伴随肢体功能障碍如肩关节不适，可采用刺络拔罐、针罐或局部闪罐。

4. 中药熏洗疗法

中药热敷疗法是联合热力与中药药力作用于肌表，通过经络血脉输布全身，直达病所以治疗疾病的一种传统方法。中药热敷疗法可以促进血液循环，增加局部药物浓度，并改善周围组织营养代谢，从而达到治疗疾病的目的。将中药置于锅中加水煮沸后熏洗患处的一种方法。使用时先用热气熏洗患处，待水温稍减后用药水浸洗患处。每日 1～2 次，每次 15～30 分钟。本法具有疏通气血、舒松关节经络的作用，适用于关节强直等症。可选用透骨草、荆芥、防风、桂枝、当归、苏木、牛膝、红花、桑枝等，水煎大半盆，置木盆或瓦盆内，盆上放一木板，以熏蒸烫洗。患肢可用小棉被盖住，以便保温。温度不宜太高，以患者能忍受为度，每个肢体熏蒸烫洗 30 分钟左右。

5. 传统功法锻炼

对于脑病患者后期康复，可配合传统的功法锻炼，如太极拳、八段锦、松静功等。患者可根据自身情况有选择地进行练习，练习时应循序渐进，不要贪多，在姿势锻炼的同时可逐渐配合一定的呼吸和意念锻炼。练功不仅可以通过姿势锻炼来促进身体血液循环，提高身体各部肌肉、关节、韧带等的协调性，改善脑病引起的运动功能障碍，而且通过练功过程中对呼吸和意念的调整实现对脑部功能状态的调整。实验证明，通过姿势调整使肌肉放松，可以降低大脑皮质的兴奋水平，有助于实现身体各脏腑功能的自我调整；通过调息，动态地调节呼吸中枢的兴奋水平，可以不同程度地实现对自主神经的调理作用。

附　现代康复医学

一、概述

康复医学是一门独立的学科，具有独立的理论基础、评定方法、治疗技术，用医学手段达到预防、恢复或代偿病、伤、残患者的功能障碍。康复医学以各种损伤、疾病、衰老或先天发育异常等造成的功能障碍者为服务对象，以提高其生活质量为最终目的。

二、康复医学评定

康复医学评定又称康复评定，是指用客观量化的方法有效和准确地评定患者功能障碍的种类、性质、部位、范围、严重程度和预后，并依此制订相应的康复目标和治疗方案的全过程。康复评定是康复医学的重要组成部分，是正确的康复治疗的基础。

（一）康复医学评定的时间

（1）初期评定　一般在患者入院初期完成（最迟不超过入院后 7 天）。目的是全面了解患者功能状况和障碍程度，分析存在的问题，预测康复潜能，据此确定康复目标和制订康复治疗计划。

（2）中期评定　在康复治疗中期开始进行。目的是经过康复治疗后，掌握患者的康复进展，评价康复治疗的效果，可以进一步优化治疗方案。

（3）末期评定　在康复治疗末期进行。目的是掌握患者总的功能水平，评定治疗效果，制订家庭康复处方，为重返家庭和社会或做进一步康复治疗提供建议。

（二）康复医学评定的内容

（1）躯体功能评定　一般包括肌力、肌张力、关节、协调与平衡、感觉、吞咽、步态、日常生活活动（activities of daily living，ADL）等的评定。

（2）心理功能评定　一般包括认知、知觉、情绪、行为、智力、性格、心理状态等的评定。

（3）言语功能评定　一般包括失语症评定、构音障碍评定、言语失用或错乱评定等。

（4）社会功能评定　一般包括社会生活能力评定、生活质量评定、就业能力评定等。

（三）康复医学评定的方法

1. 躯体功能评定

（1）肌力的评定　肌力是运动功能评定的主要指标。肌力的评定是通过测定患者主动运动时肌肉或肌群的力量来评定肌肉的功能状态。robert Lovett 的徒手肌力评定分为 6 级，各级肌力标准见表 1-7-1。当肌力不能被恰当评估时，又可细分为 2+、2-、3+、3-、4+、4-、5-等。

表 1-7-1　肌力评定标准

级别	评定标准
0 级	无肌肉收缩
1 级	仅有轻微的肌肉收缩，但不能引起关节活动
2 级	不抗重力时，有完全的关节全范围运动
3 级	能抗重力使相应关节全范围运动，但不能作抗阻力运动
4 级	抗中度阻力，有完全的关节活动范围
5 级	抗最大阻力，有完全的关节活动范围

（2）肌张力的评定　人体在安静休息的状态下，肌肉具有保持一定紧张状态的能力，这就是肌张力。肌张力是维持身体各种姿势和正常活动的基础。肌张力的正常与否主要取决于外周神经和中枢神经系统的支配情况，中枢神经系统损伤和外周神经损伤常导致肌张力异常。肌痉挛是肌张力增高的一种状态。肌痉挛的评定方法有被动关节活动范围检查法、阿什沃思（Ashworth）量表分级法、改良阿什沃思量表分级法，其中改良阿什沃思量表分级法可信度较高。改良阿什沃思量表分级法分为 6 级，评定时要求将被动运动的速度控制在 1 秒内通过全关节活动范围，具体评定标准见表 1-7-2。

表 1-7-2　改良阿什沃思量表分级法评定标准

级别	评定标准
0 级	无肌张力增高
Ⅰ级	肌张力轻度增高，受累部分被动屈伸于活动范围之末时出现最小阻力或突然出现的卡住、释放的表现
Ⅰ+级	肌张力轻度增加，在关节活动范围 50%以内突然卡住，然后在关节活动范围 50%以外均呈最小阻力
Ⅱ级	肌张力较明显增高，在关节活动范围的大部分肌张力均呈明显增加，但受累肢体仍然能活动和移动
Ⅲ级	肌张力明显增高，受累肢体被动运动困难
Ⅳ级	肌张力严重增高，肢体被动屈伸时呈僵直状态，不能移动

（3）布伦斯特伦（Brunnstrom）评定法　脑损伤后中枢神经失去了对正常运动的控制能力，会重新出现在发育初期才具有的运动模式，布伦斯特伦评定法广泛应用于临床运动功能康复的评定中，可简单评估中枢性运动功能障碍的恢复过程，见表 1-7-3。

表 1-7-3　布伦斯特伦分期

级别	分期特点
Ⅰ期	弛缓期。处于软瘫阶段，无随意运动
Ⅱ期	痉挛期。联合反应、共同运动出现，肌张力开始增高，出现肌腱反射
Ⅲ期	联带运动期。共同运动随意出现，联合反应减弱，肌张力增高达高峰，肌腱反射增高
Ⅳ级	部分分离运动期。共同运动减弱，出现部分分离运动，肌张力开始降低
Ⅴ期	分离运动期。基本脱离共同运动，分离运动明显，肌张力继续降低，接近正常
Ⅵ期	运动大致正常期。协调运动正常或接近正常，肌张力正常或接近正常

（4）协调功能评定

1）指鼻试验：患者用自己的食指先接触自己的鼻尖，再接触检查者的食指。检查者通过改变自己食指的位置，来评定患者在不同平面内完成该试验的能力。

2）指对指试验：检查者与患者相对而坐，患者双肩外展 90°，两肘伸展，双手向中线靠近，将两食指在中线位置相触。检查者通过改变食指的位置，来评定患者对方向、距离改变的应变能力。

3）食指对指试验：患者的食指指尖依次触碰其他各指指尖，并逐渐加快速度。

4）轮替试验：患者双手张开，一手向上，一手向下，交替转动；也可以一侧手在对侧手背上交替转动。

5）拇指对指试验：患者拇指依次与其他四指相对，速度可以由慢渐快。

6）握拳试验：患者双手握拳、伸开。可以同时进行或交替进行（一手握拳，一手伸开），速度逐渐加快。

7）拍膝试验：患者一侧用手掌，对侧握拳或拍膝；或一侧手掌在同侧膝盖上作前后移动，对侧握拳在膝盖上作上下运动。

8）跟-膝-胫试验：患者仰卧，抬起一侧下肢，先将足跟放在对侧下肢的膝盖上，再沿着胫骨前缘向下推移。

9）旋转试验：患者上肢在身体一侧屈肘 90°，前臂交替旋前、旋后。

10）拍地试验：患者足跟触地，足尖抬起作拍地动作，可以双足同时或分别做。

11）协调功能评定的评分标准如下。

5 分：正常；

4 分：轻度障碍，能完成指定活动，但速度和熟练程度比正常稍差；

3 分：中度障碍，能完成指定活动，但协调缺陷明显，动作慢，不稳定；

2 分：重度障碍，只能开始动作而不能完成动作；

1 分：不能开始动作。

（5）感觉功能评定

1）躯体感觉功能评定：躯体感觉是由脊髓神经及某些脑神经的皮肤、肌肉分支所传导的浅层感觉和深部感觉。根据感受器对于刺激的反应或感受器所在部位的不同，躯体感觉又分为浅感觉、深感觉（本体感觉）和复合感觉（皮质感觉）。无论是检查浅感觉、深感觉，还是检查复合感觉，都应明确以下几个方面情况：①受影响的感觉类型；②所涉及的肢体部位；③感觉受损的范围；④所受影响的程度。

2）疼痛评定：疼痛是由伤害性刺激引起的一种复杂的主观感觉，常伴有自主神经反应、躯体防御运动、心理情感和行为反应。它包括伤害性刺激作用于机体所引起的痛感觉，以及机体对伤害性刺激的痛反应，如躯体运动性反应和（或）内脏自主反应，常伴随强烈的情绪色彩。常用评定工具包括视觉模拟评分、Wong-Baker 面部表情疼痛量表、疼痛绘图、压力测痛法、疼痛问卷等。

（6）吞咽功能评定　吞咽指人体从外界经口摄入食物并经食管传输到胃的过程，正常的吞咽运动分为 5 个阶段：口腔前期、口腔准备期、口腔期、咽期、食管期。吞咽障碍指由于下颌、双唇、舌、软腭、咽喉、食管等器官结构和（或）功能受损，不能安全有效地把食物输送到胃内的一种功能障碍。吞咽功能评定的目的在于筛查患者有无误吸或误咽的危险因素，明确吞咽障碍是否存在，查明病原，评估其功能障碍程度，从而为患者制订合适的康复目标以及康复治疗方案。与吞咽功能相关的评定主要有以下 3 种：

1）反复唾液吞咽实验：患者采取坐位或卧位，检查者将手指放在患者的喉结及舌骨处，嘱其快速反复吞咽，观察 30 秒内喉结及舌骨随着吞咽运动越过手指向前上方移动再复位的次数和动度，正常人可完成 5～8 次。

2）洼田饮水试验：患者取坐位，喝下 30ml 温开水，观察饮水所需时间和呛咳情况，见表 1-7-4。

3）实验室检查：吞咽造影检查（VFSS）是评价吞咽障碍的"金标准"，其他检查如纤维喉镜、咽腔测压、表面肌电、超声检查、磁共振检查等也可用于评估吞咽功能。

（7）步态分析　行走的姿势称为步态，在没有疾病时，步行是协调、高效和不费力的。各种病理因素使步态变异超出一定范围会构成异常步态。脑病常见的病理步态，有以下几种：

1）疼痛步态：当各种原因引起患肢负重时疼痛，患者出现支撑期时间明显缩短，跛行、步速降低、躯干摆动幅度增大的步态，又称短促步。

表 1-7-4 洼田饮水试验

级别	评定标准
1 级（优）	能顺利地 1 次将水咽下
2 级（良）	分 2 次以上，能不呛咳地咽下
3 级（中）	能 1 次咽下，但有呛咳
4 级（可）	分 2 次以上咽下，但有呛咳
5 级（差）	频繁呛咳，不能全部咽下

注：正常.1 级，5 秒之内；可疑.1 级，5 秒以上或 2 级；吞咽异常.3～5 级

2）痉挛性偏瘫步态：偏瘫患者走路时，患侧的上肢屈曲、内收，不能自然地摆动，腰部向健侧倾斜，下肢伸直、外旋，向外前摆动，表现为腿外旋画一半圈的环形运动，又称划圈样步态。

3）肌痉挛步态：由于双下肢肌张力增高，移步时下肢内收过度，两腿交叉呈剪刀状。

4）其他中枢神经损害步态：如小脑性共济失调步态（即酩酊步态）、帕金森病或其他基底节病变步态（即慌张步态）、奇异步态等。

（8）ADL 的测定　ADL 指一个人满足日常生活的需要每天所进行的必要活动，包括进食、洗漱、洗澡、穿衣、如厕等，功能性移动包括翻身、从床上坐起、转移、行走、驱动轮椅、上下楼梯等。ADL 评定的目的是准确地了解病人的日常生活功能能力、功能障碍的程度，以更好地确立康复目标、制订康复计划。

ADL 的评定方法很多，常用的评定方法有巴塞尔（Barthel）指数、改良 Barthel 指数、Katz 指数（范围大）、修订的 Kenny 自理评定和 PULSES（六个方面）等，其中改良 Barthel 指数应用较广泛。改良 Barthel 指数基本评定标准，见表 1-7-5。

表 1-7-5 改良 Barthel 指数评分

项目	完全独立	少量帮助	中等帮助	大量帮助	完全依赖
转移	15	12	8	3	0
行走	15	12	8	3	0
大便控制	10	8	5	2	0
膀胱控制	10	8	5	2	0
如厕	10	8	5	2	0
进食	10	8	5	2	0
穿衣	10	8	5	2	0
上下楼梯	10	8	5	2	0
个人卫生	5	4	3	1	0
洗澡	5	4	3	1	0

注：改良 Barthel 指数总分评级标准如下。0～20 分：极严重功能障碍；21～45 分：严重功能障碍；46～70 分：中度功能障碍；71～99 分：轻度功能障碍；100 分：完全自理

2. 心理功能测评定

（1）能力测验　脑血管病多见于中老年人，智力的评估非常重要。蒙特利尔认知评估量表（montreal cognitive assessment，MoCA）是临床非常常用的快速筛查认知功能异常的工具。MoCA 包括了视空间与执行功能、注意与集中、记忆、语言、视结构技能、抽象思维、计算和定向力等 8 个认知领域的 11 个检查项目。总分 30 分，大于等于 26 分正常，测试时间短，适合临床运用。

简易智力状态检查量表（mini-mental state examination，MMSE）是根据张明园修订的 MMSE 改编而成。该表简单易行，能全面、准确、迅速地反映被试者智力状态及认知功能缺损程度，国内外广泛应用于临床心理学诊断、治疗以及神经心理学的研究。该量表包括 7 个方面：时间定向力、地点定向力、即刻记忆、注意

力及计算力、延迟记忆、语言、视空间。共 30 项题目，每项回答正确得 1 分，回答错误 0 分，量表总分范围为 0～30 分。MoCA 分值与 MMSE 评分高度相关，常一起评定。

（2）神经心理测验　是在现代心理测验基础上发展起来的用于脑功能评估的一类心理测验方法，是神经心理学研究脑与行为关系的一种重要方法。通过评估病损的性质、部位、保留的心理功能及不同病程的心理变化，了解脑损伤病人的心理障碍与脑损伤定位和性质之间的关系，从而辅助临床诊断、制订康复计划。神经心理测验评估的心理或行为的范围很广，包括感觉、知觉、运动、言语、注意、记忆和思维，涉及脑功能的各个方面。

常用的神经心理测验有霍尔斯特德-瑞坦神经心理成套测验、威斯康星卡片分类测验、快速神经学甄别测验等。

需要注意的是，神经心理学评定更适用于反映脑功能的变化，而不是直接反映大脑有无器质性病变。神经心理学评定有资质的要求，需接收正规神经心理测验的培训，并获得资格证书才能从事神经心理学测验。评定者需根据病人的病情，选择合适的测验，并综合考虑临床症状，以指导临床。

（3）临床症状评定工具　90 项症状清单（symptom checklist 90，SCL-90），又名症状自评量表，是临床使用最为广泛的精神障碍和心理疾病门诊检查量表。该量表共有 90 个项目，包含较广泛的精神病症状学内容，涉及感觉、情感、思维、意识、行为至生活习惯、人际关系、饮食睡眠等 10 个方面的心理症状情况。它对有心理症状的人有良好的区分能力，适用于筛查心理障碍，并评估严重程度，不适用于评定躁狂症和精神分裂症。

抑郁自评量表（self-rating depression scale，SDS）使用简便，能直观地反映抑郁患者的主观感受，主要适用于具有抑郁症状的成年人。该量表有 20 个项目，4 级评分，包含精神病性情感症状（2 个项目），躯体性障碍（8 个项目），精神运动性障碍（2 个项目），抑郁的心理障碍（8 个项目）。SDS 总粗分的正常上限为 41 分，分值越低状态越好。标准分为总粗分乘以 1.25 后所得的整数部分。我国以 SDS 标准分大于等于 50 分为有抑郁症状。

焦虑自评量表（self-rating anxiety scale，SAS）从量表构造的形式到具体评定的方法，都与 SDS 十分相似，是了解焦虑症状的常用量表。SAS 的主要统计指标为总分。将 20 个项目的各个得分相加，即得粗分，用粗分乘以 1.25 后取整数部分，就可得到标准分。按照中国常模结果，SAS 标准分的分界值为 50 分，其中 50～59 分为轻度焦虑，60～69 分为中度焦虑，70 分以上为重度焦虑。但应注意量表分值只是参考，焦虑症状的临床分级主要参考临床症状而定。

汉密尔顿焦虑量表（hamilton anxiety scale，HAMA）是精神科临床中常用的量表之一。CCMD-3 将其列为焦虑症的重要诊断工具，临床上常用于焦虑症的诊断及程度划分的依据。HAMA 是他评量表，应由经过训练的 2 名评定员进行联合检查，一般采用交谈和观察的方法，待检查结束后，2 名评定员独立评分。HAMA 总分能较好地反映焦虑症状的严重程度，主要用于评定神经症及其他病人焦虑症状的严重程度，但不适宜于评估精神病时的焦虑状态。HAMA 总分大于等于 29 分，可能为严重焦虑；大于等于 21 分，肯定有明显焦虑；大于等于 14 分，肯定有焦虑；超过 7 分，可能有焦虑；小于 7 分，没有焦虑症状。

汉密尔顿抑郁量表（hamilton depression scale，HAMD）是临床上评定抑郁状态时常用的量表之一，也是他评量表。本量表有 17 项、21 项和 24 项等 3 种版本。由经过培训的两名评定者对患者进行 HAMD 联合检查，一般采用交谈与观察的方式，检查结束后，两名评定者分别独立评分。HAMD 可归纳为焦虑/躯体化、体重、认知障碍、日夜变化、阻滞、睡眠障碍、绝望感等 7 类因子结构。HAMD 在临床上具有良好的应用信度，在评定者经严格训练后，HAMD 的总分能较好地反映疾病的严重程度，临床上方便实用，可用于抑郁症、躁郁症、神经症等多种疾病的抑郁症状评定，尤其适用于抑郁症。HAMA 与 HAMD 比较，有些重复的项目，如抑郁心境、躯体性焦虑、胃肠道症状及失眠等，二者对于焦虑症与抑郁症也不能很好地鉴别。

3. 言语障碍的评定

言语障碍是大脑高级中枢的功能障碍，表现为构音困难和失语。

（1）构音困难　构音困难的评定是通过构音器官的形态和粗大运动检查来确定是否存在构音器官异常和运动功能障碍。通过对各发音器官的运动功能进行评价，揭示受损功能及受损程度、指导治疗。现在广泛应用的是由我国专家参考日本的构音障碍检查法编制的汉语构音障碍检查法。此检查法由构音器官检查和构音检查两部分组成。构音器官检查是通过检查发现构音障碍产生的基础，范围包括肺、喉、面部、口部肌肉、硬腭、腭咽机制、下颌、反射。构音检查是以普通话语音为标准音结合构音类似运动对患者的各个言语水平及其异常的运动障碍进行系统评价，包括五部分：会话单词检查、音节复述、篇章检查、构音类似运动和总结。对构音障碍的治疗有明确的指导作用。

（2）失语 失语的测评法有很多，波士顿诊断性失语症检查和西方失语症成套测验是国外目前使用最广泛的标准化测评方法。国内的失语症测评是以此为蓝本，结合我国的文化背景和语言习惯改造而成的。目前常用的有北京医科大学（现北京大学医学部）汉语失语成套测验、临床汉语语言测评方法及北京医院汉语失语症检查法等。测验中选用的具体内容则充分考虑到汉语语言的特点，能客观、标准地反映出患者语言的功能状态。

三、康复医学疗法

康复医学的疗法包括运动疗法、物理疗法、作业疗法、言语疗法、心理疗法等，是康复医学的一个重要组成部分。

（一）运动功能障碍

1. 体位转移训练

体位转移是指人体从一种姿势转移到另一种姿势的过程，包括主动转移和被动转移。主动转移是指患者独立完成的体位转移，包括床上转移、卧坐转移、坐站转移及轮椅转移，在转移时可借助一些辅助器具，如滑板等。被动转移是指在他人的帮助下完成患者体位转移，可由两人帮助或一人帮助。

2. 维持和改善关节活动度训练

关节活动受限包括骨性强直与挛缩，前者手法往往难以奏效，后者通过维持和改善关节活动度的训练常可预防或完全改善或部分改善。常用的维持和改善关节活动度训练包括关节被动活动、主动-助力活动和主动活动。

3. 肌力增强训练

进行肌力增强训练之前，首先应进行评价，根据肌力低下的性质和大小选择相应的训练方法，制订相应的训练计划。对于0～1级肌力的患者，采用以被动运动为主，并结合肌电生物反馈疗法。对于2级肌力的患者，可以采用徒手或器械来完成辅助主动的等张训练或等长训练。对于3级肌力的患者，不仅可以进行对抗肢体重力的主动运动训练，还可以使用特殊设备进行等速训练。而徒手抗阻力主动运动训练则主要适用于4级肌力的患者。

（二）感觉功能障碍

1. 补偿技术

这一治疗方式主要针对感觉功能损伤较大或者已经缺失的患者，主要治疗方法如下：

（1）患者宣教 治疗师可以教会患者一些自我保护的方法，以免其在日常生活中因感觉功能受限而受到伤害，比如避免盲目用手去接触不知材质不知温度的物品。

（2）辅助器具 运用一些辅助器具，在感觉缺失的情况下，可以给予躯体一定的辅助，比如位置觉减退的患者走在不平的道路上会有跌倒风险，利用助行器等行走辅助器具，可增加康复对象的功能性移动能力。

（3）其他感官代偿 当感觉功能受限时，人体往往可以运动其他功能来代偿以达到保护自己的目的，比如说看到冒着热气的杯子，就知道当下不宜立即饮用，这是运用了视觉的辅助。有一些如遇热水会变色的杯子，会语音播报的温度计等，则是把辅助技术和其他感官代偿结合在一起。

（4）皮肤、关节保护 因浅感觉或深感觉减退或缺失会影响信息的反馈和大脑的感受，身体出现某些损害而没有及时发现，自我监督和自我的管理对躯体的完整安全也至关重要。

2. 脱敏治疗

脱敏治疗用于感觉过敏的患者，总体的治疗原则是提供多次重复的刺激，不同的感觉经历。

（1）**皮肤按摩** 以非常轻柔的手法，配合介质（中性乳液）按摩皮肤，提供持续性的微小的外部刺激来减缓感觉的过敏程度。

（2）**物理因子治疗** 对感觉过敏的治疗一般以间接作用产生，热、光、电等作用于人体，对体液代谢、神经反射传导等产生一定作用后作用于中枢，对感觉过敏患者有一定的治疗作用。

（3）**不同材质触摸** 将不同材质的物体作为治疗的工具，在脱敏治疗过程中，先让患者接触摩擦系数较小的材质（棉花、棉布碎片等），再过渡到摩擦系数较大的材质（魔术贴的粗糙面、塑料块等）。

3. 感觉再教育

此技术原理基于神经的可塑性，适用于感觉功能暂时受限，但经过治疗仍有潜力恢复的康复对象。

（1）**被动活动** 治疗师可以握住患者的手，带动对方进行写字或者作画的动作，动作缓慢有节奏，使患者感受到肢体位置的变化和运动的轨迹。

（2）**寻找肢体** 在没有视觉反馈的情况下，用健侧寻找患者手指的具体位置，找到的正确率取决于患者提供的位置觉信息。

（3）**不同材质触摸** 与脱敏疗法不同的是材料的顺序，先让患者接触摩擦系数较大的材质，等感觉明显一点后，再逐渐过渡到摩擦系数较小的材质，逐级减少。

4. 疼痛管理

分析疼痛出现的原因，对于因肌无力或者肌肉痉挛所致的疼痛，可采用姿势控制、牵伸技术、辅助器具、运动、人体工程学座椅等进行干预，以缓解疼痛。

（三）平衡及协调功能障碍

1. 平衡功能训练

（1）**仰卧位训练** 此种体位下的平衡训练主要适用于偏瘫患者。平衡训练的主要内容是躯干的平衡训练，所采用的训练方法是桥式运动。

桥式运动的方法：患者仰卧，双手放于体侧，或双手交叉手指相握，胸前上举，注意患手大拇指放在最上面，以对抗拇指的内收和屈曲，下肢屈曲支撑于床面，患者将臀部抬离床面，尽量抬高，即完成伸髋、屈膝、足平踏于床面的动作。因完成此动作时，人体呈拱桥状，故而得名"桥式运动"。双侧下肢同时完成此动作为双桥运动，单侧下肢完成此动作为单桥运动。

（2）**前臂支撑下俯卧位训练** 此种训练体位主要适用于截瘫患者，是上肢和肩部的强化训练及持拐步行前的准备训练。

1）静态平衡训练：患者取俯卧位，前臂支撑上肢体重，保持静态平衡。开始时保持的时间较短，随着平衡功能的逐渐改善，保持时间达到30分钟后，则可以再进行动态平衡训练。

2）他动态平衡训练：患者取俯卧位，前臂支撑上肢体重，治疗师向各个方向推动患者的肩部。训练开始时推动的力要小，使患者失去静态平衡的状态，又能够在干扰后恢复到平衡的状态，然后逐渐增加推动的力度和范围。

3）自动态平衡训练：患者取俯卧位，前臂支撑上肢体重，自己向各个方向活动并保持平衡。

（3）**肘膝跪位训练** 此种训练体位适合截瘫患者、运动失调症和帕金森病等具有运动功能障碍的患者。

1）静态平衡训练：患者取肘膝跪位，由肘部和膝部作为体重支撑点，在此体位下保持平衡。保持时间如果达到30分钟，再进行动态平衡训练。

2）他动态平衡训练：患者取肘膝跪位，治疗师向各个方向推动患者，推动的力度和幅度逐渐由小到大。

3）自动态平衡训练：患者取肘膝跪位。患者自己向前、后、左、右各个方向活动身体并保持平衡，也可上、下活动躯干并保持平衡。然后可指示患者将一侧上肢或下肢抬起并保持平衡，随着稳定性的增强，再将一侧上肢和另一侧下肢同时抬起并保持平衡，如此逐渐增加训练的难度和复杂性。

（4）**坐位训练** 对于截瘫的患者，在进行平衡训练时应该由前臂支撑下的俯卧位、肘膝跪位、双膝跪位、半跪位逐渐过渡到坐位和站位。

1）长坐位平衡训练：临床中患者会根据自身的残疾情况而选用最舒适的坐姿。一般来说，截瘫患者多采用长坐位进行平衡功能训练。

静态平衡训练：患者取长坐位，前方放一面镜子，治疗师于患者的后方，首先辅助患者保持静态平衡，逐渐减少辅助力量，待患者能够独立保持静态平衡30分钟后，再进行动态平衡训练。

他动态平衡训练：患者取长坐位。患者坐于治疗床上，治疗师向侧方或前、后方推动患者，使患者离开原来的起始位，开始时推动的幅度要小，待患者能够恢复平衡，再加大推动的幅度。患者也可坐于平衡板上，治疗师向各个方向推动患者。

自动态平衡训练：患者取长坐位。指示患者向左右或前后等各个方向倾斜，躯干向左右侧屈或旋转，或双上肢从前方或侧方抬起至水平位，或抬起举至头顶，并保持长坐位平衡。当患者能够保持一定时间的平衡，就可以进行下面的训练。

触碰物体训练：治疗师位于患者的对面，手拿物体放于患者的正前方、侧前方、正上方、侧上方、正下方、侧下方等不同的方向，让患者来触碰治疗师手中的物体。

抛球、接球训练：可进一步增加患者的平衡能力，也可增加患者双上肢和腹背肌的肌力和耐力。在进行抛接球训练时要注意从不同的角度向患者抛球，同时可逐渐增加抛球的距离和力度来增加训练的难度。

2）端坐位平衡训练：偏瘫患者多采用端坐位平衡训练，能很好地保持端坐位平衡，才能进行站立位的平衡训练，为步行做好准备。

静态平衡训练：患者取端坐位，开始时可辅助患者保持静态平衡，待患者能够独立保持静态平衡一定时间后，再进行动态平衡训练。

他动态平衡训练：患者取端坐位。患者坐于治疗床上，治疗师向各个方向推动患者，推动的力度逐渐加大，患者能够恢复平衡和维持坐位，然后患者可坐于治疗板上及训练球上，治疗师向各个方向推动患者。这样提供的是一个活动的或活动而软的支撑面，更难保持平衡从而增加了训练的难度。

自动态平衡训练：患者取端坐位，治疗师可指示患者向各个方向活动，侧屈或旋转躯干，或在活动上肢的同时保持端坐位平衡。治疗师位于患者的对面，手拿物体放于患者的各个方向让患者来触碰。治疗师从不同的角度向患者抛球，并逐渐增加抛球的距离和力度。

2. 协调功能训练

（1）上肢协调训练　包括轮替动作的练习和定位的方向性动作练习。

1）轮替动作的练习

双上肢交替上举：左、右侧上肢交替举过头顶高度，手臂尽量保持伸直，并逐渐加快练习的速度。

双上肢交替摸肩上举：左、右侧上肢交替屈肘、摸同侧肩，然后上举。

双上肢交替前伸：上肢要前伸至水平位，并逐渐加快速度。

交替屈肘：双上肢起始位为解剖位，然后左、右侧交替屈肘，手拍同侧肩部，逐渐加快速度。

前臂旋前、旋后：肩关节前屈90°，肘伸直，左右侧同时进行前臂旋前、旋后的练习。或一侧练习一定时间，再换另一侧练习。

腕屈伸：双侧同时进行腕屈伸练习，或一侧练习一定时间，再换另一侧练习。

双手交替掌心拍掌背：双手放于胸前，左手掌心拍右手掌背，然后右手掌心拍左手掌背，如此交替进行，逐渐加快速度。

2）方向性动作的练习

指鼻练习：左、右侧交替以食指指鼻，或一侧以食指指鼻，反复练习一定时间，再换另一侧练习。

对指练习：双手相应的手指互相触碰，由拇指到小指交替进行；或左手的拇指分别与其余四个手指进行对指，练习一定时间，再换右手，或双手同时练习。以上练习同样要逐渐加快速度。

指敲桌面：双手同时以5个手指交替敲击桌面，或一侧练习一定时间，再换另一侧练习。

其他：画画、下跳棋等，或使用套圈板、木插板进行作业治疗。

（2）下肢协调训练　包括轮替动作的练习和定位的方向性动作的练习。

1）轮替动作的练习

交替屈髋：仰卧于床上，膝关节伸直，左右侧交替屈髋至90°，逐渐加快速度。

交替伸膝：坐于床边，小腿自然下垂，左右侧交替伸膝。

坐位交替踏步：坐位时左右侧交替踏步，并逐渐加快速度。

拍地练习：足跟触地，脚尖抬起作拍地动作，可以双脚同时或分别做。

2）方向性动作的练习

原地踏步走：踏步的同时双上肢交替摆臂，逐渐加快速度。

原地高抬腿跑：高抬腿跑的同时双上肢交替摆臂，逐渐加快速度。

其他：跳绳、踢毽子等。

协调训练开始时均在睁眼的状态下进行，当功能改善后，可根据具体情况，将有些训练项目改为闭眼状态下进行，以增加训练的难度，如指鼻练习、对指练习等。

（四）言语障碍

1. 失语症

（1）许尔失语症刺激疗法　以对损害的语言系统应用较强的、控制下的听觉刺激为基础，最大程度地促进失语症患者语言功能的恢复。包括 6 个原则：①利用较强的听觉刺激；②适当的语言刺激；③多途径的语言刺激；④反复利用感觉刺激；⑤刺激应引出反应；⑥正确反应需强化，错误反应需纠正。

（2）阻断去除法　在刺激受损严重的功能区之前，先刺激受损相对较轻的功能区，可使受损相对较重的部分易于发生反应。通常将未受阻断的语言形式作为前刺激，引出有语义关联的另一语言形式的正确反应。如患者口语表达损伤较重，训练时可先通过"书写"来去除"表达"受到的阻滞。

（3）旋律语调治疗法（melodic intonation therapy，MIT）　是用音乐素材协助失语症患者治疗的一种形式，适用于右脑韵律功能完好的患者，目的是促进患者自主流利地说话。操作步骤主要是：①治疗师与患者一同唱歌，并使患者能逐渐通过唱歌来回答简单的提问；②逐渐从有旋律的歌唱过渡到语音语调接近"吟诵"的方式；③最终过渡到正常说话的语调。

（4）交流效果促进法（promoting aphasics communication effectiveness，PACE）　适用于经过刺激治疗后已有语言功能的改善，需进一步促进交流能力提高的患者。主要是利用接近实际交流的方式，使治疗师与患者之间进行双向信息传递，以获得实际交流的技能。主要原则：①交换新的未知的信息；②自由选择交流手段；③平等分担会话责任；④根据信息传递的成功程度进行反馈。

（5）代偿手段训练

1）姿势语言训练：主要包括手势、点头、摇头等，最终目的是使患者能通过自主动作来表达相应需求。

2）交流板/交流册应用：适用于有严重交流障碍，但文字及图画认知能力相对较好的患者。交流板/交流册的内容可根据患者需要和交流环境设计，内容可包括患者姓名、住址、电话、亲属联系电话、日常物品与动作等。

3）计算机辅助系统：应用高科技辅助代偿仪器来实现患者的沟通交流功能。

（6）小组治疗　可为失语患者宣泄情感和学习处理心理冲突提供气氛支持，增进互相之间的了解，改善患者的观察能力，提高现实生活中交流沟通功能，并且帮助成员适应离院后的社会情绪，减少孤独感，增强自我意识。

2. 构音障碍

（1）放松训练

1）颈喉部推拿：对喉部进行推拿，使喉部位置下降，喉内肌群获得较大程度放松。

2）颈部放松训练：头部直立，随重力分别向前、后、左、右倾倒，在运动最大限度位置停留 10 秒，再缓慢回到直立位。

（2）呼吸训练　通过不同的体位让患者体验呼吸中"呼"和"吸"的过程，帮助患者建立正确、自然、舒适的生理腹式呼吸方式。先以仰卧位让患者通过触觉感知调整为腹式呼吸，再过渡到侧卧位、坐位、站位，让患者最终将腹式呼吸变为习惯。

（3）口部运动治疗　包括下颌、唇、舌的治疗，应遵循先增强感知觉，再改善肌张力和肌力，再作针对性治疗的策略。下颌运动训练包括下颌开闭运动、下颌运动转换。唇运动包括展唇、圆唇、闭唇、唇齿接触和圆展交替运动。舌运动包括前伸、后缩、舌尖上抬、舌根上抬。

（4）构音运动治疗　包括单一运动模式和转换运动模式。单一运动模式旨在提高构音过程中下颌、唇、舌位置的准确性，对应单韵母的构音运动训练。转换运动模式旨在提高两种构音运动模式之间的过渡和切换能力。

（5）构音语音训练　根据韵母或声母异常情况，先进行错误分析和发音认识，再通过诱导训练发出正确的音，并通过大量训练材料巩固发音，最后增加音节，过渡到字、词、句、短文、会话。

（6）克服鼻音化训练　鼻音化构音是由于软腭运动减弱、腭咽部不能适当闭合而将非鼻音发成鼻音，这种情况会明显降低音的清晰度，使对方难以理解，可采用引导气流通过口腔的方法进行训练，如吹蜡烛、吹喇叭、吹哨子等；也可采用"推撑"方法，让患者两手掌放在桌面上向下推，在用力的同时发"啊"音，促进腭肌收缩和上抬；另外，发舌根音"卡"也可加强软腭肌力，促进腭咽闭合。

（7）韵律训练　许多构音障碍患者的言语缺乏语调和重音变化，表现为音调单一、音量单一和节律异常，因此，可借助乐器训练患者的音调和音量；借助节拍器训练患者的节律。

（8）言语改良训练

1）增加音量：要求患者大声说，通常可掩盖鼻音共鸣过重情形。较大音量还可提高言语清晰度，使听者更容易理解说话内容。治疗主要通过向患者示范适宜的音量程度，同时可给予视觉反馈。

2）降低言语速率：能提高言语清晰度，减轻鼻音过重现象。治疗师用手指或手轻拍来设定适宜的言语速率，让患者跟着节拍说字或音节。

3）言语时做出较大的张口姿势：张口姿势可提高患者对鼻音化言语的感知。可让患者对着镜子，维持夸张下颌动作，朗读句子。

（9）代偿手段训练

1）手势语：包括手、头及四肢的动作。训练可从常用的手势开始，如用点头、摇头表示是或不是。

2）画图：适用于严重言语障碍但具备一定绘画能力的患者。

3）交流板或交流手册：将日常生活中的活动以常用的字、图片或照片表示出来，患者通过指出交流板上（交流手册中）的字或图片来表明自己的意图。

4）辅助交流装置：包括发音器、电脑说话器、环境控制系统等。

（五）吞咽功能障碍

吞咽障碍的治疗可分为直接训练、间接训练等。直接训练又被称为进食训练，内容主要包括进食工具的选择、进食体位的选择、食物的选择等。间接训练是指不用食物，针对与摄食-吞咽活动有关的器官进行功能训练，此方法不使用食物，误咽、窒息等风险较小，训练方法包括口部运动训练、寒冷刺激、呼吸训练、咳嗽训练、构音训练、Shaker 训练法、球囊扩张等，也可采用低中频率电刺激疗法维持或增强与吞咽有关肌肉的肌力，恢复感觉运动功能。

口部运动训练的内容包括下颌运动训练、唇运动训练、舌运动训练等。下颌运动训练有助于促进咀嚼功能；唇运动训练可改善食物或水从口中漏出；舌运动训练能够促进对食物的控制及向咽部输送的能力。

寒冷刺激能强化吞咽反射，可用冰冻棉棒蘸取少许水，轻轻刺激软腭、腭弓、舌根、咽后壁等位置，然后嘱患者作吞咽的动作，也可采用冰水漱口的方法。

呼吸训练时可采取吹水泡训练，将手置于上腹部，用鼻子吸气，用口吹水泡，吹气快结束时手从上腹部往肋肌的方向施加压力。此方法既能锻炼腹肌和气流的控制，也能刺激软腭的活动。

咳嗽训练适用于咳嗽无力的患者，强化咳嗽有利于排出吸入或者误咽的食物，促进喉部闭锁。

构音障碍与吞咽障碍往往并存，通过发音器官训练、语音语调训练等构音训练可以改善吞咽有关器官的功能。

Shaker 训练法，即头抬升训练，患者平卧在床上，肩部不离开床，头部离开床看自己的脚保持 1 分钟，然后头放松回到原位，保持 1 分钟，此方法有利于增强食管上括约肌开放的力量。

球囊扩张，采用机械的方法，使得环状咽肌的张力、收缩性和（或）弹性正常化，解决环状咽肌功能障碍所导致的吞咽困难。

除了直接训练和间接训练外，还可以进行代偿训练。可以改变食物通过的方式使吞咽变得更加安全，如鼻饲饮食、胃肠造瘘术等。

（六）日常生活活动能力障碍

日常生活活动能力的康复训练要根据患者的实际情况，综合各方面的因素，充分发挥患者的主观能动性，制订合理的康复训练计划。日常生活活动的康复训练内容主要包括床上活动训练、转移训练、步行训练、更衣训练、修饰活动训练、进食训练、家务劳动训练等方面。

床上活动训练的内容主要包括床上体位、床上体位转换及床上移动等。患者在床上时要注意体位的摆放，仰卧位、侧卧位、俯卧位时都要保持良好的体位，即良肢位。保持良肢位具有预防畸形，减轻症状，使躯干及肢体保持在功能状态的作用。

转移训练的主要内容包括在床、轮椅、厕所、浴室等之间的转移，在转移训练时要注意安全，防止跌倒。

步行训练可在平行杆内进行训练，患者手扶平行杆完成由坐位站起、坐下，重心的前后左右转移，在平行杆内向前、向后走，左右转身等动作。在能完成平行杆内行走后可练习室内行走，包括平地行走、上下楼梯等。在上楼梯时，患者用健足上第一个台阶，用患足上第二个台阶；在下楼梯时，患者要用患足下第一个台阶，用健足下第二个台阶，在上下楼梯的过程中需要注意重心的转移。室外行走的训练则包括平地行走、斜坡行走、横穿马路及使用交通工具等。患者在进行步行训练时可借助助行器辅助人体稳定站立及行走，助行器可分为手杖、臂杖、腋杖、步行式助行架、轮式助行架等，助行器的选择要根据患者自身实际情况进行恰当选择。

更衣训练可在患者坐位平衡较好时开始训练，训练的内容包括穿脱上衣、穿脱裤子、穿脱鞋袜等。

修饰活动训练主要包括梳头、洗脸、刷牙、洗澡等内容的训练。修饰的工具应放在患者容易够到的位置，必要时可适当进行改造，在训练过程中要注意患者的安全，避免摔倒等意外事件的发生。

进食训练时要对固体、半固体、液体等不同性状的食物进行动作训练，进食前要充分评估患者的进食姿势、协调性、握持力量等情况，确定适当的进食方式方法。

家务劳动训练包括洗菜、切菜、洗衣服、打扫卫生等，必要时可对家庭环境进行改造。

当患者因为各种功能障碍不能独立完成穿衣、进食、个人卫生等自理活动时，可借助自助器具协助完成自理活动，帮助患者提高日常活动生活能力。自助器具种类繁多，在选择自助器具的时候，要根据患者自身残存功能情况恰当选择。

（七）行为障碍

行为障碍的治疗以消除患者不正常的、不能被社会所接收的行为，促进其亲近社会为目标。常采用行为治疗方法，即以行为学习理论为基础，按一定步骤矫正人们心理障碍或行为问题，包括强化法、消退法、系统脱敏疗法等。

1. 强化法

强化法指加强紧随行为其后的直接结果，该结果即行为的强化因子。强化可分为正性强化和负性强化。正性强化是行为发生后导致结果增加或增强，强化因子为正性，个体的感受是得到奖励和支撑，常用如代币法。负性强化是行为发生后导致结果减少或消除，强化因子为负性，常采用惩罚机制，此时个体的感受也是愉悦的。

2. 消退法

消退法指通过停止对某些不良行为的强化，从而使该行为逐渐消失的一种行为治疗方法。

3. 系统脱敏疗法

系统脱敏疗法指逐步让患者暴露于引起其行为障碍发生的情景中，同时练习放松的过程。运用系统脱敏的几个步骤：①让患者学习放松技术，以抑制焦虑；②治疗师和患者一起建立一个引起行为障碍场景的等级，并确定治疗从哪个刺激等级开始；③患者处于或在治疗师描绘那些场景的同时，练习放松技术，直到这种暴露不再引起行为障碍为止。

（八）认知功能障碍

1. 记忆训练

对于存在记忆力障碍的患者，应根据记忆损害的类型和程度，有针对性地进行记忆训练，可以采取不同的训练方式和内容，循序渐进由易变难，同时在训练过程中经常予以患者指导和鼓励等言语反馈，每次训练时间不宜过长，30～60分钟为宜，每日1次，每周5次。

（1）瞬时记忆训练　训练前先了解患者的记忆广度，以患者记忆广度变化作为参照点，在此基础上进行训练。以每秒钟一个数字的速度均匀连续念出或背出一串数字，熟练后还可以将数字进行倒背以增加训练难度。

（2）短时记忆训练　给患者看几件物品或图片，让患者回忆出刚才看过的东西，根据患者回答准确的情况调整物品的数量、记忆的时间及记忆保持的时间。

（3）长时记忆训练　让患者回忆最近来访家中的亲戚朋友姓名或近日看过的电视内容，记忆损害较轻者也可通过背诵简短的诗歌、谜语等进行训练。

2. 注意力训练

注意障碍的康复是认知康复的中心问题，只有纠正了注意障碍，记忆、学习、执行力等认知障碍的康复才能有效进行。注意障碍的康复训练应在一个安静的治疗环境下进行，或教会患者主动观察周围环境，排除不利因素的影响。以患者有注意能力为前提，应用功能性活动治疗，选择患者感兴趣且熟悉的生活活动为主，并逐渐增加治疗时间和难度。常可选择进行以下训练活动：

（1）分类训练　训练内容应根据注意障碍成分的不同分清轻重缓急，常分为连续性注意障碍、选择性注意障碍、交替注意障碍及分别注意障碍等。以纸笔练习形式常见，患者按指示完成任务，或嘱患者对录音机、计算机中的指示作出适当反应。

（2）实践性活动　通过模仿及参与简单的任务性活动或游戏，并要求患者在规定时间内完成以训练患者一定时间内的注意力，如分拣豆类、击鼓传花、抛接球、搭积木、拼图等，并逐渐增加任务的复杂性。

（3）电脑辅助法　近年来虚拟现实技术应用逐渐广泛，通过VR实现身临其境的感觉，体验丰富多彩的画面，感受声音提示及要求患者主动参与，能够强烈吸引患者的注意，可设计不同的程序，让患者通过操作鼠标键盘完成指示。

（4）示范法　给予患者动作示范及语言解说以同时进行视觉听觉刺激，有助于改善患者的注意障碍。

3. 思维训练

训练患者解决问题的能力，有助于改善思维障碍，常用的方法如给患者一幅图画或播放动画片、新闻纪录片等，让患者尽可能多地复述出不同种类的信息以训练患者提取信息的能力；提供多种物品的彩色图片，打乱顺序后让患者根据用途、种类等进行分类以训练患者分类归纳能力；排序训练如数字排序、简单作业活动动作步骤的排序（如洗脸）等；可用续编故事结局法、连锁提问法、情景设疑法等训练患者推理能力。应当根据患者认知功能的情况来选择难度，每次时间不宜太长，宜反复练习。

4. 计算能力训练

认知障碍患者对于抽象数字的运用能力有不同程度的受损，需要对数字概念和计算能力进行相应的练习，计算能力较好的患者可以通过计算日常生活开支费用来训练，而计算能力较差的患者则可通过计算物品的数量和简单的数字加减进行训练。

5. 定向能力训练

定向力障碍需要用现实定向方法解决，帮助患者减轻对所处的时间、地点和人物的定向障碍。首先需要成立一个现实定向小组（少于6人），每天基本训练时间、地点、人物定向。在这一非正式的过程中，每个人都自然增加了和患者之间的联系，同时经常给予患者定向信息，以支持和增加定向的行为。同时为了维持治疗效果，对患者的态度也十分重要。

（九）心理障碍

1. 支持性心理疗法

支持性心理疗法由 Thorne 于 1950 年首先提出，因其无须分析求治者的潜意识，而是支持、帮助求治者适应目前所面对的现实，又称为非分析性治疗。人们在遭受挫折或接收环境加予的严重压力或灾难后，会产生紧张状态，表现为焦虑、紧张、知觉过敏、表情不自然、注意力不集中等，还可以出现尿频、心慌、手抖、厌食、头痛、头晕等生理表现。当心理紧张状态特别严重，超出了心理调节的能力范围时，就可能产生心理障碍。这时要通过支持性心理治疗，增强心理平衡调节系统的功能，增强对心理紧张状态的承受力，支持他们采取正确的摆脱心理紧张状态的方法，以克服病理性的、不正确的方法。心理治疗者提供的支持主要包括以下内容：①向患者解释除了躯体患病以外，需要支持的情况还有很多，如疾病引起的挫折和失败、损失和不幸等，都需要心理支持。②结合生活或疗养中的具体处境和实际问题给予鼓励，大多数患者需要长时间经常性的鼓励。需要鼓励的情况主要分为两种：在患者跟自卑作斗争的过程中，加强患者的自尊和自信；当患者犹豫不决时，敦促他采取行动，治疗者可以用自己的经验或患者过去成功的实例进行鼓励。③帮助患者看到自己的才能和潜力，鼓励和指导他们循序渐进以达到某种目标，给予他们正向的保证。④一方面指导患者如何对待疾病、如何生活，另一方面帮助患者学会处理各种人际关系问题，特别是因患病而带来的若干新问题。⑤改善患者的社会环境，即处理人际关系问题。从人际关系中去除不利因素，在患者的生活里增添新的有利因素，引导调动家庭成员的积极作用，鼓励患者学习某种技艺或社交技巧、参加适当的社会活动等。

2. 认知疗法

认知疗法适用于精神分裂症、心理障碍恢复期患者和神经症性心理障碍患者。这些患者普遍存在认知问题，如对疾病缺乏完整的认识或者存在性格缺陷和人生观、不良价值观所致的不良认知，可采用认知疗法进行心理治疗，改善患者的不良认知，提高其认知水平。主要步骤如下：①强调对事物的看法是认知疗法的重点，矫正扭曲的认知，康复医师与患者要在其认知解释上统一看法，估计矫正所能达到的预期效果，让患者自我监测思维、情感和行为，重新评价，更改看法，以便重新建立自己的认知。认知重建即帮助患者重新评价自己，更改自己不如别人的看法。②帮助患者在治疗时建立起每天活动计划表，并按计划表循序渐进逐渐增加活动量和复杂性。制订计划时应根据患者的生活兴趣，使患者积极投入，从而改变其生活态度。③医师扮演患者角色，使患者发现自身认知歪曲，令其思考解决问题的方法，并布置家庭作业，让其从认知歪曲改变为合理思维，达到发展新的认知、取代原有歪曲的认知、重新自我评价的目的。④运用认知疗法时应注意，要求患者对待自己和外部世界采取一种较为客观的态度，尽量避免空洞问题的探讨，启发患者注意具体问题和客观事实。提问的目的在于把患者注意力引导到与其情绪和行为密切相关的方面，使患者意识到被自己忽略的经验和认知，鼓励患者说出自己的内心世界，纠正和提高患者的认知，运用正确的观念，从而产生适当的情绪。

3. 行为疗法

行为疗法是根据学习心理学和实验心理学的理论及原理对个体进行反复训练，以达到矫正适应不良行为的一种心理治疗。行为主义理论认为，任何适应性和非适应性的行为，都是通过学习形成的，也可以通过学习来增强和消除。

（1）系统脱敏法　可用于治疗恐惧症、强迫症和改变不良行为。首先需要了解患者异常行为表现（如焦虑、恐惧），通过学习松弛反应，让患者放松与焦虑配对出现，形成交互抑制或对抗情境，最终把焦虑反应予以消除（即脱敏）。系统脱敏法分为肌肉放松、建立焦虑的主观量表、明确和建立焦虑的等级、把放松与焦虑等级中引发焦虑的事件结合起来四个步骤，达到重新学习，训练患者消除焦虑、消除恐惧的目的。

（2）厌恶疗法　把一种厌恶刺激或不愉快的、令人讨厌的刺激（如针刺、没有危险的电击、催吐药等）与患者的一种不良行为结合在一起体验，从而抑制和消除患者的不良行为，以达到治疗的目的。经过反复实施，不良行为和厌恶体验就建立起条件反射的联系，以后凡是患者出现不良行为时，便会产生厌恶体验，逐渐地患者就放弃或中止原来的不良行为。

4. 物理疗法

重复经颅磁刺激、经颅直流电刺激因具有无创无痛、操作简单、安全性好等优点，已被广泛应用于神经精神疾病的治疗和研究中。基于临床大量的循证医学证据，相关临床治疗指南已推荐二者作为心理障碍的有效治疗方法。除此之外，经颅的肌电生物反馈治疗也开始被研究用于心理障碍的治疗。

5. 运动疗法

适当的运动康复锻炼可以促进患者心理障碍的恢复，运动可以促进患者功能的恢复，放松心情，改善患者的焦虑、抑郁状态等。

（十）意识障碍

1. 药物促醒治疗

创伤可导致神经组织的机械性损伤（原发性损伤）或缺血缺氧性损害（继发性损伤），具有神经保护及修复作用的药物治疗有助于促醒。

2. 高压氧治疗

高压氧是治疗神经系统疾病的一种重要方法，能改善病变区缺血缺氧状态，减轻脑水肿，降低颅内高压等；高压氧治疗可以改善患者神经系统功能，有效促进意识的恢复。对于生命体征稳定，颅内无活动性出血，无未处理的脑疝、脑室外引流，无严重肺损伤及脑脊液漏的重型颅脑创伤后意识障碍患者应早期进行高压氧治疗。

3. 电刺激促醒治疗

该治疗方法包括深部脑电刺激及周围神经电刺激治疗两大类。

（1）深部脑电刺激　为外科手术治疗，于脑内植入起搏器或脊髓电刺激器，通过电流来调节神经，激活神经环路或网状上行激活系统，促进意识改善。

（2）周围神经电刺激　常用的包括正中神经电刺激、经颅直流电刺激治疗等。研究显示，正中神经电刺激可改善脑部血流量、神经递质的水平、神经营养因子的表达及影响脑电活动等。经颅直流电刺激可通过兴奋大脑皮质，改善昏迷患者的意识状态水平。

下篇　各　　论

第一节 眩 晕

一、概述

眩晕是以头晕、目眩为主要表现的疾病。头晕是指感觉自身或外界景物旋转，目眩是指眼花或眼前发黑，二者常同时并见，故统称为"眩晕"。轻者闭目即止，重者如坐车船，旋转不定，不能站立，或伴有恶心、呕吐、汗出等症状，甚则可突然昏倒。

现代医学中的良性阵发性位置性眩晕、前庭性偏头痛、梅尼埃病等可归属于本病范畴，高血压等以眩晕为主症者，均可参照本节辨证论治。

二、病因病机

眩晕的发病主要与情志不遂、饮食不节、年老体虚、久病劳倦、跌仆坠损以及感受外邪等因素有关。眩晕多系本虚标实，实为风、火、痰、瘀，虚则为气血阴阳之虚，以致风眩内动、清窍不宁或清阳不升、脑窍失养而突发眩晕。

1.病因

（1）情志不遂　长期忧郁恼怒，肝失疏泄，肝气郁结，气郁化火，肝阴耗伤，风阳内动，上扰头目，发为眩晕。《金匮要略·妇人杂病脉证并治》曰："奄忽眩冒，状如厥癫，或有忧惨，悲伤多嗔。"妇人杂病，或为忧愁悲戚，怏怏不乐，经常生气等，因情志不遂，脏腑气机失调，气逆上冲巅顶，发为眩晕。

（2）饮食不节　若平素嗜酒无度，暴饮暴食，或过食肥甘厚味，损伤脾胃，以致健运失司，水湿内停，积聚生痰，阻滞中焦，则清阳不升，浊阴不降，致清窍失养，而引发眩晕。《伤寒论》之"谷疸之头眩"指出本证为食郁湿瘀，中焦气机受阻，清阳不升所致；《金匮要略》之"谷疸之头眩"，是由饮食积滞，内伤脾胃，化生湿热，湿热中阻，纳食反又助生湿热，湿热上冲而头眩。

（3）年老体虚　肾为先天之本，主藏精生髓，脑为髓之海。若年高肾精亏虚，不能生髓，无以充养于脑；或房事不节，阴精亏耗过甚；或体虚多病，损伤肾精肾气，均可导致肾精亏耗，髓海不足，而发眩晕。如《灵枢·海论》云："脑为髓之海""髓海有余，则轻劲多力，自过其度；髓海不足，则脑转耳鸣，胫酸眩冒，目无所见，懈怠安卧"。

（4）久病劳倦　脾胃为后天之本，气血生化之源。若久病不愈，耗伤气血；或失血之后，气随血耗；或忧思劳倦，饮食衰少，损伤脾胃，暗耗气血。气虚则清阳不升，血虚则清窍失养皆可发生眩晕。如《灵枢·口问》曰："故上气不足，脑为之不满，耳为之苦鸣，头为之苦倾，目为之眩。"

（5）跌仆坠损　素有跌仆坠损而致头颅外伤，或久病入络，瘀血停留，阻滞经脉，而使气血不能上荣于头目，清窍失养，而发眩晕，且多伴见局部疼痛、麻木固定不移，或痛如针刺等症。

（6）感受外邪　外感六淫之中，因"高巅之上，惟风可到"，风邪与寒、热、湿、燥等诸邪皆可导致经脉运行失度，挛急异常，使清窍失养而发眩晕。

2.病机

（1）病位　本病病位在脑窍，病变与肝、脾、肾三脏密切相关，其中又以肝为主。

（2）病性　眩晕病性有虚、实两端，其中气血不足、肝肾阴虚为病之本，风、火、痰、瘀为病之标。临床表现多以本虚标实或虚实夹杂为主。

（3）病势　总的趋势是病初以风、火、痰、瘀实证为主，久则伤肝，累及脾肾，最终可导致肝脾肾三脏俱虚。各种证候之间常相互夹杂与转化，相互影响，形成虚实夹杂；或阴损及阳，阴阳两虚；或肝风痰火，上蒙清窍，阻滞经络，而形成中风；或突发气机逆乱，清窍暂闭或失养，而引起晕厥。

（4）病机转化 眩晕的病因病机较为复杂，多彼此影响，互相转化，兼夹复合为患，临证往往难以截然分开。本病以本虚标实为主，早期一般以标实证候居多，如肝阳上亢、痰浊中阻、瘀血内阻、外感风邪等；中期由于肾水不足，肝阳上亢，尤其年迈精衰者，往往转化为肾精亏虚证或气血不足之证，病机复杂，病情较重，且常易发生变证、坏证。

三、诊断与鉴别诊断

1. 诊断

1）以头晕目眩、视物旋转为主症，轻者闭目即止，重者如坐车船，甚则仆倒。

2）可伴有恶心呕吐、耳鸣耳聋、汗出、心悸以及面色苍白、眼球震颤等表现。

3）多有情志不遂、年高体虚、饮食不节或跌仆损伤等病史。

4）多见于 40 岁以上人群。慢性起病，逐渐加剧，或急性起病，或反复发作。

5）颈椎 X 线摄片，经颅多普勒，眼震电图，颅脑 CT、MRI 扫描，血常规及血液系统检查等有助于对本病病因明确诊断。

2. 鉴别诊断

（1）眩晕与中风 中风以猝然昏仆，不省人事，伴口舌喎斜，半身不遂，言语謇涩或失语；或不经昏仆，仅以口眼喎斜、半身不遂为特征；中风昏仆与眩晕之仆倒相似，且眩晕可为中风病先兆，但眩晕患者无半身不遂、口舌喎斜及舌强语謇等症。两者虽有不同，但中年以上眩晕者若肝风痰火上蒙清窍，阻滞经络，易演变为中风，应当注意二者的区别及联系。

（2）眩晕与厥证 厥证以突然昏仆，不省人事，或伴有四肢厥冷为特征，发作后一般可在短时间内苏醒，醒后无偏瘫、失语、口舌喎斜等后遗症；严重者也可一厥不醒，甚至死亡。眩晕发作严重者也可有头晕欲仆或眩晕仆倒的表现，虽与厥证相似，但一般无昏迷、不省人事、四肢厥冷等症。

（3）眩晕与痫病 痫病以突然仆倒，昏不知人，且伴口吐涎沫，两目上视，四肢抽搐，口中如作猪羊叫声，多数历时数分钟苏醒，醒后一如常人为特点，为发作性疾病。痫病昏仆与眩晕甚者之仆倒相似，且其发作前多有眩晕、乏力、胸闷等先兆，发作日久常有神疲乏力、眩晕时作等症状表现，故应与眩晕进行鉴别，重症眩晕虽可仆倒，但无抽搐、两目上视、不省人事、口吐涎沫等症。

四、辨证论治

（一）辨证要点

1. 辨脏腑

眩晕乃风眩内动、清窍不宁或清阳不升，脑窍失养所致，其病位在脑，与肝、脾、肾三脏功能失调相关，但与肝关系尤为密切。若为肝气郁结者，兼见胸胁胀痛，时有叹息；肝火上炎者，兼见目赤口苦，急躁易怒，胁肋灼痛；肝阴不足者，兼见目睛干涩，五心烦热，潮热盗汗；肝阳上亢者，兼见头目胀痛，面色潮红，急躁易怒，腰膝酸软；肝风内动者兼见步履不稳，肢体震颤，手足麻木等表现。临证以肝阳上亢者多见。因于脾者，若脾胃虚弱，气血不足者，兼见纳差乏力，面色㿠白；若脾失健运，痰湿中阻者，兼见纳呆呕恶，头重如裹，舌苔腻浊诸症。因于肾者，多属肾精不足，兼见腰酸腿软，耳鸣耳聋，健忘呆钝等症。

2. 辨虚实

凡眩晕反复发作，症状较轻，遇劳即发，伴两目干涩，腰膝酸软，或面色㿠白，神疲乏力，形羸体弱，脉偏细弱者，多属虚证，由肾精不足或气血亏虚所致。实证眩晕，有偏痰湿、瘀血及肝阳、肝风、肝火之别。若眩晕较重，或突然发作，视物旋转，伴呕恶痰涎，头沉头痛，形体壮实，苔腻脉滑者，多属痰湿所致；眩晕日久，伴头痛固定不移，唇舌紫暗，舌有瘀斑，脉涩者，多属瘀血所致；肝阳风火所致者，多见眩晕，面赤，口苦，烦躁易怒，肢麻震颤，甚则昏仆，脉多弦数有力。总之，临证眩晕虚证多关乎气、血、精；实证多关乎风、痰、瘀。

3. 辨缓急轻重

眩晕临证病势多缓急不一。因虚而发者，病势绵绵，症状较轻，多见于久病、老人及体虚之人；因实而发者，病势急骤，症状较重，多见于初病及壮年、肥人。若眩晕久稽不愈，亦可因实致虚或虚中夹实，而成本虚标实、虚实互见之势，症状时轻时重，缠绵难愈，或有变生中风、厥证之虞。

（二）治则治法

眩晕的治疗原则是补虚泻实，调整阴阳。虚者当滋养肝肾、补益气血、填精益髓；实者当清肝泻火、潜阳息风、化痰行瘀。又有虚中夹实，或由虚致实，或由实致虚，临证或扶正以祛邪，或祛邪以安正，应权衡标本缓急轻重，因机应变，酌情论治。

（三）分证论治

1. 肝阳上亢证

【证候】眩晕，耳鸣，头胀痛，易怒，失眠多梦，脉弦。或兼面红，目赤，口苦，便秘尿赤，舌红苔黄，脉弦数或兼腰膝酸软，健忘，遗精，舌红少苔，脉弦细数；或眩晕欲仆，泛泛欲呕，头痛如掣，肢麻震颤，语言不利，步履不正。

【病机分析】情志抑郁，郁久化火，火极生风，风火上扰清空，故头晕头痛；"阳气者，烦劳则张"，故遇烦劳郁怒则加剧；阳升则颜面潮红，肝旺则急躁易怒，亢阳扰动心神，故少寐多梦；口苦，舌质红，苔黄，脉弦数，皆为肝阳上亢之征。

【治法】平肝潜阳，清火息风。

【方药】天麻钩藤饮加减。方中天麻、钩藤、石决明平肝息风，为君药；黄芩、栀子清肝热，泻肝火，牛膝引血下行，桑寄生、杜仲滋养肾阴以涵养肝木，共为臣药；益母草活血通经，茯神、夜交藤宁心安神，共为佐药。全方共奏平肝潜阳、清火息风之功。

【加减】若见阴虚较甚，舌质红，少苔，脉弦细数较为明显者，可选加生地黄、麦冬、玄参、制何首乌、生白芍等滋补肝肾之阴；便秘者可选加大黄、芒硝或当归龙荟丸以通腑泄热；心悸，失眠多梦较甚者，可重用茯神、夜交藤，加远志、炒酸枣仁、琥珀以清心安神；眩晕欲仆，呕恶，手足麻木或震颤者，有阳动化风之势，加珍珠母、生龙骨、生牡蛎、羚羊角等镇肝息风之品；若眩晕、头痛较甚，耳鸣、耳聋暴作，胸胁胀痛，目赤口苦，舌质红，苔黄燥，脉弦数有力，证属肝火上炎者，为实证，可选用龙胆泻肝汤以清肝泻火，清利湿热。

2. 痰湿中阻证

【证候】眩晕，倦怠或头重如蒙，胸闷或时吐痰涎，少食多寐，舌胖，苔浊腻或白厚而润，脉滑或弦滑，或兼结代。或兼见心下逆满，心悸怔忡，或兼头目胀痛，心烦而悸，口苦尿赤，舌苔黄腻，脉弦滑而数。

【病机分析】痰浊中阻，脾失健运，气机阻滞，清阳不升，浊阴不降，痰湿蒙蔽清窍，故眩晕，头重如蒙；中焦气机阻滞则胸闷恶心而呕吐痰涎；脾阳不振，则少食多寐；舌胖苔浊腻或白腻厚而润，脉滑或弦滑，或濡缓，皆为痰浊中阻之象。

【治法】燥湿祛痰，健脾和胃。

【方药】半夏白术天麻汤加减。方中半夏辛温，燥湿化痰，天麻甘微温，平息内风，两药合用，为治风痰眩晕头痛的要药，故共为君药；辅以苦甘温之白术，健脾燥湿，祛痰，止眩之功益佳；佐以甘平之茯苓，健脾渗湿，与白术相合，以治生痰之源，橘红辛苦温，理气燥湿化痰，使气顺则痰消；甘草、生姜、大枣健脾和中，为使药。诸药合用，共奏健脾燥湿、化痰息风之效。

【加减】若呕吐频繁，加代赭石、竹茹和胃降逆止呕；脘闷、纳呆、腹胀者，加白蔻仁、砂仁等理气化湿健脾；肢体沉重、苔厚腻者，加藿香、佩兰等醒脾化湿；耳鸣、重听者，加葱白、郁金、石菖蒲等通阳开窍。若痰浊郁而化热，痰火上犯清窍，眩晕，苔黄腻，脉弦滑，用黄连温胆汤清化痰热；若素体阳虚，痰从寒化，痰饮内停，上犯清窍者，用苓桂术甘汤合泽泻汤温化痰饮。

3. 瘀血阻窍证

【证候】眩晕，头痛，且痛有定处，或兼见健忘，失眠，心悸，精神不振，耳鸣耳聋，面唇紫暗，舌质暗有瘀斑，多伴见舌下脉络迂曲增粗，脉涩或细涩。

【病机分析】瘀血阻窍，气机受阻，脑络不通，脑失所养，故眩晕时作；脑络不通，气机受阻，不通则痛，且头痛如刺；瘀血内阻，气血不畅，肌肤失养，故面色黧黑，口唇紫暗，肌肤甲错；心血瘀阻，心神失养，故健忘、失眠、心悸；舌质紫暗或有瘀点、瘀斑，弦涩或细涩，为瘀血之征。

【治法】祛瘀生新，活血通络。

【方药】通窍活血汤加减。方中麝香辛温走窜，开通诸窍，活血通络，无所不利，故为主药；老葱辛温通窍，鲜姜辛温发散，助麝香通窍活血，达于巅顶，共为辅药；佐以赤芍、川芎、桃仁、红花，均为活血化瘀之品，大枣之甘，配合鲜姜之辛，则辛甘发散，调和营卫；使以黄酒活血通窍，以助药势。诸药合用，功于通窍活血。

【加减】若见神疲乏力、少气自汗等气虚证者，重用黄芪，以补气固表，益气行血；若兼心烦面赤、舌红苔黄者，加栀子、连翘、薄荷、桑叶、菊花；头颈部不能转动者，加威灵仙、葛根、豨莶草；若兼有畏寒肢冷，感寒加重者，加附子、桂枝温经活血；若天气变化则病情加重，或当风而发者，可重用川芎，加防风、白芷、荆芥、天麻等以理气祛风；如因新近跌仆坠损，瘀血阻络所致者，可加用苏木、血竭等活血化瘀疗伤之品。

4. 气血亏虚证

【证候】眩晕，动则加剧，劳累即发，神疲懒言，气短声低，面白少华，或萎黄，或面有垢色，心悸失眠，纳减体倦，舌色淡，质胖嫩，边有齿印，苔薄白，脉细或虚大；或兼食后腹胀，大便溏薄，或兼畏寒肢冷，唇甲淡白；或兼诸失血证。

【病机分析】气血不足，脑失所养，故头晕目眩，劳则耗气，故眩晕加剧，遇劳则发；心主血脉，其华在面，气血亏虚致心血不足，气血两虚不能上荣于面，故见面色淡白；气虚则神疲乏力；气虚卫阳不固而自汗；血虚不能充盈脉络，故唇甲淡白；血不养心则心悸少寐，舌质淡嫩，脉细弱均为气血两虚之象。

【治法】补气养血，健运脾胃。

【方药】归脾汤加减。方中黄芪、人参甘微温，补脾益气，龙眼肉甘平，补心安神，益脾养血，共为君药；白术苦甘温，助参、芪补脾益气，茯神、酸枣仁甘平，助龙眼养心安神，当归甘辛苦温，滋养营血，与参、芪配伍，补血之力更强，以上并为辅药；远志苦辛温，交通心肾，宁心安神，木香辛苦温，理气醒脾，使诸益气养血之品补而不壅，共为佐药；炙甘草甘温益气，调和诸药；生姜、大枣调和营卫，共为使药。合而成方，养心与健脾同用，养心不离补血，健脾不离补气，气血充足则心神安而脾运健。

【加减】若气虚卫阳不固，自汗时出，重用黄芪，加防风、浮小麦益气固表敛汗；气虚湿盛，泄泻或便溏者，加泽泻、炒扁豆；若气虚及阳，兼见畏寒肢冷，腹中隐痛等阳虚症状，加桂枝、干姜；心悸怔忡、不寐者，加柏子仁、酸枣仁等；血虚较甚，面色苍白无华，加熟地黄、阿胶等；若中气不足，清阳不升，见气短乏力，纳差神疲，便溏，脉无力者，可用补中益气汤补益中气，升举清阳。

5. 肾精不足证

【证候】眩晕，精神萎靡，腰膝酸软，或遗精，滑泄，耳鸣，发落，齿摇，舌瘦嫩或嫩红，少苔或无苔，脉弦细或弱或细数。或兼见头痛颧红，咽干，形瘦，五心烦热，舌嫩红，苔少或光剥，脉细数；或兼见面色黧黑，形寒肢冷，舌淡嫩，苔白或根部有浊苔，脉弱尺甚。

【病机分析】肾生髓，脑为髓海，肾虚不能生髓，髓虚不能充脑，脑失所养，故头晕目眩、耳鸣；肝开窍于目，肝阴不足，目失滋养，故视力减退，两目干涩；腰为肾之府，肾主骨，肾精亏虚，则腰酸膝软；肾阴不足，不能上济心阴，心肾不交，神不守舍，故少寐多梦、健忘、心烦；阴津不足，故见口干；舌质红，苔少或无苔，脉细数为阴虚之象。

【治法】滋养肝肾，益精填髓。

【方药】左归丸加减。方中熟地黄、山茱萸、山药滋补肝脾肾之阴；枸杞子、菟丝子补益肝肾，生精补髓；牛膝强肾益精，引药入肾；龟甲胶滋阴降火，补肾壮骨。全方共具滋补肝肾、养阴填精之功效。

【加减】若阴虚生内热，表现为五心烦热，舌红，脉弦细数者，可加炙鳖甲、知母、黄柏、丹皮等滋阴清热；心肾不交，失眠、多梦、健忘者，加夜交藤、阿胶、鸡子黄、酸枣仁、柏子仁等交通心肾，养心安神；若子盗母气，肺肾阴虚，加沙参、麦冬、玉竹等滋养肺肾；若水不涵木，肝阳上亢者，可加清肝、平肝、镇肝之品。

6. 风热上扰证

【证候】眩晕、视物旋转，晨起多发，数分钟或数小时内达到高峰，严重者可持续数日及数周，伴有恶心呕吐，变动头位加重，口干、口渴，或伴发热、恶寒，咽干咽痛，咽痒、咳嗽、咯黄痰，目赤肿痛等，舌质红或舌尖红，苔薄白，脉浮数或弦数。

【病机分析】头为"清阳之府"，倘六淫之邪外袭，上犯巅顶，邪气羁留，阻遏清阳，则头脑眩晕不清，六邪之中又以风邪为多见，因"伤于风者，上先受之""高巅之上，惟风可到"。大凡外感眩晕多发病急骤，持续时间较短暂，多由起居不慎，感受风热之邪，上犯于头，清阳被扰，或素体肝经有热，复感风邪，风属阳而主动，与肝经之邪内外相合上扰清窍而发眩晕。此型轻症可见头有眩胀、昏蒙之感，并伴见咳嗽、身热、口渴，或汗出涔涔、脉浮数等风热外感的症状。

【治法】疏散风热，清利头目。

【方药】谷青汤加减。谷精草归肝、肺经，轻浮升散，性平，疏散风邪之力胜，青葙子苦寒清降，入肝经有"散厥阴经中血脉风热"之效，二药合用，升降相协，专入厥阴，疏中兼清，是清疏肝经风热的要药；菊花、薄荷、蔓荆子、桑叶、蝉蜕，均入肝、肺，疏散风热，清利头目、咽喉，是治疗风热疾病的常用药物，此处选之，助谷精草、青葙子疏散肝经风热之力。本方所选诸药，既具轻清疏散之性，又入肝经兼清热之力，轻清故可上达巅顶，入肝经故而专清其热，用之以内清外散，风热之邪去而眩晕愈。

【加减】临证可根据邪气偏胜加减药物或调整用量，风胜者，如眩晕、咽痒、咳嗽明显，谷精草、桑叶、薄荷可加大用量，或增防风、荆芥穗等辛平之药，疏散风邪；热象重者，如口干咽干、咽痛、咯吐黄痰，可加重青葙子用量，或增牛蒡子、连翘、天花粉、瓜蒌壳等清热疏风、生津化痰之药；风热伤阴者，可合凉血四物汤（生地黄、白芍、当归、川芎）或配玄参、麦冬、沙参等。

7. 清阳不升证

【证候】头晕目眩，少气懒言，面色无华，呼吸气短，声低气怯，神疲乏力，劳则加重，舌质淡红，苔薄脉细。

【病机分析】脾主升清，若脾胃亏虚，失其升发之能，清阳无以上达头面，则"上气不足，脑为之不满，耳为之苦鸣，头为之苦倾，目为之眩"（《灵枢·口问》）。此型患者大多或因劳倦过多，形气衰少，或因饮食失节，饥饱失宜，或因年老体弱、大病初愈、久病失养等引起脾胃亏虚，清阳之气不能上荣于脑，而发头晕。

【治法】益气升清。

【方药】益气聪明汤加减。方中人参、黄芪甘温，以补脾胃之气；甘草甘缓和中；葛根、升麻、蔓荆子轻扬升发，能入阳明，鼓舞胃气，上行头目，补中有散，升中寓降，五官通利，中气既足，清阳上升，则九窍通利，耳聪而目明矣；白芍敛阴和血，黄柏补肾生水。诸药合用，共具益气升阳、聪耳明目之功效。

【加减】若气血两虚，眩晕不宁，心悸怔忡，失眠，宜气血两补，上方加熟地黄、阿胶、何首乌，或予人参养荣汤加减。

（四）针灸治疗

（1）针刺　实证眩晕取穴：百会、合谷、风池、内关、太冲。如风邪外袭加太阳、列缺；肝阳上扰加风池、太溪、行间、侠溪；湿饮内阻加丰隆、头维、阴陵泉、中脘、解溪；痰蒙清窍加丰隆；瘀血内阻加膈俞、血海。操作：针用泻法，每日 1 次，每次 30 分钟，留针 10 分钟行针 1 次。

虚证眩晕取穴：合谷、风池、足三里、百会。如髓海不足加悬钟、太溪；脾阳不足加大都、三阴交、阴陵泉、气海、命门；气血不足加膏肓、脾俞、胃俞、气海、血海；肝血不足加肝俞、气海、血海；肾精不足加太溪、悬钟、足三里、三阴交、脾俞、胃俞；清阳不升加三阴交、阴陵泉。操作：用补法，每日 1 次，每次 30 分钟，留针 10 分钟行针 1 次。

（2）三棱针法　实证眩晕，取太阳、头维、印堂、大椎、天柱、前顶。反应点施行三棱针刺络放血。操作：上述穴位，常规消毒后，以无菌三棱针点刺，每穴出血 3～5 滴，体质强壮而头晕严重者可出血 10 余滴，3 日一次，10 日为一疗程。

（3）耳针法　取穴：肾区、神门、脑干，以及耳廓阳性反应点。如肝阳上亢加肝、胆区；气血两虚加脾区、胃区；肾精不足加肝区、肾上腺区、皮质下区、额区。每次取 1～2 穴，每日或隔日针 1 次。留针半小时，7～10 天为一个疗程。或用埋针法，或用王不留行子代替埋针，每日按压 2～3 次。

（4）灸法　虚证眩晕者，取百会、上星、镇静穴施行艾条灸法或隔姜灸。

五、转归与预后

眩晕病情轻者，治疗护理得当，预后多属良好；病重经久不愈，发作频繁，持续时间较长，病情重，则难以获得根治，尤其是中年以上肝火上炎、风阳上扰眩晕者，不仅影响日常生活和工作，而且由于阴亏阳亢，阳化风动，血随气逆，夹痰夹火，上蒙清窍，横窜经络，可形成中风，轻则致残，重则致命。若眩晕属肝血、肾精耗竭，日久可致失明、耳聋重症。

六、护理与调摄

增强人体正气，避免和消除能导致眩晕发病的各种内、外致病因素。例如，坚持适当的体育锻炼，其中太极拳、八段锦及其他医疗气功等对预防和治疗眩晕均有良好的作用；保持心情舒畅、乐观，防止七情内伤；注意劳逸结合，避免体力和脑力的过度劳累，节制房事，切忌纵欲过度，饮食尽可能定时定量，忌暴饮暴食及过食肥甘厚味或过咸伤肾之品；尽可能戒烟限酒。这些都是预防眩晕发病及发作的重要措施。注意产后的护理与卫生，对防止产后血晕的发生有重要意义。避免突然、剧烈的主动或被动的头部运动，可减少某些眩晕证的发生。

眩晕发病后要及时治疗，注意适当休息，症状严重者一定要卧床休息及有人陪伴或住院治疗，以免发生意外，并应特别注意生活及饮食上的调理。这些措施对患者早日康复是极为必要的。

七、医论提要

眩晕最早见于《内经》，称为"眩冒""眩"。对其病因病机有较多的论述，认为眩晕属肝之所主，与髓海不足、血虚、邪中等多种因素有关。如《灵枢·大惑论》云："故邪中于项，因逢其身之虚……入于脑则脑转，脑转则引目系急，目系急则目眩以转矣。"《灵枢·海论》云："髓海不足，则脑转耳鸣，胫酸眩冒。"《灵枢·口问》曰："上气不足，脑为之不满，耳为之苦鸣，头为之苦倾，目为之眩。"《灵枢·卫气》认为"上虚则眩"。《素问·至真要大论》曰："诸风掉眩，皆属于肝。"《素问·六元正纪大论》云："木郁之发……甚则耳鸣眩转。"这些理论为眩晕病的辨证论治奠定了理论基础。

汉代张仲景在对眩晕病病因病机的认识以及辨证施治方面，在《内经》基础上进行了发挥，他认为痰饮是眩晕发病的原因之一。《金匮要略·痰饮咳嗽病脉证并治》曰："心下有支饮，其人苦冒眩，泽泻汤主之""卒呕吐，心下痞，膈间有水，眩悸者，小半夏加茯苓汤主之"，为后世医家"无痰不作眩"的观点提供了理论基础。

隋、唐、宋代医家对眩晕的认识，基本上继承了《内经》的观点。如隋代巢元方《诸病源候论·风头眩候》说："风头眩者，由血气虚，风邪入脑，而引目系故也……逢身之虚则为风邪所伤，入脑则脑转而目系急，目系急故成眩也。"唐代王焘《外台秘要》及宋代《圣济总录》亦从风邪立论。唐代孙思邈的《备急千金要方》则提出风、热、痰致眩的论点。在治疗方面，诸家方书在仲景方药的基础上又有发展，如《外台秘要》载有治风头眩方9首，《圣济总录》载有治风头眩方24首。

金元时期，对眩晕从概念、病因病机到治法方药等各个方面都有所发展。成无己在《伤寒明理论》中提出了眩晕的概念，还指出了眩晕与昏迷的鉴别；刘完素《素问玄机病原式·五运主病》云："所谓风气甚，而头目眩运者，由风木旺，必是金衰不能制木，而木复生火，风火皆属阳，多为兼化，阳主乎动，两动相搏，则为之旋转。"认为眩晕应从"火"立论；张子和则从"痰"立论，提出吐法为主的治疗方法，《儒门事亲·头风眩》曰："夫妇人头风眩运，登车乘船，亦眩晕眼涩……皆胸中有宿痰之使然也，可用瓜蒂散吐之。"元代朱丹溪主要倡导"痰火致眩"学说，兼气虚、痰湿、痰火之别，又与感邪、七情及宿病诱发有关。《丹溪心法·头眩》曰："头眩，痰夹气虚并火，治痰为主，挟补气药及降火药。无痰则不作眩，痰因火动，又有湿痰者，又有火痰者。"

明、清两代对眩晕的论述日臻完善，对眩晕病因病机的分析颇为详尽。如明代张景岳强调因虚致眩，认为"无虚不能作眩""眩运一证，虚者居其八九，而兼火兼痰者，不过十中一二耳"。明代虞抟提出"血瘀致眩"的论点，值得重视。虞氏在《医学正传·眩运》中说："外有因呕血而眩冒者，胸中有死血迷闭心窍而然。"该书又谓"眩运者，中风之渐也"，已明确认识到眩晕与中风之间存在的内在联系。徐春甫《古今医统大全·眩运门》以虚实分论，提出虚有气虚、血虚、阳虚之分；实有风、寒、暑、湿之别，并着重指出"四气乘虚""七情郁而生痰动火""淫欲过度，肾家不能纳气归元""吐血或崩漏，肝家不能收摄营气"是眩晕发病之常见原因。

此外，元、明、清部分医家还认识到某些眩晕与头痛、头风、肝风、中风诸证之间有一定的内在联系，如朱丹溪云："眩运乃中风之渐。"张景岳亦谓："头眩有大小之异，总头眩也……至于中年之外，多见眩仆卒倒等证，亦人所常有之事。但忽运忽止者，人皆谓之头运眼花；卒倒而不醒者，人必谓之中风中痰。"华岫云在《临证指南医案·眩晕门》按语中更明确地指出："此证之原，本之肝风；当与肝风、中风、头风门合而参之。"这些论述也是值得注意的。

总之，继《内经》之后，经过历代医家的不断总结，眩晕的证治内容更加丰富、充实。近代学者对前人的经验与理论进行了全面的整理，并在实践的基础上加以提高，在本病的辨证论治、理法方药等方面都有进一步的发展。

八、现代研究

眩晕是临床常见病、多发病，其症状轻重不一，病机较为复杂，各类证候的眩晕可单一出现，亦可夹杂多证候，随着人口老龄化的日益突出，该病已成为影响人类健康的主要问题之一。眩晕既是一些疾病的主要临床表现，也是某些疾病的首发或前驱症状之一，病情进一步发展可致昏迷、中风等严重情况发生，甚至危及生命，中医辨证论治对于减轻眩晕发作程度，控制眩晕发作次数具有一定疗效，但不同病因引发的眩晕，其中医药治疗效果存在较大差异，临床中往往需要从病证结合的层面对疗效进行评价。

（一）病机研究

中医学认为，眩晕发病多与体质、情志、饮食、外伤等因素有关，病理因素主要有风、火、痰、瘀、虚，病位涉及脑窍、肝、脾、肾，病机包括虚实两端，基本治则为"补虚泻实，调整阴阳"。然而由于"虚实两端"的基本病机并不能准确地反映失眠的病机发展特点和证候特征，广泛以"补虚泻实，调整阴阳"为治则的治疗方法也无法精准缓解眩晕病患者旋转感、头晕、不稳感、头懵、头昏等躯体广泛化症状，因此越来越多的医家在眩晕的治疗过程中开始重视单个病机要素的研究，并应用补虚泻实、调整阴阳的治疗原则。由于本病的症状和病机过程复杂，涉及多个系统，易与其他疾病合病，故在历史中形成了众多理论流派，而至今缺乏提纲挈领性认识。

首届国医大师李振华教授认为眩晕起病突然，病因复杂，病机交错，非单一因素导致，其病因多为"痰""风""虚"。其经过多年临床实践，提出了"四诊合参，谨守病机"观点，指出在治疗眩晕时应遵循"脾宜健，肝宜疏，胃宜和"的治疗思想，并自拟方剂，形成了独特的临证用药特点。张怀亮教授根据《素问·至真要大论》中记载的"诸风掉眩，皆属于肝"，结合多年临证经验，突破肝风、气虚、痰浊理论，另辟蹊径，治疗上注重整体观念、动态变化、虚实夹杂、阴阳对立转变，遵循"治肝为要，三阴并治"、调和阴阳的治则，注重肝贯穿于脏腑及气血津液辨证论治的整个过程，依据肝体阴用阳的特点，时刻维持肝生理特性，不仅注重平肝阳、息肝风，更重视养肝阴、柔肝体，巧妙组方，注重祛除病因、整体调理、改善各个脏腑功能，对眩晕的治疗效果显著且不易复发，为眩晕的精准防治提供了理论依据。

（二）证候及证候要素研究

关于眩晕病的中医证候分布的研究开展较少。第四次全国中西医结合神经系统疾病学术研讨会于 2002 年召开，就眩晕病的中西医研究进展进行讨论，并发布了眩晕病中医证候辨证分型。此后，关于眩晕病中医证候的研究陆续有开展，但样本量均较小，或以个人经验报道为主。

2022 年，陆宇衡等[1]以来自上海中医药大学附属曙光医院传统中医科住院病历系统 2013～2017 年的 329 例眩晕病病案的内容为研究对象，发现眩晕病存在 8 类中医证候。

2020 年，黄健庭等[2]以来自三亚市中医院脑病科门诊及住院部的 200 例眩晕病患者为研究对象，提取证候要素，总结出眩晕病的 9 种常见主症，归纳证型分布规律，对症状分层聚类分析后得到眩晕病的 6 种证候类型。

2008 年，刘红梅等[3]以北京西苑医院神经内科病房及门诊的 152 例患者为研究对象，简化中医辨证证型、提取辨证要素，采用聚类分析和判别分析后总结出 5 种证候类型。眩晕病证候类型复杂，传统的辨证论治并不能完整地反映眩晕病的病机发展特点和证候特征。

张怀亮团队[4]通过计算机检索和人工检索相结合的方法，对眩晕相关文献进行收集整理，共提取了包括病性、病位等 16 个证素，其中主要病性证素为风、火、痰浊、阴虚、血虚、气虚、气滞、血瘀、阳亢等，病位证素以头窍、肝、脾、肾为主，并贯穿于疾病全程，对眩晕病中医辨证标准的规范化作出了有益的探索。

（三）辨证论治研究

1. 从肝论治

徐日明等[5]利用平肝息风汤加氟桂利嗪治疗 103 例肝阳上亢型眩晕，结果显示两者联合总有效率为 96.15%，高于单纯西药对照组的 84.31%，可改善眩晕（肝阳上亢型）患者血流情况，从而改善患者脑循环，缓解临床症状，且不良反应更少，复发率低，效果安全可靠。

王红胜等[6]观察柴胡加龙骨牡蛎汤治疗肝阳上亢型后循环缺血性眩晕，对照组给予常规治疗配合口服氟桂利嗪，观察组在对照组基础上加用柴胡加龙骨牡蛎汤，治疗后发现，2 组在眩晕障碍量表、眩晕评定量表的评分系统评分及两侧椎动脉和基底动脉血流速度改善方面，观察组均优于对照组，提示联合使用柴胡加龙骨牡蛎汤治疗后循环缺血性眩晕，可显著改善脑动脉血流动力学，明显减轻眩晕程度，改善患者生命质量，减少药物不良反应发生率。

2. 从脾论治

周梦佳等[7]治疗脾虚湿盛型后循环缺血性眩晕患者，对照组给予盐酸氟桂利嗪胶囊，治疗组加服自拟的化湿定眩汤，健脾祛湿、温阳通窍，研究结果显示在盐酸氟桂利嗪胶囊的基础上合用化湿定眩汤可以有效改善脑血流速度，改善血脂，改善相关中医证候，显著提高后循环缺血性眩晕的治疗有效率。

赵智儒等[8]治疗脾阳不足、痰饮内停型后循环缺血性眩晕患者，治疗组给予苓桂术甘汤，对照组给予前列地尔静脉滴注，结果表明苓桂术甘汤加味治疗脾阳不足、痰饮内停型后循环缺血性眩晕患者疗效较好，可明显改善患者的眩晕症状，促进患者康复。

3. 从肾论治

袁英媚[9]观察左归饮加减治疗肾精不足型老年眩晕，观察组给予左归饮加减，对照组给予尼麦角林片，治疗后发现观察组在眩晕程度、发作次数、眩晕障碍量表评分及中医证候评分等方面改善程度均优于对照组。

李洪伟等[10]运用补肾活血法治疗肾虚血瘀型眩晕老年患者，补肾活血法治疗老年肾虚血瘀型眩晕的疗效显著，优于口服盐酸氟桂利嗪胶囊，且可以改善血流动力学及炎症因子水平，改善生活质量。

张方[11]观察自拟益肾定眩汤结合长春西汀注射液治疗后循环缺血性眩晕病人，结果显示益肾定眩汤结合长春西汀注射液能显著提高临床治疗总有效率，能明显改善病人血液流变学和经颅多普勒（TCD）指标，降低血清一氧化氮（NO）、内皮素（ET）水平。

附1 良性阵发性位置性眩晕

一、概述

良性阵发性位置性眩晕（benign paroxysmal positional vertigo，BPPV），俗称"耳石症"，是最常见的外周性前庭疾病。BPPV 是一种相对于重力方向的头位变化所诱发的、以反复发作的短暂性眩晕和特征性眼球震颤为表现的外周性前庭疾病，常具有自限性，易复发。

临床上尚无统一的分类标准，按照病因可分为特发性 BPPV、继发性 BPPV；按照受累半规管可分为后半规管 BPPV、外半规管 BPPV、前半规管 BPPV、多半规管 BPPV。

二、临床表现

典型的 BPPV 发作是由患者相对于重力方向改变头位（如起床、躺下、床上翻身、低头或抬头）所诱发的、突然出现的短暂性眩晕（通常持续不超过 1 分钟）。其他症状可包括恶心、呕吐等自主神经症状，头晕、头重脚轻、漂浮感、平衡不稳感以及振动幻视等。

三、诊断

（一）诊断标准

《良性阵发性位置性眩晕诊断和治疗指南（2017）》的诊断标准：

1）相对于重力方向改变头位后出现反复发作的、短暂的眩晕或头晕（通常持续不超过 1 分钟）。

2）位置试验中出现眩晕及特征性位置性眼震。

3）排除其他疾病，如前庭性偏头痛、前庭阵发症、中枢性位置性眩晕、梅尼埃病、前庭神经炎、迷路炎、前半规管裂综合征、后循环缺血、体位性低血压、心理精神源性眩晕等。

（二）眼震特征

1. 概述

（1）潜伏期　管结石症中，眼震常发生于激发头位后数秒至数十秒，而嵴帽结石症常无潜伏期。

（2）时程　管结石症眼震短于 1 分钟，而嵴帽结石症长于 1 分钟。

（3）强度　管结石症呈渐强-渐弱改变，而嵴帽结石症可持续不衰减。

（4）疲劳性　多见于后半规管 BPPV。

2. 各类 BPPV 位置试验的眼震特点

（1）后半规管 BPPV　在 Dix-Hallpike 试验或侧卧试验中患耳向地时出现带扭转成分的垂直上跳性眼震（垂直成分向上，扭转成分向下位耳），由激发头位回复至坐位时眼震方向逆转。

（2）外半规管 BPPV

1）眼震分型：①水平向地性，若双侧滚转试验均可诱发水平向地性眼震（可略带扭转成分），持续时间<1分钟，则可判定为漂浮于外半规管后臂内的管石症。②水平离地性，双侧滚转试验均可诱发水平离地性眼震（可略带扭转成分），若经转换手法或能自发转变为水平向地性眼震，持续时间<1分钟，则可判定为漂浮于外半规管前臂内的管石症；若诱发的水平离地性眼震不可转换，持续时间≥1分钟，且与体位维持时间一致，则可判定为外半规管嵴帽结石症。

2）患侧判定：滚转试验中水平向地性眼震诱发眼震强度大、持续时间长的一侧为患侧；水平离地性眼震中诱发眼震强度小、持续时间短的一侧为患侧。当判断患侧困难时，可选择假性自发性眼震、眼震消失平面、低头-仰头试验、坐位-仰卧位试验等加以辅助判断。

（3）前半规管 BPPV　在 Dix-Hallpike 试验或正中深悬头位试验中出现带扭转成分的垂直下跳性眼震（垂直成分向下，扭转成分向患耳），若扭转成分较弱，可仅表现为垂直下跳性眼震。

（4）多半规管 BPPV　多种位置试验可诱发相对应半规管的特征性眼震。

注：描述眼震垂直方向时，向上为指向眶上缘，向下为指向眶下缘。眼震扭转方向是以眼球上极为标志、其快相所指的方向。

四、检查

1. 基本检查

BPPV 的基本检查为位置试验。

2. 可选检查

（1）前庭功能检查　包括自发性眼震、凝视眼震、视动、平稳跟踪、扫视、冷热试验、旋转试验、摇头试验、头脉冲试验、前庭自旋转试验、前庭诱发肌源性电位、主观垂直视觉/主观水平视觉等。

（2）听力学检查　纯音测听、声导抗、听性脑干反应、耳声反射、耳蜗电图等。

（3）影像学检查　颞骨高分辨率 CT、含内听道-桥小脑角的颅脑 MRI。

（4）平衡功能检查　静态或动态姿势描记、平衡感觉整合能力测试以及步态评价等。

（5）病因学检查　包括钙离子、血糖、血脂、尿酸、性激素等相关检查。

五、治疗

（一）耳石复位

耳石复位是目前治疗 BPPV 的主要方法，操作简便，可徒手或借助仪器完成，效果良好。复位时应根据不同半规管类型选择相应的方法。

1. 手法复位

（1）后半规管 BPPV　建议首选 Epley 法，其他还可选用改良的 Epley 法或 Semont 法等，必要时几种方法可重复或交替使用。复位后头位限制、辅助使用乳突振荡器等方法并不能明显改善疗效，不推荐常规使用。

（2）外半规管 BPPV

1）水平向地性眼震（包括可转换为向地性的水平离地性眼震）：可采用 Lempert 或 Barbecue 法以及 Gufoni 法（向健侧），上述方法可单独或联合使用。

2）不可转换的水平离地性眼震：可采用 Gufoni 法（向患侧）或改良的 Semont 法。

（3）前半规管 BPPV　可采用 Yacovino 法，尤其适用于患侧判断困难的患者。

（4）多半规管 BPPV　采用相应的复位手法依次治疗各半规管 BPPV，优先处理诱发眩晕和眼震更强烈的责任半规管，一个半规管复位成功后，其余受累半规管的复位治疗可间隔1～7天进行。

注：水平离地性眼震 BPPV 患者眼震强度弱、持续时间短的一侧为患侧，故此时应优先处理眼震强度弱的一侧外半规管 BPPV。

2. 耳石复位仪辅助复位

此方法可作为一种复位治疗选择，适用于手法复位操作困难的患者。

（二）药物治疗

原则上药物并不能使耳石复位，但鉴于 BPPV 可能和内耳退行性病变有关或合并其他眩晕疾病，下列情况可以考虑药物辅助治疗：

1）当合并其他疾病时，应同时治疗该类疾病。

2）复位后有头晕、平衡障碍等症状时，可给予改善内耳微循环的药物，如倍他司汀、银杏叶提取物等。

3）因前庭抑制剂可抑制或减缓前庭代偿，故不推荐常规使用。

（三）手术治疗

对于诊断清楚、责任半规管明确，经过 1 年以上规范的耳石复位等综合治疗仍然无效且活动严重受限的难治性患者，可考虑行半规管阻塞等手术治疗。

（四）前庭康复训练

前庭康复训练是一种物理训练方法，通过中枢适应和代偿机制提高患者前庭功能，减轻前庭损伤导致的后遗症。前庭康复训练可作为 BPPV 患者耳石复位的辅助治疗，用于复位无效以及复位后仍有头晕或平衡障碍的病例，或在复位治疗前使用以增加患者对复位的耐受性。如果患者拒绝或不耐受复位治疗，那么前庭康复训练可以作为替代治疗。

六、研究进展[12]

1. 流行病学

BPPV（俗称耳石症）是一种特发性、由头位改变激发的、伴有眼震的短暂阵发性眩晕的前庭器疾病，是前庭周围性眩晕最常见的一种。BPPV 检查技术的快速发展和诊断标准的不断完善导致不同时期的流行病学数据差异较大，目前为止报道的年发病率为（10.7～600）/10 万，年患病率约为 1.6%，终身患病率约为 2.4%。BPPV 占前庭性眩晕患者的 20%～30%，男女比例为 1∶（1.5～2.0），通常 40 岁以后高发，且发病率随年龄增长呈逐渐上升趋势。

2. 发病机制

BPPV 确切的发病机制尚不清楚，目前公认的学说包括以下两种：

（1）管结石症　椭圆囊囊斑上的耳石颗粒脱落后进入半规管管腔，当头位相对于重力方向改变时，耳石颗粒受重力作用相对半规管管壁发生位移，引起内淋巴流动，导致壶腹嵴嵴帽偏移，从而出现相应的体征和症状。当耳石颗粒移动至半规管管腔中新的重力最低点时，内淋巴流动停止，嵴帽回复至原位，症状及体征消失。

（2）嵴帽结石症　椭圆囊囊斑上的耳石颗粒脱落后黏附于壶腹嵴嵴帽，导致嵴帽相对于内淋巴的密度改变，使其对重力敏感，从而出现相应的症状及体征。

3. 病理生理学

目前被广泛接受的理论是 BPPV 是由囊斑上脱落的耳石颗粒移动至半规管内而引起。重力作用导致头位改变时耳石在所受累半规管平面产生移位，导致了异常的内淋巴液流动，使得壶腹嵴倾倒，从而改变了受累半规管前庭传入神经的活动，导致位置性眩晕的发作和眼震（管石症）。在很少的情况下，BPPV 可由附着在半规管壶腹嵴顶的耳石引起，耳石使得壶腹嵴对重力敏感（嵴顶结石症）。BPPV 的病理生理学概念可更好地理解疾病的临床特征，以及半规管是如何受到机械刺激的。

BPPV 位置性眼震的方向反映半规管感受器与特定眼外肌之间的兴奋性和抑制性作用。动物模型的体外研究和体内研究以及数学模型、特定的耳石复位、半规管填塞的疗效均支持管石症和嵴顶结石症的假说。此外，在扫描电镜下可以观察到 BPPV 患者后半规管内的颗粒性物质与变性的耳石形态学相一致。耳石颗粒也可以存在于那些没有 BPPV 病史患者的后半规管中，这与上述 BPPV 的病理生理机制并无矛盾，生理-数学模型表明 BPPV 的先决条件是在受累半规管内存在一定量的耳石，并且达到一个"临界量"，这时颗粒的聚集引起耳石在半规管内移动，并产生流体力学效应。尚有一些未来亟待阐明的问题，包括半规管短臂内（壶腹嵴的椭圆囊侧）的疏松耳石可以导致位置性眩晕，而且管石症和嵴顶结石症可能在同一个半规管内共存，但是目前尚无这种情况下的眼球运动相关记录。

另有一些临床发现可能与 BPPV 相关，但是还未得到充分认识。水平半规管 BPPV 表现出"假性自发性"眼震，但非位置改变引起的眼震并不是 BPPV 的核心特征；较罕见的情况是，其中部分患者符合管石症或嵴顶结石症的诊断标准，可见自发性眼震方向符合单一半规管的刺激，但与头部位置无关；该眼震通常很短暂，很少持续超过数分钟，被认为是复位治疗和在管石症受累平面摇头后出现的并发症，眼震也可能为自发性的，其病理生理机制尚不清楚。"耳石堵塞"是指壶腹嵴被耳石所固定，推测是由耳石直接阻塞了壶腹嵴或者间接阻止了内淋巴液在半规管内的流动而引起。

无中枢神经系统表现、颅脑影像学检查结果正常的患者，其在仰卧侧头位可以出现持续向地性位置性眼震，这种类型的眼震与半规管内耳石的移动（管石症）和壶腹嵴表面附着的耳石密度增高（嵴顶结石症）都不相符。然而，这种持续向地方向改变性眼震与管石症和嵴顶结石症似乎存在着关联，部分患者在随访时发展为典型 BPPV，该现象可能是由于壶腹嵴或内淋巴液的密度发生了改变所致。

附2 前庭性偏头痛

一、概述

前庭性偏头痛（vestibular migraine，VM）以往称为偏头痛相关性头晕/眩晕、偏头痛相关性前庭病、良性复发性眩晕等。2012 年国际头痛学会和 Bárány 协会达成一致意见，建议使用前庭性偏头痛这个名词，诊断标准纳入 2014 年公布的《国际头痛分类》第 3 版（international classification of headache disorders，ICHD-3）标准中。前庭性偏头痛是一种常见的反复发作性眩晕症，患者发病时常表现为发作性眩晕或不稳感，且与偏头痛之间关系密切，前庭性偏头痛患者在发病时或发病前可有偏头痛发作。

二、临床表现

（一）症状

1. 前庭症状的形式

VM 的前庭症状主要为发作性的自发性眩晕，包括内部眩晕（自身运动错觉）及外部眩晕（视物旋转或漂浮错觉）；其次为头动诱发或位置诱发性眩晕或不稳，为数不少的病人也可表现姿势性不稳，部分病人可表现为视觉性眩晕或头晕，另有病人表现为头部活动诱发的头晕伴恶心。尽管某次发作可能不一定同时出现 2 种以上形式的前庭症状，但在其整个病程中，VM 病人通常会经历上述几种不同形式的前庭症状，这与 BPPV 或梅尼埃病（ménière's disease，MD）等疾病显著不同，后者的发作多为单一形式。

2. 前庭症状的持续时间

不同的 VM 病人，前庭症状的持续时间可能会存在较大的差别，多数发作时间为数分钟到数小时，很少超过 72 小时。每次发作时间少于 5 分钟、小于 1 小时以及 24 小时的比率，分别占 18%～23%、21.8%～34%、21%～49%。每次发作时间超过 1 天的比率，不同研究之间的差别较大，早年 Neuhauser 等的单中心研究报道接近 30%，新近的多中心研究报道为 7%左右。与 BPPV 有所不同，VM 病人位置性眩晕单次发作的持续时间一般稍长，但也有少数病人单次发作的时间小于 1 分钟。

3. 与头痛的关系

眩晕发作可以出现在偏头痛发作之前、之中或之后，部分病人甚至没有偏头痛发作。总体而言，VM 的首次眩晕发作通常出现于头痛发作后数年，此时病人头痛的程度与既往相比已呈明显减轻的趋势，眩晕替代偏头痛成为影响病人工作生活的主要因素。

4. 其他症状

国外的资料报道畏光惧声在 VM 发作期的发生率相对较低，但国内目前缺乏相应的资料。有 20%～30% 的病人出现耳蜗症状，听力损害多为轻度且不会进一步加重，其中约 20%的病人双耳受累。VM 病人，晕动症的发生率明显高于其他前庭疾病。约半数 VM 病人合并不同程度的焦虑等，精神心理障碍与 VM 互相影响，可导致病情迁延不愈。VM 病人可出现发作性或持续性的姿势性症状，有时需要与精神心理性头晕相鉴别。

（二）体征

在 VM 发作间期，病人多无相应的异常体征，相对而言，平滑跟踪的纠正性扫视及位置性眼震较为多见，其他异常的表现依次为摇头诱发性眼震、凝视诱发性眼震以及前庭-眼反射（vestibulo-ocular reflex，VOR）抑制失败等。异常的神经-耳科体征并非一成不变，多次随访能够显著提高发现异常眼动的概率。Neugebauer 曾报道，扫视性跟踪异常率从首诊时的 20% 上升至随访 8 年后的 63%。还有一些病人表现为持续性位置性眼震以及在旋转试验中出现明确的优势偏向。此外，VM 病人也有 VOR 时间增加的现象。最新的一个随访 5.5～11 年的研究发现，发作间期的眼球运动异常随着时间的增加而增加，眼球运动异常病人比例从 16% 增长至 41%。最常见的眼球运动异常是中枢性位置性眼球震颤。

在 VM 发作期，异常体征的比率相对较高，病人可出现眼球震颤。此种眼震与前庭外周性异常、前庭中枢性异常，或者混合性异常的眼震没有显著性区别。约 70% 病人会发生病理性眼震，包括自发性眼震和位置性眼震，其中位置性眼震的发生率为 40%，扫视性跟踪异常率为 20%。这些发现表明了 50% 的病人有中枢性前庭功能障碍，15% 的病人有外周性前庭功能障碍，另有 35% 的病人受累部位不清。

（三）发作的诱因

睡眠剥夺、应激、不规律饮食、暴露于闪烁光线或异味等刺激以及女性月经等因素可诱发眩晕发作，食物和天气变化也可诱发症状发作，但在国外有可能被高估。诊断性治疗可作为诊断 VM 的重要参考，但当药物治疗有效时，首先应该排除安慰剂效应或抗焦虑抑郁等合并用药的效果。

三、诊断与鉴别诊断

（一）诊断

1.《前庭性偏头痛诊断标准（更新）：Bárány 协会及国际头痛协会共识文件》（2021）VM 的诊断标准

1）至少 5 次中度或重度的前庭症状发作，持续时间为 5 分钟至 72 小时。

2）目前或既往存在符合 ICHD-3 诊断标准的伴或不伴先兆的偏头痛。

3）至少 50% 的前庭症状发作时伴有下列一项以上偏头痛样症状：①头痛，至少有以下特征中的两项，单侧、搏动性、中度或重度疼痛、日常体力活动可加重头痛；②畏光及畏声；③视觉先兆；

4）不能用另一种前庭疾病或 ICHD 疾病更好地解释。

2.《前庭性偏头痛诊断标准（更新）：Bárány 协会及国际头痛协会共识文件》（2021）很可能的 VM 的诊断标准

1）至少 5 次中度或重度的前庭症状发作，持续时间为 5 分钟至 72 小时。

2）仅符合 VM 诊断标准的 2）和 3）中的一项（偏头痛病史或发作时的偏头痛样症状）。

3）不能用另一种前庭疾病或 ICHD 疾病更好地解释。

（二）鉴别诊断

（1）梅尼埃病（MD）　在临床上，这两种疾病的诊断主要依赖于病史。MD 和 VM 之间需要鉴别的原因包括：①两种疾病的症状可有重叠。②病人可同时符合这两种疾病的诊断标准。③临床表现提示 MD，但未达到 MD 的诊断标准；或者 MD 病人有 VM 相关症状，但未达到 VM 的诊断标准。这些是 VM 和 MD 诊断的主要挑战。MD 病人有 VM 的比例是普通人的两倍，偏头痛病人也更容易患 MD。内耳 MRI 研究显示，有听觉症状的 VM 病人中膜迷路积水占 21%，这可以解释为同时合并 VM 和 MD，也可以解释为膜迷路积水是 VM 引发内耳损伤的结果。对于一时鉴别确有困难的病人，随访可能是最好的选择。

（2）良性阵发性位置性眩晕　VM 有时只有单纯眩晕发作，类似 BPPV，鉴别诊断时可在急性期直接观察其眼震持续时间、发作频率及眼震类型，VM 病人位置性眼震的特点为持续性，不显示单一半规管特点；而 BPPV 眼震具有时间短、潜伏期、疲劳性、角度性变位等特性。BPPV 诊断的金标准是变位试验阳性，但应注意双侧评价和重复检查，以防漏诊或误诊。

（3）前庭阵发症 VM 也需与前庭阵发症相鉴别，后者表现为发作性眩晕，持续时间为 1 分钟至数分钟，每天多次，卡马西平或奥卡西平治疗有效。其发病机制可能与脑桥小脑区血管和前庭蜗神经的交互压迫有关，但能否用一元论解释其发病机制仍在探索当中。

四、检查

1. 纯音测听

偏头痛有可能导致内耳血管痉挛或者炎症，引起内耳供血障碍或者内耳炎症，导致听力下降。可以表现为突聋，或者反复听力下降。其中包括低频听力损害在内的轻度耳蜗损伤发生率为 3%～12%，轻度双侧感音神经性听力损害发生率为 18%。

2. 前庭功能检查

大多数 VM 病人的前庭功能检查结果在正常范围之内，但也有研究发现前庭功能检查为异常表现。VM 单侧外周前庭症状如单侧水平半规管功能减弱发生率为 8%～22%，双侧功能减弱约 11%。VM 病人的前庭诱发肌源性电位（VEMP）检测可发现球囊功能的 cVEMP 幅值下降和椭圆囊功能的 oVEMP 幅值下降。因此，外周前庭异常可能和半规管及耳石功能有关。同时 VM 病人对低频动态侧倾的敏感性异常增高，可以同时激活半规管和耳石器。因此，VM 病人发作间期可能有周围性或中枢性前庭功能障碍，并且基于急性发作时的眼球运动记录，在发作过程中也有中枢性、外周性或混合性功能障碍。

3. 神经影像学检查

VM 病人的头颅 CT/MRI 检查常无阳性发现，头颅 CT/MRI 检查有助于鉴别其他的中枢前庭疾病。

4. 基因检查

迄今为止虽然还没有发现明确的 VM 致病基因，但已报道的研究家系具有常染色体显性遗传的特征。此外，由于"偏头痛相关性眩晕"（migraine associated vertigo, MAV）的女性发病率明显高于男性，故认为性激素可能影响偏头痛及眩晕的发生频率。在几年的相关研究中发现，部分 VM 病人具有家族聚集性、同卵双生双胞胎同时患 VM 以及病人一级亲属的患病率高于一般人群等特点，均提示遗传因素在 VM 疾病的发生、发展过程中起到一定的作用。

五、治疗

（一）药物治疗

1. 急性期药物治疗

治疗 VM 急性期的药物主要为曲坦类药物。目前只有少数几个针对 VM 治疗的随机对照临床研究，其中三个是曲坦类药物在急性发作期治疗中的应用。一项研究显示 38% 的 VM 病人从 5mg 佐米曲普坦治疗中获益，而对照组只有 22%。另一项回顾性研究纳入 111 例"偏头痛关联性眩晕/头晕"病人，结果显示，舒马曲坦对偏头痛及偏头痛相关性眩晕均具有良好的效果，此外，舒马曲坦对头痛和偏头痛相关性眩晕/头晕的疗效之间存在明显的相关性，而后者跟偏头痛与眩晕/头晕是否存在时间关系无关。

2. 预防性治疗

预防性治疗药物主要包括钙离子拮抗剂（氟桂利嗪）、抗癫痫药物（托吡酯、拉莫三嗪、丙戊酸钠）、β受体拮抗剂（普萘洛尔和美托洛尔）、抗抑郁药物（阿米替林、文拉法辛、去甲替林）等，目前研究和应用最多的是钙离子拮抗剂氟桂利嗪，主要通过抑制钙超载和皮层扩布抑制（CSD）的发生、改善内耳血流和脑微循环、促进前庭功能代偿等多种作用机制，预防 VM 的发生。在国内只有氟桂利嗪的适应证中同时包括偏头痛和眩晕，氟桂利嗪已被国内外指南推荐用于偏头痛预防性治疗的一线用药，且可有效用于眩晕的对症治疗。

（二）非药物治疗

前庭康复训练被证明是 VM 病人的有效辅助治疗，甚至可以作为独立的治疗方案。无论 VM 病人接受何种药物治疗，前庭康复训练都可能是有效的。但针对 VM 病人，仍然需要进行对照研究。

六、研究进展[13]

(一)流行病学

在一般人群中,VM 的终生患病率约为 1%,年患病率为 0.9%;社区内 40~54 岁女性 VM 年患病率达 5%,在偏头痛病人中,VM 的患病率为 10.3%~21%。VM 在耳鼻喉科门诊就诊病人中占 4.2%~29.3%;在头晕门诊中占 6%~25.1%;在头痛门诊中占 9%~11.9%。VM 病人以女性为主,其男女比例为 1:(1.5~5)。VM 可于任何年龄发病,女性平均发病年龄为 37.7 岁,男性为 42.4 岁。VM 是继 BPPV 之后,引起反复发作性眩晕的第二大常见原因,在眩晕疾病谱中约占 10%,而其诊断率却较低,易漏诊误诊。

(二)发病机制

VM 的遗传学是异质的、不确定的、复杂的。据报道,33.3%的 VM 病人有家族发病史。一些研究已经开始尝试评估 VM 的潜在遗传异常。Lee 等发现家族性 VM 中女性病人居多可能和 11 号染色体长臂的一个区域相关,并且发现与孕激素受体(PGR)相关区域内的单核苷酸多态性(SNP)也相关。家族性 VM 可能和 22q12 相关。Bahmad 等发现家族性 VM 可能和 5q35 相关。

VM 的病理生理机制尚不十分清楚,但已有学者提出一些理论来进行阐述。几十年前流行"脑干缺血"的概念,如曾经使用"血管性头痛"和"基底动脉性偏头痛"来描述现在认为的 VM,而目前则认为主要是脑功能异常,血管改变仅为继发表现。Cutrer 和 Baloh 提出 CSD 理论或许可以解释眩晕的短暂发作。他们还提出,偏头痛可能和神经递质紊乱相关,一些神经肽的释放可导致内耳损伤,如降钙素基因相关肽(CGRP)。近年来离子通道缺陷在 VM 发病机制中的作用越来越受到重视,多项研究显示,离子通道尤其是钙离子通道功能异常,可能是 CSD 发生的基础,进而导致偏头痛及 VM 的发生。

VM 的发病基础既和大脑相应皮质过度兴奋有关,也和传导束及外周前庭器官被激活有关。这可以解释 VM 病人出现的各种中枢与外周的前庭症状。外周前庭器官轻度激活,病人可以表现为晕动病;前庭器官中度激活,病人可以表现为诱发性眩晕,如良性位置性眩晕等;前庭器官重度激活,可以表现为类似 MD 的症状。如果前庭中枢部分被激活,病人既可以有眩晕症状,也可以伴有显著的平衡不稳,同时常伴有眼震及自主神经功能障碍。诱发神经兴奋性增高的因素有很多,如睡眠障碍、劳累、受凉、部分饮食、激素改变和情绪改变等。

总的来说,VM 的发病基础可能是离子通道缺陷和 CSD,这与遗传易感性有关。CSD 激活三叉神经血管系统,三叉神经节激活释放 CGRP、P 物质(SP)和其他神经肽,引起脑膜血管炎症如血管扩张、血浆渗出及肥大细胞脱颗粒,最终导致偏头痛症状的发生。由于中枢神经系统内负责痛觉和平衡感的传导通路有重叠,三叉神经核和前庭神经核之间有纤维连接,而且三叉神经同样支配内耳,故最终导致前庭症状的发生。

参 考 文 献

[1] 陆宇衡,窦丹波. 基于临床回顾性研究的眩晕病中医证候分析[J]. 四川中医,2022,40(3):64-68.

[2] 黄健庭,杜文兵,徐珊. 眩晕病的中医证候要素及证型分布规律研究[J]. 广州中医药大学学报,2020,37(7):1398-1402.

[3] 刘红梅,李涛. 眩晕症的中医证候多元分析初步研究[J]. 中国中医基础医学杂志,2008,14(3):205-206.

[4] 张怀亮,李丹. 眩晕中医证素的文献研究[J]. 中医临床研究,2015,7(10):72-74.

[5] 徐日明,梁美珍,杨文秀. 平肝熄风汤结合氟桂利嗪治疗眩晕临床疗效观察[J]. 中华中医药学刊,2023,41(1):214-217.

[6] 王红胜,吴明华. 柴胡加龙骨牡蛎汤加减治疗肝阳上亢型后循环缺血眩晕疗效观察[J]. 现代中西医结合杂志,2021,30(11):1213-1216.

[7] 周梦佳,郭晓谨,苏凤哲. 自拟化湿定眩汤治疗脾虚湿盛型后循环缺血性眩晕 90 例[J]. 中医临床研究,2022,14(19):116-119.

[8] 赵智儒,屈建峰,袁玉娇. 苓桂术甘汤加味治疗脾阳不足、痰饮内停型后循环缺血性眩晕的临床研究[J].

湖南中医药大学学报，2019，39（6）：746-749.

[9] 袁英媚. 左归饮治疗老年性眩晕肾精不足证临床观察［J］. 光明中医，2021，36（11）：1811-1813.

[10] 李洪伟，李鹤，赵鹏飞. 补肾活血法治疗老年肾虚血瘀型眩晕疗效及对生活质量的改善［J］. 实用中医内科杂志，2022，36（9）：93-96.

[11] 张方，李文杰，董永书. 益肾定眩汤结合长春西汀注射液对后循环缺血性眩晕病人血液流变学、血清NO、ET水平及TCD指标的影响［J］. 中西医结合心脑血管病杂志，2019，17（19）：3014-3018.

[12] 时美娟，孟晴，吕哲，等. 良性阵发性位置性眩晕发病率及发病机制新进展［J］. 中华耳科学杂志，2016，14（4）：521-525.

[13] 李媛媛，王若儒，孙旭，等. 前庭性偏头痛发病机制及治疗研究进展［J］. 安徽医学，2022，43（2）：237-240.

（赵　敏　徐　进　李肇基）

第二节　口　僻

一、概述

口僻，又称"面瘫""口㖞""吊线风""歪嘴风""口眼㖞斜"等，多由于人体正气不足，卫外不固，络脉空虚，风邪夹寒，或夹热，夹暑湿等邪乘虚入中面部阳明、少阳等脉络，致使营卫不和、气血痹阻、筋脉失养而致。以一侧面部表情肌突然瘫痪，口眼㖞斜，目闭不全，眼泪外溢，额纹消失，鼻唇沟平坦，口角下垂，口角流涎，面部被牵歪向健侧为主要特征。

口僻多相当于现代医学所称的面神经麻痹，亦称为面神经炎或贝尔麻痹，属于周围性面瘫。本病多为急性起病，数小时或一两天内症状达高峰。绝大多数面瘫为一侧性，双侧者甚为少见，一年四季皆发病，以春季、冬季为多见，任何年龄均可发病，以20～40岁最为多见，通常在1～2周内开始恢复，约有75%的患者如及时治疗，约1个月可基本恢复。少数患者若经治疗6个月以后，面部仍难以复原，常留下瘫痪肌的挛缩，面肌痉挛，或面肌联动症的后遗症，皆可参考本节辨证论治。

二、病因病机

本病的发生有外感和内伤两个方面因素。内伤多因劳作过度、起居失宜、情绪郁结，导致面部脉络空虚；外感则与风寒或风热之邪乘虚而入有关。

1. 病因

（1）风邪中络　隋代巢元方《诸病源候论》记载："偏风口㖞是体虚受风，风入于夹口之筋也。足阳明之筋，上于夹口，其筋偏虚，而风因乘之，使其经筋偏急不调，故令口㖞僻也。"由此可见，本病是由络脉空虚受风而得，但有感受风寒、风热等的不同。口僻多因正气不足，脉络空虚，虚邪贼风趁机而入，风邪为先，夹杂寒、热等邪气乘虚而侵袭面部经脉，以致经气阻滞，痰饮灌注，脉络失养，筋肉弛纵不收，从而面部肌肉出现麻木、板滞。"风为百病之长"，风邪也可夹痰阻络而致经络不通，风痰阻络，脉络受损，经脉痹阻不畅，则易出现气血不通，筋脉肌肉失去濡养，日久则生口僻。

（2）劳倦失度　东汉张仲景《金匮要略》曰："络脉空虚，贼邪不泻，或左或右，邪气返缓，正气即急，正气引邪，㖞僻不遂。"劳作过度，机体正气不足，脉络空虚，卫外不固，外感邪气乘虚入中面部经络，致气血痹阻，经筋功能失调，筋肉失于约束而发为面瘫。

（3）情志不畅　肝郁则气失疏泄，气机停滞，周行不畅，气留不行则血结为瘀，瘀血停留，阻滞经脉，头面部气血运行不畅，继而出现口眼㖞斜、不能皱眉鼓腮等症状；日久气郁而化火，火性炎上，蒸灼津液成痰，遇有外风，则风痰上扰头面部经络发为本病；或是久郁不舒，肝木乘脾，健运失司，水湿内停，积聚成痰，阻碍经络气血的输布运行，头面部经脉失养，经筋功能失调，继发面瘫症状。

（4）久病体虚　多由于病久迁延不愈，或失治误治，导致血壅脉络，气血循行不畅，导致阳明脉血虚，筋脉牵急，以致形成口僻。

2. 病机

（1）发病　口僻的基本病机为正气不足，风邪入中脉络，气血痹阻，筋脉失养。风邪致病善行数变，因而起病急，面瘫诸症在数小时或1~2天内达到高峰。

（2）病位　口僻表现在面部左侧或右侧，因手足各三阳经络走行于头面，六经营卫气血失调，病邪侵之而发病。故其病位在表、在经络、在筋脉、在皮肤腠理。

（3）病性　口僻的病理性质为本虚标实，虚实夹杂。初病多以实邪为主，久病以虚为主，虚中夹实。风邪常夹他邪致病，故有风寒、风热、风痰阻络之别。病久不复，邪气内居筋肉，痰瘀阻滞，而正气内虚，形成虚实夹杂之证。

（4）病势　风性轻扬，病发头面部，一般病势向上向外，从发病之日起，在数日之内，邪正交争，正不胜邪，病情渐见加重，经1~2周治疗后，正气康复，邪气渐衰，病情始缓，经1个月左右大部分痊愈，一般很少传变。虚、风、痰、瘀四者为病理基础，正气虚为病之本，风痰瘀血为病之标。

（5）病机转化　口僻的病因可分为内外两个方面，内因为正气不足，卫表不固，外因为风寒、风热之邪侵入脉络。初期多见风寒客于面部经络，当误治失治或正气不足，无力祛邪外出，则风寒郁久化热，转为热证。若患者痰湿素盛，又因病久瘀血内停，气血循行阻滞，则风邪与痰瘀互结，致面瘫迁移不愈，甚则痰瘀蕴热，热灼营血，热盛生毒。顽痰、死血、热毒伤损筋膜及血络、神经，致面部瘫痪难以复原，日久可见患侧面部经脉绌急之后遗症。

三、诊断与鉴别诊断

（一）诊断

1）起病急，数小时或1~2天内达到高峰，大多数为单侧面部患病。

2）发病前常有受凉、吹风史或其他外感病史，部分患者在发病前常有耳后、耳内闷胀或疼痛和面部不适等症状。

3）临床表现以一侧面部表情肌瘫痪，口眼㖞斜，目闭不全，抬眉不能，额纹消失，鼻唇沟平坦，口角流涎，面部被牵向健侧为主要特征，有时伴有患侧耳后疼痛等症状。

4）实验室检查一般无异常改变，部分风湿性或茎乳突孔的骨膜炎而致的口僻，周围血象白细胞计数升高，血沉可能增快。

（二）鉴别诊断

1. 口僻与中风

口僻主要与中风的口舌㖞斜相鉴别，中风发病时可见口舌㖞斜，发病较急，但中风发病多见于中老年人，多由内风引起，中风是在气血失调、阴阳平衡的基础上遇劳倦内伤、忧思恼怒、气候变化、嗜食烟酒或病久失治等诱因，进而引起脏腑阴阳失调，气血逆乱直冲犯脑，导致脑脉痹阻或血溢脑脉之外而发病。临床以半身不遂、口眼㖞斜、神志昏迷、舌强言謇或不语、偏身麻木为主症。该病具有起病急、变化快、病情危重易损害神志的特点，多见于体衰的中老年人。

口僻发病多因外感风邪引起，以口角㖞斜，口角流涎，目闭不全，额纹消失，舌体外伸无偏斜等为症状，常伴有外感表证或耳后疼痛，并无半身不遂、肢体麻木、语言謇涩或失语诸证。不同年龄均可罹患。

2. 口僻与面风

面风属于中医学筋惕肉瞤范畴。主要指西医学中的原发性面肌痉挛。以阵发性、不规则的一侧面部肌肉不自主抽动为主要特点，开始多起于眼轮匝肌，逐渐向面颊乃至整个半侧面部发展，可因疲劳、紧张而加剧，尤以讲话、微笑时明显，严重时可呈痉挛状态，多发于中年以上患者。口僻和面风是面部常见疾病，但口僻病位主要在经筋，面风病位在皮里肉外。

四、辨证论治

（一）辨证要点

（1）辨分期　本病可分为急性期、恢复期、后遗症期。急性期辨证以风寒、风热、风痰为主，通常表现为口角㖞斜，面部麻木板滞等症状，部分患者伴有头昏、头痛、眼干、耳后疼痛等症状。恢复期、后遗症期以正气虚损，痰瘀痹阻脉络为主，恢复期表现为急性期过后上述症状逐渐缓解，表现为口角㖞斜恢复正常，患侧闭目、皱眉、鼓腮、示齿和闭唇基本恢复；后遗症期如果恢复不完全，常伴发瘫痪肌肉挛缩，即患侧鼻唇沟变深、口角反牵向患侧、眼裂缩小，也可出现露齿时患侧不自主闭合，进食咀嚼时患侧流泪等症状。

（2）辨经络　足太阳、足阳明经筋分别为"目上网"和"目下网"，故眼睑不能闭合者多与之相关；口颊部为手太阳和手、足阳明经筋所主，故口㖞者责之于此三条经筋；耳前、耳后隶属于手、足少阳经筋，故该部位疼痛属于手、足少阳经筋病变。

（3）辨兼症　一般而言，发病初期，面部有受寒史，舌淡，苔薄白，脉浮紧者，为风寒外袭；继发于风热感冒或其他感染性疾病，舌红，苔薄黄，脉浮数者，为风热侵袭。恢复期或病程较长者，兼肢体困倦无力，舌淡苔白，脉沉细者，为气血不足。部分患者平素过食肥甘厚味，痰浊内蕴，郁久化热，外受风寒，则为风寒外束，内有痰浊或痰热，表现为恶寒、畏风、舌淡、苔白腻或黄腻、脉浮滑等。此外，亦有外伤或手术后所致面瘫者，以瘀血阻络为主。

（二）治则治法

风邪为本病的主要发病因素，故治疗以祛风化痰、养血活血通络为主要治则，初期辨证以风寒、风热、风痰为主，以疏散风邪，行血通络为法；后期以正气亏虚，痰瘀阻络为主，应标本兼顾，以益气活血、化痰通络为主，无论初期或后期，都应采用内外合治法提高疗效。治疗早期，也得注意按证型选择加入补养气血或健脾化痰通络之品；后期气血亏虚，治疗虽以补养气血为主，但勿忘搜风化痰，活血通络，这样，扶正利于祛邪，邪去则正气自复。对于本病的治疗，除内服药外，应重视针灸、穴位注射和外敷等综合疗法，有助于疾病的早日康复。

（三）分证论治

1. 风寒袭络证

【证候】突然口角㖞斜，眼睑闭合不全，面紧拘急、僵滞不舒；或瞬目流泪，或耳后疼痛。可伴有恶风寒，发热，肢体拘紧，肌肉关节酸痛等兼症，舌淡红苔薄白，脉浮紧或浮缓。

【病机分析】外感风寒，寒邪凝滞，阻络面部筋脉，风邪善行数变，故突然起病，面紧拘急、僵滞不舒；风寒邪气乘虚而入，损及手足阳明、少阳等经脉，致使局部气血阻滞，脉络失其滋养，故出现瞬目流泪，耳后疼痛；风寒束于肌表，卫阳被遏，不得宣达，故有恶风寒，发热，肢体拘紧，肌肉关节酸痛；舌淡红苔薄白，脉浮紧或浮缓，为风寒在表之征。本证主要病机为风寒袭络，气血痹阻。以突然口角㖞斜，面紧拘急、僵滞不舒，伴有恶风寒、发热、肢体拘紧、肌肉关节酸痛等兼症为审证要点。

【治法】祛风散寒，温经通络。

【方药】葛根汤合牵正散加减。方中白附子温阳散寒，祛风化痰；桂枝、麻黄能散能行，温阳行水，散寒消肿；白僵蚕祛风止痛，息风止痉；葛根性凉，归阳明经，可生津润燥，升达津液，缓和经脉拘紧；全蝎息风镇痉，通络止痛；白芍味微酸，敛阴和营；白芷引药入经，增强祛风之效；炙甘草、生姜、大枣健脾和中，调和诸药；诸药合用，共奏益卫固表、祛风散寒、通络止痛之功。

【加减】若表虚自汗可加黄芪、白术等；若风吹后头痛者可加藁本、柴胡等；肢节酸楚，苔白腻，兼夹痰浊者，加胆南星、白芥子、桑枝等。

2. 风热袭络证

【证候】突然口角㖞斜，眼睑闭合不全，伴恶风、发热，口咽干燥，口苦，肌肉酸痛，有耳内疱疹，或耳后乳突疼痛、压痛，舌红苔薄黄，脉浮滑或浮数。

【病机分析】风热之邪乘虚侵入人体面部，流窜经络，以致邪气痹阻于头面阳明经络，络脉阻滞，经气不运，热则经纵，故其口角㖞斜，眼睑闭合不全；风热之邪袭表，邪正交争，经络阻遏，气血运行失畅，故见恶风、发热，口咽干燥，口苦，肌肉酸痛；热邪充斥脉道，循经上扰耳窍则出现耳内疱疹，或耳后乳突疼痛；舌红苔薄黄，脉浮滑或浮数均为风热之象。本证主要病机为风热袭络，脉络痹阻。以突然口角㖞斜，眼睑闭合不全，伴恶风、发热，口咽干燥，口苦，肌肉酸痛为审证要点。

【治法】疏风清热，活血通络。

【方药】牵正散合银翘散加减。方中白附子辛温燥烈，入阳明经而走头面，以祛风化痰，尤善于散头面之风为君；全蝎、僵蚕均能祛风止痉，其中全蝎长于通络，僵蚕且能化痰，既助白附子祛风化痰之力，又能通络止痉，共为臣药；金银花、连翘清热解毒；丹皮、赤芍、川芎凉血行血通络；甘草调和诸药。

【加减】兼头晕目赤者加菊花、钩藤（后下）；口苦者加炒山栀、夏枯草；阴津已伤者加芦根、天花粉清热生津；兼夹风痰者加胆南星、浙贝母。

3. 风痰阻络证

【证候】突然口角㖞斜，眼睑闭合不全，口角流涎，常伴有颜面麻木作胀，头重如裹、胸闷或呕吐痰涎，舌胖大，苔白厚腻，脉弦滑。

【病机分析】风痰互结阻滞面部阳明经，阻于头面经络，筋肉失养，则口角㖞斜，眼睑闭合不全，颜面麻木作胀；痰湿阻于中焦脾胃，中焦运化不利，清阳不振，浊阴不降，上扰清窍，则头重如裹；胸部气机不畅故胸闷；痰湿壅盛，气津不化，呈现呕吐痰涎；舌胖大，苔白厚腻，脉弦滑为痰浊之征。本病的基本病机为风痰互结，阻滞经络。以口角㖞斜，眼睑闭合不全，伴头重如裹、胸闷或呕吐痰涎为审证要点。

【治法】祛风化痰，活血通络。

【方药】涤痰汤合牵正散加减。方中胆南星燥湿化痰，祛风散结，制白附子祛风化痰，尤善治头面之风，枳实下气行痰，共为君药；全蝎、僵蚕均能祛风止痉，其中全蝎长于通络，僵蚕并能化痰，法半夏燥湿祛痰，橘红下气消痰，丝瓜络通经活络，防风祛风解表，共为臣药；茯苓渗湿，甘草调和诸药，均为佐使药。全方共奏祛风化痰、活血通络之效。

【加减】表寒实证较重者加桂枝、细辛；若面肌抽搐者加地龙、蜈蚣。

4. 气虚络阻证

【证候】病久迁移不愈，口眼㖞斜，面部拘紧或时有抽动，闭眼无力及漏白，患侧面肌虚胀无力、口颊少许滞留食物或漏水，舌暗淡，苔薄白，脉沉细弱。

【病机分析】因面瘫日久，正气亏虚，气血耗伤，气虚则无力鼓动津血上行，以致脉络瘀阻，面口筋脉失养，弛缓不用，或筋脉拘急，故见口眼㖞斜，闭眼无力及漏白，患侧面肌虚胀无力、口颊少许滞留食物或漏水诸症；风胜则动，则面部拘紧或时有抽动；舌淡暗，苔薄白，脉沉细弱为气虚血瘀之征。本证的基本病机为病邪入血入络，痰瘀痹阻络脉。以口角㖞斜日久，舌暗淡，苔薄白，脉沉细弱为审证要点。

【治法】益气养血，搜风通络。

【方药】补阳还五汤加减。方中重用黄芪，大补元气，使气盛以促血行，瘀去络通，为君药；当归活血通络而不伤血，为臣药；赤芍、川芎、桃仁、红花助当归活血祛瘀，为佐药；地龙通经活络，力专善走，并引诸药之力直达经络之中。全方重用补气之药，佐以活血之味，气旺血行，补而不滞，合而用之，则气旺、瘀消、络通，共奏益气养血、搜风通络之效。

【加减】气阳虚阴寒甚者加桂枝、细辛；脾虚纳少加砂仁、茯苓、山楂。

（四）其他疗法

1. 针灸治疗

1）风寒袭络证：取穴：阳白（患侧）、四白（患侧）、地仓（患侧）、下关（患侧）、风池、合谷、外关。针法：下关穴进针后轻刺激，1寸为度，温针灸2壮，风池、合谷、外关用泻法，其余穴平补平泻，留针30分钟，以疏风散寒，温经通络。

2）风热袭络证：取穴：阳白（患侧）、四白（患侧）、地仓（患侧）、翳风（患侧）、中渚、曲池、合谷、外关。针法：中渚、曲池、合谷、外关用泻法，其余穴平补平泻，留针30分钟，以疏风散热，活血通络。

3）风痰阻络证：选穴：阳白（患侧）、四白（患侧）、地仓（患侧）、下关（患侧）、足三里、阴陵泉、脾俞、风池。针法：下关穴温针灸2壮，其余穴平补平泻，留针30分钟，以祛风化痰通络。

4）气虚血瘀证：取穴：阳白（患侧）、四白（患侧）、地仓（患侧）、下关（患侧）、足三里、太冲、膈俞、血海、合谷。针法：下关、足三里温针灸2壮，太冲用泻法，膈俞、血海、合谷用补法，其余穴平补平泻，留针30分钟，以益气养血，搜风通络。

2. 中成药治疗

1）川芎茶调散：每次3～6g，每日2～3次。以疏风止痛。用于口僻风寒袭络证。

2）板蓝根冲剂：每次6～9g，每日3次；或板蓝根注射液：每次4ml，每日3次。以清热解毒，凉血消肿。用于口僻风热袭络证。

3）全天麻胶囊：每次4粒，每日3次。以平肝息风止痉。用于口僻风痰阻络证。

3. 推拿治疗

推拿治疗时首先需要辨经络。眼睑不能闭合者沿足太阳、足阳明经筋在头面部循行部位行轻柔推拿手法；口㖞者于手太阳和手足阳明经筋在头面部的循行之处行手法操作；耳前、耳后疼痛者沿手足少阳经筋在头面部循行部位施推拿手法。操作结束后进行功能引导训练以恢复肌肉运动及经络传导记忆，引导过程注意全神贯注，以轻为宜。

取穴：风池、翳风、合谷、外关、睛明、四白、太阳、迎香、地仓及印堂、人中、承泣、脾俞、胃俞、足三里、中极、天枢、丰隆等穴。

手法：一指禅推法、摩法、按法、揉法（包括基本手法和加减手法）。

1）基本手法 ：病人先取坐位，医者站于病人患侧背后，用一指禅推法治疗风池、翳风等穴，继之按揉合谷、外关等穴。然后病人改取仰卧位，医者站于病人患侧，先取患侧睛明、阳白、太阳、迎香、地仓及印堂、人中、承浆等穴，使用一指禅推法，然后提捏患侧面部数遍，最后用轻柔的摩法、揉法治疗患侧面部。

2）加减手法：气虚络阻证，加取脾俞、胃俞、足三里按揉之；风痰阻络证，加取中脘、天枢、丰隆等穴，按揉或点按之。

五、转归与预后

本病主要病变在口眼面部，表现为口眼㖞斜是风中经络，病邪尚浅，转归与病邪的轻重和正气的强弱以及早期是否得到及时正确的治疗有关，年轻人发病后治疗及时和调护恰当，一般预后好，治疗 1～2 个星期后即可开始恢复，1～2 个月后明显好转而痊愈，大约 75% 以上病人在几周内可基本恢复，年老和体虚患者预后较差。治疗 2 个月仍未见恢复者，是病久由气滞转为气虚，气虚则生痰和血滞，因痰浊血瘀壅塞脉络，而增加了治疗上的难度，恢复较慢。若病程在半年以上，逾期未恢复者，多由病久正不胜邪，风痰瘀血胶着不去所致，往往可能继发面部肌肉痉挛等后遗症。

六、护理与调摄

饮食应以清淡、易消化为原则，切忌食用过冷及辛辣的食物，禁忌吸烟、饮酒。慎起居，防外感，做到室内避免对流风，外出时注意面部和耳后保暖，患侧面部勿吹风扇空调，勿用冷水洗脸，以温水洗脸为宜。注意休息，避免过度劳累。由于进食时食物残渣易停留在颊齿间，饭后应及时用温水漱口，注意口腔卫生。眼睑闭合不全或不能闭合，易导致眼内感染，损害角膜，外出时应注重保护，可用氯霉素眼药水滴眼，每天 3～4 次，临睡前用红霉素眼膏局部涂用，同时注意用眼卫生，防止感染。患者多为突然起病，难免会产生紧张、焦虑、恐惧情绪，应根据疾病特点，有针对性地做好解释和安慰疏导工作，缓解其紧张、焦虑情绪，使患者情绪稳定。

可指导患者进行抬眉训练与闭眼训练。抬眉动作的完成主要依靠枕额肌额腹的运动。在失用型、轻中度病变型面瘫中，枕额肌额腹的运动功能最容易恢复。嘱患者上提健侧与患侧的眉目，有助于抬眉功能的恢复。闭眼的功能主要依靠眼轮匝肌的运动收缩完成。训练闭眼时，嘱患者开始时轻轻地闭眼，两眼同时闭合 10～20 次，如不能完全闭合眼睑，露白时可用食指的指腹沿着眶下缘轻轻地按摩一下，然后再用力闭眼 10 次，有助于眼睑闭合功能的恢复。

七、医论提要

"口僻"之病名首见于《内经》，《灵枢·经筋》曰："卒口僻，急者目不合，热则筋纵，目不开。颊筋有寒，则急引颊移口，有热则筋弛纵缓不胜收，故僻。治之以马膏。"首次阐述了口僻的病因病机以及治疗方法。《内经》又简单阐述了口僻的症状为"口偏""目不合"，口僻的病因是"热""寒"，以及口僻的病位在足阳明经。

东汉时期，张仲景将面瘫记录为"喎僻"，认为口僻的发病是内因、外因共同作用的结果。如《金匮要略》所云："浮者血虚，脉络空虚，贼邪不泻，或左或右，邪气反缓，正气即急，正气引邪，喎僻不遂。"强调了口僻的发病是以本虚为主，加之邪气侵犯而引起。

魏晋时期，众医家在《内经》的基础上明确了针刺治疗口僻的具体穴位，为针刺治疗口僻奠定了基础。如皇甫谧《针灸甲乙经·阳受病发风第二（下）》曰："风头，耳后痛，烦心，及足不收失履，口僻，头项摇痛，牙车急，完骨主之……口僻，颧及龈交、下关主之。"《针灸甲乙经·足太阳阳明手少阳脉动发目病》中载："目瞤动，与项口参相引，喎僻口不能言，刺承泣。目痛口僻，戾出，目不明，四白主之。"以上内容详细叙述了针刺治疗口僻的腧穴，即完骨、下关、承泣、四白等穴位，与现代临床治疗所用腧穴相一致。

隋唐时期，隋代巢元方在口僻"口眼喎斜"的主症基础上，补充了"言语不正""目不能平视"的症状，如《诸病源候论·风口候》云："风邪入于足阳明、手太阳之经，遇寒则筋急引颊，故使口喎僻，言语不正，而目不能平视。"《诸病源候论·偏风口喎候》又提出正气虚则易感受风邪致病的基本病机，"偏风口喎是体虚受风，风入于夹口之筋也。足阳明之筋。上夹于口，其筋偏虚，而风因乘之，使其经筋偏急不调，故令口喎僻也"。唐代孙思邈所著的《备急千金要方》转引了《针灸甲乙经》的腧穴主治，曰："承泣、四白、巨髎、禾髎、上关、大迎、颧骨、强间、风池、迎香、水沟主口喎僻不能言。颊车、颧髎主口僻痛，恶风寒，不可以嚼。外关、内庭、三里、大泉、商丘主口僻噤。水沟、龈交主口不能噤水浆，喎僻。"关于本病的预防，《诸病源候论·风口候》曰："夜卧当耳勿得有孔，风入耳中，喜口喎。"

宋元时期，涌现出许多针灸名家和针灸专著，宋代王执中《针灸资生经·口眼喎》承袭前人之论，另又新增了上关、颧骨、强间、风池、颊车等穴，元代罗天益《卫生宝鉴·中风灸法》中又增加了聪会一穴，丰富了口僻治疗的取穴范围。

明清时期，在口僻病因方面，除之前的外因致病说以外，又有内因致病说的出现。明代吴崑在《医方考·中风门》中云："口眼㖞斜，面部之气不顺也。"说明口僻的发病与面部经气流通不顺有关；清代医家林珮琴在《类证治裁·中风论治》亦载道："口眼㖞僻，因血液衰涸，不能荣润筋脉。"指出口僻是因血液不能濡养面部筋脉而起。与此同时，明清医家也开始把本病与中风之半身不遂作出了明确的鉴别。明代楼英在《医学纲目·口眼㖞斜》中指出："凡半身不遂者，必口眼㖞斜，亦有无半身不遂而㖞斜者，多属阳明经病。"清代王清任在《医林改错》云："若壮盛之人，无半身不遂，忽然口眼㖞斜者，乃受风邪阻滞经络之症。经络为风邪阻滞，气必不上达，气不上达头面，亦能病口眼㖞斜。用通络散风之剂……又非治半身不遂方之所能为也。"对口僻的治疗，也注意到应用外敷和针灸疗法。明代《丹溪心法·中风》提出："如口㖞斜未正者，以蓖麻去壳捣烂，右㖞涂左，左㖞涂右，或鳝鱼入麝香少许涂之即正。"明代吴崑在《医方考》介绍内外合治方法，"中风口眼㖞斜，无他证者，牵正散主之……口眼歪僻在左，以改容膏敷其右，僻在右，以此膏敷其左，今日敷之，明日改正，故曰改容。或以蜣螂、冰片敷之，或以鳝血、冰片敷之，皆良"。针灸治疗口僻论者甚多，明代杨继洲《针灸大成》指出了取用的针灸穴位，"口眼㖞斜：颊车、水沟、列缺、太渊、合谷、二间、地仓、丝竹空"。明代张介宾《类经图翼·针灸要览》云："口眼斜：颊车、地仓、水沟、承浆。偏风口：听会、合谷。"清代吴亦鼎《神灸经纶》曰："口眼㖞斜，凡口㖞向右者，是左脉中风而缓也。宜灸左，陷中二七壮，向左者，是右脉中风而缓也，宜灸右，陷中二七壮，炷如麦粒。"

八、现代研究

（一）指南规范研究

近年来，在诸多专家学者的努力下，与口僻病临床诊断与治疗相关的指南与技术规范相继发布，为口僻病的临床诊断治疗提供了参考。比如，中华中医药学会发布的《中医内科临床诊疗指南 面瘫病》其中描述了有关口僻病的证候诊断、病名诊断以及具体的辨证治疗；由国际神经修复协会中国委员会等制订的《中国特发性面神经麻痹神经修复治疗临床指南（2022版）》描述了特发性面神经麻痹的中西医诊断以及诊疗方法；中国针灸学会发布的《循证针灸临床实践指南：贝尔面瘫》主要说明了针刺治疗贝尔面瘫的治法、针刺手法、针刺部位以及针灸方式。在口僻病的检测技术方面，中华中医药学会发布的《中医治未病技术操作规范 红外热成像面瘫病检测技术规范》具体描述了红外热成像检查面瘫病时的步骤以及操作规范。

（二）临床治疗研究

1. 治疗理论研究

杨继国[1]根据《灵枢·九针十二原》中的"气至而有效"，认为"气至而有效"中的"气"当指谷气，"气至"则有两层含义：气至针下（得气）与气至病所。进针后，行以针法，前者使针刺部位产生经气感应，是后者的前提；后者使经气向病变部位方向传导，最终至病变部位，是治疗中行气的终点，也是疗效的保障。

王中琳[2]在总结前人理论的基础上，认为口僻是"虚"之内因与"风"之外因相互作用而发病，提出本病的病机为"本在少阳，标在阳明"。"本在少阳"即强调了口僻发病"本虚"的内因，而"标在阳明"更多的是针对临床症状的表象来说的，阳明经循行路线经过面部的大部分，而特发性面神经麻痹表现为一侧面部表情肌麻痹，其瘫痪部位即为阳明经循行之处。因此"本在少阳，标在阳明"即涵盖了口僻的病机，气血亏虚，腠理不固，风邪夹寒、夹热侵袭，少阳枢机不利，阳明经络痹阻，气血运行不畅，经筋失养纵缓不收。

2. 针药治疗

王艳秋等[3]用天蝎散联合醋酸泼尼松片等常规西药治疗40例面神经炎的患者，结果显示总有效率为37%，治疗效果明显高于只使用常规西药治疗的对照组。

骆文婷等[4]采用西医常规治疗方法作为对照组，治疗组采用自拟经验方补黄四五汤（补阳还五汤+黄连解毒汤+四物汤+五苓散），结果显示治疗组的治愈率为44%，总有效率为92%；对照组的治愈率为16%，总有效率为54%，治疗组治愈率及总有效率均显著高于对照组。

徐世英等[5]将40例因感染风寒面瘫急性发作的周围性面瘫患者随机分为观察组和对照组，观察组给予牵正散加减辅助针灸治疗，对照组给予针灸治疗，比较两组治疗后临床疗效、表面肌电图及面神经功能的变化，结果显示观察组患者治疗后总有效率为95%，对照组为70%，牵正散加减辅助针灸治疗风寒型面瘫患者临床效果显著。

贾光辉等[6]将120例急性周围性面瘫患者随机分为观察组和对照组，两组各60例，对照组选取穴位施以毫针针刺治疗，观察组在对照组治疗基础上联合口服面瘫散治疗，持续治疗2周，结果显示观察组临床疗效总有效率为95%，高于对照组的83.33%，表明联合应用毫针穴位针刺和面瘫散口服治疗急性周围性面瘫，能改善患者面神经功能，减轻面肌损伤，消除其症状体征，有助于进一步提升临床治疗效果。

3. 其他治疗

张虹教授[7]结合面瘫病因病机、病变部位特征，总结凝练出具有特色的"闪熨结合罐法"。闪罐以患侧面部腧穴为主，促使肌腠打开，邪气得出，突出泻邪作用；而熨罐以经络为主，其操作犹如推拿手法中的擦法，操作柔和，突出扶正作用。

陈思聆等[8]将64例急性期周围性面瘫患者随机分为观察组和对照组，每组32例，对照组给予常规针刺治疗，观察组给予靳三针结合温和灸治疗，每天治疗1次，6天为1个疗程，休息1天后继续下一个疗程，连续治疗3个疗程，结果显示，观察组的总有效率为96.9%，对照组的总有效率为75.0%，组间比较，观察组的临床疗效明显优于对照组。

徐学妍等[9]将64例周围性难治性面瘫患者随机分为治疗组和对照组，对照组给予电针联合红外线治疗，治疗组给予透刺法联合麦粒灸治疗，治疗2周后，评价两组患者的临床疗效。经治疗后两组患者的Sunnybrook面神经功能明显改善，且治疗组在改善Sunnybrook面神经功能评分方面明显优于对照组。

林少霞等[10]将60例恢复期贝尔面瘫患者随机分为观察组和对照组，每组30例，对照组给予常规针刺治疗，观察组在对照组治疗的基础上联合火龙罐治疗，共治疗4周。结果显示，两组患者的面神经功能评分等明显改善，且观察组在改善面神经功能评分方面明显优于对照组。

附1 面神经炎

一、概述

面神经炎亦称为特发性面神经麻痹或贝尔麻痹，是因茎乳孔内面神经非特异性炎症所致的周围性面瘫。临床以面部自主运动、表情功能减退或丧失，面神经和面部表情肌组织营养障碍为主要表现，重度患者早期出现严重面神经水肿，神经鞘膜内高压，面神经缺血、缺氧，水肿进一步加重等恶性循环，导致神经轴突坏死、崩解、脱髓鞘的病理改变；后期则错位再生，引起面部连带运动。

面神经炎病因目前尚未完全明确，目前认为本病与嗜神经病毒感染有关，常在受凉或上呼吸道感染后发病，可能是急性病毒感染和水肿所致茎乳孔内的面神经受压或局部血液循环障碍，而产生面神经麻痹。面神经炎早期病理改变主要为神经水肿和脱髓鞘，严重者可出现轴索变性，以茎乳孔和面神经管内部尤为明显。

二、临床表现

发病主要集中在20～40岁，男性较多。大部分为单侧发病，双侧同时发病者极少。少部分患者可反复发作，复发率为 2.6%～15.2%，春季和夏季发病率较高，在 9 月达到顶峰。常起病较急，通常表现为患侧口角㖞斜、讲话漏风，不能作皱眉、闭目、示齿、鼓腮等动作。进食食物时，常滞留于病侧的齿颊间隙中，并常有口水自患侧流下。泪点随下睑而外翻，使泪液不能按正常引流而致外溢。部分患者起病前几天可有同侧耳后、乳突区轻微疼痛，可于 72 小时内达到高峰。进行体格检查时，可见患侧面肌瘫痪，患侧额纹变浅或消失、眼裂增大、鼻唇沟变浅，面部肌肉运动时，因健侧面部的肌肉收缩正常，牵拉患侧使上述体征更为明显。患侧眼睑闭合不能，闭目时瘫痪侧眼球转向外上方，露出白色巩膜，称为贝尔现象。

面神经不同部位损害，出现的临床症状不同：①膝状神经节前损害，鼓索神经损害，舌前 2/3 味觉障碍；镫骨肌神经分支损害，出现听觉过敏。②膝状神经节损害，不仅表现为面神经麻痹、听觉过敏和舌前 2/3 味觉障碍，还有耳廓和外耳道感觉迟钝、外耳道和鼓膜上出现疱疹，称为亨特综合征，与带状疱疹病毒感染相关。③茎乳孔附近病变，会出现上述周围性面瘫的体征以及耳后区压痛感。

面神经麻痹患者如果恢复不彻底，常伴发瘫痪肌的萎缩、眼睑痉挛、连带运动、患侧面部牵拉感。瘫痪肌的挛缩，表现为病侧鼻唇沟加深、口角反而向患侧㖞斜、眼裂缩小；但若让患者作主动运动如鼓腮、示齿时，可发现患侧的面肌收缩异常，而健侧面肌收缩正常，患侧眼裂更小。眼睑痉挛表现为面部稍作剧烈表情时患侧眼周肌肉痉挛。临床常见的连带征包括患者瞬目时病侧上唇轻微颤动；示齿时病侧眼睛不自主闭合；试图闭目时病侧额肌收缩；进食咀嚼时，病侧流泪（鳄鱼泪）伴颞部皮肤潮红、局部发热及汗液分泌等表现。

三、诊断与鉴别诊断

（一）诊断

1. 诊断标准

1）起病急，常有受凉吹风史，或有病毒感染史。

2）一侧面部肌肉突然麻痹瘫痪、患侧额纹消失变浅，眼睑闭合不能，鼻唇沟变浅，口角㖞斜，鼓腮漏气，食物易滞留于病侧齿颊间，可伴病侧舌前 2/3 味觉丧失，听觉过敏，多泪等。无其他神经系统阳性体征。

3）脑 CT、MRI 检查正常。

2. 疾病分期

1）急性期：发病 15 天以内。

2）恢复期：发病 16 天至 6 个月。

3）后遗症期：发病 6 个月以上。

3. 实验室检查

1）对于特发性面神经麻痹的患者不建议常规进行实验室检查、影像学检查和神经电生理检查。

2）当临床需要判断预后时，在某些情况下，神经电生理检测可提供一定帮助。对于面肌完全瘫痪者，可以根据需要选择是否行神经电生理测定，在发病后 1～2 周进行测定时，可能会对预后的判断有一定指导意义。

（二）鉴别诊断

（1）吉兰-巴雷综合征 多为双侧周围性面瘫，伴对称性四肢弛缓性瘫痪和感觉障碍，脑脊液检查有特征性的蛋白-细胞分离。

（2）耳源性面神经麻痹 中耳炎、迷路炎、乳突炎常并发耳源性面神经麻痹，也可见于腮腺炎、肿瘤和化脓性下颌淋巴结炎等，常有明确的原发病史及特殊症状。

（3）颅后窝肿瘤或脑膜炎 周围性面瘫起病缓慢，常伴有其他脑神经损伤症状及各种原发病的特殊表现。

四、西医治疗

（一）药物治疗

1. 口服药物

1）急性期如有带状疱疹等病毒感染的症状时，可给予抗病毒类药物（如阿昔洛韦、伐昔洛韦）口服；神经营养类药物如甲钴胺、维生素 B_1 口服；泼尼松片等糖皮质激素类口服。

2）恢复期建议继续使用神经营养类药物。

3）后遗症期患者可酌情间断使用神经营养类药物。

2. 肌内注射与静脉药物

1）急性期使用脱水剂可减轻神经水肿，通常选用甘露醇 125～250ml 静脉滴注，一日两次；甲钴胺 0.5mg，肌内注射，每 1～2 日 1 次；地塞米松 5mg 入壶每日 1～2 次（或选用七叶皂苷钠、甲泼尼龙等）；法舒地尔等药物改善微循环；鼠神经生长因子 30μg 肌内注射，每日 1 次；银杏叶提取物 15ml，静脉滴注，每日 1 次，7～10 天为一个疗程。可以重复 2～4 个疗程。

2）恢复期和后遗症期患者可间断使用神经营养类药物。

（二）非药物治疗

1. 眼部护理

患者由于长期不能闭眼瞬目使角膜暴露和干燥，易致感染，可戴眼罩防护，或用左氧氟沙星眼药水等预防感染，保护角膜。

2. 理疗

早期进行刺激治疗目前存在很大争议，一般建议对于恢复期瘫痪Ⅳ级以上患者可进行低频电疗法。

3. 康复治疗

康复训练主要通过进行徒手功能训练改善肌肉及筋膜的弹性及张力使瘫痪的肌肉本体感受器受到刺激加快功能重建。原理：物理因子可以有效地减轻周围神经损伤后的病理改变；被动手法训练可以改善神经系统的功能活性，防止瘢痕形成，减少神经变性，从而促进周围神经再生；诱导正确的主动运动、提高肌力及破坏联动依靠的是脑功能重塑原则，包括整合分离原则、用进废退原则和熟能生巧原则。

4. 手术治疗

对以上治疗无效的患者，根据病情和自身需求，适时选择手术治疗。面神经减压术、神经茎乳孔区松解术对部分患者神经修复有一定疗效。手术适应证尚待更多研究，一般建议急性期后至恢复期 5～6 级别重度面瘫经过其他治疗无效或效果差者，可考虑面神经减压术；神经茎乳孔区松解术多用于后遗症期连带运动。面-舌下神经吻合术、面-副神经吻合术等，可改善部分患者的症状，适用于后遗症期患者。面神经高电压长时程脉冲射频术，可激活神经，促进面瘫恢复，对面部神经微卡压综合征有效，适用于恢复期和后遗症期患者。

五、研究进展[14]

1. 神经生物学病因研究

有研究表明，使用 CT 和 MRI 成像测量不同节段面神经管直径显示面神经管最窄的部分为迷路段和鼓室段，Celik 等发现患侧颞骨面神经管迷路段平均宽度明显小于健侧，面瘫严重程度分级与面神经管直径显著相关。Vianna 等报道特发性面神经麻痹组在鼓室及乳突段水平，面神经管的平均直径明显小于健康对照组，而乳突段面神经/面神经管直径的比值明显大于对照组。Ozan 等提出患侧面神经的横截面积大于健侧，内耳道的横截面积小于健侧，且有显著差异。因此，面神经管狭窄的患者更容易压迫水肿的面神经，且患者面瘫程度与其面神经管狭窄程度显著相关。

2. 病毒感染病因研究

目前有报道证明面神经麻痹与病毒感染有关，部分面神经麻痹患者会出现与病毒感染相似的前驱症状，如受凉、精神欠佳、纳差等自身免疫力下降的表现，这提示面神经麻痹可能与病毒感染有关。目前研究的与面神经麻痹相关的病毒包括疱疹病毒、巨细胞病毒、EB 病毒、流行性腮腺炎病毒、风疹病毒和 HIV 病毒等，在一定条件下，病毒可潜伏于宿主体内，在适当条件下可重新被激活，从而引起相应疾病。人类疱疹病毒是嗜神经病毒，原发感染宿主后可被转运至外周感觉神经节，并终身潜伏于周围感觉神经节内，当机体免疫力降低时，潜伏的病毒可复活，引起神经和皮肤黏膜的病变，导致可逆性神经失用，最终发生神经轴突变性。此外，水痘-带状疱疹病毒很有可能也是导致小部分贝尔麻痹的病原体，Murakami 等的一项研究从贝尔麻痹患者的外周血中分离出水痘-带状疱疹病毒的核酸，同时，在部分患者的耳部分泌物中分离出同一类型的核酸。

此外，潜伏的Ⅰ型单纯疱疹病毒（herpes sim plex virus type 1，HSV-1）和带状疱疹病毒的重新激活是最被广泛接受的病毒。Esaki等在面神经外科手术减压期间收集的神经内液中检测到HSV-1基因组，并通过原发感染和免疫调节诱导病毒在动物模型中重新激活引起面瘫。

3. 免疫性因素发病机制研究

贝尔麻痹的发病机制可能是细胞免疫介导的自身免疫机制，Liston等的研究认为神经的脱髓鞘病变有巨噬细胞参与，贝尔麻痹患者面神经出现水肿是一种自身免疫性反应参与的结果。对贝尔麻痹患者的血清进行检测，可以发现免疫因子浓度升高，细胞因子聚集活化，这些因子共同作用导致外周神经受损，这提示细胞免疫可能参与贝尔麻痹的发病。在急性期，检测贝尔麻痹患者的外周血，发现B淋巴细胞比例显著增加而T淋巴细胞比例显著下降。瑞士药物检测中心在流行性感冒疫苗接种期间统计发生贝尔麻痹的风险，研究发现流感鼻内疫苗接种的第二周，贝尔麻痹的发生率高，这提示贝尔麻痹可能有免疫学机制参与。

在面瘫发生的前24天内，外周血T细胞比例明显下降，B细胞比例明显升高，当特发性面神经麻痹患者的T淋巴细胞在体外培养时，加入从周围神经髓鞘中分离出的碱性蛋白P1L，T淋巴细胞会发生明显的转化，吉兰-巴雷综合征也显示出类似的情况。体外反应性研究表明，对髓鞘碱性蛋白P1L的自身免疫机制可能导致面神经脱髓鞘，从而引发特发性面神经麻痹，这可能是吉兰-巴雷综合征的一种单神经变异疾病。

附2 面肌痉挛

一、概述

面肌痉挛是指一侧或双侧面部肌肉（眼轮匝肌、表情肌、口轮匝肌）反复发作的阵发性、不自主抽搐，在情绪激动或紧张时加重，严重时可出现睁眼困难、口角㖞斜以及耳内抽动样杂音。面肌痉挛包括典型面肌痉挛和非典型面肌痉挛两种，典型面肌痉挛是指痉挛症状从眼睑开始，并逐渐向下发展，累及面颊部表情肌等下部面肌，而非典型面肌痉挛是指痉挛从下部面肌开始，并逐渐向上发展，最后累及眼睑及额肌。临床上非典型面肌痉挛较少，绝大多数都是典型面肌痉挛。面肌痉挛好发于中老年，女性略多于男性，但发病年龄有年轻化的趋势。面肌痉挛虽然大多位于一侧，但双侧面肌痉挛也并非罕见。

二、临床表现

多中年以后起病，女性较多。发病早期多为眼轮匝肌间歇性抽搐，而后逐渐缓慢扩散至一侧面部其他面肌，以口角肌肉抽搐最为明显，严重时可累及同侧颈阔肌。紧张、疲倦、自主运动时抽搐加剧，休息后停止，两侧面肌均有抽搐者少见。少数患者病程晚期可伴患侧面肌轻度瘫痪。

三、诊断与鉴别诊断

1. 诊断

面肌痉挛的诊断主要依赖于特征性的临床表现。根据病史及面肌阵发性抽动，神经系统无其他阳性体征，肌电图可见肌纤维震颤及肌束震颤波即可诊断。

2. 鉴别诊断

（1）双侧眼睑痉挛 表现为双侧眼睑反复发作的不自主闭眼，往往双侧眼睑同时起病，病人常表现为睁眼困难和眼泪减少，随着病程的延长，症状始终局限于双侧眼睑。常见于中年以上女性患者，无下部面肌抽搐。

（2）梅杰综合征 又称睑痉挛-口下颌肌张力障碍综合征，多见于老年女性，患者常常以双侧眼睑反复发作的不自主闭眼起病，但随着病程的延长，会逐渐出现眼裂以下面肌的不自主抽动，表现为双侧面部不自主地做异常动作，而且随着病情加重，肌肉痉挛的范围会逐渐向下扩大，甚至累及颈部、四肢和躯干的肌肉。

（3）咬肌痉挛 为单侧或双侧咀嚼肌的痉挛，病人可出现不同程度上下颌咬合障碍、磨牙和张口困难，三叉神经运动支病变可能是导致咬肌痉挛的原因之一。

四、西医治疗

1. 药物治疗

面肌痉挛治疗的常用药物包括卡马西平、奥卡西平以及地西泮等，其中卡马西平成人最高剂量不应超过1200mg/d。备选药物为苯妥英钠、氯硝西泮、巴氯芬、托吡酯、加巴喷丁及氟哌啶醇等。

2. 肉毒素 A 注射

肉毒素 A（BTX-A）局部注射是目前治疗面肌痉挛的首选方法，安全有效，简便易行，主要应用于不能耐受手术、拒绝手术、手术失败或术后复发、药物治疗无效或药物过敏的成年病人。在痉挛明显部位注射肉毒素 A 2.5～5U，每次注射约 50U，3～5 天起有效，注射 1 周后有残存痉挛者可追加注射，疗效可持续 3～6个月，复发者可注射原剂量或加倍剂量，但每次注射总剂量不应高于 200U。不良反应为短期眼睑下垂、视觉模糊、流涎等，数日可消失。此药可用于多种局限性肌张力障碍的治疗，是近年来神经疾病治疗领域的重大进展之一。采用上睑及下睑肌内多点注射法，如伴面部、口角抽动还需于面部中、下及颊部肌内注射，依病情需要，也可对眉部内、外或上唇或下颌部肌肉进行注射。每点起始量为 2.5 U/0.1 ml。注射 1 周后有残存痉挛者可追加注射；病情复发者可注射原剂量或加倍剂量。

3. 手术治疗

肉毒素 A 注射疗效不佳者，如血管压迫所致面肌痉挛，可采用面神经微血管减压术。

五、研究进展[15]

1. 病因研究

根据病因可以将面肌痉挛分为原发性和继发性两类。从临床角度来看，继发性面肌痉挛比较少见，病因包括桥小脑角（cerebellopontine angle，CPA）区占位性病变、腮腺多形性腺瘤、特发性颅内高压、脱髓鞘病变等。原发性面肌痉挛最经典的病因学说为神经血管压迫（neurovascular compression，NVC）理论，该理论认为 CPA 责任血管压迫面神经根出脑干区（root exit zoon，REZ）导致的 NVC 是面肌痉挛的根本病因。

现又提出了面神经核异常兴奋假说，该假说是指责任血管对面神经 REZ 附近面神经核构成直接压迫，或者对 REZ 的压迫间接影响到面神经核，造成核兴奋性增高，进而发出异常信号造成面部肌肉异常活动。此外，还有血管神经递质交换假说，指责任血管在与面神经根及 REZ 长期压迫性接触中，使动脉外膜和面神经都有不同程度损伤；动脉外膜中的交感神经外露，而面神经产生脱髓鞘改变；动脉外膜中的交感神经所产生的神经递质可能由相同或者类似的 G 蛋白受体偶联途径转导至面神经根和（或）REZ，从而激发面神经动作电位的产生，进而导致面肌痉挛症状。

此外，也有借助影像学对面肌痉挛病因进行的研究。TETON 等通过磁共振检查及微血管减压手术发现原发性面肌痉挛神经压迫最常发生于 REZ 的面神经附着节段。Chen M 等通过研究指出部分面肌痉挛患者进行微血管减压手术时发现蛛网膜增厚、粘连，同时白介素-6 显著高于对照组，血常规检查中白细胞、中性粒细胞计数也有所增高，因此认为炎症可能与面肌痉挛有关。

2. 临床治疗

肉毒素 A 可作用于胆碱能运动神经末梢，通过干扰神经末梢乙酰胆碱的释放，阻碍肌纤维的收缩使肌肉松弛，缓解痉挛，从而达到治疗作用。陈成芳等将面肌痉挛患者分为对照组与治疗组，治疗组给予注射肉毒素 A 治疗，对照组给予西医常规治疗，结果显示，治疗组缓解率为 96%，对照组缓解率为 73%，治疗组疗效优于对照组。不同浓度的肉毒素 A 治疗面肌痉挛患者，效果也有明显差别，高浓度肉毒素 A 注射后疗效明显。李雪薇等将 100 例面肌痉挛患者随机分成两组，实验组肉毒素 A 治疗浓度为 3.33U/ml，对照组肉毒素 A 治疗浓度为 2.5U/ml，结果显示用高浓度肉毒素治疗面肌痉挛患者，起效时间快，效果持续时间长，安全性好。

3. 影像学研究

在术前应用影像学检查方法准确显示面神经及其周围血管的位置关系、明确是否有血管压迫、确定压迫位点，可以为手术提供指导，提高手术成功率，防止并发症的发生，并可以对手术预后进行预测，在手术中从解剖结构及神经功能上给手术医师提供更加可靠、全面的信息，增强手术疗效。陈阳等将行微血管减压术的 80 例面肌痉挛患者作为研究对象，A 组 40 例行三维多角度优化取样血管神经成像技术（3D-SPACE MRI）及术中侧方扩散反应电生理监测技术（LSR）；B 组仅行常规 3D-TOF。比较两组患者术后恢复情况和并发症情况。结果显示，A 组术后 1 周面部抽动缓解率为 57.5%，术后 6～12 个月随访，缓解率为 90%，治愈率为 62.5%；B 组术后 1 周缓解率为 60.0%，术后 6～12 个月随访，缓解率为 70%，治愈率为 30.0%；利用 3D-SPACE MRI 联合术中 LSR，对于远期疗效意义明显。

参 考 文 献

[1] 丁麟，王兴鑫，郑晓军，等. 杨继国教授运用"气至而有效" 理论治疗面瘫后遗症经验总结 [J]. 世界科学技术-中医药现代化，2021，23（11）：4310-4314.

[2] 王峰，王中琳. 王中琳教授从"本在少阳，标在阳明" 论治特发性面神经麻痹 [J]. 中医药学报，2018，46（3）：64-66.

[3] 王艳秋，冯首花，沙国岩，等. 天蝎散治疗面神经炎急性期临床观察 [J]. 中国中医急症，2022，31（2）：320-323.

[4] 骆文婷，陈泽伟，伍志勇，等. 补黄四五汤治疗周围性面瘫的疗效及安全性 [J]. 暨南大学学报（自然科学与医学版），2018，39（4）：332-338.

[5] 徐世英，曾金艳，王云亮. 牵正散加减辅助针灸治疗风寒型面瘫疗效观察 [J]. 辽宁中医杂志，2022，49（5）：102-105.

[6] 贾光辉，娄渊和，张丙强，等. 毫针穴位针刺联合面瘫散口服治疗急性周围性面神经麻痹效果观察 [J]. 山东医药，2023，63（5）：78-80.

[7] 牟小文，李雪梅，任奎羽，等. "闪熨结合罐法" 在辅助面瘫治疗中的应用 [J]. 中华中医药杂志，2022，37（9）：5497-5499.

[8] 陈思聆，袁青. 靳三针结合温和灸治疗急性期周围性面瘫的临床疗效观察 [J]. 广州中医药大学学报，2023，40（4）：886-892.

[9] 徐学妍，潘嘉欣，陈劼，等. 透刺法联合麦粒灸治疗周围性难治性面瘫的临床观察 [J]. 广州中医药大学学报，2022，39（3）：569-574.

[10] 林少霞，卢春键，袁金筠，等. 针刺联合火龙罐治疗恢复期贝尔面瘫的临床观察 [J]. 广州中医药大学学报，2022，39（7）：1567-1572.

[11] 卜云芸，陈琳，戴宜武，等. 中国特发性面神经麻痹神经修复治疗临床指南（2022 版）[J]. 神经损伤与功能重建，2023，18（1）：1-12.

[12] 上海交通大学颅神经疾病诊治中心. 面肌痉挛诊疗中国专家共识 [J]. 中国微侵袭神经外科杂志，2014，19（11）：528-532.

[13] 中华中医药学会. 中医内科临床诊疗指南 [M]. 北京：中国中医药出版社，2020.

[14] 朱玉华，郑雪丽，塞娜，等. 贝尔面瘫的研究进展及诊疗现状 [J]. 中华耳科学杂志，2020，18（4）：768-773.

[15] 进高梅，郭晓晶，武卫周. 临床治疗面肌痉挛的研究进展 [J]. 中国医学创新，2022，19（11）：179-182.

（滕 晶 刘 晋）

第三节 中 风

一、概述

中风是在气血内虚的基础上，因劳倦内伤、忧思恼怒、嗜食厚味及烟酒等诱因，引起脏腑阴阳失调，气血逆乱，直冲犯脑，导致脑脉痹阻或血溢脑脉之外，临床以猝然昏仆、半身不遂、口舌㖞斜、言语謇涩或不语、偏身麻木为主症，并具有起病急、变化快特点的一类病证。

现代医学的急性脑血管疾病与之相近，包括缺血性中风和出血性中风，如短暂性脑缺血发作、脑梗死、原发性脑出血等，出现中风临床特征者，可参考本节辨证论治。

二、病因病机

脏腑功能失调，气血亏虚是中风病发病的基础，劳倦内伤、忧思恼怒、饮食不节、用力过度或气候骤变等多为发病诱因。在此基础上或是痰浊、瘀血内生，或是阳化风动、血随气逆，导致脑脉痹阻或血溢脑脉之外，脑髓神机受损而发为中风。

（一）病因

（1）气血亏虚　年老体衰，或久病气血亏虚，元气耗伤，脑脉失养。气虚推动不力，则血运不畅，虚气留滞，脑脉瘀滞不通；阴血亏虚，则阴不制阳，阳亢于上，阳化动风，夹痰浊、瘀血上扰清窍，致脑脉受损，神机失用而突发中风。

（2）劳倦内伤　烦劳过度则阳气升涨，引动风阳，导致内风旋动，或气火俱浮、迫血妄行，或风夹痰浊、瘀血上扰清窍，致脑脉痹阻或血溢脉外而发为中风。

（3）饮食不节　若嗜食肥甘厚味，或饮酒过度，导致脾胃受损，脾失运化，水液内停，痰浊内生，壅滞经脉，清窍蒙蔽而致中风。

（4）情志过极　七情失调，肝失条达，肝气郁结，气机郁滞，血行不畅，瘀结脑脉，或暴怒伤肝，肝阳暴涨，或心火亢盛，风火相煽，血随气逆，上冲犯脑，均可导致气血逆乱于脑，而发生中风。

（二）病机

（1）发病　一般缺血性中风常在安静或睡眠状态发病，多呈渐进加重，或发病前曾有眩晕、一过性言语不利、肢体麻木等先兆症状；而出血性中风多在活动状态或情绪激动时发病，常在短时间内症状达到高峰，病情严重者可迅速出现意识障碍而危及生命。也有少部分缺血性中风者呈骤然起病，直中脏腑，出现神志昏蒙。

（2）病位　中风病位在脑髓血脉，涉及心、肝、脾、肾等多个脏腑，常由于脑络受损，神机失用，而导致多脏腑功能紊乱。

（3）病性　中风病性属本虚标实。急性期以风、火、痰、瘀等标实证候为主，恢复期及后遗症期则表现为虚实夹杂或本虚之证，气虚、阴虚证候逐渐明显，以气虚血瘀、肝肾阴虚为多，亦可见气血不足、阳气虚衰之象，而痰瘀互阻往往贯穿于中风病的始终。

（4）病势　病初时仅见半身不遂、偏身麻木、口舌㖞斜、言语謇涩而无神志昏蒙者，病情较轻。若渐至神志昏蒙则病情危重，甚则出现呕血、便血、高热、抽搐等变证多难救治。以饮水呛咳、言语不能、视歧等为主要症状者，可迅速出现神昏，危及生命。

中风病人"神"的变化与病势的顺逆有关。如起病时神清，而逐渐神志昏蒙者，则病势为逆；如发病即神昏，治疗后意识逐渐转清，则病势为顺；或虽见神昏，而正气未衰，瞳神正常，呼吸均匀，脉象实而有力，则尚有转机之势；若昏愦不知，瞳神异常，出现呃逆、呕血、抽搐、高热等变证，则病势凶险，难以救治。

（5）病机转化　病机转化迅速是中风病发展过程中的特点，体现了证候演变的时空性特征。如中风急性期表现为风痰瘀血痹阻脉络之证，可因痰瘀蕴久，从阳化热，而转化为痰热证；如发病时表现为痰热腑实，可因腑气不通，而清阳不升，浊气不降，导致痰浊蒙闭清窍，出现意识障碍。发病时即见神昏者，或为风火上扰、痰热内闭清窍的阳闭症，或为痰湿蒙塞心神的阴闭症，若治疗不当或邪气亢盛，可迅速耗伤正气，转化为内闭外脱、阴阳离决而危及生命。

三、诊断与鉴别诊断

（一）诊断

1）临床表现神志昏蒙、半身不遂、口舌㖞斜、言语謇涩或不语、偏身麻木；或出现头痛、眩晕、瞳神变化、饮水发呛、目偏不瞬、共济失调等。

2）急性起病，渐进加重，或骤然起病，即刻达到高峰。一般出血性中风多动态起病，迅速达到症状的高峰，而缺血性中风往往安静状态起病，渐进加重，或有反复出现类似症状的病史。少部分缺血性中风患者可起病突然，病情发展迅速，伴有神志昏蒙。

3）发病前多有诱因，常有先兆症状，可见眩晕、头痛、耳鸣，突然出现一过性言语不利或肢体麻木、视物昏花，一日内发作数次，或几日内多次复发。

4）发病年龄多在 40 岁以上。

具备以上临床表现，结合起病形式、诱因、先兆症状、年龄即可诊断中风病。结合影像学检查（头颅 CT 或 MRI）可明确诊断。

（二）鉴别诊断

1. 中风与口僻

中风病是以突然昏仆，半身不遂，言语謇涩，口舌㖞斜，偏身麻木为主症，属于急性脑血管病；口僻以口眼㖞斜为主要症状，多表现为病侧额纹消失，闭目不能，鼻唇沟变浅，口角下垂，部分患者发病前有同侧耳后疼痛，属于面神经炎。

2.中风与痫病

痫病有反复发作史，发作时口吐涎沫，两目上视，四肢抽搐，或作怪叫声，可自行苏醒，无半身不遂、口舌㖞斜等症。中风仆地无声，昏迷持续时间长，醒后常有半身不遂等后遗症。中风急性期也有出现痫性发作者，中风后遗症期可出现继发性痫病。

3. 中风与厥证

厥证以突然神昏、四肢逆冷为主要表现，醒后无半身不遂等症。劳累、紧张可为发病诱因。而中风病多有明显后遗症。

四、辨证论治

（一）辨证要点

1. 辨证候要素

风、火、痰、瘀、气虚、阴虚是中风病常见的证候要素，临床中以二、三证候要素组合为多。急性期多以风、火、痰、瘀为主，恢复期和后遗症期则演变为气虚、阴虚或兼有瘀、痰。临床辨证的思路是在客观、准确、全面地采集中医四诊信息的基础上，判断证候要素，通过证候要素，应证组合，方证相应，达到理法方药的完整统一。中风病证候演变迅速，应注意证候的动态时空性特征，根据病程进展的不同时点，辨别出相应的证候要素及其组合特征，指导临床遣方用药，并判断预后。

其中，风证特征为起病急骤，病情数变，肢体抽动，颈项强急，目偏不瞬，头晕目眩等；火热证特征为心烦易怒，躁扰不宁，面红身热，气促口臭，口苦咽干，渴喜冷饮，大便秘结，舌红或红绛，舌苔黄而干等；痰证特征为口多黏涎或咳痰，鼻鼾痰鸣，表情淡漠，反应迟钝，头昏沉，舌体胖大，舌苔腻，脉滑等；血瘀证特征为头痛，肢痛，口唇紫暗，面色晦暗，舌底脉络怒张青紫，舌质紫暗或有瘀点、瘀斑等；气虚证特征为神疲乏力，少气懒言，心悸自汗，手足肿胀，肢体瘫软，二便自遗，脉沉细无力等；阴虚证特征为心烦不寐，手足心热，盗汗，耳鸣，口干咽燥，两目干涩，舌红少苔或无苔等。

2. 辨病位

根据《金匮要略》提出的在络、在经、中腑、中脏的概念，临床可将中风病分为中经络、中脏腑。中经络者病位浅、病情轻，不伴意识障碍；中脏腑者病位深、病情重，伴有意识障碍。一般缺血性中风起病相对较缓，多无意识障碍，以中经络者为主，少数患者可进行性加重而出现意识障碍，移行为中脏腑。出血性中风多发病急骤，重者起病即见神昏，直中脏腑；轻者，仅表现为半身不遂等症而无意识障碍。临床应注意判别病位及病机的转化，如急性期中脏腑者，可因邪盛正衰，而成元气败脱之证，或病情好转，而转化为中经络。起病为中经络者，可渐进加重，发展为中脏腑，出现意识障碍。若患者虽病发时无意识障碍，但表现为饮水发呛，吞咽不能，声音嘶哑，甚或发音不能，亦属病入脏腑，若神机失用可迅速出现意识障碍，危及生命。

3. 辨闭脱

闭证为邪气内闭清窍，属实证。症见神昏、牙关紧闭、口噤不开、肢体强痉。阳闭者，伴面赤身热，气粗口臭，躁扰不宁，舌苔黄腻，脉弦滑数；阴闭者，伴面白唇暗，静卧不烦，四肢不温，痰涎壅盛，舌苔白腻，脉沉滑或缓。脱证为五脏阳气外脱，属危候，症见昏愦不知，目合口开，四肢松懈瘫软，肢冷汗多，二便自遗。

（二）治则治法

及早治疗中风患者是减少病死率、降低病残率的关键。由于中风病的病机复杂，证候变化较快，应采取个体化的综合治疗方案，强调辨证论治指导下的综合治疗，提倡康复措施早期介入，注意将现代康复医学的理论和方法与针灸、推拿等中医传统治疗方法有机地结合起来，采取较为规范的综合康复训练方案。同时，注意调摄护理，防治中风后抑郁、认知障碍等。在临床治疗中，应注意观察中风病的证候演变规律，根据辨证立法、依法组方的原则，选方用药，并根据其证候的变化特征，及时易法更方，强调辨证论治的时空性。

急性期针对风、火、痰、瘀等标实证候当以祛邪为先。中经络以息风化痰、活血通络为法，腑气不通者及时通腑泄热；中脏腑阳闭者以清热化痰、醒神开窍为法，阴闭者以涤痰开窍为主；脱证则以扶正固脱为法；内闭外脱者，醒神开窍与扶正固脱可以兼用。如风邪渐息，热象不明显，而渐显正气不足时，当注意尽早加用甘平益气之剂。恢复期以扶助正气为主，虚实夹杂者以扶正祛邪为原则，多辨证选用益气活血、育阴通络法，仍表现为痰瘀阻络者，可继续予化痰通络法。此阶段应加强康复训练，并配合针灸治疗。

（三）分证论治

1. 风痰阻络证

【证候】半身不遂，口舌㖞斜，言语謇涩或不语，感觉减退或消失，头晕目眩，痰多而黏，舌质暗淡，舌苔薄白或白腻，脉弦滑。

【病机分析】主要为风、痰、瘀三种证候要素组合，多见于急性期。内生之风夹痰上扰清窍，留滞脑脉，影响神气的出入通达，脑脉痹阻。

【治法】息风化痰，活血通络。

【方药】化痰通络方。方中半夏、白术健脾化痰；胆南星清化痰热；天麻平肝息风；丹参活血化瘀；香附疏肝理气，调畅气机，以助化痰、活血；少佐大黄通腑泄热，以防腑实形成。

【加减】瘀血重，舌质紫暗或有瘀斑，加桃仁、红花、赤芍以活血化瘀；舌苔黄，兼有热象者，加黄芩、山栀以清热泻火；舌苔黄腻，加天竺黄清化痰热；头晕、头痛，加钩藤（后下）、菊花、夏枯草以平肝清热。

2. 风火上扰证

【证候】半身不遂，口舌㖞斜，舌强言謇或不语，眩晕头痛，面红耳赤，口苦咽干，心烦易怒，尿赤便干，舌质红绛，舌苔黄腻而干，脉弦数。

【病机分析】主要为风、火等证候要素组合。患者多为素体阳盛、体壮实者，易于肝郁化火，亢而动风，风火相煽，鼓荡气血上冲犯脑。急性期多见，易于转化为中脏腑。

【治法】平肝息风，清热泻火。

【方药】天麻钩藤饮加减。方中天麻、钩藤平肝息风；生石决明镇肝潜阳；川牛膝引血下行；黄芩、山栀清热泻火；夏枯草清泻肝火。

【加减】头晕头痛加菊花清利头目；心烦不寐加莲子心、炒酸枣仁清心除烦；口干口渴加麦冬、生地黄养阴生津；苔黄腻加胆南星、天竺黄清化痰热；便干便秘加生大黄（后下）以通便。

3. 痰热腑实证

【证候】半身不遂，口舌㖞斜，言语謇涩或不语，感觉减退或消失，腹胀便干便秘，头痛目眩，咳痰或痰多，舌质暗红，苔黄腻，脉弦滑或偏瘫侧弦滑而大。

【病机分析】主要为火、痰等证候要素组合。内生之痰、热夹风阳之邪上扰清窍，痹阻脑脉，滞于中焦，影响升降气机而致腑气不通，急性期多见。若不能及时通畅腑气，则易于清阳不升，浊阴不降而使清窍蒙塞，加重病情。

【治法】化痰通腑。

【方药】星蒌承气汤。方中全瓜蒌、胆南星清热化痰；生大黄、芒硝通腑泄热、荡涤肠胃。

【加减】若口干口苦，热象明显者，加黄芩、山栀；年老体弱津亏者，加生地黄、麦冬、玄参；痰多者加天竺黄、浙贝母；腹胀明显者加枳实、厚朴。

4. 气虚血瘀证

【证候】半身不遂，口舌㖞斜，言语謇涩或不语，感觉减退或消失，面色㿠白，气短乏力，自汗出，心悸便溏，手足肿胀，舌质暗淡，舌苔白腻，边有齿痕，脉沉细。

【病机分析】主要表现为气虚、血瘀等证候要素组合。多见于恢复期和后遗症期，急性期亦可出现。正气不足，无力运血，血行不畅，瘀滞脑脉。

【治法】益气活血。

【方药】补阳还五汤。方中重用黄芪补气；配以当归、桃仁、红花、赤芍、川芎、地龙活血通络，共奏益气活血之功。

【加减】气虚明显者，加党参、白术；言语不利，加远志、石菖蒲、郁金；心悸、喘息，加桂枝、炙甘草；肢体麻木、拘挛，加木瓜、伸筋草；下肢瘫软无力，加川续断、桑寄生、杜仲、怀牛膝；小便失禁加桑螵蛸、益智仁；血瘀重者，加莪术、水蛭、鬼箭羽、鸡血藤等破血通络之品。

5. 阴虚风动证

【证候】半身不遂，口舌㖞斜，言语謇涩或不语，或偏身麻木，眩晕耳鸣，手足心热，咽干口燥，舌质红而体瘦，少苔或无苔，脉弦细数。

【病机分析】主要表现为阴虚、内风等证候要素组合。多见于恢复期和后遗症期，急性期亦可出现。多为年老体衰患者，素体肝肾阴虚，阴不制阳，内风煽动，气逆血乱，上犯虚损之脑脉。

【治法】育阴息风，活血通络。

【方药】育阴通络汤。方中生地黄、山茱萸滋阴补肾；钩藤、天麻平肝息风；配以丹参、白芍养血活血，育阴通络。

【加减】夹有痰热者，加天竺黄、胆南星清化痰热；心烦失眠者，加莲子心、夜交藤、珍珠母（先煎）清心安神；头痛头晕重者，加生石决明（先煎）、菊花清热平肝；半身不遂而肢体拘急麻木者，加当归、赤芍、鸡血藤、水蛭等活血通络。

6. 痰热内闭清窍证

【证候】起病急骤，神志昏蒙，鼻鼾痰鸣，半身不遂，肢体强痉拘急，项强身热，气粗口臭，躁扰不宁，甚则手足厥冷，频繁抽搐，偶见呕血，舌质红绛，舌苔褐黄而腻，脉弦滑数。

【病机分析】痰热瘀血夹风火上犯于脑，清窍闭塞，神明失司而成本证。

【治法】清热化痰，醒神开窍。

【方药】羚羊角汤加减配合安宫牛黄丸鼻饲。方中羚羊角、珍珠母平肝息风；竹茹、天竺黄清化痰热；石菖蒲、远志化痰开窍；夏枯草、丹皮清肝凉血。安宫牛黄丸具有清热开窍、豁痰解毒的功效，属于凉开之剂。

【加减】痰多者，加竹沥或胆南星、全瓜蒌清热化痰；热甚者，加黄芩、山栀清热泻火；高热者，加生石膏（先煎）、知母清热泻火；腹胀便秘者加生大黄后下通腑泄热；抽搐者加僵蚕、全蝎以息风止痉；呕血者加生地黄、水牛角（先煎）清热凉血。

7. 痰湿蒙塞心神证

【证候】半身不遂，口舌㖞斜，言语謇涩或不语，感觉减退或消失，神志昏蒙，痰鸣漉漉，面白唇暗，静卧不烦，二便自遗，周身湿冷，舌质紫暗，苔白腻，脉沉滑缓。

【病机分析】素体阳虚，湿痰内蕴，夹内生之风阳上逆，蒙塞清窍，阻滞神明出入之路，脑络受损，神气伏匿不出而为患。多见于急性期或由中经络演化而来。湿痰化热可转为痰热内闭证；发展至元气衰微又可化生厥脱。

【治法】温阳化痰，醒神开窍。

【方药】涤痰汤配合灌服或鼻饲苏合香丸。方中制半夏、茯苓、陈皮燥湿化痰；胆南星、竹茹清化痰热；枳实行气消痰；石菖蒲、远志化痰开窍；配以丹参活血化瘀。苏合香丸具有芳香开窍、行气温中的功效，为温开之剂。

【加减】四肢不温，寒象明显者，加桂枝温阳通脉；舌质淡，脉细无力者，加生晒参以补益元气；舌质紫暗或有瘀点、瘀斑者，加桃仁、红花、川芎、地龙等活血通络。

8. 元气败脱证

【证候】昏愦不知，目合口开，四肢松懈瘫软，肢冷汗多，二便自遗，舌痿，舌质紫暗，苔白腻，脉微欲绝。

【病机分析】多为痰湿蒙神或痰热内闭日久，耗伤正气，元气败脱而致。多见于病情危笃临终之时，属中风危候，多难救治。

【治法】益气回阳固脱。

【方药】参附汤。方中人参大补元气，附子温肾壮阳，二药合用共奏益气回阳固脱之功。

【加减】汗出不止加黄芪、山茱萸、生龙骨（先煎）、生牡蛎（先煎）、五味子以敛汗固脱；兼有瘀象者，加丹参、赤芍、当归等活血通络。

（四）其他疗法

1. 针灸推拿治疗

（1）针灸　可以在中风的各个阶段应用，起到调和气血、通经活络的作用。针对偏瘫痉挛患者上肢以屈肌联带运动为主、下肢以伸肌联带运动为主的特点，针灸治疗应注意避免对上肢屈肌和下肢伸肌进行强刺激，可以先轻刺不留针缓解痉挛，再针刺拮抗肌。拮抗肌取穴法可以避免针刺优势肌群，引起痉挛模式的强化。针对肢体软瘫期，可以灸法为主。

（2）推拿　中医推拿方法的应用丰富了康复训练的方法，循经治疗及不同手法的使用对于全关节活动度增加、缓解疼痛、抑制痉挛、被动运动等，都可以起到很好的作用，避免对痉挛肌群的强刺激，同样是偏瘫按摩中应注意的问题。按摩手法常用揉、捏法，亦可配合其他手法。

2. 康复训练

中风病急性期患者，以良肢位保持及定时体位变换为主。良肢位是从治疗角度出发而设计的一种临时性体位，对抑制痉挛、预防肩关节半脱位、早期诱发分离运动能起到良好的作用。

（1）仰卧位　头部放在枕头上，面部朝向患侧，枕头高度要适当。双上肢置于身体的两侧，患侧肩关节下方垫一个枕头，使肩关节向前突。上肢肘关节伸展，置于枕头上，腕关节保持背伸位，手指伸展。双下肢自然平伸，患侧膝关节外下方垫一软枕或卷好的毛巾，防止髋关节外旋。患侧踝关节保持中间位，防止足尖下垂。

（2）患侧卧位 患侧肢体在下方，肩胛带向前伸、肩关节屈曲成 90°，肘关节伸展，前臂旋后，腕关节背伸，手指伸展。患侧下肢伸展，膝关节轻度屈曲，踝关节轻度跖屈。健侧下肢髋关节屈曲成 90°，膝关节屈曲成 90°，踝关节呈跖屈位。

（3）健侧卧位 健侧肢体在下方，患侧上肢向前伸抬起肩胛骨，肩关节屈曲成 90°，胸前放置一枕头，肩、肘关节放置于枕头上如抱物状，腕关节轻度屈曲，手指伸展。患侧下肢髋、膝关节屈曲，置于枕头上。健侧下肢髋关节伸展，膝关节轻度屈曲。

对于意识不清或不能进行自我被动运动者，为预防关节挛缩和促进运动功能改善，应进行被动关节活动度维持训练。对于意识清醒并可以配合的患者可在康复治疗师的指导下逐步进行体位变化的适应性训练、平衡反应诱发训练及抑制肢体痉挛的训练等。

3. 中成药治疗

1）清开灵注射液：清热解毒，化痰通络，醒神开窍。适用于中风病痰热证。

2）醒脑静注射液：清热解毒，凉血活血，开窍醒脑。适用于中风急性期痰蒙清窍证。

3）脑安胶囊：活血化瘀，益气通络。适用于中风病气虚血瘀证。

4）中风回春丸：活血化瘀，舒筋通络。适用于中风病痰瘀阻络证。

5）消栓通络片：活血化瘀，温经通络。用于中风恢复期气虚血瘀证。

五、转归与预后

中风病位在脑髓血脉。起病即见神昏者多为邪实窍闭，病位深，病情重；如昏愦不知，瞳神异常，甚至出现呕血、抽搐、高热、呃逆等，则病情危重，若正气渐衰，多难救治；以半身不遂、口舌㖞斜、言语不利为主症而无神昏者病位较浅，经治疗可逐渐恢复。但大约 3/4 的中风患者遗留言语不利、半身不遂、偏身麻木、饮水呛咳等后遗症。如毒损脑络，神机失用则可渐致反应迟钝，神情淡漠而发展为痴呆。若治疗不当，或阴血亏虚，阴不敛阳，可再发中风。

六、护理与调摄

急性期病人宜卧床休息，并密切观察病情变化，注意神志、瞳孔、呼吸、脉搏、血压的情况。保持呼吸道通畅，勤给病人翻身拍背，作好口腔护理，防止肺部、口腔、皮肤及尿路感染。

通过各种措施，积极主动地控制中风病的危险因素，如控制血压、血糖、血脂、体重指数到理想水平；戒烟、限酒；控制房颤等心脏病，积极做好宣教工作以预防中风病的发生。中医注重摄生预防、调养精气神、饮食调整，动静结合以保持阴阳气血平衡，并积极治疗中风先兆，防止中风病的发生。

七、医论提要

关于中风病的认识，《内经》记载较多，提出了"内虚邪中"的外因论。如《灵枢·刺节真邪》记载"虚邪偏客于身半，其入深，内居营卫，营卫稍衰，则真气去，邪气独留，发为偏枯"，而且认识到中风的发生与个人的体质、饮食、精神刺激等有关，如《素问·通评虚实论》说："仆击、偏枯……肥贵人则膏粱之疾也。"认识到病变部位在头部，如《素问·调经论》指出"血之与气并走于上，则为大厥，厥则暴死，气复返则生，不返则死"。《素问·玉机真脏论》曰："春脉如弦……其气来实而强，此为太过……太过则令人善忘，忽忽眩冒而巅疾。"《素问·脉解》曰："内夺而厥，则为喑痱，此肾虚也。""喑"即指语言-言语功能障碍，"痱"指半身不遂所致的肢体瘫痪无力表现，并首次提出肾虚病机。

历代医家对中风病因病机的认识，大体上可分为两个阶段。唐宋以前多以"内虚邪中"立论。东汉时期张仲景《金匮要略》认为中风之病因为络脉空虚，风邪入中，并创立了在络、在经、入腑、入脏的分证方法。在治疗上主张祛风散邪，补益正气。《金匮要略·中风历节病脉证并治》云："邪在于络，肌肤不仁；邪在于经，即重不胜；邪入于腑，即不识人；邪入于脏，舌即难言，口吐涎。"

隋代巢元方《诸病源候论》首篇即论风病，提出包括中风候、风候、风口㖞候、风痹候、偏风候等共 50 余种与中风相关的疾病证候，极大丰富了古籍中风相关病证名描述用语，如对于中风后语言不利，书中载有风失音不语、风舌强不得语、风瘖等证候，偏瘫则有风半身不遂、偏风、风偏枯等证候。每一证候的描述，均较为细致，包含病因病机的理解以及症状表现的记录，以风偏枯为例："由血气偏虚，则腠理开，受于风湿。风湿客于身半，在分腠之间，使血气凝涩，不能润养，久不瘥，真气去，邪气独留，则成偏枯，其状半身不随，肌肉偏枯小而痛，言不变，智不乱是也"。而唐宋以后，尤其是金元时期，多以"内风"立论。如金代刘河间提出"心火暴甚"；金元时期李东垣认为"正气自虚"，元代朱丹溪则强调"湿痰生热"。元末明初，王履将中风病分为"真中""类中"，在《医经溯洄集·中风辨》中指出："因于风者，真中风也！因于气、因于湿者，类中风而非中风也。"明代张景岳则倡导"非风"说，提出内伤积损是中风的病因。《景岳全书·非风》云："非风一证，即时人所谓中风证也。此证多见卒倒，卒倒多由昏愦，本皆内伤积损颓败而然，原非外感风寒所致。"

清代叶天士《临证指南医案·中风》云："肝为风脏，因精血衰耗，水不涵木，木少滋荣，故肝阳偏亢，内风时起。"论神昏属于"风阳上僭，痰火阻窍"，论肢体拘挛、半身不遂、口眼㖞斜、舌强言謇、二便不爽为"本体先虚，风阳挟痰火壅塞，以致营卫脉络失和"，并首次提出了"缓肝之急以息风，滋肾之液以驱热"中风治法。清代沈金鳌《杂病源流犀烛·中风源流》曰："盖中脏者，病在里，多滞九窍……中腑者病在表，多著四肢，其症半身不遂，手足不随，痰涎壅盛，气喘如雷，然目犹能视，口犹能言，二便不秘，邪之中犹浅。"清代尤在泾在《金匮翼》中立中风治疗八法：开关、固脱、泄大邪、转大气、逐痰瘀、除热气、通窍燧、灸腧穴。清代王清任以气虚血瘀立论，创立了补阳还五汤，在《医林改错》中记载了 34 种中风先兆症状。

近代张山雷、张锡纯等认识到中风的发生主要与阴阳失调、气血逆乱、直冲犯脑有关。如张山雷在《中风斠诠》中指出："凡此诸条，皆是肝胆火升，浮阳陡动，扰乱脑之神经，或为暴仆，或为偏枯，或为眩晕昏厥，或为目冥耳聋，或更瞤动瘛疭，强直暴死。"张锡纯《医学衷中参西录·治内外中风方》中则指出："其曰薄厥者，言脑中所宛之血，激薄其脑部，以至于昏厥也""此因肝木失和，风自肝起。又加以肺气不降，肾气不摄，冲气、胃气又复上逆，于斯，脏腑之气化皆上升太过，而血之上注于脑者，亦因之太过，致充塞其血管而累及神经"。历代医家的认识对于当今中风病的防治研究仍起着重要的指导作用。

八、现代研究

现代医学的脑梗死、脑出血、短暂性脑缺血发作等，均属于中风的范畴。中风病目前已成为我国排名第一、全球排名第二的死亡原因，严重危害着人类的生命健康[1, 2]。由于脑血管病自身高致残率、高复发率的特点，给患者、家庭乃至社会带来沉重的经济负担与照护压力[3, 4]，是近现代研究的重点与热点。

（一）临床评价

20 世纪 80 年代初期全国中风病科研协作组研究制定了《中风病诊断与疗效评定标准》，被纳入行业标准。国家"八五"科技攻关项目中，按照临床流行病学的研究方法，开展了前瞻性、多中心、大样本的中风病证候调查，研究制定了用于证候量化评定的《中风病辨证诊断标准》。近十年，王永炎进一步提出证候具有"内实外虚、动态时空、多维界面"的特征，在此基础上探索了中风病证候要素的提取方法及证候诊断与评价量表的研制方法，建立了病证结合的证候诊断与疗效评价体系，用于中药临床药效评价及辨证论治方案的评价研究中。研制出《缺血性中风证候要素诊断量表》和《中风病证候评价量表》，建立了以内风、内火、血瘀、痰湿、气虚、阴虚 6 个中风证候要素的诊断和评价体系，其证候诊断准确率较之前《中风病辨证诊断标准》有了较大提升，并能保证评价的效度[5]。同时，研制了《基于中风病患者报告的结局评价量表》，能更好地评价患者主观感受，丰富了中风病临床疗效评价体系[6]。

（二）病机理论

王永炎[7-9]指出中风病不同的病程阶段，其证候表现不同，具体到治疗必须重视"毒邪"的作用。既往或风或瘀等的治疗，具有一定的疗效，古今病例积累很多，但疗效不甚满意，且重复性差。毒，何谓也，主要是邪气亢盛，败坏形体，即转化为毒。毒系脏腑功能和气血运行失常使体内的生理产物或病理产物不能及时排出，蕴积体内过多而生成。中风后，可产生瘀毒、热毒、痰毒等，毒邪可损伤脑络，包括浮络、孙络与缠络。中风急性期所产生的病理产物，参与了细胞损伤链的过程，是有毒的物质，中医的治疗有清除及抑制这些有毒物质产生的作用。围绕"毒损脑络"有形质的败坏与异物的增生的特点，从功能磁共振影像资料、大体与镜下直观病理形态资料呈现中风后脑水肿—脑软化—脑髓消的全过程。在辨证与方药方面考虑到毒邪的作用以解毒为大法，疗效有一定的提高。在防治结合方面，重视中风前先兆症的预警系尚未酿毒，复中多发的血管性痴呆是余毒未净的特点。因而就中医学而言强调提高脑血管疾病疗效的突破口，是应重视病因病理学说的发展，"毒邪"和"络病"可以作为深入研究的切入点，也即中西医共同研究的结合点。

（三）治则治法

（1）化痰通腑　王永炎院士在20世纪80年开展关于化痰通腑法治疗中风病痰热腑实证的研究，2014年张允岭等[7]对8项随机对照试验研究结果进行Meta分析，与常规西药治疗相比，加用化痰通腑中药，可以改善患者神经功能缺损，提高临床疗效。

（2）醒脑开窍　彭伟军等[8]对13项使用醒脑静注射液的随机对照试验进行系统评价，虽然文献质量不佳，但相对基础治疗，加用醒脑静注射液能提升临床疗效，减轻神经功能缺损。

石学敏院士[9]提出的醒脑开窍针刺法，以调神、治神、开窍启闭的立法和量化的手法规范操作，治疗中风病9005例，总有效率达98.56%。

（3）扶正护脑　孙塑伦等[10]在2004年提出扶正护脑法则治疗中风病，突出了正虚在中风病及转化中的主导作用，从而起到扶正以祛邪的目的。

唐璐等[11, 12]则从下丘脑-垂体-肾上腺皮质（hypothalamic-pituitary-adrenal axis，HPA）轴水平，借助以MCAO模型大鼠进一步证实扶正护脑法调整脑缺血所导致的HPA轴紊乱，并减少脑组织细胞凋亡、发挥神经保护作用。

（四）综合干预

"十五"攻关课题"中风病急性期综合治疗方案研究"，对522例中风病急性期脑梗死患者综合治疗方案的随机对照研究结果显示，发病14天时，综合治疗组有效率达77.1%，西医治疗组有效率达60.1%[13]。

邹忆怀等[14]进一步在此基础上，以中医多向性、个体化、综合性治疗特点，整合基础治疗、中药注射剂早期介入、辨证中药汤剂、针灸、推拿、中医康复技术、中药泡洗、中医健康教育等环节，提出缺血性中风早期康复的中医综合方案，并通过随机对照试验验证其可明显促进患者神经功能恢复、显著改善患者临床症状、提高患者日常生活活动能力。

附1　脑梗死

一、概述

脑梗死是缺血性卒中的总称，包括脑血栓形成、腔隙性梗死和脑栓塞等，指脑部血液供应障碍，缺血、缺氧引起局限性脑组织的缺血性坏死或软化，而出现相应的神经系统症状。脑梗死占全部脑卒中的60%～80%，其发病率男性高于女性。脑梗死急性期病死率较高，达到5%～15%，死亡原因多数由于脑部病变本身和较为严重的并发症。存活的患者中，70%左右遗留有后遗症，半年之内复发率较高。可干预的危险因素主要包括高血压、心脏病、糖尿病、吸烟、酗酒、血脂异常、颈动脉狭窄等。

在分析脑梗死病因时，目前国内外广泛使用脑梗死的 TOAST 分型。TOAST 分型按病因分为 5 种类型：①大动脉粥样硬化型；②心源性栓塞型；③小动脉闭塞型；④其他病因型，指除以上 3 种明确病因的分型外，还有其他少见的病因，如各种原因血管炎、血管畸形、夹层动脉瘤、肌纤维营养不良等所致的脑梗死；⑤不明原因型，包括两种或多种病因、辅助检查阴性未找到病因和辅助检查不充分等情况。尽管临床上进行了全面和仔细评估，约 30%的脑梗死患者仍然病因不明，而动脉粥样硬化是本病最常见的病因。

二、临床表现

脑梗死患者的临床表现取决于梗死灶的大小和部位，主要表现为局灶性神经功能缺损的症状和体征，如偏瘫、偏身感觉障碍、失语、共济失调等，部分可有头痛、呕吐、昏迷等全脑症状。部分病例在发病前可有短暂性脑缺血发作表现。患者一般意识清醒，在发生基底动脉闭塞或大面积脑梗死时，病情严重，出现意识障碍，甚至有脑疝形成，最终导致死亡。

（一）颈内动脉系统（前循环）脑梗死

（1）颈内动脉闭塞　颈内动脉闭塞的临床表现与支循环代偿的状况及发病前颈内动脉的狭窄程度相关。临床表现可有同侧霍纳征、对侧偏瘫、偏身感觉障碍、双眼对侧同向性偏盲，优势半球受累可出现失语，非优势半球受累可有体象障碍。当眼动脉受累时，可有单眼一过性失明，偶尔发展为永久性视力丧失。颈部触诊发现颈内动脉搏动减弱或消失，听诊可闻及血管杂音。

（2）大脑中动脉闭塞　大脑中动脉主干闭塞可出现对侧偏瘫、偏身感觉障碍和同向性偏盲，可伴有双眼向病灶侧凝视，优势半球受累可出现失语，非优势半球病变可有体象障碍。大脑中动脉主干闭塞引起大面积脑梗死，患者多伴有不同程度的意识障碍，脑水肿严重时可导致脑疝形成，甚至导致患者死亡。皮层支闭塞引起的偏瘫及偏身感觉障碍，以面部和上肢为重，下肢和足受累较轻，累及优势半球可见失语，意识水平不受影响。深穿支闭塞更为常见，表现为对侧偏瘫，肢体、面和舌的受累程度均等，对侧偏身感觉障碍，可伴有偏盲、失语等。

（3）大脑前动脉闭塞　如果前交通动脉开放，一侧大脑前动脉近段闭塞可完全没有症状。非近段闭塞时，出现对侧偏瘫，下肢重于上肢，有轻度感觉障碍，优势半球病变可有 Broca 失语，伴有尿失禁（旁中央小叶受损）及对侧强握反射等。深穿支闭塞，出现对侧面、舌及上肢轻瘫（内囊膝部及部分内囊前肢受损）。双侧大脑前动脉闭塞时，可出现淡漠、欣快等精神症状，双下肢瘫痪，尿潴留或尿失禁，强握等原始反射。

（二）椎基底动脉系统（后循环）脑梗死

1. 大脑后动脉闭塞

大脑后动脉闭塞引起的临床症状变异很大，动脉的闭塞位置和大脑动脉环的代偿功能在很大程度上决定了脑梗死的范围和严重程度。主干闭塞表现为对侧偏盲、偏瘫及偏身感觉障碍，以及丘脑综合征，优势半球受累可伴有失读。皮质支闭塞出现双眼对侧视野同向偏盲（但有黄斑回避），偶为象限盲，可伴有视幻觉、视物变形和视觉失认等，优势半球受累可表现为失读及命名性失语等症状，非优势半球受累可有体象障碍。基底动脉上端闭塞，尤其是双侧后交通动脉异常细小时，会引起双侧大脑后动脉皮层支闭塞，表现为双眼全盲，光反射存在，有时可伴有不成形的幻视发作；累及颞叶的下内侧时，会出现严重的记忆力损害。深穿支闭塞的表现：①丘脑膝状体动脉闭塞出现丘脑综合征，表现为对侧偏身感觉障碍（以深感觉障碍为主），自发性疼痛，感觉过度，轻偏瘫，共济失调，舞蹈-手足徐动。②丘脑穿动脉闭塞出现红核丘脑综合征，表现为病灶侧舞蹈样不自主运动、意向性震颤、小脑性共济失调、对侧偏身感觉障碍。③中脑脚间支闭塞出现韦伯（Weber）综合征，表现为同侧动眼神经麻痹，对侧偏瘫。

2. 椎动脉闭塞

若两侧椎动脉的粗细差别不大，当一侧闭塞时，通过对侧椎动脉的代偿作用，可以无明显的症状。约 10%的患者一侧椎动脉细小，脑干仅由另一侧椎动脉供血，此时供血动脉闭塞引起的病变范围等同于基底动脉或双侧椎动脉阻塞后的梗死区域，症状较为严重。延髓背外侧综合征在小脑后下动脉，或椎动脉供应延髓外侧的分支闭塞时发生，临床表现为眩晕、恶心、呕吐和眼球震颤（前庭神经核受损）；声音嘶哑、吞咽困难及饮水呛咳（疑核及舌咽神经、迷走神经受损）；病灶侧小脑性共济失调（小脑下脚或小脑损伤）；交叉性感觉障碍，即病灶同侧面部痛、温觉减退或消失（三叉神经脊束核受损），病灶对侧偏身痛、温度觉减退或消失（对侧交叉的脊髓丘脑束受损）；病灶同侧霍纳征（交感神经下行纤维损伤）。由于小脑后下动脉的解剖变异很大，除上述症状外，还可能有一些不典型的临床表现，需仔细识别。

3. 基底动脉闭塞

基底动脉主干闭塞，表现为眩晕、恶心及呕吐、眼球震颤、复视、构音障碍、吞咽困难及共济失调等，病情进展迅速可出现延髓性麻痹、四肢瘫、昏迷、中枢性高热、应激性溃疡，常导致死亡。

三、诊断与鉴别诊断

（一）诊断

参考2018年中华医学会神经病学分会脑血管病学组制定的《中国急性缺血性脑卒中诊治指南2018》中急性脑梗死的诊断标准：

1）急性起病。

2）局灶神经功能缺损（一侧面部或肢体无力或麻木，语言障碍等），少数为全面神经功能缺损。

3）影像学出现责任病灶或症状体征持续24小时以上。

4）排除非血管性病因。

5）脑CT／MRI排除脑出血。

大部分患者静态下急性起病，动态起病者以心源性脑梗死多见，部分病例在发病前可有短暂性脑缺血发作，如短暂的肢体麻木、无力等。病情一般在数小时或数日内达到高峰，也可以症状进行性加重或病情波动。

（二）鉴别诊断

1. 出血性卒中

有高血压病史的中老年患者在活动或情绪激动时突然发病，病情迅速达到高峰，出现偏瘫、失语等神经功能缺损的局灶性症状体征，多伴有头痛、呕吐，甚至意识障碍，CT检查可显示脑出血灶。脑梗死一般在安静状态下发病，病情相对凶险程度差，CT检查可显示梗死病灶，可以鉴别。

2. 颅内占位病变

颅内肿瘤、硬膜下血肿及脑脓肿也可以表现为卒中样发病，出现神经功能缺失的局灶性症状体征，须与脑梗死相鉴别。反复头痛、呕吐，有外伤、肿瘤史或感染等因素时，有助于临床鉴别。

3. 代谢性疾病

迅速出现昏迷的脑梗死患者应注意与代谢性疾病如糖尿病、低血糖、肝性脑病等导致的昏迷相鉴别。病史、头颅CT及相关实验室检查有助于明确诊断。

四、西医治疗

脑梗死不同病期采用的治疗方法不同。急性期为发病2周以内，治疗最重要的方法为血管再通治疗，强调尽早、及时干预以改善预后，降低致残率和病死率；经评估不能给予静脉溶栓、血管内治疗的患者，可使用药物治疗，加强合并症和并发症管理。病情平稳后进入恢复期，重视病残程度的改善和日常生活活动能力的提高，应规范康复治疗，给予康复疗法，积极防治并发症；同时通过辅助检查，完成病因分型，加强二级预防。

（一）一般急诊治疗

脑梗死具有起病急、变化快的特点，对于出现脑梗死症状体征的病人应快速诊断、评价和治疗，最好在发病3小时内完成。有条件者应立即进行头颅CT检查以明确诊断。一般的急诊处理措施如下：①常规建立静脉通道，一般先给予0.9%氯化钠注射液，避免给予含糖溶液及补液过量；②检查血糖，如血糖＞200mg/dl则给予胰岛素。如发生低血糖，可予10%～20%的葡萄糖溶液静脉滴注或50%葡萄糖注射液静脉推注；③必要时作心电图检查；④发热者给予对乙酰氨基酚等退热药物控制体温，合并感染者早期使用抗生素；⑤保持病人气道通畅，防止分泌物及胃内容物吸入而造成气道阻塞，对缺氧者予鼻导管吸氧；⑥及时降压，可降低脑灌注压以防病情恶化，一般患者血压达到收缩压＞220mmHg、舒张压＞120mmHg 时，需立即进行降压治疗，需要采取溶栓治疗者，应将血压降到合适的水平，一般应将血压控制在收缩压＜185mmHg、舒张压＜110mmHg。

（二）特异性治疗

1. 静脉溶栓治疗

发病 3~4.5 小时时间窗内、年龄＞80 岁的患者，经详细评估风险与获益后，在作好医患沟通的情况下，推荐静脉溶栓治疗，选用重组组织型纤溶酶原激活物（rt-PA）。如果超静脉溶栓时间窗的患者符合血管内治疗条件，应尽快施行血管内治疗；不符合血管内治疗条件者，则应结合多模态影像学检查结果，决定是否进行静脉溶栓治疗。

2. 血管内治疗

对于符合静脉溶栓治疗条件的患者，阿替普酶静脉溶栓仍是首选方法，但是对于发病 6 小时内能够完成动脉穿刺的颈内动脉和大脑中动脉 M1 段闭塞患者，经严格的临床和影像学评估后，可进行血管内机械取栓治疗；对于同时满足静脉溶栓和动脉取栓的患者，推荐静脉溶栓桥接动脉取栓治疗。与此同时，经严格的临床和影像学评估，血管内治疗的时间窗由原来的 6 小时延长至 24 小时。对于发病 6~24 小时的前循环大动脉闭塞患者，经严格的影像学检查，符合 DAWN 研究和 DEFUSE 3 研究纳入标准者，可以施行血管内治疗。

3. 早期二级预防

常用的抗血小板聚集剂包括阿司匹林和氯吡格雷。未行溶栓的急性脑梗死患者应在 48 小时之内尽早服用阿司匹林（150~325mg/d），但在对阿司匹林过敏或不能使用时，可用氯吡格雷替代。一般 2 周后按二级预防方案选择抗栓药物和剂量。如果发病 24 小时内，患者美国国立卫生研究院卒中量表（NIHSS）评分≤3 分，应尽早给予阿司匹林联合氯吡格雷治疗 21 天，以预防卒中的早期复发。

4. 其他治疗

1）脑保护治疗：脑保护剂包括自由基清除剂、阿片受体阻断剂、电压门控性钙通道阻断剂、兴奋性氨基酸受体阻断剂、镁离子和他汀类药物等，可通过降低脑代谢、干预缺血引发细胞毒性机制减轻缺血性脑损伤。大多数脑保护剂在动物实验中显示有效，但目前还没有一种脑保护剂被多中心、随机双盲的临床试验研究证实有明确的疗效。

2）扩容治疗：纠正低灌注，适用于血流动力学机制所致的脑梗死。

3）降纤治疗：疗效尚不明确。可选药物有巴曲酶、降纤酶和安克洛酶等，使用中应注意出血并发症。

4）一般不推荐急性期应用抗凝药来预防卒中复发、阻止病情恶化或改善预后。但对于合并高凝状态、有深静脉血栓形成和肺栓塞风险的高危患者，可以使用预防剂量的抗凝治疗。对于大多数合并心房颤动的急性缺血性脑卒中患者，可在发病后 4~14 天开始口服抗凝治疗，进行卒中二级预防。

五、研究进展[18, 19]

急性脑梗死是最常见的卒中类型，占我国脑卒中的 69.6%~70.8%，急性期的时间划分尚不统一，一般指发病后 2 周内，轻型 1 周内，重型 1 个月内。我国住院急性脑梗死患者发病后 1 个月内病死率为 2.3%~3.2%，3 个月时病死率为 9%~9.6%，致死率/残疾率为 34.5%~37.1%，1 年病死率为 14.4%~15.4%，致死率/残疾率为 33.4%~33.8%。急性脑梗死的诊疗是一项系统工程，需要多部门、多环节的配合协调，最终实现对脑梗死患者的有效救治。对急性脑梗死进行早期的诊断与识别是临床工作的重点。

1. 量表评估

采用卒中量表评估可以对脑梗死患者病情严重程度，特别是神经功能缺损程度进行评价。常用量表有 NIHSS（目前国际上最常用量表）、中国脑卒中患者临床神经功能缺损程度评分量表（1995）、斯堪地那维亚卒中量表（scandinavian stroke scale，SSS）。

2. 影像评估

急诊平扫 CT 平扫可准确识别绝大多数颅内出血，并帮助鉴别非血管性病变（如脑肿瘤），是疑似脑卒中患者首选的影像学检查方法。灌注 CT 则可区别可逆性与不可逆性缺血改变，因此可识别缺血半暗带，对指导急性脑梗死溶栓治疗及血管内取栓治疗有一定参考价值。

常规 MRI 在识别急性小梗死灶及后循环缺血性脑卒中方面明显优于平扫 CT，可识别亚临床缺血灶，无电离辐射，无需碘造影剂。但有费用较高、检查时间稍长及患者本身的禁忌证（如有心脏起搏器、金属植入物或幽闭恐惧症）等局限。DWI 在症状出现数分钟内就可发现缺血灶并可早期确定大小、部位与时间，对早期发现小梗死灶较常规 MRI 更敏感。梯度回波序列/SWI 可发现 CT 不能显示的无症状性微出血，但对溶栓或抗栓治疗的意义研究结果不一致，尚待更多证据，美国心脏协会/美国卒中协会（AHA/ASA）不推荐在静脉溶栓治疗前常规进行 MRI 检查来排查颅内微出血。PWI 可显示脑血流动力学状态。

CT 灌注及 MR 灌注和弥散成像可为选择适合再灌注治疗（如静脉溶栓、血管内取栓及其他血管内介入方法）的患者提供更多信息，弥散-灌注不匹配（PWI 显示低灌注区而无与之相应大小的弥散异常）提示可能存在缺血半暗带。脑梗死发生时，缺血中心区和缺血周边区血流量不同，一定时间内在周边区血流下降而氧和葡萄糖代谢仍保留，将这部分受影响而仍存活的区域称为缺血半暗带，半暗带细胞存活的时间为治疗时间窗。缺血后大部分周边区域的血流可自发恢复，但如果不在治疗时间窗内恢复灌注，则周边区的细胞仍无法存活。实验动物模型揭示，脑缺血时不同的脑血流水平可发生不同的病理生理变化，说明了缺血性损害的不同阈值。

MRA 和 CTA 可提供有关血管闭塞或狭窄信息。以 DSA 为参考标准，MRA 发现椎动脉及颅外动脉狭窄的敏感度和特异度为 70%~100%。MRA 和 CTA 可显示颅内大血管近端闭塞或狭窄，但对远端或分支显示有一定局限。HRMRI 血管壁成像一定程度上可显示大脑中动脉、颈动脉等动脉管壁特征，可为卒中病因分型和明确发病机制提供信息。DSA 的准确性最高，仍是当前血管病变检查的金标准，但主要缺点是有创性和有一定风险。

3. 实验室检查

对疑似卒中患者应进行常规实验室检查，以便排除类卒中或其他病因。

所有患者都应作的检查：①血糖、肝肾功能和电解质；②心电图和心肌缺血标志物；③全血计数，包括血小板计数；④凝血酶原时间（PT）/国际标准化比率（INR）和活化部分凝血活酶时间（APTT）；⑤氧饱和度。

由于人群中出现血小板异常和凝血功能异常的概率低，一项单中心研究提示结合患者临床特点及病史判断没有显著出血倾向时，在征得患者知情同意后，在血液化验结果回报之前，开始静脉溶栓治疗，可以显著缩短 DNT 时间（就诊至溶栓开始时间），且未降低安全性。AHA/ASA 也有相关推荐，不过在我国临床实践中一定在充分评估获益与风险后决定。

部分患者必要时可选择的检查：①毒理学筛查；②血液酒精水平检测；③妊娠试验；④动脉血气分析（若怀疑缺氧）；⑤腰椎穿刺（怀疑蛛网膜下腔出血而 CT 未显示或怀疑卒中继发于感染性疾病）；⑥脑电图（怀疑痫性发作）；⑦胸部 X 线检查。

附2 脑出血

一、概述

脑出血是指原发性非外伤性脑实质内出血，也称自发性脑出血，占急性脑血管病的 20%~30%。年发病率为（60~80）/10 万人，急性期病死率为 30%~40%，是急性脑血管病中病死率最高的。在脑出血中大脑半球出血约占 80%，脑干和小脑出血约占 20%。其中，最常见的病因是高血压合并细、小动脉硬化，其他病因包括脑动静脉畸形、动脉瘤、血液病、梗死后出血、脑淀粉样血管病（CAA）、烟雾病、脑动脉炎、抗凝或溶栓治疗、肿瘤性卒中等。

二、临床表现

脑出血常发生于 50 岁以上患者，多有高血压病史。多在活动中或情绪激动时突然起病，少数在安静状态下发病。患者一般无前驱症状，少数可有头晕、头痛及肢体无力等。发病后症状在数分钟至数小时内达到高峰。血压常明显升高，并出现头痛、呕吐、肢体瘫痪、意识障碍、脑膜刺激征和痫性发作等。临床表现的轻重主要取决于出血量和出血部位。

（一）基底节区出血

（1）壳核出血　主要是豆纹动脉尤其是其外侧支破裂引起。血肿常向内扩展波及内囊。损伤内囊常引起对侧偏瘫、对侧偏身感觉障碍和同向性偏盲，还可表现为双眼向病灶侧凝视，优势半球受累可见失语。出血量大时患者很快出现昏迷，病情在数小时内迅速恶化。出血量较小则可表现为纯运动或纯感觉障碍，仅凭临床表现无法与脑梗死区分。

（2）丘脑出血　主要是丘脑穿通动脉或丘脑膝状体动脉破裂引起。出血侵及内囊可出现对侧肢体瘫痪，多为下肢重于上肢；感觉障碍较重，深、浅感觉同时受累，但深感觉障碍明显，可伴有偏身自发性疼痛和感觉过度；优势半球出血的患者，可出现失语，非优势半球受累，可有体象障碍及偏侧忽视。丘脑出血可出现精神障碍，表现为情感淡漠、视幻觉及情绪低落等，还可出现丘脑语言（言语缓慢不清、重复言语、发音困难、复述差、朗读正常）和丘脑痴呆（记忆力减退、计算力下降、情感障碍、人格改变）。

（二）脑叶出血

常见原因有淀粉样脑血管病、脑动静脉畸形、血液病、高血压、烟雾病等。血肿常局限于一个脑叶内，也可同时累及相邻的两个脑叶，一般以顶叶最多见，其次为颞叶、枕叶及额叶。与脑深部出血相比，一般血肿体积较大。临床可表现为头痛、呕吐等，癫痫发作比其他部位出血常见，肢体瘫痪较轻，昏迷较少见。根据累及脑叶的不同，可出现不同的局灶性定位症状和体征。

（1）额叶出血　可有前额痛及呕吐，痫性发作较多见；对侧轻偏瘫、共同偏视、精神障碍；尿便障碍，并出现摸索和强握反射等；优势半球出血时可出现运动性失语。

（2）顶叶出血　偏瘫较轻，而偏侧感觉障碍显著；对侧下象限盲；优势半球出血时可出现混合性失语，非优势侧受累有体象障碍。

（3）颞叶出血　表现为对侧中枢性面舌瘫及上肢为主的瘫痪；对侧上象限盲；优势半球出血时可出现感觉性失语或混合性失语；可有颞叶癫痫、幻嗅、幻视等。

（4）枕叶出血　可表现为对侧同向性偏盲，并有黄斑回避现象，也可表现为对侧象限盲；可有一过性黑矇和视物变形，多无肢体瘫痪。

（三）脑干出血

绝大多数为脑桥出血，由基底动脉的脑桥支破裂导致。偶见中脑出血，延髓出血极为罕见。脑桥出血临床表现为突然头痛、呕吐、眩晕、复视、眼球不同轴、侧视麻痹、交叉性瘫痪或偏瘫、四肢瘫痪等。出血量少时，患者意识清醒，可表现为一些典型的综合征，如闭锁综合征等。大量出血（＞5ml）时，血肿波及脑桥双侧基底和被盖部，患者很快进入意识障碍，出现针尖样瞳孔、四肢瘫、呼吸障碍、去大脑强直、应激性溃疡、中枢性高热等，常在 48 小时内死亡。中脑出血少见，轻症患者表现为突然出现复视、眼睑下垂、一侧或两侧瞳孔扩大、眼球不同轴、水平或垂直眼震、同侧肢体共济失调，也可表现韦伯（Weber）综合征或贝内迪克特（Benedikt）综合征。严重者很快出现意识障碍、四肢瘫、去大脑强直，常迅速死亡。延髓出血更为少见，临床表现为突然猝倒，意识障碍，血压下降，呼吸节律不规则，心律失常，继而死亡。轻症患者可表现为不典型的瓦伦贝格（Wallenberg）综合征。

（四）小脑出血

最常见的出血动脉为小脑上动脉的分支，病变多累及小脑齿状核。发病突然，眩晕和共济失调明显，可伴有频繁呕吐及后头部疼痛等。当出血量不大时，主要表现为小脑症状，如眼球震颤、病变侧共济失调、站立和步态不稳、肌张力降低及颈项强直、构音障碍和吟诗样语言，无偏瘫。出血量增加时，还可表现有脑桥受压体征，如展神经麻痹、侧视麻痹、周围性面瘫、吞咽困难及出现肢体瘫痪和（或）锥体束征等。大量小脑出血，尤其是蚓部出血时，患者很快进入昏迷，双侧瞳孔缩小呈针尖样，呼吸节律不规则，有去大脑强直发作,最后致枕骨大孔疝而死亡。

（五）脑室出血

脑室出血分为原发性和继发性脑室出血。原发性是指脉络丛血管出血或室管膜下 1.5cm 内出血破入脑室,继发性是指脑实质出血破入脑室者。在此仅描述原发性脑室出血,占脑出血的 3%～5%。出血量较少时,仅表现为头痛、呕吐、脑膜刺激征阳性,无局限性神经体征。临床上易误诊为蛛网膜下腔出血,需通过头颅 CT 扫描来确定诊断。出血量大时,很快进入昏迷或昏迷逐渐加深,双侧瞳孔缩小呈针尖样,四肢肌张力增高,病理反射阳性,早期出现去大脑强直发作,脑膜刺激征阳性,且常出现丘脑下部受损的症状及体征,如上消化道出血、中枢性高热、大汗、应激性溃疡、急性肺水肿、血糖增高及尿崩症,预后差,患者多迅速死亡。

三、诊断与鉴别诊断

（一）诊断

参考中华医学会神经病学分会、中华医学会神经病学分会脑血管病学组发布的《中国脑出血诊治指南（2019）》,脑出血的诊断标准如下:①急性起病;②局灶神经功能缺损症状（少数为全面神经功能缺损症状）,常伴有头痛、呕吐、血压升高及不同程度意识障碍;③头颅 CT 或磁共振显示脑实质新鲜出血灶;④排除非血管性脑部病因。

（二）鉴别诊断

（1）脑梗死 老年人多见,多有动脉粥样硬化的危险因素,可有短暂性脑缺血发作（transient ischemic attack, TIA）史,头痛、恶心、呕吐少见,头颅 CT 检查有助于鉴别。

（2）蛛网膜下腔出血 各年龄组均可见,以青壮年多见,多在动态时起病,病情进展急骤,头痛剧烈,多伴有恶心、呕吐,多无局灶性神经功能缺损的症状和体征,头颅 CT、头颅 MRI 及脑脊液检查有助于明确诊断。

（3）外伤性颅内血肿 特别应与硬膜下血肿相鉴别,此类出血以颅内压增高的症状为主,但多有头部外伤史,头颅 CT 检查有助于明确诊断。

四、西医治疗

（一）早期一般治疗

卧床休息,避免情绪激动,保持大便通畅;持续生命体征监测、意识水平及神经功能评价、心电图监测及外周血氧饱和度监测等;存在低氧血症的患者应给予吸氧,气道功能严重障碍者应给予气道支持及辅助通气。在有条件的医院,急性脑出血患者应尽早转移至卒中单元或重症监护病房接受系统的卒中医疗救治。

（1）血压管理 结合患者以往基础血压情况、出血部位、出血量,分析血压升高的原因（如膀胱充盈、颅内高压、呕吐等）,再根据血压情况决定是否降压、如何降压。对于收缩压 150～220mmHg 的住院患者,在没有急性降压禁忌证的情况下,数小时内降压至 130～140mmHg 是安全的;对于收缩压＞220mmHg 的脑出血患者,在密切监测血压的情况下,持续静脉输注药物控制血压可能是合理的,收缩压目标值为 160mmHg,在降压治疗期间应严密观察血压水平的变化,避免血压波动,每隔 5～15 分钟进行一次血压监测,及时调整降压方案。

（2）血糖管理 需要关注脑出血患者的血糖情况,过高、过低血糖均可影响患者的预后。最佳血糖管理方案和目标值尚未确定,血糖值可控制在 7.8～10.0mmol/L。

（3）体温管理 脑出血患者的中枢性发热大多出现于发病早期,感染发热多出现于 72 小时之后。尚未发现控制体温可以改善患者的预后,因此明确患者发热病因,给予有针对性管理是关键任务。

（二）预防血肿扩大

（1）强化血压管理 血压监测和处理是脑出血急性期治疗的关键,早期控制血压可降低再出血的危险,防止血肿扩大。对于自发性脑出血患者将收缩压降至 140mmHg 是相对安全的。筛选可以从强化降压中获益的亚组人群尚待进一步临床研究。

（2）止血药物治疗　氨甲环酸用于脑出血治疗的安全性和有效性有待于进一步临床研究证实。FAST研究提示对于自发性脑出血的患者不推荐使用重组Ⅶ因子预防血肿扩大。

（3）血肿清除治疗　对于幕上脑出血，尽管多种外科血肿清除方法广泛地应用于临床，但目前尚无明确的循证医学证据支持。对于脑出血造成脑疝的患者，必要时可尝试血肿清除术或去骨瓣减压术，以挽救生命。对于有明确的脑积水影像证据和（或）临床证据的幕上自发性脑出血患者（如患者出现进行性意识水平下降），建议脑室外引流。尽管无随机对照临床研究支持，临床上对于小脑出血，合并脑干受压或神经功能进行性恶化的患者，通常采用外科开颅清除血肿以挽救生命。

（三）血肿周围水肿治疗

血肿周围水肿是脑出血后常见的临床表现。研究显示血肿周围水肿在脑出血后即开始出现，逐渐加重，发病14天左右达到高峰。同时，血肿周围水肿与脑出血不良预后明显相关，尤其对于血肿体积在30ml以下的患者。临床上治疗方法如激素、甘露醇、甘油果糖、过度通气等，均无明确的循证医学证据支持。

（四）凝血相关脑出血治疗

使用抗栓药物发生脑出血时，应立即停药。询问最后一次用药时间及剂量，同时尽快完善相应的实验室检查。根据出血原因和出血量等情况，决定是否给予逆转治疗。①华法林相关性脑出血患者当INR≥1.4时可考虑给予逆转治疗，应用新鲜冰冻血浆或凝血酶原复合物同时静脉应用维生素K；②对新型口服抗凝药物（达比加群酯、阿哌沙班、利伐沙班）相关脑出血，有条件者可应用相应拮抗药物（如依达赛珠单抗）；③对溶栓药物相关脑出血，如需要逆转治疗，可选择输注凝血因子和血小板治疗；④对使用抗血小板药物相关性脑出血者，不推荐常规输注血小板治疗。

（五）并发症治疗

脑出血并发症包括脑水肿与颅内高压、应激性溃疡、肺炎、排尿障碍与尿路感染、深静脉血栓形成与肺栓塞、癫痫、卒中后情感障碍以及卒中后认知功能障碍等。

（1）颅内压增高　卧床，适度抬高床头，严密观察意识、瞳孔、生命体征。当患者格拉斯哥评分（glasgow coma scale，GCS）≤8分时，在有条件的情况下，可进行颅内压和脑灌注压监测。给予甘露醇静脉滴注脱水降颅内压，个体化制订用量及疗程，并严密监测心、肾及电解质情况。必要时也可联合使用呋塞米、甘油果糖和（或）白蛋白脱水降颅内压。高渗盐水有助于降低颅内压、减轻灶周水肿。警惕血肿继续扩大，如发现临床神经功能障碍持续进展，应及时复查头颅CT。

（2）卒中相关性肺炎　应用自发性脑出血相关性肺炎评分作为脑出血卒中相关性肺炎（stroke associated pneumonia，SAP）高风险人群的筛查工具。发病24～48小时内无意识障碍、无吞咽功能障碍的患者，尽量经口服食物，若不能经口进食，推荐应用持续肠内营养；存在经口进食或肠内营养禁忌证者，需要在3～7天内启动肠外营养。积极治疗原发病，加强口腔护理及综合管理，可减少或预防肺部感染的发生。SAP的诊断一旦确立，应尽早开始经验性抗感染治疗，在此基础上，根据病原学检查结果选择具有高度针对性或敏感性的抗菌药物。

（3）上消化道出血　急性脑出血并发上消化道出血（upper gastrointestinal bleeding，UGIB）的发生率明显高于急性脑梗死，其发生与脑出血部位、病情严重程度、消化道疾病史以及用药史等多种因素相关，且上消化道出血越早，预后越差。脑卒中并发UGIB的时间多在发病后24小时内，亦可发生于病程10天左右。积极治疗原发疾病，降低颅内压，减轻或缓解应激状态；早期留置胃管，持续胃肠减压，预防性减轻胃酸对胃黏膜的刺激与腐蚀，以及反流造成的吸入性肺炎发生。此外，早期肠内营养也可以预防UGIB；避免使用非甾体抗炎药、肾上腺皮质激素等药物；应用质子泵抑制剂，可抑制基础胃酸以及受应激状态刺激产生的胃酸分泌，促进黏膜再生修复，控制出血；生长抑素，抑制黏膜损伤出血，降低炎症因子对胃微血管的损害。

（4）痫性发作　是脑出血后常见并发症之一，发生率为5%～10%，且与早发性癫痫相关，首次癫痫发作患者约30%会在1年内再发。脑卒中后癫痫与卒中的部位、类型、损伤程度均密切相关，明确的颅内病灶致痫风险更高，尤其是病灶累及皮质，如颞叶、顶叶以及额叶等皮质部位的脑卒中后癫痫发生率较高。

脑出血患者不建议常规给予预防性抗癫痫治疗。对于脑出血合并首次早期痫性发作的患者，短期（3～6个月）使用抗癫痫药物可控制癫痫发作再发生。晚发痫性发作的患者，由于复发风险较高，一般认为需要尽早开始并接收更长时间的抗癫痫药物治疗。

（5）呃逆　脑出血后顽固性呃逆影响呼吸，导致脑缺氧，加重脑损害；易导致误吸，引发吸入性肺炎，而加重病情。临床可选用巴氯芬、甲氧氯普胺、氯丙嗪、山莨菪碱等治疗。

（六）手术治疗

手术目的主要是尽快清除血肿、降低颅内压、挽救生命，其次是尽可能早期减少血肿对周围脑组织的压迫，降低致残率。主要采用的方法有以下几种：去骨瓣减压术、小骨窗开颅血肿清除术、钻孔穿刺血肿碎吸术、内镜血肿清除术、微创血肿清除术和脑室穿刺引流术等。

（七）康复治疗

脑出血患者应在稳定病情后（生命体征稳定，症状体征不再进展）进行系统康复评价，尽早介入康复治疗，选择循序渐进的训练方式。具体可参见《中国脑卒中早期康复治疗指南》。建议对脑出血患者进行多学科综合性康复治疗。实施医院、社区及家庭三级康复治疗措施，并力求妥善衔接，以期使患者获得最大收益。

五、研究进展[20]

自发性脑出血指非创伤性脑内血管破裂，导致血液在脑实质内聚集，其在脑卒中各亚型中的发病率仅次于缺血性脑卒中，位居第二。脑出血的发病率为（12～15）/10万人年，在西方国家中，脑出血约占所有脑卒中的15%，占所有住院卒中患者的10%～30%，我国脑出血的比例更高，占脑卒中的18.8%～47.6%。脑出血发病凶险，发病30天的病死率高达35%～52%，仅有约20%的患者在6个月后能够恢复生活自理能力，给社会和家庭都带来了沉重的负担。脑出血患者的复发风险很高，年复发率为1%～5%。对脑出血复发的危险因素的管理成为脑出血防治中的重要环节。

高血压是脑出血复发的重要危险因素。PROGRESS研究发现，降低血压可降低脑出血复发的风险，随访期间血压最低的患者卒中复发率最低。SPS3研究显示将收缩压降至≤130mmHg可显著降低脑小血管病患者的脑出血发生风险。但脑出血后启动降压治疗以预防脑出血复发的最佳时间点尚不清楚。在INTERACT2研究中，数小时内将收缩压降至140mmHg以下是安全的，意味着降压治疗可以在脑出血发病后尽快启动。

其他危险因素，包括阻塞性睡眠呼吸暂停、肥胖和不良生活方式，也应该进行干预。频繁饮酒（每天>2次）和精神药物的使用与血压升高和脑出血相关，应予避免。吸烟也与脑出血风险升高相关，应予戒烟。

抗凝药物的使用与脑出血的发病风险、复发风险升高相关。一项纳入了8项队列研究、共5306例抗凝相关脑出血患者的Meta分析提示，重启抗凝治疗并未增加脑出血复发的风险。Eckman等发现在血栓栓塞风险特别高时，深部出血可以考虑抗凝治疗，而脑叶出血应避免抗凝治疗。淀粉样脑血管病是老年患者华法林相关脑叶出血的一个重要原因。一项对脑出血、缺血性卒中和短暂性脑缺血发作患者进行的汇总分析发现，微出血与口服华法林的脑出血患者更高的复发风险相关。

脑出血后重启抗凝治疗的最佳时间点尚不清楚。一项纳入234例华法林相关脑出血患者的研究发现，若抗凝治疗在约10周之后重启，缺血性卒中和出血性卒中的整体风险最低，而且作者建议抗凝治疗至少应在脑出血后4周重启。与华法林相比，抗血小板单药治疗或经皮左心耳封堵术可能是某些心房颤动患者更为安全的选择。

多项Meta分析指出，阿司匹林与脑出血发病率和病死率的轻度增加相关，但是其在普通人群中的脑出血绝对风险较小。两项观察性研究均发现脑出血后重启抗血小板治疗与脑出血复发风险增高不相关。因此，在脑出血（包括淀粉样脑血管病所致的脑出血）后应用似乎是安全的。

他汀类药物对脑出血的影响目前研究结论尚未统一。SPARCL研究发现高剂量阿托伐他汀降低复发性缺血性脑卒中的获益被增加的脑出血风险部分抵消。但是，一项对大型随机对照研究的Meta分析并未发现他汀类药物和脑出血之间的显著关联。目前，脑出血患者是否应继续他汀类药物治疗尚不清楚。

参 考 文 献

[1] Feigin V L, Stark B A, Johnson C O, et al. Global, regional, and national burden of stroke and its risk factors, 1990-2019: a systematic analysis for the Global Burden of Disease Study 2019 [J]. The Lancet Neurology, 2021, 20 (10): 795-820.

[2] Zhou M G, Wang H D, Zeng X Y, et al. Mortality, morbidity, and risk factors in China and its provinces, 1990-2017: a systematic analysis for the Global Burden of Disease Study 2017 [J]. The Lancet, 2019, 394 (10204): 1145-1158.

[3] Chen Y P, Wright N, Guo Y, et al. Mortality and recurrent vascular events after first incident stroke: a 9-year community-based study of 0.5 million Chinese adults [J]. The Lancet Global Health, 2020, 8 (4): e580-e590.

[4] Coull A J, Lovett J K, Rothwell P M, et al. Population based study of early risk of stroke after transient ischaemic attack or minor stroke: implications for public education and organisation of services [J]. BMJ, 2004, 328 (7435): 326.

[5] 高颖, 马斌, 刘强, 等. 《缺血性中风证候要素诊断量表》临床验证 [J]. 中医杂志, 2012, 53 (1): 23-25.

[6] 王雪飞, 刘强, 钟海珍, 等. 基于中风病患者报告的结局评价量表（初稿）的研制过程 [J]. 中华中医药杂志, 2012, 27 (2): 292-295.

[7] 王永炎. 关于提高脑血管疾病疗效难点的思考 [J]. 中国中西医结合杂志, 1997, 17 (4): 195-196.

[8] 王永炎. 再度思考提高治疗脑血管病疗效的难点 [J]. 中国中西医结合杂志, 2017, 37 (10): 1164-1166.

[9] 王永炎, 高颖, 张允岭. 把握气运 寻踪国学哲理 诠释辨证论治: 读《素问·至真要大论篇》的感悟 [J]. 北京中医药大学学报, 2021, 44 (8): 677-681.

[10] 刘玥, 张寅, 张允岭. 化痰通腑法治疗缺血性中风急性期的 Meta 分析 [J]. 中华中医药杂志, 2014, 29 (5): 1591-1595.

[11] 张根明, 孙塑伦, 高颖. 扶正护脑法在缺血性中风急性期治疗中的应用 [J]. 中国中医基础医学杂志, 2004, 10 (6): 8-10.

[12] 石学敏. "醒脑开窍" 针刺法治疗中风病 9005 例临床研究 [J]. 中医药导报, 2005, 11 (1): 3-5.

[13] Peng W J, Yang J J, Wang Y, et al. Systematic review and meta-analysis of randomized controlled trials of Xingnaojing treatment for stroke [J]. Evidence-Based Complementary and Alternative Medicine: ECAM, 2014, 2014: 210851.

[14] 唐璐, 孙塑伦, 高颖, 等. 地黄饮子加减方对 MCAO 模型大鼠血清 HPA 轴及其脑组织细胞凋亡表达的干预效应研究 [J]. 环球中医药, 2013, 6 (1): 8-11.

[15] 唐璐, 孙塑伦, 高颖, 等. 地黄饮子加减方对 MCAO 模型大鼠血浆 HPA 轴及脑组织 HSP70 表达的干预效应研究 [J]. 环球中医药, 2013, 6 (7): 481-484.

[16] 张伯礼, 王玉来, 高颖, 等. 中风病急性期综合治疗方案研究与评价: 附 522 例临床研究报告 [J]. 中国危重病急救医学, 2005 (5): 259-263.

[17] 付渊博, 邹忆怀, 李宗衡, 等. 中医综合方案早期干预缺血性中风的临床观察 [J]. 中华中医药杂志, 2011, 26 (5): 987-989.

[18] 中华医学会神经病学分会, 中华医学会神经病学分会脑血管病学组. 中国急性缺血性脑卒中诊治指南 2018 [J]. 中华神经科杂志, 2018, 51 (9): 666-682.

[19] 中华医学会神经病学分会脑血管病学组急性缺血性脑卒中诊治指南撰写组. 中国急性缺血性脑卒中诊治指南 2010 [J]. 中国全科医学, 2011, 14 (35): 4013-4017.

[20] 中华医学会神经病学分会, 中华医学会神经病学分会脑血管病学组. 中国脑出血诊治指南（2019）[J]. 中华神经科杂志, 2019, 52 (12): 994-1005.

（高　颖　董兴鲁）

第四节 颤 病

一、概述

颤病是以脑髓失充,筋脉、肢体失控而发生以头部或肢体震颤摇动为主要临床表现的一类病证。轻者,仅头摇或手足微颤,尚能坚持工作和生活自理;重者,则头部震摇大动,甚则有痉挛扭转样动作,双手及上下肢颤动不已,或兼有项强,四肢拘急。本病青壮年少见,中年后发病率逐渐增加,老年人发病较多。

现代医学的某些椎体外系疾病所致的不随意运动,如帕金森病、舞蹈症、手足徐动症等,可参考本节辨证论治。

二、病因病机

颤病的病因病机有虚实两个方面,实证多见于风阳内动、痰热动风或瘀血夹风;虚证多见于髓海不足和气血亏虚。其病位涉及肝、脾、肾,病机在虚实诸多原因基础上,筋脉失于约束,化生内风而发为本证。

（一）病因

（1）禀赋不足 多因其母体弱多病或于妊娠期间营养不良,或是早产不足月,此为先天肾精不足。肾阳对人体五脏六腑起温煦生化作用,肾阴起滋养柔润作用,肾精不足,髓海失充,筋脉失养,故自幼即有头摇手颤诸症,常因过劳导致震颤加重。

（2）年老久病 年逾四十,阴气自半,尤其是六旬以上老年人,肾精亏少,髓海不足,气血亏虚,筋脉失于气血濡养而拘急;或肝肾阴虚,阴精不足,精血俱耗,以致水不涵木,阴虚风阳内动而拘急。

（3）劳逸失当,饮食失节 多由劳倦过度,或饮食不节,或思虑内伤,心脾俱损。心气衰少,无力行血以荣四肢百骸,则筋脉失养;脾气受损,则气血生化乏源,气血不足,不能濡养肢体经脉,筋脉失养,而成本病。或脾运乏力,痰浊内生,日久化热,痰热内蕴,阳盛化风筋脉失于约束,以致颤抖发生。

（4）情志过极 "百病皆生于气",平素心胸狭窄,遇不顺心如意之事则忧思郁怒,使肝失条达,气机不畅,气滞而血瘀,筋脉失养;甚则暴怒伤肝,肝气郁结,阳气内郁,日久化火,化热生风,窜经入络,扰乱筋脉而成。

（二）病机

（1）发病 颤病多见于老年人,是以"气血亏虚,髓海不足"为基础;在此基础上产生痰热、瘀血、肝风而发病。

（2）病位 以肝、脾、肾为主。

（3）病性 本病为本虚标实之证,但临床多见虚实夹杂之证。

（4）病势 本病初期,本虚之象并不明显,常见风火相煽、痰热壅阻之标实证;后期病程较长,其肝肾亏虚、气血不足等本虚之象逐渐突出。由于本病多见于老年人,多在本虚基础上导致标实。

（5）病机转化 总之,颤病的病因有虚实两个方面,气血亏虚,髓海不足为本虚,痰热、瘀血、肝风为标实,两者常交织在一起形成本虚标实之证。颤病多发于气血亏虚,髓海不足之老年人,肾为先天之本,与其他脏腑关系密切,且其他脏腑久病会累及肾脏。《灵枢·本神》"肾脏有病,五脏不安",其中肾与肝、脾关系尤为密切。肾藏精,肝藏血,精血同源,肾阴虚,水不涵木,肝失所养，肝阴血亏虚，肝阳化风，肾虚是产生肝风的基础。脾为后天之本，肾是先天之本，肾之精气，依赖于脾之水谷精微之充养，脾气血之化生，依赖于肾之蒸腾气化，两者精气血互生、互相影响。肾阳不足，导致脾阳虚，脾失健运，气血生化乏源，又可致肾失充养；脾虚不能制约水湿，聚湿成痰，痰浊内生，痰浊瘀阻脉络，形成血瘀，痰浊蒙蔽心窍，上扰神明，出现脑失所养之征象。肾藏精，精血同源，精能化血，血能生精，年老肾精亏损，血液生化乏源，导致血虚，脉道失于充盈，血行缓慢，久则成瘀。肾虚，气血亏虚、髓海不足是产生肝风、痰浊、瘀血的基础。

三、诊断与鉴别诊断

（一）诊断

1）以肢体颤抖，或头部摇动等特定临床表现，轻者头摇肢颤，重者头部振摇大动，肢体颤动不已，不能持物；继则肢体不灵，行动迟缓，步履慌张，表情淡漠、呆滞，口角流涎等症为主要临床表现。

2）多见于中老年人，男性多于女性。

3）起病隐匿，逐渐发展加重，不能自行缓解。测血压、查眼底，必要时行头部 CT、MRI 等检查有助于明确诊断。

（二）鉴别诊断

颤病与瘛疭　瘛疭即抽搐，多见于急性热病或某些慢性疾病急性发作，其抽搐多为持续性，有时伴有短阵性间歇，手足屈伸牵引，弛纵交替，部分病人可伴发热，神昏，两目窜视，手头颤动等过程。震颤为一种慢性疾病，以头颈、手足不自主颤动、振摇为主要症状，手足颤抖动作幅度小，频率较快，一般无发热、神昏及其他神志改变。可结合病史，辅以实验室及颅脑 CT、磁共振等检查，两者不难鉴别。

四、辨证论治

（一）辨证要点

（1）辨标本　从病因病机看，本病以脑髓失充、气血虚弱为本，属虚。以风火、痰热、瘀血为标，属实。

（2）辨虚实　本病为本虚标实之证，即表现以机体脏气虚弱症状为主者，则属虚证；以瘀血、痰热、动风症状为主者，则为邪实。但临床多为虚实夹杂之证。

（二）治则治法

本病的治疗，应遵循急则治标、缓则治本、标本兼治三大法则。若病人颤振明显，其风火、痰热、瘀血症状重者，治以平息肝风、清化痰热、活血化瘀为主；若颤振不明显，表现为肾精亏虚或脾气不足者，则重在填精补髓或健脾益气，所谓缓则治本；若本虚标实并重者，当补虚泻实，功补兼施。

（三）分证论治

1. 风阳内动证

【证候】头摇肢颤，不能自主。头晕头胀，面红，口干舌燥，急躁易怒，或项强不舒。舌质红，舌苔黄，脉弦或弦数。

【病机分析】肝属厥阴风木之脏，体阴用阳，肝阴亏虚，阴不潜阳，则肝阳亢进而引动肝风。肝风上扰于头，则头部摇动，眩晕头胀，面红；散于四肢，则肢体颤抖。阴津不足，口舌失其濡养，则口干舌燥。肝主条达情志，肝阳上亢，条达失司，故急躁易怒。舌质红，苔黄，脉弦或弦数皆风阳内动之证。

【治法】育阴潜阳息风。

【方药】六味地黄丸合天麻钩藤饮加减。六味地黄丸中熟地黄滋肾阴，益精髓为君；山茱萸酸温滋肾益肝，山药滋肾补脾，共成三阴并补以收补肾治本之功，泽泻配熟地黄泻肾降浊；丹皮配山茱萸以泻肝火；茯苓配山药而渗脾湿。全方配伍"补泻并用，补中有泻"，"三补"用量大于"三泻"用量，防止滋补之品产生滞腻之弊。天麻钩藤饮中天麻、钩藤、牛膝、生石决明有平肝息风之功效为君；栀子、黄芩清肝泻火为臣；益母草活血利水，牛膝引血下行，合杜仲、桑寄生补益肝肾，为佐使药。六味地黄丸滋肾水而育肝阴，阴复则能潜阳；天麻钩藤饮为平肝潜阳之方，全方合用，达育阴潜阳之功效。

【加减】伴有胁肋胀痛者，可加香附、郁金、川楝子；头晕、头胀较重者，可加代赭石、龙骨、牡蛎；口干舌燥重者，可加酒白芍、龟甲。

2. 痰热动风证

【证候】肢体颤振，咳吐黄稠痰或形体肥胖，兼有肢体麻木，头晕目眩，躁扰不宁，口干口苦，或胸闷泛恶，呕吐痰涎，咳喘，痰涎如缕如丝，吹拂不断，舌体胖大，边有齿痕，舌质红，苔厚腻，或白，或黄，脉弦滑或弦滑数。

【病机分析】脾为后天之本，先天禀赋不足，或后天饮食不节等原因，损伤脾阳，导致脾失健运，不能制约水湿，聚湿成痰，痰浊内生，日久化热，痰热内蕴，阳盛化风，筋脉失于约束，以致颤抖发作，肢体麻木；痰热挟风上扰清空；则头晕目眩；胸闷泛恶，咯吐黄痰，苔腻，脉弦滑等皆为痰热之象。

【治法】清热化痰息风。

【方药】导痰汤加减。导痰汤即二陈汤加南星、枳实。方中二陈汤为治湿痰之主方，二陈汤以半夏为君，辛温性燥，善能燥湿化痰、降逆和胃。橘红为臣，理气化痰，使气顺痰消。佐以茯苓健脾渗湿，湿去脾旺，痰无由生；生姜降逆化饮，既可制半夏之毒，又能助半夏、橘红行气化痰，少许乌梅收敛肺气，与半夏配伍有收有散，祛痰不伤正。加入胆南星化风痰而清热，枳实理气导痰下行。全方有清热化痰息风之功效。

【加减】若肢体沉重、便溏明显者，可加苍术、白术；呕恶、口苦、便秘者，加竹茹、黄芩、瓜蒌；肢体麻木、头晕重者，加丹参、川芎、天麻；呕吐痰涎，纳差腹胀者，可加砂仁、神曲、麦芽。

3. 血瘀风动证

【证候】手足震颤，肌肉强直，动作减少，迟缓，肢体屈伸不利，时有头部刺痛，或头部摇动，舌质暗红，或有瘀点、瘀斑，舌苔薄，脉弦涩，或细涩，或弦涩。

【病机分析】瘀血内生，阻于脉络，血行不畅，经脉肌肤失其濡养，则生风象而见肢体震颤，肌肉强直，屈伸不利等症；肢体之运动赖气血以养，气血不足，故动作减少、迟缓；刺痛、瘀点、瘀斑、脉涩等血瘀之象。

【治法】活血化瘀，息风定颤。

【方药】血府逐瘀汤加减。方中柴胡、枳壳理气解郁，升降并用，调畅气机，当归、川芎活血养血，行血中滞气，以上共为主药；辅以桃仁、红花、牛膝、赤芍活血祛瘀，通利血脉之力更增，桔梗宣利肺气而通百脉，助柴胡、枳壳疏利气机之功，且柴胡、桔梗有上升之性，枳壳、牛膝有下行之功，四药以使清阳得升，浊阴得降，以上共为臣药；生地黄养血凉血清热，合当归则养血扶正，配赤芍则凉血散瘀，清血分瘀热，用以为佐。全方合用可行瘀导滞，解郁行气，活血而不耗血，活血散瘀而兼清瘀热，为活血化瘀有效之方。可加天麻、全蝎息风定颤。全方共达化瘀息风功效。

【加减】胸胁胀满甚者，可加青皮、川楝子、香附；周身疼痛，日久不愈者，可加用地龙、秦艽、羌活；头痛重者，加老葱、麝香等芳香通窍之品，麝香昂贵，可用冰片或辛夷代替。

4. 髓海不足证

【证候】头摇肢颤，善忘，甚或神呆。头晕目眩，耳鸣，记忆力差，或溲便不利，寤寐颠倒，甚则啼笑反常，言语失序。舌质淡红，舌体胖大，舌苔薄白。脉多沉弱，或弦细。

【病机分析】脑者髓之海，为元神之府，神机之源。髓海不足，脑失所养，则头晕目眩，耳鸣，健忘，神呆，睡眠昼夜颠倒等。髓之养赖于肾精，髓海不足则肾精必虚，肝阴亦虚，肝肾之阴不足则风阳升动，故见头摇肢颤等症。舌质淡红，舌苔薄，脉弱皆髓海不足、肝肾亏虚之象。

【治法】填精益髓。

【方药】龟鹿二仙汤加减。方中以鹿角通督脉而补阳，龟甲通任脉而补阴，阳生于阴，阴生于阳，阴阳并补，此精所由生也，两者均为血肉有情之品，能峻补阴阳以生气血精髓，人参大补元气，枸杞滋补肾阴，全方合用有填补精髓、益气壮阳之功。

【加减】偏于阳虚，有阳痿、畏寒肢冷、小便清长者，可加巴戟天、肉苁蓉；如有早泄、滑精、尿失禁者，可加芡实、益智仁、金樱子、覆盆子补肾固涩；如气短、乏力重者，可加黄芪、党参以益气。腰酸乏力、腰痛者加杜仲、怀牛膝、桑寄生；心烦失眠，多梦遗精者，可合交泰丸交通心肾。

5. 气血亏虚证

【证候】头摇肢颤，乏力。头晕目眩，心悸而烦，动则短气懒言，纳呆乏力，自汗出，甚则畏寒肢冷，溲便失常。舌质淡，舌体胖大，舌苔薄。脉多沉细无力。

【病机分析】本证多见于有脾肾亏虚基础的老年人，加之饮食不节或久病耗伤气血，导致气血两虚，筋脉失于濡养，故见颤振。倦怠、乏力，自汗是气不足；头晕眼花是血虚不能上荣清窍。舌质淡，脉沉细无力，均为气血亏虚之象。

【治法】补益气血，息风定颤。

【方药】八珍汤加减。八珍汤由四君子汤与四物汤组成，四君子补气健脾，资后天生化之源；四物汤补血调血，补而不滞，行而不破，为补血要剂，两者合用共奏气血双补之效。

【加减】气虚甚倦怠、乏力重者加黄芪，党参增强补气之效；血虚甚而头目眩晕重者，加阿胶、白芍增强养血之功；若烦热、不寐多梦甚者，加用酸枣仁、黄芩；兼见盗汗，加五味子、牡蛎安神敛汗；食欲不振者，加砂仁、焦三仙以健脾开胃。

（四）其他疗法

1. 针灸治疗

1）头针疗法：一侧肌力增高为主，肢体抖动不明显，可取患肢对侧的运动区上 1/5 及中 2/5 处；双侧有病，取双侧运动区上 1/5 及中 2/5 处。面部抖动者加运动区下 2/5 处，躯体抖动，肌力增高者，取对侧运动区及舞蹈震颤控制区。

2）体针疗法：取百会、风池、曲池、肝俞、肾俞、膈俞、手三里、合谷、阳陵泉、太冲穴。根据患者不同辨证取配穴。

3）耳针疗法：常用神门、皮质下、肝、肾、分泌、三焦、肘、腕、指、膝等穴位。

2. 中医心理治疗

心理疏导疗法：颤病多为老年人，病程长，给患者带来严重的心理负担，出现恐惧、焦虑、烦躁、自卑等心理改变，从而影响生活质量。通过心理疏导、沟通交流、科学宣教等方式，可以帮助患者正确认识病情，避免忧思郁怒等不良刺激，保持情绪稳定，积极应对疾病，并配合治疗。

3. 中成药治疗

1）八珍颗粒：每次 1 袋，每日 3 次，用于颤病气血亏虚证。

2）六味地黄丸：每次 8 粒，每日 3 次，用于颤病髓海不足证。

3）右归胶囊：每次 4 粒，每日 3 次，用于颤病髓海不足证。

4）血府逐瘀口服液：每次 2 支，每日 3 次，用于颤病血瘀风动证。

五、转归与预后

本病多见于中老年，朱丹溪曰："人过四十，阴气自半。"故病后每见逐渐加重而治疗颇难。辨证准确，用药得当可延缓疾病进展。若病情发展不能控制，逐渐加重，可转为痴呆病，预后较差。

六、护理与调摄

饮食调理：忌食辛辣刺激食品，忌肥甘厚腻之品，忌烟酒。进食缓慢，防止误食、呛咳等。

运动锻炼：适当参加力所能及的活动及体育锻炼，如太极拳、八段锦、体操等。积极进行面部、上肢、手部等精细动作锻炼，如闭眼、微笑、举臂、耸肩、传球等；进行平衡及步态锻炼等。

预防跌伤：共济失调者需有专人护理，防止跌伤。

预防感染：加强口腔护理，翻身叩背，以预防坠积性肺炎、褥疮的发生。

情志调理：保持心情舒畅，避免忧思郁怒等不良的精神刺激。

七、医论提要

中医学关于颤病的记载首见于《内经》，虽无"颤病"病名，但与其相关描述较多，《灵枢·经脉》中曰："手少阳之别……病实则肘挛；虚则不收。"《灵枢·邪客》指出："邪气恶血，固不得住留，住留则伤筋络骨节，机关不得屈伸，故拘挛也。"《素问·脉要精微论》曰："头者，精明之府，头倾视深，精神将夺矣；背者，胸中之府，背曲肩随，府将坏矣；腰者，肾之府，转摇不能，肾将惫矣；膝者，筋之府，屈伸不能，行则偻附，筋将惫矣；骨者，髓之府，不能久立，行则振掉，骨将惫矣。""肘挛""拘挛""振掉"是对颤病病名描述，"不得屈伸""头倾视深""背曲肩随""转摇不能""屈伸不能，行则偻附""不能久立，行则振掉"描述的是颤病姿势异常的典型症状，"诸暴强直，皆属于风""诸风掉眩，皆属于肝"是关于颤病病机最早的描述。为后世医家研究提供了重要思路。

随着汉唐宋、金元等医家的研究，对颤病的认识逐渐深入。东汉张仲景《伤寒杂病论》中"身为振振摇""头摇"；《金匮要略》中"病跌蹶，其人但能前，不能却"；东汉华佗《中藏经·论筋痹》中"行步奔急，淫邪伤肝，肝失其气，因而寒热所客，久而不去，流入筋会，则使人筋急而不能行步舒缓也"；唐代孙思邈《备急千金要方》"金牙酒，疗积年八风五痓，举身弹曳，不得转侧，行步跛蹙，不能收摄"均是关于颤病走路姿势异常症状的记录。宋代《太平惠民和剂局方》云："麝香天麻圆治风痹手足不遂，或少力颤掉，血脉凝涩，肌肉顽痹，遍身疼痛，转侧不利，筋脉拘挛，不得屈伸""左经圆治手足颤掉，言语謇涩，浑身疼痛，筋脉拘挛，不得屈伸，项背强直，下注脚膝，行履艰难，骨节烦痛，不能转侧""黑神圆治一切风疾及瘫痪风，手足颤掉，浑身麻痹，肩背拘急，骨节疼痛"。

根据症状不同用药有所侧重，是现代医家辨证论治的雏形。金代张从正《儒门事亲》中有"马叟"的记录，"新寨马叟，年五十九，因秋欠税，官杖六十，得惊气，成风搐已三年矣。病大发则手足颤掉，不能持物，食则令人代哺，口目张睒，唇舌嚼烂，抖擞之状，如线引傀儡。每发，市人皆聚观。夜卧发热，衣被尽去，遍身燥痒，中热而反外寒。久欲自尽，手不能绳，倾产求医，至破其家，而病益坚。叟之子，邑中旧小吏也，以父母病讯戴人……以防风通圣散汗之，继服涌吐剂……立觉足轻、颤减，热亦不作，足亦能步，手能巾栉，自持匙箸。"这是中医学关于颤病发病诱因、年龄、症状、治疗的详细记载，是关于颤病最早、最完整的中医学病案记录。

明清时期医家对于颤病的认识更加多样。明代王肯堂在《证治准绳·杂病颤振》云"颤，摇也；振，动也""夫年老阴血不足，少水不能制盛火""此病壮年鲜有，中年以后乃有之，老年尤多""极为难治"，所记载的与现代医学对发病年龄、预后认识一致。明代张介宾《类经·疾病类》云："掉，摇也……风主动摇，木之化也，故属于肝。"认为颤病发生与肝有关。明代孙一奎《赤水玄珠·颤振门》曰："颤振者非寒禁鼓栗，乃木火上盛，肾阴不充，下虚上实，实为痰火，虚则肾亏，法则清上补下。"首先提出"肾虚"理论。明代赵献可《医贯·痰论》曰："肾虚不能制水，则水不归源，如水逆行，洪水泛滥而为痰。"明确提出肾虚为发病之本。明代武之望《济阴纲目·痫证·论颤振》曰："若夫人产后颤振，乃气血亏损，虚火益盛而生风也，切不可以风论，必当大补，斯无误矣。"此后清代尤怡《金匮翼·颤振》所述"脾主土，土应四肢，四肢受气于脾者也。土气不足，而木气鼓之，故振之动摇"，补充了脾虚、气血亏虚之病因。清代张璐《张氏医通·诸风门·颤振》言本病为"阴气争胜，阳气不复"，对颤振与瘛疭进行鉴别，"瘛疭则手足牵引，而或伸或屈；颤振则但振动而不屈也，亦有头动而手不动者"，并以脉象判断预后，"小弱缓滑者可治，虚大急疾者不治"。清代杨乘六《医宗己任编》曰："大抵气血俱虚，不能荣养筋骨故为之振摇。"治"须大补气血，人参养荣汤或加味人参养荣汤"主之，从补气血的角度来治疗颤病，丰富了颤病治疗的理论基础。

八、现代研究

现代医学的帕金森病、帕金森综合征、特发性震颤、小脑性震颤、肝豆状核变性、甲状腺功能亢进等，凡具有颤病临床特征的神经系统锥体外系疾病，均可参照本证进行辨证论治。颤病发病率随年龄的增加而增加，影响着患者的生活质量，给家庭和社会带来沉重的负担，成为老龄化社会的严峻问题，是近现代研究的热点。

（一）病机研究

众多现代中医医家的研究，对颤病的认识更加深入、广泛，存在着病名、病因病机、治疗上认识不一，即使中医教材上也无统一标准，版本不同而有所差异，出现百家争鸣局面，病因病机有肝肾阴虚、阳虚生风、血虚生风、肝阳上亢、风痰上扰、脾虚痰瘀、风寒入侵、邪毒痰血等学说，认为其主要由于肝、脾、肾等脏腑失调，在此基础上产生风、痰、瘀、虚所致。治疗上有辨证论治、分期治疗、专方治疗、中西医结合治疗，有中药单药及组方的现代研究等，均取得了一定成绩，这些治法研究丰富了颤病的中医药治疗，显示了中医药在治疗颤病上的优势，但辨证论治仍是中医治疗颤病的特色和精华。1991 年召开的第三届中华全国中医学会老年脑病学术研究会，认为颤病以肝肾亏虚、气血不足为发病之本，以风、火、痰、瘀为发病之标，辨证分为痰热动风证、血瘀生风证、气血两虚证、肝肾阴虚证、阴阳两虚证，奠定了中医药辨证论治的基础。

解放军总医院杨明会主任在多年临床实践基础上，对颤病进行了深入研究，在辨病辨证相结合的整体思路下，以现代系统论为指导，以肾脑相关理论为基础，提出肾虚为发病之本，血瘀为发病之标，肾虚血瘀是颤病的主要病因病机，以补肾活血法治疗颤病。其为本病的精准防治提供了理论依据。

（二）证候及证候要素研究

关于颤病的中医证候分布的研究一直陆续有开展，但辨证论治仍是中医治疗颤病的特色和精华。1991 年召开的第三届中华全国中医学会老年脑病学术研究会上，认为颤病以肝肾亏虚、气血不足为发病之本，以风火痰瘀为发病之标，辨证分为痰热动风证、血瘀生风证、气血两虚证、肝肾阴虚证、阴阳两虚证[1]，奠定了中医药辨证论治的基础。

各医家对颤病证候辨证有不同观点，采用文献研究法、流行病学调查等方法，从分期证型演变、年龄证型分布、证型要素分布规律等角度进行研究。如王彩娟[2]研究发现髓海不足证、瘀证、痰证出现频率最高，且髓海不足证、气虚证随着疾病的发展，出现的频率越来越高，风证、热证、痰证、瘀证则出现频率逐渐降低。证型的变化与颤病轻重分期密切相关。霍青等[3]频数分析得出颤病的病性要素共 10 种，以阴虚、内热、痰浊、瘀血为主，是本病的核心病机，其中阴虚与内热关系最为密切，病位要素共 4 种，以肝、肾为主。颤病属本虚标实证，阴虚、气虚为本，内热、痰浊、瘀血为标。何建成教授[4]根据"肝肾同源"理论结合临床实践的反复验证，将帕金森病分为气滞血瘀证、气血两虚证、痰涎壅盛证。靳昭晖[5]对 295 例帕金森病患者中医证候分布规律进行分析，得出结论：肝风内动证、肝肾阴虚证、气血两虚证、肾虚髓证、血瘀阻络证、痰浊内蕴证、内热阳亢证、脾阳不足证为临床上较常见的 8 个中医证候。

证候要素是构成证候的最小单元，其数量少，名称明确，而且能简明扼要地反映疾病的病位和病性的特征规律，临床应用方便，便于实际操作，从而对疾病进行灵活辨证以指导医疗实践。杨明会团队[6]以肾虚血瘀证候要素为核心，对颤病中医辨证标准的规范化作出了有益的探索。

（三）指南共识研究

近年来，在诸多学者的共同努力下，与颤病相关中医诊断和治疗指南陆续发布，为临床研究提供规范和参考。如中华人民共和国中医药行业标准《中医内科病证诊断疗效标准》中有关颤病的诊断依据、证候分类及疗效判定标准；中华中医药学会脑病专业委员会和国家中医药管理局全国脑病重点专科颤病协作组发布的《中医内科临床诊疗指南》；中国中西医结合学会神经科专业委员会发布《帕金森病（颤拘病）中医临床诊疗专家共识》；上述指南均可为颤病中医治疗提供参考。

（四）辨证论治研究

（1）气血两虚证 徐金辉[7]等将 60 例气血两虚型帕金森病患者随机分为对照组和治疗组，两组均给予多巴丝肼治疗，治疗组加服十全大补丸治疗后，治疗组患者临床症状明显改善，疗效优于对照组。

彭根兴等[8]发现在常规治疗的基础上加用补阳还五汤，可降低帕金森病综合评分量表评分，延缓病程进展，改善预后。

（2）血瘀动风证 马云枝[9]根据临床经验认为，帕金森病患者无论属于哪种证型，皆有血瘀阻络的症状，"治风先治血，血行风自灭"，临床可补肾填精，以固其本；化瘀祛邪，以息内风，以自拟方息风定颤丸合血府逐瘀汤治疗。

黄少东[10]等将 96 例帕金森病合并抑郁状态患者分为西药组和中药组，两组均口服多巴丝肼片治疗。西药组予盐酸文拉法辛缓释胶囊治疗，中药组予加味五虎追风散治疗。结果显示，治疗后两组帕金森病综合评分量表评分均较治疗前明显降低，且中药组评分低于西药组。

（3）痰热动风证 杨之源等[11]将 48 例痰热动风型帕金森病患者随机分为对照组和治疗组，两组均予左旋多巴、普拉克索治疗，治疗组加用自拟化痰息风汤口服，结果显示治疗组有效率高于对照组。

王亚丽[12]认为帕金森病早期患者肢体多有轻微的颤动，其中风热化而为火，痰浊瘀血阻滞筋脉者，中药多选用半夏、竹茹、胆南星、川贝母等清热化痰药，可酌情加入熟地黄、当归等养血活血之药以祛瘀通脉。

（4）肝肾阴虚证 李春丽等[13]将 88 例帕金森病患者随机分为两组，对照组予左旋多巴片治疗，观察组在对照组治疗基础上加用补益肝肾通络法治疗。观察组治疗后自主神经症状量表、帕金森病综合评分量表评分均低于对照组。

孙巧杰[14]将 56 例帕金森病患者随机分为两组，对照组予常规西医鸡尾酒疗法，治疗组在对照组治疗基础上加用自拟滋养舒筋汤治疗，治疗组总有效率为 92.9%，对照组总有效率为 71.4%。

（5）髓海不足证 陆征宇[15]将 103 例髓海不足型帕金森病患者随机分为西药组和中西医组，两组患者均按《中国帕金森病治疗指南（第三版）》中的治疗方案治疗，中西医组加用补肾填精中药治疗，结果显示中西医组患者临床症状改善优于西药组，患者生活质量及疗效好于西药组。

韦一佛等[16]报道，采用西药联合滋肾益髓中药治疗 46 例髓海不足型帕金森病患者 3 个月，可以改善患者临床症状，延缓其黑质区神经元损害，从而保持神经元活性。

（6）肾虚血瘀证 杨明会团队[17]经过多年研究认为肾虚血瘀是帕金森病的发病基础，治疗上以补肾活血为主要治疗原则，进行了一系列研究证明，补肾活血颗粒可改善患者肌张力、运动并发症；改善患者睡眠质量，减轻抑郁、便秘、排尿障碍等症状，从而改善患者生活质量；减少多巴丝肼用量及不良反应，达到"减毒增效"的效果。

窦维华等[18]单用多巴丝肼治疗作为对照组，补肾活血汤联合多巴丝肼为治疗组，研究后发现补肾活血方药在营养神经、对抗脑老化、延缓衰老等方面有很大的优势。

附 帕金森病

一、概述

帕金森病（parkinson disease，PD）又称震颤麻痹。它是好发于中年以上的，以黑质纹状体通路为主的变性疾病。临床主要表现为进行性运动徐缓、肌强直、震颤、姿势反射障碍及脑脊液中高香草酸含量降低。国内帕金森病和帕金森综合征发病率为44.3/10万人口，其中帕金森病患者为34.8/10万人口。近年调查65岁以上患病率有增多趋势，与北美一样，达1%左右。

二、临床表现

原发性帕金森病好发于50～70岁，60～70岁最多，男多于女。少数病人有家族史，隐匿起病，病情缓慢进行性加重，常由一个肢体或一侧肢体开始，逐渐波及四肢和躯干，呈全身对称性损害症状。运动徐缓、震颤和肌强直三大主要症状孰先孰后，因人而异。本病病程很长，可持续数年或数十年之久。

典型的全身累及的帕金森病患者面部无表情、眨眼极少；站立时呈特殊姿势（头部前倾、躯干俯屈、上臂内收、肘关节屈曲、腕关节伸直、手指内收、拇指对掌、指间关节伸直、髋及膝关节均略弯曲）；双手部有较明显的静止性震颤；语音变低、咬音不准、发音呈爆发性，故构音不清楚；行走时起步困难，迈开步后往往以急促小步前进，两上肢无摆动，不能及时停步或转弯，故呈"慌张步态"。各种日常生活动作十分缓慢。

（1）震颤 多自一侧手部先开始，然后发展到同侧下肢，最后累及对侧上下肢。口周、下颌、头一般最后累及。上肢震颤比下肢严重。早期震颤出现于肢体处于静止状态时，称为静止性震颤，在少部分病人中可见。约4次/秒的拇指和食指的"搓丸样动作"。作随意动作时震颤减轻或停止，睡眠时完全停止。情绪激动时震颤加重。晚期病人在随意动作时也有震颤（动作性震颤）合并发生。

（2）强直 肢体或头颈部关节做被动运动时促动肌和拮抗肌均有肌张力增高，感觉到均匀性的阻力，称为"铅管样强直"。如在均匀阻力上出现断续的停顿，如齿轮转动状，则为"齿轮样强直"。站立的典型特殊姿势是由强直造成的。

（3）运动徐缓和姿势反射丧失 日常生活动作十分缓慢，如起坐、翻身、解系带子或扣子、穿脱衣服、洗漱等。严重时要人帮助完成。书写困难，所写字迹不正，越写越小，称为"写字过小症"。而面肌运动减少则出现面部表情活动少、眨眼少、双目凝视，呈"面具脸"。咽、喉、舌等活动减少和障碍可造成流涎。构音含糊而低沉，严重时有吞咽困难。行走时双上肢摆动减少或消失。由于躯干僵硬加上姿势反射丧失，患者站立时稍微推撞其两肩或躯干易前倾或后仰而跌倒。患者想行走中转弯时，采取连续小步使躯干和头部一起转向。

（4）其他 病人可出现顽固性便秘，大量出汗，皮脂溢出（其中以面部明显）。大部分病人有认知障碍、忧郁，晚期可有痴呆。少数患者有排尿不畅。动眼危象是一种发作性两眼向上窜动的不自主眼肌痉挛运动，多见于脑炎后帕金森综合征。脑脊液中多巴胺（DA）及其代谢产物高香草酸含量降低。

三、诊断与鉴别诊断

（一）诊断

根据缓慢加重的震颤、强直、运动徐缓及姿势反射丧失等主要体征，结合头部前倾、躯干俯屈、行走时上肢无摆动等特殊姿势和慌张步态，临床上诊断典型病例并不困难。对于早期帕金森病的诊断可借助于[123]I-碘化可卡因样物在脑SPECT检测基底核的多巴胺转运蛋白。早期患者[123]I-碘化可卡因样物摄取减少，说明该区多巴胺转运蛋白的丧失。也可用PET来判断多巴胺转运蛋白丢失程度，从而更敏感地诊断早期帕金森病。

（二）鉴别诊断

（1）帕金森叠加综合征 用多系统萎缩表述。在帕金森病的临床表现上尚可再出现小脑征、眼球垂直凝视障碍、直立性低血压等自主神经系统损害、痴呆、上运动和下运动神经元损害体征等表现，故也可作出诊断。

（2）脑炎后帕金森综合征 病人过去有脑炎病史，动眼危象、皮脂溢出及流涎增多等表现更常见。

（3）一氧化碳中毒后迟发性脑病 有一氧化碳中毒昏迷史，经清醒 2～4 周后出现帕金森综合征或痴呆，脑 MRI 扫描示脑室旁白质脱髓鞘性变化。

四、西医治疗

原发性帕金森病的治疗主要是改善症状，尚无阻止本病自然进展加重的良好方法。患者纹状体中抑制性递质多巴胺（DA）减少，DA 功能减弱；兴奋性递质乙酰胆碱（Ach）作用加强，Ach 的功能亢进。恢复和调整多巴胺能-乙酰胆碱能系统，这一对主要的拮抗性递质和系统重新平衡，是目前药物治疗帕金森病的基本原理。

医生必须根据病人的具体情况选择何种治疗和及时调整药物的剂量。应鼓励病人进行体疗，继续工作或培养业余爱好，并进行心理治疗，克服悲观失望、情绪低落和忧郁情绪。

（一）药物治疗

1. 抗胆碱能药物

抗胆碱能药物适用于早期轻症或由药物诱发等的帕金森综合征。也可与复方多巴制剂合用。常用者有：①盐酸苯海索（安坦），每次 1～2mg，3 次/天；②东莨菪碱，每次 0.2～0.4mg，3 次/天。抗胆碱能药物均有口干、眼花、无汗、面红、便秘等不良反应。严重时失眠、谵妄、精神症状、不自主运动。在老年人中更易发生。停药或减量后可消失。青光眼者禁用。

2. 多巴胺替代疗法

多巴胺不易透过血脑屏障，故须用能透过血脑屏障的 L-多巴，在脑内脱羧变成多巴胺。由于 L-多巴用量很大，服用后有明显恶心、呕吐、便秘等消化道反应、不自主运动、"开-关"现象和直立性低血压、精神症状等，现已很少单独应用。目前应用 L-多巴与外周多巴脱羧酶抑制剂苄丝肼（Benserazide）或卡比多巴（Carbidopa）组成的复方多巴制剂。这两种多巴脱羧酶抑制剂阻止血中多巴变成多巴胺，能有更多的多巴进入脑内脱羧成多巴胺，从而减少 L-多巴用量和减少其外周不良反应。应用此类药剂时再加用维生素 B_6，使脑内 L-多巴的脱羧更完全、更快。

（1）美多巴（Madopa，又称苄丝肼多巴） 是 L-多巴和苄丝肼的混合剂。美多巴"250"含 L-多巴 200mg 和苄丝肼 50mg，第 1 周用 1/2 片，每日 1 次。其后每隔 1 周，每日增加半片，直至最适合的剂量。最多可达 3～4 片/日，分 4 次服用。

（2）森纳梅脱（Sinemet） 是 L-多巴和卡比多巴的混合剂，有 10/100、25/250 和 25/100（卡比多巴/L-多巴）的 3 种片剂。25/250 剂型含 25mg 卡比多巴、250mg L-多巴。开始用森纳梅脱 25/250 的 1/2 片，每日 1 次，以后每隔日增加 1/2 片，直至最适合剂量。最大剂量勿超过森纳梅脱 25/250 每日 4 片，分 4 次服用。

为了稳定 L-多巴血浓度，以减少"关"现象、终末剂量效应造成的不动和峰剂量过高的多动表现等运动障碍，目前已有控释片上市。息宁（卡左双多巴控释片）是 L-多巴与卡比多巴复方，并以聚合物为基质的控释片。美多巴缓释胶囊（Madopar-HBS）为 L-多巴和苄丝肼复合，并包以水胶囊组成。息宁 50/200 初用 1 片，晨一次，以后每 3 日增加 1 片，直至最适剂量。一般为 3～4 片/日，3 次分服，每次间隔 4～6 小时。帕金宁可整片或半片吞服，绝对不能咀嚼。

复方多巴制剂开始治疗后的 2～5 年内大多数帕金森病患者症状有所好转，在 5～6 年后疗效减退，甚至症状比用药前更严重；仅有极少数患者比用药前病情有所好转。多系统变性的帕金森病叠加综合征者服用复方多巴制剂一般无效。

3. 多巴胺受体激动剂

早期患者应用激动剂可延迟使用 L-多巴制剂和减少 L-多巴用量，以减少多巴胺代谢产生的自由基损害多巴胺神经元。中、晚期病人使用激动剂可改善症状和减少大剂量应用 L-多巴复方制剂的不良反应。常用的药物有以下几种。

（1）培高利特（Pergolide）　是多巴胺 D_2 受体激动剂。每晚口服 50μg，共 2 天；以后每隔 3 天，增加 100μg/d，直到 1.0～1.5mg/d 左右的最适剂量，3 次日，饭后服用。可有恶心、呕吐、低血压和昏厥、皮疹、便秘、幻觉等不良反应。

（2）泰舒达（Piribedil）　是多巴胺 D_2 和 D_3 受体的激动剂，为控释剂。每日 150～200mg。对静止性震颤更有帮助，也可改善抑郁情绪。不良反应与培高利特相似。

（3）普拉克索（Pramipexole）　是多巴胺 D_2、D_3、D_5 受体的激动剂。每晚口服 0.25mg，共 1 周。以后每隔 7 天，每日增加 0.5mg。总量达 1.0mg/d，分 3 次饭后服用。不良反应与培高利特相同。

（4）溴隐亭（Bromocriptine）　现已少用。

4. 抑制多巴胺降解

多巴胺通过 MAO-B 和 COMT 两酶交替作用最后降解成高香草酸，应用此两酶的抑制剂均可阻止多巴胺降解而加强多巴的疗效。司来吉兰（Selegiline）属 MAO-B 抑制剂。恩他卡朋（Entacapone）和托卡朋（Tolcapone）属 COMT 抑制剂。恩他卡朋用于长期复方多巴制剂治疗后出现"开-关"现象、疗效减退及终末剂量效应的患者。每次 200mg，与复方多巴制剂同时服用，每服一次复方左旋多巴片即服一片恩他卡朋。可有口干、肝功能损害等，治疗中应随访肝功能。

（二）非药物治疗

手术疗法症状限于一侧或一侧较重的病人，如药物治疗不满意者，可考虑立体定向手术。目前用深部脑刺激法对丘脑的底核或腹内侧区做高频电刺激可改善症状。丘脑切开术、苍白球切开等可减轻对侧肢体的症状，各组术后均有复发，疗效不持久、治疗侧肢体有轻微瘫痪状态，目前已较少应用。

胎儿黑质细胞移植于尾核、壳核，可短期改善症状，减少复方多巴制剂的用量。由于仅有短期疗效，取材困难等缺点，目前已较少应用。

五、研究进展[19]

研究发现帕金森病是在年龄、基因遗传等因素基础上，在氧化应激、线粒体代谢缺陷、谷氨酸兴奋性毒性、自噬、细胞凋亡、铁死亡等因素参与下，黑质 DA 能神经元变性缺失，纹状体内 DA 含量显著降低而发病。围绕帕金森病机制的研究较多，但尚无最终结论。

（1）α-突触核蛋白异常聚集　帕金森病的主要病理改变是黑质致密部 DA 能神经元变性坏死，导致黑质纹状体内 DA 合成减少，形成路易小体。路易小体的主要成分是α-突触核蛋白（α-Syn），α-Syn 是一种由两性的 N 端结构域、斑块的非淀粉样β结构域、酸性 C 端结构域构成的突触前蛋白，可溶性α-Syn 单体最初是低聚物，逐渐结合形成小的原纤维，最终形成大且不溶性的α-Syn 纤维，构成路易小体，α-Syn 过度表达或突变，触发溶酶体、突触、线粒体、高尔基体等多种细胞毒性反应，导致神经元的死亡，帕金森病的发生。此外，有毒低聚物可激活小胶质细胞，诱发神经炎症，最终导致帕金森病的发生。氧化、硝化、泛素-蛋白酶体、溶酶体自噬系统都与α-Syn 的降解有关。

（2）氧化应激　是指当生物体受环境因素或生物条件制约，抑制自由基产生的机制减弱或促进自由基生成器官、组织的应激反应。氧化应激反应产生的活性氧是一类生物活性极高的含氧分子，其正常时参与氧化还原反应，调节信号通路，清除外来物质入侵。其异常时破坏细胞脂质，不断地产生自由基等，攻击核酸、脂质、蛋白质等大分子，产生 6-羟多巴胺，多巴胺代谢中产生过多的 H_2O_2，再通过自由基转化的金属反应产生自由基，损害黑质细胞和基底核。活性氧的大量异常生成是帕金森病患者脑内 DA 能神经元丢失的一个重要因素，另外患者脑内细胞线粒体中呼吸酶的不足，也增加 O_2 自由基的产生，从而导致线粒体功能障碍和神经炎症，神经元损伤。氧化应激诱导 DA 神经元死亡机制复杂，在帕金森病发生、发展过程中，起到重要作用。

（3）线粒体代谢障碍　线粒体具有产生腺嘌呤核苷三磷酸和调节细胞内钙、氨基酸、脂肪酸和类固醇代谢的作用。当线粒体功能受损时，造成细胞构造损伤和功能降低，使细胞能量耗尽，内稳态破坏，产生氧化应激，导致细胞死亡。神经细胞比其他组织对低氧损伤更加敏感，尤其是黑质 DA 能神经元的能量需求更高，线粒体功能障碍使中枢神经系统的损伤更加严重，而黑质的 DA 能神经元更易受线粒功能障碍的影响。线粒体功能障碍对特发性和家族性帕金森病均有显著影响。

（4）谷氨酸兴奋性毒性　谷氨酸是一种重要的中枢神经递质，谷氨酸在脑组织中含量最多，与帕金森病的发病密切相关。帕金森患者脑内传递的 DA 减少，基底神经节中的谷氨酸能传导增加，中脑黑质致密部中存活的 DA 能神经元刺激 DA 的释放，谷氨酸在细胞外空间的浓度增加，天冬氨酸受体受到激活后去极化，引起钙离子流入，增加氧化应激反应，α-Syn 异常聚集可影响谷氨酸转运蛋白的转运效率，增加神经细胞的兴奋性和毒性，最终引起 DA 能神经元的损伤。此外，帕金森小胶质细胞在短时间内被激活后，释放出一系列炎症介质，并刺激谷氨酸的过度释放，产生氧化应激。

（5）基因突变　目前研究发现有多种基因突变和 PD 发病密切相关，如 Ala53Thr 和 Ala39Thr39Pr$_0$基因突变。编码α-突触核蛋白的 SNCA（PARK1/PARK4）、LRRK2、VPS35，编码 parkin 蛋白的 PAPK2、PINKI，编码 DJ-1 蛋白的 PARK7、DNAJC6、ATPI3A2 等。编码 1RRK2 基因中 G20I9S 突变等。对家族性 PD 相关基因研究发现 9 个基因、13 个基因位点与其发病相关，分别被命名为 PARK1～13。基因突变可使α-突触核蛋白异常聚集，引起氧化应激，影响线粒体功能，导致神经元受损，而致帕金森病发生。

（6）铁死亡　指主要受细胞铁离子的依赖，脂质过氧化产物和致死活性氧的大量积累，是一种非典型的细胞死亡方式。其调控机制主要涉及铁转运、氨基酸代谢及脂质过氧化。在正常生理条件下，中枢神经系统中，铁不仅参与蛋白质的合成、DNA 的复制和膜蛋白的构筑等，还参与髓鞘神经递质的合成。但铁离子大量积聚或调控障碍时，细胞内迅速发生脂质体过氧化，诱导大脑黑质区的神经元细胞发生死亡，可引发包括帕金森等多种神经退行性疾病。综上所述，帕金森病病因与发病机制复杂，是多种机制交互作用，最终导致 DA 能神经细胞变性坏死而发病。今后仍有待进一步深入研究，从而为治疗提供更有效的药物。

参 考 文 献

[1]中华全国中医学会老年医学会. 中医老年颤病诊断与疗效评定标准（试行）[J]. 北京中医学院学报，1992，15（4）：39.

[2]王彩娟. 帕金森病认知功能障碍患者中医证型分布规律[J]. 长春中医药大学学报，2016，32（4）：770-772.

[3]霍青，刘萍，黄银龙. 帕金森病证候规律的临床研究[J]. 世界中西医结合杂志，2017，12（11）：1486-1489.

[4]张蕾，何建成. 何建成教授从肝肾论治帕金森病[J]. 中华中医药学刊，2021，39（2）：23-25.

[5]靳昭辉. 帕金森病中医证候分型诊断量表及中医证候特征研究[D]. 北京：北京中医药大学，2015.

[6]张鑫，杨明会，李绍旦，等. 补肾活血颗粒治疗帕金森病临床研究[J]. 中国中医药信息杂志，2013，20（1）：16-18.

[7]徐金辉，伦九红，徐月秀，等. 益气补血法对气血两虚型帕金森病中医证候的影响[J]. 世界最新医学信息文摘，2016，16（11）：82-83.

[8]彭根兴，杨文明，吕美农. 补阳还五汤治疗帕金森病的疗效观察[J]. 中医药临床杂志，2014，26（6）：574-575.

[9]许玉珉，马云枝，沈晓明，等. 马云枝从瘀血生风论治帕金森病[J]. 辽宁中医杂志，2019，46（2）：251-253.

[10]黄少东，梁健芬，张兴博，等. 加味五虎追风散治疗血瘀风动型帕金森病合并抑郁状态的疗效观察[J]. 广州中医药大学学报，2019，36（5）：611-615.

[11]杨之源，黄平林，徐彩弟. 自拟化痰熄风汤治疗痰热动风型帕金森病的临床疗效[J]. 广州医科大学学报，2014，42（4）：78-80.

[12]刘展，王亚丽，朱思佳，等. 王亚丽分期治疗帕金森病[J]. 长春中医药大学学报，2020，36（3）：445-447.

[13] 李春丽, 郑卫莉. 补益肝肾通络法联合左旋多巴片治疗帕金森病的研究 [J]. 现代中西医结合杂志, 2017, 26 (3): 262-264.

[14] 孙巧杰. 西药联合滋养舒筋汤治疗帕金森运动障碍 28 例 [J]. 中国民族民间医药, 2017, 26 (18): 121-122.

[15] 陆征宇, 陆玲丹, 朱冬雨, 等. 补肾填精方治疗髓海不足型帕金森病伴轻度认知功能障碍的临床研究 [J]. 中国中西医结合杂志, 2018, 38 (5): 539-543.

[16] 韦一佛, 陈路, 刘明, 等. 应用磁共振波谱评价滋肾益髓方对髓海不足型帕金森病患者黑质主要代谢物表达的影响 [J]. 中华中医药杂志, 2018, 33 (5): 2193-2197.

[17] 李敏, 杨明会, 刘毅. 补肾活血颗粒治疗帕金森病的"减毒增效"临床研究 [J]. 中药材, 2012, 35 (3): 503-506.

[18] 窦维华, 刁丽梅. 补肾活血汤治疗帕金森病的临床研究 [J]. 长春中医药大学学报, 2010, 26 (4): 501-502.

[19] 张辉, 王运良. 帕金森病的发病机制及治疗进展 [J]. 中国实用神经疾病杂志, 2021, 24 (15): 1371-1380.

（杨明会　郭云霞）

第五节　头　痛

一、概述

头痛是指由于外感六淫或内伤杂病, 致使头部脉络绌急或失养, 清窍不利所引起的以病人自觉头部疼痛为临床特征的一种常见病证, 也是一个常见的临床症状, 可以发生在多种急慢性疾病中, 亦是某些相关疾病加重或恶化的先兆。

西医学的偏头痛、紧张性头痛、丛集性头痛、外伤性头痛以及部分颅内疾病、神经症、高血压等引起的头痛等均可参考本节辨证论治。

二、病因病机

头为"诸阳之会", 又为"清阳之府", 为髓海所在, 五脏精华之血、六腑清阳之气皆上注于头, 故脏腑经络发生病变, 均可直接或间接地影响头部而发生头痛, 虽病因多端, 但引起头痛的病因总属外感和内伤两类。凡风寒湿热之邪外袭, 上犯清空, 阻遏清阳, 或痰浊、瘀血阻滞经络, 致使经气壅遏, 或肝阳上扰清窍, 或气虚清阳不升, 或血虚、肾虚, 脑髓脑窍失荣等均可引起头痛。

（一）病因

1. 外感

坐卧当风, 感受风、寒、湿、热等外邪, 侵袭经络上犯巅顶而为头痛。"伤于风者, 上先受之", 头部居人体最高位, 所以外感头痛以风邪所致者为常见, 临床以风邪夹寒、热、湿所致者为多。"六淫外邪, 惟风寒湿三者, 最能郁遏阳气。火暑燥三者皆属热, 受气热则汗泄, 非有风寒湿袭之, 不为患也。然热甚亦气壅脉满, 而为痛矣"。

2. 内伤

（1）情志失调　郁怒忧思, 伤及肝木; 肝气郁结, 气郁化火, 肝阳独亢, 上扰头目而引起头痛。

（2）久病体虚　患有慢性消耗性疾病, 日久体质虚弱, 或失血之后, 气血耗伤, 不能上荣于脑髓脉络, 或素体阴虚, 肝失涵养, 肝气有余, 稍遇情志抑郁, 阳亢于上、扰及头目, 发为头痛。

（3）饮食不节　过食肥甘, 或辛辣炙煿; 或饥饱失常, 伤及脾胃, 运化不健, 痰湿内生, 上蒙清阳, 发生头痛。

（4）摄生不当　生活起居失常, 如烦劳太过, 或房事不节, 损伤精气, 髓海不足, 脑失所养而致头痛。

此外，外伤跌仆，脑脉损伤，脑髓受到严重震荡，瘀血停留，阻滞脑窍脉络，亦易导致头痛。

（二）病机

（1）发病　病因不同，发病有急缓之别。外感头痛发病较急，内伤头痛起病较缓亦有急性发作者。

（2）病位　本证病位在头，与肝、脾、肾均有关系。

（3）病性　有虚实之分。一般外感头痛，多由外邪引起，其证属实。内伤头痛，多由内伤而成，或肾虚，或气虚，或血虚，或脾虚，其证属虚，又有肝阳、痰浊、瘀血属实或虚实夹杂者。

（4）病势　外感头痛其病较急，其痛如破而无休止，多以掣痛、跳痛、灼痛、胀痛或重痛为主；内伤头痛其势徐缓，反复发作，久治不愈，时作时止，其痛多以空痛、隐痛、昏痛、遇劳或情志不舒而发作与加重为主。

（5）病机转化　外感头痛以实为主，内伤头痛以虚实相兼为多，外感头痛，系外邪上干所致，病程较短，头痛暴起，故以实证为主，头痛久发，邪留不去，久痛入络，络脉不通，瘀血停滞则头痛反复不已。内伤头痛，起因较多，由肝、脾、肾三脏功能失调所致，病程较长，且常反复发作，既有痰、火、瘀等实邪的存在，又有阴血亏虚，或阳虚气弱等正虚表现，故以虚实相兼为多。虚实之间且可转化兼夹，如肝阳头痛，化火伤阴，可出现肝肾阴虚或阴虚兼有阳亢。

三、诊断与鉴别诊断

（一）诊断

1）以头部疼痛为主要临床表现。

2）头痛的部位为前额、额颞、颞顶、顶枕或全头部；头痛的性质多为跳痛、刺痛、胀痛、昏痛、隐痛等；头痛的发作形式可突然发作，或缓慢起病，或反复发作、时痛时止；头痛持续时间不一，可数分钟、数小时、数天或数周不等。

3）常有起居不慎，感受外邪，或饮食、劳倦、房事不节、病后体虚等病史。

4）相关检查，应常规作血压、血常规、血脂等各项检查，必要时可作经颅多普勒、脑电图、颅脑 CT 或 MRI 等项检查以明确头痛的病因。如疑为眼、耳、鼻、口腔疾病所导致者，可作五官科相应检查。如疑为颈椎病所导致者，可作颈椎 X 线检查、CT 检查。

（二）鉴别诊断

（1）头痛与眩晕　可单独出现，也可同时出现。头痛的病因有内伤与外感两个方面，表现为头部疼痛；眩晕则以内伤为主，表现为目眩和头晕。

（2）头痛与类中风　类中风多见于 45 岁以上，眩晕反复发作、头痛突然加重时，常由风痰壅盛引起，常兼偏侧肢体活动不灵，或舌謇语涩。

（3）头痛与中风　中风以突发半身不遂、肌肤不仁、口舌喎斜、言语不利，甚则突然昏仆、不省人事为主要表现，可伴有头痛等症，但头痛无半身不遂等见症。

四、辨证论治

（一）辨证要点

（1）辨外感、内伤　外感头痛起病急，病程短，或伴表证；内伤头痛，病程较长，头痛反复发作，时轻时重。

（2）辨虚实　一般而言，外感头痛属实，内伤头痛多属虚实夹杂，当审其主次。新病，具有重痛、胀痛、掣痛、跳痛、灼痛、刺痛，痛势剧烈者，属实；久病，具有昏痛，隐痛，空痛，疲劳易发者，多属虚证。

（3）辨头痛性质　因于风寒者，头痛剧烈且连项背；因于风热者，头胀而痛；因于风湿者，头痛如裹；因于痰湿者，头痛而重；因于肝阳者，头痛而胀；因于肝火者，头部跳痛、灼痛；因于瘀血者，头部刺痛，痛处固定不移；因于虚者，多呈隐痛、空痛或昏痛。

（4）辨头痛部位　一般气血、肝肾阴虚者，多以全头作痛，阳亢者痛在枕部，多连颈肌；寒厥者痛在巅顶；肝火者痛在两颞部；偏头痛者痛在一侧，痛连同侧眼眶。就经络而言，太阳头痛，痛在脑后，下连于项；阳明头痛，在前额部及眉棱骨处；少阳头痛，在头之两侧，并连于耳；厥阴头痛，多在巅顶部位，或连目系；太阴、少阴头痛，多以全头疼痛为主。

（5）辨其影响因素　气虚者与过劳有关；寒湿者常随天气变化而变化；肝火者因情志波动而加重；阳亢者常因饮酒或暴食而加重；肝肾阴虚者每因失眠而痛作或加重；偏头痛者，常遇风则痛发。

（二）治则治法

头痛的发生，实者多属"不通则痛"，虚者多属"不荣则痛"。外感头痛属实证，以风邪为主，治疗当以祛风为主，兼以散寒、清热、祛湿。内伤头痛多属虚证或虚实夹杂证，虚证以补养气血或益肾填精为主；实证以平肝、化痰、行瘀为主；虚实夹杂证，宜标本兼顾，补虚泻实。治疗头痛应重视引经药的应用，如太阳头痛选用羌活、蔓荆子、川芎；阳明头痛选用葛根、白芷、知母；少阳头痛选用柴胡、黄芩、川芎；厥阴头痛选用吴茱萸、藁本；少阴头痛选用细辛；太阴头痛选用苍术。

（三）分证论治

1. 风寒证

【证候】头痛时作，连及项背，呈掣痛样，时有拘急收紧感，常伴恶风畏寒，遇风尤剧，头痛喜裹；口不渴；舌淡红，苔薄白，脉浮或浮紧。

【病机分析】太阳主一身之表，其经脉循项背上行巅顶，风寒外袭，阻遏太阳经气，故头痛而连项背；寒为阴邪，主收引、凝滞，故痛势较剧烈，且喜裹，口淡不渴。风寒束于肌表，卫阳被遏，故恶风寒；苔薄白，脉浮紧，为风寒在表之征。

【治法】疏风散寒止痛。

【方药】川芎茶调散加减。方中川芎行血中之气，祛血中之风，上行头目，为风寒头痛之要药；荆芥、细辛、白芷、防风、羌活辛温散寒，疏风止痛；薄荷清头目；甘草调和诸药；以清茶调服，取清茶清上而降下之性，并监制诸药之温燥、升散，使升中有降，共奏疏风邪、止头痛之功。

【加减】若寒邪侵犯厥阴经，引起巅顶疼痛，干呕、吐涎沫，甚则四肢厥冷，苔白，脉弦；治当温散厥阴之寒邪，方选吴茱萸汤去人参、大枣，加藁本、川芎、细辛以祛风散寒。若寒邪客于少阴经，引起头痛、背寒、足寒气逆，苔白，脉沉细，治当温散少阴寒邪，方选麻黄附子细辛汤加白芷、川芎以温经止痛。

2. 风热证

【证候】头胀痛，甚者头痛如裂，发热或恶风，面红耳赤，口渴欲饮，便秘尿黄，舌质红，苔黄，脉浮数。

【病机分析】风热之邪外袭，上扰清窍，风热属阳邪，其性属火热，故头痛而胀，甚则如裂，面红赤；风热郁于肌表则发热恶风；热盛伤津，故口渴欲饮，便秘尿黄；苔黄，舌质红，脉浮数，为风热袭表之征。

【治法】疏风清热。

【方药】芎芷石膏汤加减。川芎、白芷、羌活、石膏（先煎）、菊花、藁本、黄芩。方中石膏辛甘大寒，清肺胃郁热，又解肌透表，菊花辛甘苦凉，透表泄热，清利头目，两药共为君；川芎辛温疏风止痛，白芷辛香温散，祛风止痛共用为臣；羌活、藁本辛温香燥，散风胜湿止痛，黄芩辛苦寒凉，清热解表透邪。诸药共用辛甘苦寒，疏散风热，清热解毒，通络止痛。

【加减】热甚便秘者，可加生大黄，通腑泄热，苦寒降火；若热甚伤津，舌红少津，可加石斛、芦根、天花粉生津止渴；如伴鼻流浊涕如脓，鼻根及鼻旁亦痛者，可加苍耳子、辛夷以散风除湿清热，通利清窍；或加桑白皮、鱼腥草泻肺清热。

3. 风湿证

【证候】头痛如裹，肢体困重，胸闷纳呆，小便不利，大便或溏，苔白腻，脉濡或滑。

【病机分析】风湿上感，上犯巅顶，清窍为湿邪阻遏，则头痛如裹；脾司运化而主四肢，湿浊中阻，脾阳为湿邪所困则肢体困重，纳呆；湿邪内蕴，不能分清泌浊，故小便不利，大便溏。苔白腻，脉濡滑为湿邪内阻之象。

【治法】祛风胜湿。

【方药】羌活胜湿汤加减。该方治湿气在表，头痛头重证。因湿邪在表，当用辛温发散，故用羌活、独活、防风、藁本、川芎、蔓荆子等辛散之品以解表，可使湿从汗解或以风胜湿使湿邪消散；甘草助诸药辛甘发散为阳，气甘而缓，散中有补。所以本方是用风药胜湿，解除表邪，使气化调和，阳气得升，里湿也能自然下降。

【加减】若湿浊中阻，症见胸闷纳呆，便溏，可加苍术、厚朴、陈皮燥湿宽中，若恶心呕吐者，可加生姜、姜半夏、藿香芳香化浊，降逆止呕；若见身热汗出不扬，胸闷口渴者，为暑湿所致，宜用黄连香薷饮加藿香、佩兰清暑化湿。

4. 肝阳上亢证

【证候】头痛而眩，甚或两侧跳痛，常波及巅顶。心烦易怒，睡眠不宁，面红目赤，口干苦，苔薄干或黄，舌质红，脉弦有力。

【病机分析】"诸风掉眩，皆属于肝"。情志恼怒，肝失条达，怒则气上，引动肝阳循经上扰清窍巅顶，故头痛而眩；肝火扰乱心神，则心烦易怒，睡眠不宁；肝开窍于目，肝火上炎，故见面红目赤，口干苦；苔黄舌质红，脉弦劲有力，均为肝火偏旺之征。

【治法】平肝潜阳。

【方药】天麻钩藤饮加减。本方重在平肝潜阳息风，对肝阳上亢之头痛，甚至对肝风内动所致眩晕，中风先兆之头痛均可获效。方用天麻、钩藤、石决明以平肝潜阳；黄芩、山栀以清肝火；牛膝、杜仲、桑寄生补肝肾；夜交藤、茯神养心安神。诸药共奏平肝潜阳之功。

【加减】若肝火旺盛，头痛剧甚，面红目赤，口苦，胁痛，便秘溲赤，苔黄，脉弦数，酌加龙胆草、山栀、夏枯草泻肝清火；素体肝肾阴虚或因肝旺阳亢而耗伤肝肾之阴，出现两目干涩、腰膝疲软无力、舌红少津、脉细弦等症，可酌加生地黄、制何首乌、枸杞子、女贞子、旱莲草、石斛等滋养肝肾。

5. 痰浊上扰证

【证候】头痛而重，如物裹首，时有目眩，胸脘痞闷，恶心泛泛，甚则呕吐痰涎，纳呆，舌苔白腻，脉滑或弦滑。

【病机分析】痰浊上蒙清窍，经络阻塞，清阳之气不得舒展，故头痛昏蒙，时有目眩；痰阻胸膈，肺、脾气机不利，则胸脘痞闷；痰浊上逆，胃失和降，故泛泛恶心，甚则呕吐痰涎，纳呆为脾失健运之象；舌苔白腻，脉滑为痰浊内停之征。

【治法】化湿祛痰。

【方药】半夏白术天麻汤加减。该方具有健脾化痰、降逆止呕、平肝息风之功。以半夏、生白术、茯苓、陈皮、生姜健脾化痰，降逆止呕，令痰浊减则疼痛轻；天麻平肝息风，为治头痛、眩晕之要药；若痰郁化热显著者可加竹茹、枳实、黄芩清热燥湿。

【加减】若脾胃虚寒，干呕吐涎沫，头痛者，可加吴茱萸、生姜温肝和胃而降逆；如痰湿蕴久化热、痰热上熏，口苦，舌苔黄浊，大便不畅者，宜去白术，加黄芩、竹茹、枳实、胆南星清热化痰。

6. 瘀血阻络证

【证候】头痛屡发，经久不愈，痛有定处，固定不移，痛如锥刺，舌质紫或有瘀斑，脉细或细涩。

【病机分析】久痛入络，气血运行不畅，血瘀气滞，或头部撞伤，脑髓震荡，瘀血内停，阻塞脉络，故见头痛经久不愈，痛有定处，疼痛如刺；舌质紫，脉细涩，为瘀血内阻之征。

【治法】化湿祛痰。

【方药】通窍活血汤加减。方以麝香、白芷、生姜、葱白温通窍络；桃仁、红花、川芎、赤芍、丹参活血化瘀。

【加减】若久病气血不足，宜加当归、熟地黄、黄芪、党参补益气血；疼痛甚者，可酌加全蝎、蜈蚣、地龙、五灵脂、乳香、没药行瘀通络，搜风定痉；若兼因受寒而诱发或加重，并有畏寒，舌苔薄白，舌质淡者，可酌加细辛、桂枝通经活络散寒。

7. 血虚证

【证候】头痛目花，时时昏晕，痛势隐隐，午后或遇劳则甚，神疲乏力，心悸怔忡。食欲不振，面色少华或萎黄，舌淡苔薄黄，脉细弱无力。

【病机分析】脑为髓海，髓为精之所生，精血同源，久病体衰或失血过多，血虚气弱，不能上荣于脑，故头痛隐隐，目花，眩晕；劳则气耗，故劳累后头痛更甚；中气不足，谷气失于敷布，则神疲乏力，食欲不振；阴血亏虚，不能养心安神，则心悸、怔忡；血虚失荣；故面色少华，甚则萎黄；舌淡苔薄白，脉细弱均为气血亏虚之征。

【治法】滋阴养血。

【方药】四物汤加减。方中以四物汤补血和血，加何首乌、枸杞子补肾养血，加菊花、蔓荆子平肝祛风清头目，甘草调和诸药。

【加减】如血不养心，心悸不寐者，加炒酸枣仁、柏子仁、桂圆肉、远志养心安神；若体倦无力，少气懒言，气虚明显者，可加党参、黄芪、白术益气生血。

8. 肾虚证

【证候】头痛而空，每兼眩晕，腰痛酸软，神疲乏力，遗精，带下，耳鸣少寐，舌红少苔，脉沉细无力。

【病机分析】脑为髓海，其主在肾，肾虚髓海空虚则头痛而空，眩晕耳鸣；腰为肾之府，肾虚精关不固而遗精，女子见带脉不束而带下；舌脉为肾阴不足、心肾不交之象。

【治法】补肾养阴。

【方药】大补元煎加减。本方重在滋补肾阴，以熟地黄、山茱萸、山药、枸杞子滋补肝肾之阴；人参、当归气血平补，杜仲健腰补肾。待病情好转，可用杞菊地黄丸或六味地黄丸补肾阴、潜肝阳以巩固疗效。

【加减】若肾阳不足者，可用右归丸，温补肾阳，填精补血；若兼见外感寒邪者，可投麻黄附子细辛汤治之；少寐者加茯神、酸枣仁；遗精带下加菟丝子、芡实；健忘加远志、龙眼肉。

（四）其他疗法

1. 针灸治疗

1）风寒头痛：百会、风府、列缺、外关。鼻塞流涕者加迎香，两颞部头胀者加太阳。针刺用泻法。

2）风热头痛：百会、风池、太阳、曲池、合谷。热甚者可加大椎、阴陵泉。针刺用泻法。

3）风湿头痛：风池、百会、太阳、印堂、合谷、阴陵泉、三阴交。针刺用泻法。

4）肝阳头痛：悬颅、颔厌、太冲、太溪、行间。针刺用泻法。

5）阴虚头痛：百会、肝俞、肾俞、三阴交、太冲透涌泉。针刺用补法。

6）血虚头痛：上星、百会、血海、足三里、三阴交。针刺用补法。

7）痰浊头痛：中脘、丰隆、百会、印堂、合谷、阿是穴。针刺用泻法。

8）血瘀头痛：阿是穴、合谷、三阴交、膈俞、委中。针刺用泻法。

2. 中成药治疗

1）天舒胶囊：每次 4 粒，每日 3 次，适用于头痛瘀血阻络证或肝阳上亢证。

2）川芎茶调颗粒/丸：每次 3～6g，或每次 1 袋，每日 2 次，适用于头痛风寒证。

3）都梁软胶囊：每次 3 粒，每日 3 次，适用于头痛风寒瘀血阻滞脉络证。

4）头痛宁胶囊：每次 3 粒，每日 3 次，适用于头痛痰瘀阻络证。

5）养血清脑颗粒：每次 1 袋，每日 3 次，适用于头痛血虚肝旺证。

五、转归与预后

外感头痛一般起病较急，病程较短，经治疗后，可邪去痛除；内伤头痛一般起病缓慢，病程较长，常反复发作，大多数经治疗后，病情可逐渐好转，乃至痊愈；若头痛伴眩晕，肢体麻痹者，当注意中风先兆，以防发生中风；若头痛呈进行性加重，或伴颈项强直，或伴视力障碍，鼻衄耳鸣，或口舌㖞斜，一侧肢体不遂者，病情凶险，预后不良。

六、护理与调摄

饮食宜清淡，少食肥甘厚味。饮食有节，定时定量，少食多餐。肝阳上亢者，可多食银耳汤、冬瓜、黄瓜、萝卜等以养阴清热；痰浊中阻者，可常服冬瓜、薏苡仁、山楂、鲤鱼等，少食生湿生痰之品；血虚阴亏者宜多食补益气血之食品，如当归、鸡肉、狗肉、红枣、蘑菇、白木耳等；中气虚弱者宜进食核桃、百合、黑芝麻、猪腰等滋补之品。忽略或改变用餐时间可能为某些偏头痛患者的影响因素。应鼓励偏头痛患者定时吃饭，不应错过三餐。降低咖啡因的摄入，可以降低头痛的发病率。

居住环境宜安静整洁，空气流通，光线柔和或偏暗，温度、湿度适宜，床铺要清洁干燥、平软。多休息，卧位舒适。减少陪护及探视者，避免外界不良刺激。

帮助患者解决睡眠问题，可降低头痛的发病频率。

做好情志疏导工作，避免暴怒和郁闷不乐，以免加重头痛。头痛发作时应设法分散患者的注意力，指导患者放松紧张情绪，缓解其压力，可帮助患者降低头痛发作的频率和严重性。

使用“头痛日记”和“头痛评估量表”评价工具，评估头痛症状对患者生活质量的影响。患者记录头痛日记，评估治疗效果，并有助于发现头痛诱发因素及调整生活习惯；也有利于协助医生诊断，并给予患者有效指导；同时，也可确保提高对患者适当随访的有效性。

七、医论提要

有关头痛论述首载于《内经》。其提出“首风”“脑风”的病名，如《素问·风论》曰：“风气循风府而上，则为脑风……新沐中风，则为首风。”在病因方面指出风、寒、湿、热外邪均可致头痛，内因方面六经皆有头痛，主要与肝肾不足、肝风上扰、气机逆乱、痰火上逆有关。如《素问·五脏生成》曰：“是以头痛巅疾，下虚上实，过在足少阴、巨阳，甚则入肾。”并提出调其阴阳，补虚泻实的治则，如《素问·骨空论》云：“风从外入，令人振寒，汗出，头痛，身重，恶寒，治在风府，调其阴阳。不足则补，有余则泻。”这些论述奠定了中医认识头痛病证的理论基础。

东汉张仲景《伤寒论》中论述了太阳、阳明、少阳、厥阴头痛的症状及治疗，如《伤寒论·辨厥阴病脉证并治》曰：“干呕，吐涎沫，头痛者，吴茱萸汤主之。”丰富了头痛分经辨治的理论体系。

金元时期李东垣《兰室秘藏·头痛门》将头痛分为外感和内伤两类，补充了太阴、少阴头痛，主张分经用药。如“太阳头痛，恶风脉浮紧，川芎、羌活、独活、麻黄之类为主”。元代朱丹溪强调痰与火在头痛发病中的地位，如《丹溪心法·头痛》云：“头痛多主于痰，痛甚者火多，有可吐者，可下者。”认为头痛病机有痰厥、气滞之别，并提出头痛“如不愈各加引经药”。这些认识对临床具有重要指导意义，现代临床仍沿用。

明清时期，对头痛的辨证论治进一步深入。明代王肯堂对头痛、头风诊治提出新的见解。《证治准绳·头痛》云："浅而近者名头痛，其痛猝然而至，易于解散速安也；深而远者为头风，其痛作止不常，愈后遇触复发也。"明代张介宾对头痛的辨证要点进行了归纳总结。《景岳全书·头痛》云："凡诊头痛者，当先审久暂，次辨表里，盖暂痛者必因邪气，久病者必兼元气……暂痛者，当重邪气；久病者，当重元气，此固其大纲也。"清代王清任倡导瘀血之说，创立血府逐瘀汤治疗头痛顽疾。《医林改错·血府逐瘀汤所治之症目》云："查患头痛者，无表证，无里证，无气虚、痰饮等证，忽犯忽好，百方不效，用此方一剂而愈。"中医对头痛的认识已日趋丰富和完善。

近代张锡纯提出胸中大气理论，张锡纯认为"头疼之证，西人所谓脑气筋病也""脑筋之病与不病关乎胸中大气"。《医学衷中参西录》云："人之脑髓神经，虽赖血以养之，尤赖胸中大气上升以斡旋之。"大气斡旋失职，脑筋失司是头痛发作的原因。该理论对中医治疗头痛的思路进行了扩充。

八、现代研究

（一）当代医家对头痛的中医病机及治疗的认识

（1）强调从肝论治 赵永烈[1]认为内伤头痛发病中，肝与头痛关联尤为密切，足厥阴肝经在经络循行上与头脑密切相连；肝之"风"性易上侵头脑而致头痛；肝失疏泄，肝气上逆脑窍，脑神扰乱，而致头痛发生；肝血不藏，脑窍失养，而致头痛，治疗可根据实际情况从疏肝理气、疏肝通络、疏利肝胆、清肝泻火、平肝潜阳、镇肝息风、温肝降逆、滋养肝血、柔养滋肾九法入手。

崔向宁[2]治疗原发性头痛常从肝出发，以疏肝理气为主要治法，兼以清肝泻火、活血化瘀、养血柔肝、平肝潜阳和调肝健脾，注重安神之法和药对的运用。

符为民[3]将肝失疏泄，气血不和，脑络不通作为偏头痛的基本病机，以疏肝解郁、调畅气血作为治疗的关键。

陈天然[4]指出偏头痛多为风邪上扰、肝阳上亢夹瘀的复合证型，提出偏头痛治疗需病-症-证结合，临床中善于抓主症，并坚持治疗与预防相结合的原则，主张外散风邪、内平肝阳、活血通络并重并佐以情绪干预治疗偏头痛。

刘叶辉[5]认为肝失其用，气血逆乱是偏头痛的成因，倡导从疏肝理气，养阴活血治疗偏头痛。

邵淑娟[6]认为"肝气郁结"是紧张性头痛的病机关键，临床善用柴胡疏肝散治疗慢性紧张性头痛，疗效明显。

孟辉[7]认为，紧张性头痛虽病机错综驳杂，却以肝郁气滞为其总要，故论治当以疏肝解郁为总则。

孟毅[8]认为丛集性头痛发病与风邪密切相关，主要病变部位在肝，主要致病因素为瘀血，故当以治风、调肝、活血为根本治法，随其症所在治之，临床疗效显著。

张树泉[9]认为丛集性头疼发病与肝关系密切，致病之邪责之于风，基本病机为风邪上扰、脑络瘀阻，治宜祛风平肝、活血通络，以自拟祛风消痛汤为基础方化裁治疗，多能取得显著疗效。

韦绪性[10]认为丛集性头痛虽然病位在头面部，但病本当责之于肝，治疗以调肝为先，调肝之法随证之虚实不同而变；在调肝的基础上，运用风药引经，使药力直达病所；并给予活血化瘀之品，使络通而痛止；同时注意养血之品必不可少，既可制约风药之燥性，以防耗血伤阴之弊，又可养血柔肝，濡养经脉。

（2）注重虫类药物 张炳厚[11]认为头痛一证病程多长久，久病入络，久病多瘀，其治疗头痛常在治本的基础上配以虫蚁药通络止痛，其认为虫蚁药为血肉有情之品，行走通窜之物，透骨搜风，通络力强，止痛效著，临证蜈蚣、全蝎两药必用，痰浊者加僵蚕，血瘀者加水蛭，痛甚者四药同用，痛剧者加小白花蛇。

赵建军[12]认为偏头痛病程较长，反复发作，迁延难愈，具有"瘀血阻络"的病理特点，虫类药性喜攻逐走窜，通经达络，搜剔疏利，无处不至，常选用全蝎、蜈蚣、僵蚕、地龙、水蛭、土鳖虫等药治疗偏头痛。

（3）重视"风药" 赵永烈[13,14]认为"风"在头痛发病中有着重要作用，"风药"禀赋"风"的特性，具有"升散、透、窜、通、燥、动"的特点，因此"风药"在治疗头痛中为必需药。"风药"有祛除外风、平息内风、引经、增效、开通玄府等作用，临床合理使用可以增强头痛的治疗效果，但"风药"味辛性燥，走窜力强，不宜久服，用量不宜大，且要注意配伍佐制，应用风药太过时，可以补益脾土，以防木旺克土。"风药"之中川芎最为常用，有"治头痛不离川芎"之说，赵永烈认为川芎治疗头痛是由其能"上行头目，下行血海""少阳引经""助清阳""散诸经之风"的功能特性决定的，临床应用应注重其剂量、品类、配伍及禁忌证。

刘强[15]亦认为风邪是头痛的主要致病因素，肝风上扰，清窍瘀阻，拘挛作痛为头痛的主要病机，"风药"不仅能祛风解表，还有平肝息风、搜风通络止痛的作用，在瘀血头痛治疗中可以发挥引经用药，上达病所；温通血脉，升阳止血；调畅气机，畅通气血；火郁发之，透邪外出；化痰利气，开窍止痛；平肝息风，化痰止痛；搜剔络道，利窍止痛的作用。

（4）强调明辨虚实标本 陈华德[16]指出偏头痛多由体虚正气不足，脉络空虚，卫外不固，风邪乘虚而入，夹痰、火、瘀阻滞少阳，导致气血痹阻，经脉失养所致，故病机为"不通则痛"和"不荣则痛"，属本虚标实之证。

韩冠先[17]认为头痛的治疗应首辨虚实，明确病因，辨证论治，实证者多由痰浊、瘀血、痰火之邪为患，虚证者多由肾虚、血虚、气虚引起，虚实夹杂者更应厘清病机是以实邪为主，久病伤正，还是因实致虚，还是素体亏虚，因虚致实，临证当祛邪不伤正，扶正不留邪。

吕海江[18]强调在临床辨治内伤头痛时，首辨虚实，次辨不通、不荣则痛，实性头痛常选用通经活络药物；虚性头痛常选用荣养头窍药物。

（5）善用通窍法 荣培红[19]提出采用通窍辨病结合八纲辨证治疗原发性头痛，其认为内因、外因、不内外因引起的清窍蒙蔽，均可引起头痛等一系列症状，其提出了祛风通窍法治疗头痛，并创立"荆藁芷痛汤"，由蔓荆子、藁本、白芷、羌活、荆芥组成，其临证时凡诊为原发性头痛者均在八纲辨证的基础上加此五药，临床获得良好疗效。

浦家祚[20]认为不论外感六淫、情志失调、痰浊血瘀等均可上扰清阳，闭阻清窍，阻碍经络气血运行，致气血逆乱而发为紧张性头痛，脑窍闭阻是紧张性头痛的基本病机，临床应以通窍为基本治则，导致清窍闭阻原因较多，应针对性选取适宜的通窍法进行治疗，如风寒侵袭所致清窍闭阻，治宜祛风散寒开窍；风痰上扰所致清窍闭阻，治宜祛风化痰开窍；痰湿内蕴所致清窍闭阻，治宜祛湿化痰开窍；痰浊血瘀所致清窍闭阻，治宜活血化痰开窍；气虚亏虚所致清窍失养，治宜益气养血开窍，运用通窍法治疗紧张性头痛，可使脑窍恢复清阳之生理特性，则头痛自除。

现代医家在前人的基础上开拓创新，提出自己对头痛诊治的独到见解，扩展了中医药治疗头痛的思路，对中医治疗头痛的发展具有重要意义。

（二）中医方法治疗头痛的循证研究

循证医学研究是国际公认的评价药物疗效与安全性的科学方法，对中医药开展循证研究是提升中医药的国际认可度的重要途径。

（1）中药治疗头痛的相关 Meta 分析 卢恩仕等[21]纳入 18 项研究，2677 例样本的 Meta 分析，显示中药复方治疗头痛相较于安慰剂有更好的临床疗效，且安全性可靠。

付国静等[22]纳入 12 项 RCT，涉及 927 例受试者的 Meta 分析显示中药在改善紧张性头痛病人头痛天数和生活质量方面具有潜在优势，且未发现严重不良反应。

谢荣芳等[23]纳入 13 项 RCT 研究，共 1216 例患者进行 Meta 分析，证实活血化瘀类中药治疗血管性头痛的疗效及安全性优于氟桂利嗪。

罗浩通等[24]纳入 8 篇文献共 615 例瘀血型原发性头痛患者进行 Meta 分析，发现通窍活血汤可以作为氟桂利嗪的替代药物用于瘀血型原发性头痛的预防治疗，但尚无充足证据证明通窍活血汤与非甾体抗炎药之间的疗效差异。

（2）中医非药物治疗头痛的相关 Meta 分析　武家竹等[25] 纳入 14 项 RCT，共 1141 例参与者的 Meta 分析发现针刺是治疗紧张性头痛的有效方法，在提高总有效率，降低患者头痛程度、持续时间及发作频次方面均优于西药组。

于海等[26] 纳入 9 项 RCT，共 629 例参与者的 Meta 分析发现，针刺、耳穴压丸等中医非药物治疗紧张性头痛临床有效率、发作次数、持续时间均优于西医常规治疗。

附 1　偏头痛

一、概述

偏头痛是反复发作的一侧或两侧搏动性头痛，一般持续 4～72 小时，可伴有恶心、呕吐，声光刺激或日常活动均可加重头痛，处于安静环境、休息可缓解，在偏头痛的发作期间，患者多感到头痛剧烈难忍，严重影响正常生活和工作。偏头痛是临床常见的原发性头痛。偏头痛可能由多种因素引起，如遗传因素、神经化学、神经生理、环境和生活方式等。

根据《国际头痛分类》第三版（third edition of the international classification of headache disorders，ICHD-3），偏头痛可以根据临床表现分为有先兆偏头痛、无先兆偏头痛和慢性偏头痛。偏头痛是第二大常见的神经系统失能性疾病，与焦虑抑郁、睡眠障碍等存在共病关系，部分研究亦发现其可能增加罹患认知功能障碍和心脑血管疾病的风险。在大多数情况下，偏头痛是一种慢性疾病，需要长期的治疗和管理，以减轻症状，提高生活质量。

二、临床表现

根据偏头痛发作的临床表现可分为前驱期、先兆期、头痛期和恢复期，不同时期的症状可能会有重叠，亦有部分病人仅存在部分分期，如仅有先兆症状而无头痛。

（1）前驱期　前驱症状通常在头痛发作前数小时或数天出现，如疲乏、注意力差、颈部僵硬感、思睡、焦虑、抑郁、易怒、畏光、流泪、频繁打哈欠、尿频、恶心、腹泻等。

（2）先兆期　主要表现为视觉、感觉、语言或脑干功能障碍等相关症状，通常持续 5～60 分钟，多于头痛前数十分钟发生，也可与头痛发作同时或在其之后。少数家族性偏瘫型偏头痛病人的症状可持续超过 60 分钟。视觉先兆是最常见的先兆类型，表现为单侧闪光、暗点或水波纹等。感觉异常是第二位常见的先兆类型，表现为自一侧肢体、面或舌的某点开始并逐渐波及同侧肢体、面和（或）舌的其他区域的阳性感觉（如麻刺感）或阴性感觉（如发木感），感觉先兆较少作为唯一先兆症状出现。部分病人可出现语言先兆，多表现为语言表达困难。脑干先兆极为罕见，可表现为复视、眩晕、耳鸣、共济失调（非感觉损害引起）、构音障碍等。视网膜先兆表现为单眼的视觉先兆症状，临床较少见。

（3）头痛期　偏头痛的典型头痛表现为单侧搏动性疼痛，但也有双侧或全头部疼痛，可因日常活动加重或由于头痛而需要休息，头痛部位可在同次发作内或不同发作间转换。头痛程度多为中-重度，视觉模拟评分法（VAS）评分多为 4 分以上，成人偏头痛持续时间为 4～72 小时，儿童为 2～48 小时，中位持续时间为 24 小时。偏头痛发作时可伴有多种症状，60%以上的病人有恶心、呕吐、畏光、畏声，少部分病人也可出现眼红、流涕、流泪、烦躁不安等症状，我国 70.4%的偏头痛病人有皮肤异常性疼痛，6.4%～59.6%的偏头痛病人在前驱期及头痛期常常会伴发眩晕、头晕等前庭症状。

（4）恢复期　主要指头痛症状消失至完全恢复至基线感觉之间，多数病人存在恢复期表现，如疲乏、思睡、注意力差、畏光、易怒、恶心等症状，可持续至头痛停止后 12 小时。

三、诊断与鉴别诊断

（一）诊断

根据偏头痛发作类型、家族史和神经系统检查，通常可作出临床诊断。脑部 CT、CTA、MRI、MRA 检查可以排除脑血管病、颅内动脉瘤和占位性病变等颅内器质性疾病。ICHD-3 偏头痛诊断标准如下。

1. 无先兆偏头痛诊断标准

1）符合 2）～4）特征的至少 5 次发作。

2）头痛持续 4～72 小时未经治疗或治疗无效。

3）至少有下列 2 项头痛特征：①单侧性；②搏动性；③中或重度头痛；④日常活动如步行或上楼梯会加重头痛，或头痛时会主动避免此类活动。

4）头痛过程中至少伴有下列 1 项：①恶心和（或）呕吐；②畏光和畏声。

5）不能归因于其他疾病。

2. 有先兆偏头痛诊断标准

1）符合 2）～4）特征的至少 2 次发作。

2）至少出现以下一种完全可逆的先兆症状：①视觉症状，包括阳性表现（如闪光、亮点或亮线）和（或）阴性表现（如视野缺损）；②感觉异常，包括阳性表现（如针刺感）和（或）阴性表现（如麻木）；③言语和（或）语言功能障碍；④运动症状；⑤脑干症状；⑥视网膜症状。

3）至少满足以下 2 项：①至少 1 个先兆症状逐渐发展时间≥5 分钟，和（或）至少 2 个先兆症状连续出现；②每个先兆症状持续 5～60 分钟；③至少 1 个先兆症状是单侧的；④头痛伴随先兆发生，或发生在先兆之后，间隔时间少于 60 分钟。

4）不能归因于其他疾病，且排除短暂性脑缺血发作。

3. 慢性偏头痛诊断标准

1）每月头痛（紧张性头痛性或偏头痛性）≥15 天，持续 3 个月以上，且符合诊断标准 2）和 3）。

2）患者至少有 5 次发作符合无先兆偏头痛诊断标准的 2）～4）和（或）有先兆头痛诊断标准的 2）和 3）。

3）头痛持续 3 个月以上，每月发作≥8 天且符合下列任意 1 项：①无先兆偏头痛诊断标准的 3）和 4）；②有先兆偏头痛诊断标准的 2）和 3）。

4）不能归因于其他疾病。

（二）鉴别诊断

（1）丛集性头痛　是较少见的一侧眼眶周围发作性剧烈疼痛，持续 15 分钟至 3 小时，发作从隔天 1 次到每日 8 次。本病具有反复密集发作的特点，但始终为单侧头痛，并常伴有同侧结膜充血、流泪、流涕、前额和面部出汗及霍纳征等。

（2）紧张性头痛　是双侧枕部或全头部紧缩性或压迫性头痛，常为持续性，很少伴有恶心、呕吐，部分病例也可表现为阵发性、搏动性头痛。多见于青、中年女性，情绪障碍或心理因素可加重头痛症状。

（3）症状性偏头痛　缘于头颈部血管性病变的头痛，如缺血性脑血管疾病、脑出血、未破裂的囊状动脉瘤和动静脉畸形；缘于非血管性颅内疾病的头痛，如颅内肿瘤；缘于颅内感染的头痛，如脑脓肿、脑膜炎等。这些继发性头痛在临床上也可表现为类似偏头痛性质的头痛，可伴有恶心、呕吐，但无典型偏头痛发作过程，大部分病例有局灶性神经功能缺失或刺激症状，颅脑影像学检查可显示病灶。缘于内环境紊乱的头痛，如高血压危象、高血压脑病、子痫或先兆子痫等，可表现为双侧搏动性头痛，头痛在发生时间上与血压升高密切相关，部分病例神经影像学检查可出现可逆性脑白质损害表现。

（4）药物过度使用性头痛　属于继发性头痛，头痛发生与药物过度使用有关，可呈类偏头痛样或同时具有偏头痛和紧张性头痛性质的混合性头痛，头痛在药物停止使用后 2 个月内缓解或回到原来的头痛模式。药物过度使用性头痛使用预防性治疗措施无效。

四、西医治疗

（一）发作期治疗

发作期治疗使用的药物包括非特异性药物与特异性药物两类，分别适用于不同程度和类型的偏头痛。

1. 非特异性药物

（1）非甾体抗炎药　是偏头痛急性期治疗使用最广泛的药物，主要包括布洛芬、双氯芬酸、阿司匹林、萘普生，其有效性已得到证明，特别是对轻中度的疼痛发作。

（2）对乙酰氨基酚 是一种较为安全且耐受性较好的药物，适用于轻中度的头痛发作，3个月以上婴儿及儿童也可应用。

（3）含咖啡因的复方制剂 在国内应用较为普遍，对中重度头痛发作的疗效较单一成分制剂更好，长期频繁应用需警惕药物依赖及药物过度使用性头痛。

2. 特异性药物

（1）曲普坦类 目前国内上市的口服剂型有舒马普坦、利扎曲普坦和佐米曲普坦，鼻喷剂型有佐米曲普坦。其中利扎曲普坦可用于对急性期非特异性药物无效或效果不佳的6岁以上儿童。曲普坦类药物作用迅速、头痛复发率较低，在头痛期的任何时间应用均有效，但越早应用效果越好。如果以单次最大推荐剂量口服一种曲普坦类药物治疗3次偏头痛发作均未成功，应建议病人改为口服另一种曲普坦类药物。如果口服曲普坦对疼痛的缓解有效但效果不佳，可将曲普坦与速效非甾体抗炎药联合使用。如果头痛早期即出现严重的恶心呕吐，建议应用非口服剂型或合用止吐药物。需注意有缺血性冠状动脉疾病、缺血性脑血管病和缺血性外周血管病等病史以及高血压不易控制的病人禁用。

（2）麦角胺类 是最早用于偏头痛急性发作的药物，由于不良反应较多、易产生药物依赖而逐渐退出市场，目前国内已较难获取。

（3）地坦类 不存在曲普坦类药物收缩血管的不良反应，目前已有多项临床试验证明其治疗偏头痛急性发作的安全性及有效性，尤其对患有心脑血管疾病或有心脑血管疾病风险的偏头痛病人。需要注意的是，地坦类药物存在中枢抑制作用，可能导致病人无法评估自己的驾驶能力及该药物所造成的损伤程度，因此建议服药后至少8小时不要驾驶车辆。同时，该药物也具有导致药物过度使用性头痛的风险。

（4）吉泮类 是降钙素基因相关肽（calcitonin gene related peptide，CGRP）受体拮抗剂，其脂溶性较弱，不易透过血脑屏障，与曲普坦类药物相比较，无血管收缩作用和患药物过度使用性头痛的风险。目前获得美国食品药品监督管理局（food and drug administration，FDA）批准用于成人有或无先兆偏头痛的急性治疗的吉泮类药物包括瑞美吉泮（Rimegepant）和乌布吉泮（Ubrogepant），此两种药物适用于非甾体抗炎药和曲普坦类药物使用禁忌或治疗无效的病人。瑞美吉泮还有预防性治疗偏头痛的作用，是目前唯一获批偏头痛急性期治疗和预防性治疗双重适应证的药物。

（5）辅助用药 氯丙嗪、异丙嗪与甲氧氯普胺等止吐药及多潘立酮等促胃动力药可缓解恶心、呕吐等偏头痛伴随症状，并有利于其他药物的吸收，氯丙嗪等多巴胺受体拮抗剂可用于预防有明显前驱症状（如打哈欠、情绪变化）的偏头痛发作。苯二氮䓬类、巴比妥类镇静剂可通过镇静抗焦虑作用来缓解头痛，氯丙嗪等多巴胺受体拮抗剂药物依赖性及镇静、体重增加等不良反应，建议用于其他药物治疗无效的难治病人。阿片类药物因具有依赖性，易导致药物过度使用性头痛并诱发病人对其他药物的耐药性，仅适用于其他药物治疗无效的严重头痛病人，应在综合考量利弊后使用。

（二）预防性治疗

频繁发作，尤其是每周发作1次以上严重影响日常生活和工作的患者；急性期治疗无效或因副作用和禁忌证无法进行急性期治疗者；可能导致永久性神经功能缺损的特殊变异型偏头痛，如偏瘫性偏头痛、基底型偏头痛或偏头痛性梗死等，药物治疗应从小剂量单药开始，缓慢加量至合适剂量，同时注意副作用。偏头痛发作频率降低50%以上可认为预防性治疗有效。有效的预防性治疗需要持续约6个月，之后可缓慢减量或停药。

（1）钙通道阻滞剂 其中氟桂利嗪是证据级别较强的，最常见的不良事件是镇静和体重增加，长期、大剂量使用可能导致锥体外系反应，推荐疗程不超过6个。

（2）抗癫痫药 主要包括托吡酯和丙戊酸钠。针对成人发作性偏头痛，多项高质量研究证实托吡酯和丙戊酸钠有效。

（3）β受体拮抗剂 常用的是普萘洛尔和美托洛尔，其中普萘洛尔的疗效最为确切，对头痛频率、程度、持续时间均有明显改善，其次证据较为充分的是美托洛尔。常见的不良反应包括心动过缓、头晕、疲劳和抑郁等，有高血压或心动过速的病人可优先考虑。

（4）钙通道调节剂 Meta 分析显示单独应用加钙通道阻滞剂加巴喷丁预防成人发作性偏头痛效果不佳，但仍有两项小样本随机对照试验证实其有效。不良反应包括疲劳感、头昏等。

（5）抗抑郁药 三环类抗抑郁药阿米替林预防偏头痛效果显著优于安慰剂，是证据最为充分的抗抑郁药，但耐受性不佳，主要的不良反应包括口干、嗜睡、体重增加、排尿异常、便秘等。

（6）吉泮类 瑞美吉泮是目前唯一获批偏头痛急性期治疗和预防性治疗双重适应证的药物，目前已有随机对照研究证明其预防性治疗偏头痛的有效性，但需要注意使用该药物预防性治疗偏头痛时的剂量。

五、研究进展[27]

（1）机制研究 偏头痛的发病机制目前尚不完全清楚，有部分证据支持偏头痛起源于外周三叉神经传入纤维的激活和敏化，而更多证据表明偏头痛发作可能源于中枢神经系统如下丘脑或脑干在前驱期的激活。目前较公认的观点是，皮层扩散性抑制（CSD）参与偏头痛的先兆发生，并可能进一步激活三叉神经血管系统，从而将痛觉信号传递至脑干、丘脑和大脑皮质等高级中枢，并促进多种血管活性物质的释放，共同参与偏头痛发作。偏头痛发作的脑网络可塑性变化包括不同脑区结构或功能连接改变，涉及疼痛感知、处理与情绪调控等多种环路。

（2）治疗方案 研究证实 A 型肉毒毒素对慢性偏头痛治疗有效，可显著降低偏头痛发作频率、头痛天数、头痛严重程度及偏头痛相关失能，不良反应主要包括上睑下垂、局部肌肉无力、注射部位和颈部疼痛，但疼痛通常为轻度且持续时间短暂；CGRP 或其受体的四种注射型单克隆抗体：依瑞奈尤单抗（Erenumab）、瑞玛奈珠单抗（Fremanezumab）、加卡奈珠单抗（Galcanezumab）和艾普奈珠单抗（Eptin-ezumab），主要通过选择性阻断 CGRP 或其受体抑制该通路的生物学活性以发挥治疗作用，这 4 种药物在预防发作性和慢性偏头痛的随机试验中均被证实有效，且安全易耐受，在目前已经上市的国家（如美国、丹麦等）因 CGRP 或其受体的单克隆抗体价格昂贵，其临床应用没有严格的适应证；神经调控通过用电流或磁场刺激中枢或周围神经以缓解头痛，可单独或与药物同时用于急性期或预防性治疗，已有多项临床试验结果支持神经调控的有效性和安全性；有相关研究发现高压氧舱对偏头痛治疗有一定的疗效；有学者提出神经阻滞疗法，用于一般药物疗法反应不佳、反复发作的顽固性偏头痛患者，已有通过单用糖皮质激素进行枕神经阻滞，通过手术切除法对三叉神经和枕大神经、颞浅动脉行减压术等治疗偏头痛的相关报道。

附 2 紧张性头痛

一、概述

紧张性头痛（tension headache，TH）是以双侧枕部或全头部紧缩性或压迫性头痛为特点的头痛，约占头痛患者的 40%，是原发性头痛中最常见的类型。紧张性头痛确切的病理生理机制尚不清楚，可能与多种因素有关，如由于长期紧张、焦虑或疲劳、头颈肩胛带姿势不良以及其他原因的头痛或其他部位的疼痛的一种继发症状，引起颈部肌肉持久性收缩，肌肉血液循环障碍和缺血，使缓激肽、5-羟色胺、乳酸、钾等致痛物质局部积累所致。

根据 ICHD-3，紧张性可以根据临床表现分为有偶发性紧张性头痛、频发性紧张性头痛、慢性紧张性头痛和很可能的紧张性头痛。紧张性头痛的特点是头痛感觉压迫性或收缩性，而不是跳动性或搏动性。紧张性头痛通常可以通过改变生活方式如改善姿势、减轻压力、锻炼等来缓解症状，在必要时，可以使用药物来减轻患者症状。

二、临床表现

典型病例多在 20 岁左右发病，发病高峰 40～49 岁，终身患病率约为 46%，两性均可患病，女性稍多见，男女比例约为 4：5。

（1）头痛特点 头痛部位不定，可在双侧、单侧、头顶、全头部、颈项部、双侧枕部、双侧颞部等不同部位出现疼痛，亦可表现为游走性头痛。通常呈持续性轻中度钝痛、胀痛、酸痛或痉挛样疼痛，头周伴随紧箍感、压迫感或沉重感，疼痛程度通常不会显著影响日常生活活动。多以隐匿形式发病，而后为持续性或间断性。

（2）伴随症状　许多患者可伴有头昏、失眠、烦躁、记忆力减退、食欲下降、焦虑或抑郁等症状，部分患者也可出现恶心、畏光或畏声等症状，头痛长时间持续存在者多有心理因素的影响。体检可发现疼痛部位肌肉触痛或压痛点，颈肩部肌肉有僵硬感，捏压时肌肉感觉舒适。

（3）与偏头痛的关系　传统上认为紧张性疼痛与偏头痛是不同的两种疾病，但部分病例却兼有两者的头痛特点，如某些紧张性头痛患者可表现为偏侧搏动样头痛，发作时可伴呕吐。

三、诊断与鉴别诊断

（一）诊断

ICHD-3 紧张性头痛诊断标准如下：

1. 偶发性紧张性头痛

1）符合 2）～4）特征的至少 10 次发作；平均每月发作＜1 天；每年发作＜12 天。

2）头痛持续 30 分钟至 7 天。

3）至少有下列中的 2 项头痛特征：①双侧头痛；②性质为压迫感或紧箍样（非搏动样）；③轻或中度头痛；④日常活动（如步行或上楼梯）不会加重头痛。

4）符合下列 2 项：①无恶心和呕吐；②无畏光、畏声或仅有其一。

5）不能归因于 ICHD-3 的其他诊断。

2. 频发性紧张性头痛

1）符合 2）～4）特征的至少 10 次发作；平均每月发作≥1 天且＜15 天，至少 3 个月以上；每年发作≥12 天且＜180 天。

2）头痛持续 30 分钟至 7 天。

3）至少有下列中的 2 项头痛特征：①双侧头痛；②性质为压迫感或紧箍样（非搏动样）；③轻或中度头痛；④日常活动（如步行或上楼梯）不会加重头痛。

4）符合下列 2 项：①无恶心和呕吐；②无畏光、畏声，或仅有其一。

5）不能归因于 ICHD-3 的其他诊断。

根据触诊颅周肌肉是否有压痛可分为伴颅周压痛的频发性紧张性头痛、不伴颅周压痛的频发性紧张性头痛两类。

3. 慢性紧张性头痛

1）符合 2）～4）特征；平均每月发作≥15 天，3 个月以上；每年发作≥180 天。

2）头痛持续数小时或数天或持续不断。

3）至少有下列中的 2 项头痛特征：①双侧头痛；②性质为压迫感或紧箍样（非搏动样）；③轻或中度头痛；④日常活动（如步行或上楼梯）不会加重头痛。

4）符合下列 2 项：①无畏光、畏声及轻度恶心症状，或仅有其一；②无中或重度恶心和呕吐。

5）不能归因于其他疾病。

根据触诊颅周肌肉是否有压痛可分为伴颅周压痛的慢性紧张性头痛、不伴颅周压痛的慢性紧张性头痛两类。

4. 很可能的紧张性头痛

（1）很可能的偶发性紧张性头痛

1）偶发性紧张性头痛诊断标准中 2）～4）特征仅一项不满足。

2）发作不符合无先兆偏头痛诊断标准。

3）不能归因于其他疾病。

（2）很可能的频发性紧张性头痛

1）频发性紧张性头痛诊断标准中 2）～4）特征仅一项不满足。

2）发作不符合无先兆偏头痛诊断标准。

3）不能归因于其他疾病。

（3）很可能的慢性紧张性头痛

1）头痛均每月发作≥15天，3个月以上；每年发作≥180天，且符合慢性紧张性头痛诊断标准的2）、3）项。

2）无畏光、畏声及轻度恶心症状，或仅有其一。

3）不能归因于ICHD-3的其他诊断，但药物过量者符合药物过量性头痛任一亚型的诊断标准。

（二）鉴别诊断

（1）偏头痛 临床常见的原发性头痛，属于慢性神经血管性疾病。依据其表现为发作性、多为偏侧、中重度、搏动样痛，一般持续4～72小时，伴有恶心，呕吐，光、声刺激，且日常活动可加重头痛，安静环境、休息可缓解头痛，即可鉴别。

（2）丛集性头痛 临床较少见，依据其表现为一侧眼眶周围发作性剧烈疼痛，一般持续少则15分钟，多则3小时，发作从隔天1次到每日数次不等，呈反复密集发作的特点，但始终为单侧头痛，并常伴有同侧结膜充血、流泪、流涕、前额和面部出汗等，即可鉴别。

四、西医治疗

1.药物治疗

（1）对症治疗 对发作性紧张性头痛，特别是偶发性紧张性头痛患者，适合对症治疗。治疗可采用非甾体抗炎药如阿司匹林、对乙酰氨基酚等，可单一用药或予复合制剂。但需注意切勿滥用镇痛药物，因其本身可引起药物过度使用性头痛。

（2）预防治疗 对于频发性及慢性紧张性头痛应采用预防性治疗，包括三环类抗抑郁药如阿米替林、多塞平，也可使用5-羟色胺再摄取抑制剂；肌肉松弛剂如盐酸乙哌立松、巴氯芬等。

2.非药物治疗

非药物治疗的方法包括松弛治疗、物理治疗、生物反馈疗法等，也可改善部分病例的临床症状。

五、研究进展[28]

（1）机制研究 紧张性头痛的病理生理学机制尚不清楚，目前认为"周围性疼痛机制"和"中枢性疼痛机制"与紧张性头痛的发病有关。前者在发作性紧张性头痛的发病中起重要作用，是因为颅周肌肉或肌筋膜结构收缩或缺血，细胞内外钾离子转运异常、炎症介质释放增多等导致痛觉敏感度明显增加，引起颅周肌肉或肌筋膜结构的紧张和疼痛。"中枢性疼痛机制"可能是引起慢性紧张性头痛的重要机制。慢性紧张性头痛患者由于脊髓后角、三叉神经核、丘脑、皮质等功能和（或）结构异常，对触觉、电和热刺激的痛觉明显下降，易产生痛觉过敏。中枢神经系统功能异常可有中枢神经系统单胺能递质慢性或间断性功能障碍。神经影像学研究证实慢性紧张性头痛患者存在灰质结构容积减少，提示紧张性头痛患者存在中枢神经系统结构的改变。另外，应激、紧张、抑郁等精神心理因素能增加中枢敏感性，与持续性颈部及头皮肌肉收缩有关，也能加重紧张性头痛。

（2）治疗方案 相关研究认为，加巴喷丁治疗是青少年紧张性头痛预防性治疗的可行方案；肉毒素对紧张性头痛治疗有一定疗效，但是研究规模较小，尚无法确定其有效性；国内对治疗紧张性头痛联合用药尝试较多，相关临床研究表明，阿米替林联合乙哌立松治疗紧张性头痛效果优于单用阿米替林，亦有研究表明，阿米替林联合重复经颅磁刺激在减轻病人疼痛程度的同时可改善病人伴有的焦虑、失眠等症状。

参 考 文 献

[1]赵永烈，王永丽，胡坤，等.内伤头痛从肝治疗的理论探讨[J].世界中医药，2018，13（11）：2706-2708.

[2]蒋之林，崔向宁.崔向宁从肝治疗原发性头痛经验[J].辽宁中医杂志，2021，48（10）：15-18.

[3]方雪，陈炯华，王永生.符为民从肝论治偏头痛经验[J].河南中医，2022，42（1）：54-58.

[4] 张利, 杨彩虹, 陈飞, 等. 陈天然治疗偏头痛的学术思想及经验 [J]. 四川中医, 2022, 40 (5): 12-14.

[5] 冯慧媛, 刘叶辉. 刘叶辉教授从肝论治偏头痛临证经验 [J]. 广西中医药大学学报, 2020, 23 (4): 27-29.

[6] 张子环, 韩慧, 苗晓雪, 等. 邵淑娟应用柴胡疏肝散治疗慢性紧张型头痛临床经验 [J]. 中医药临床杂志, 2021, 33 (4): 650-652.

[7] 马玉玮, 马瞳瞳, 潘佐泱, 等. 贾孟辉教授论治紧张型头痛经验浅析 [J]. 中国民族民间医药, 2021, 30 (3): 83-84, 91.

[8] 乔明亮, 赵童, 赵继, 等. 孟毅论治丛集性头痛经验 [J]. 中国民间疗法, 2020, 28 (12): 31-33.

[9] 王小亮, 张树泉. 张树泉教授治疗丛集性头痛临床经验 [J]. 光明中医, 2018, 33 (21): 3137-3138.

[10] 崔敏, 陈曦. 韦绪性教授治疗丛集性头痛经验 [J]. 中医研究, 2015, 28 (9): 46-48.

[11] 李康宁, 王蕾, 赵文景, 等. 张炳厚教授治疗原发性头痛用药规律探讨 [J]. 中西医结合心脑血管病杂志, 2023, 21 (3): 520-525.

[12] 黄疆川, 陈青, 王天鸣, 等. 赵建军运用虫类药治疗偏头痛经验整理 [J]. 中西医结合心血管病电子杂志, 2020, 8 (2): 12.

[13] 赵永烈, 胡坤, 王永丽, 等. "风药" 在治疗头痛中的作用 [J]. 中医学报, 2017, 32 (9): 1654-1657.

[14] 赵永烈, 王谦, 王良叶, 等. 川芎治疗头痛各家谈 [J]. 中医药学报, 2014, 42 (2): 97-101.

[15] 刘强, 王琦. 风药在瘀血头痛中的作用 [J]. 江苏中医药, 2020, 52 (3): 78-80.

[16] 冯卫红, 鲁秀蕾, 陈华德. 陈华德分期论治偏头痛的经验撷粹 [J]. 中国乡村医药, 2021, 28 (7): 13-14.

[17] 杨柳, 韩冠先. 韩冠先治疗头痛经验 [J]. 国医论坛, 2022, 37 (2): 50-51.

[18] 关晓芳, 吕海江. 吕海江治疗内伤头痛经验 [J]. 河南中医, 2022, 42 (4): 533-536.

[19] 张伟, 薛笑笑, 荣培红. 荣培红运用通窍辨病结合八纲辨证治疗原发性头痛的临床经验 [J]. 中国民间疗法, 2021, 29 (3): 32-34.

[20] 张晓燕. 浦家祚教授通窍法治疗紧张型头痛临床经验 [J]. 中国中医急症, 2020, 29 (2): 346-348.

[21] 卢恩仕, 李洪皎, 何丽云. 中药复方治疗头痛安慰剂效应的 Meta 分析 [J]. 现代中药研究与实践, 2023, 37 (1): 85-91.

[22] 付国静, 申伟, 张路, 等. 中药治疗紧张型头痛疗效和安全性的系统评价 [J]. 中西医结合心脑血管病杂志, 2022, 20 (1): 37-45.

[23] 谢荣芳, 刘丽婷, 黄春华, 等. 活血化瘀类中药治疗血管性头痛的 Meta 分析 [J]. 江西中医药, 2022, 53 (1): 39-44.

[24] 罗浩, 王洋洋, 曾召, 等. 通窍活血汤治疗瘀血型原发性头痛的 Meta 分析 [J]. 实用医学杂志, 2017, 33 (3): 476-479.

[25] 武家竹, 张曼, 杜元灏. 针灸治疗紧张性头痛的 Meta 分析与 GRADE 评价 [J]. 辽宁中医杂志, 2023, 50 (5): 1-6, 253.

[26] 于海, 朱林平. 中医非药物治疗紧张型头痛的 Meta 分析 [J]. 内蒙古中医药, 2023, 42 (2): 36-39, 92.

[27] 叶深琼, 王相明, 张月辉. 偏头痛发病机制的研究进展 [J]. 医学综述, 2020, 26 (6): 1086-1091.

[28] 孙永欣, 姚刚, 于挺敏, 等. 紧张型头痛机制研究进展 [J]. 中国医药导报, 2019, 16 (3): 37-39, 48.

(赵永烈　袁惠民)

第六节　痫　病

一、概述

痫病是一种反复发作性神志异常的病症, 亦称 "癫痫", 俗称 "羊癫风"。临床是以突然意识丧失，甚则仆倒，昏不知人，口吐涎沫，两目上视，肢体抽搐，或口中如作猪羊叫声为主要临床表现的一类病症。其定义包含两个方面的内容：一方面本病具有神志失常和肢体抽搐等特定的临床症状；另一方面本病为发作性，起病急速而移时清醒，醒后一如常人，但多反复发作。

本节讨论内容，虽以痫病大发作的证治为主，但对小发作等类型的辨治亦可运用。痫病既可为一个独立的病证，又可继发于其他疾病，西医学中的原发性癫痫与继发性癫痫，均可参照本节辨证论治。

二、病因病机

痫病的发生与多种因素有关，分为先天和后天两个方面，且强调大多以"七情"为患。先天因素包括遗传、妊娠失调或禀赋不足等，后天因素则包括六淫邪毒、情志因素、饮食失调、外伤、脑内虫证等，或患他病之后，造成脏腑失调，痰浊阻滞，气机逆乱，风阳内动所致，而尤以痰邪作祟最为重要。

（一）病因

（1）七情失调　主要责之于惊恐。《素问·举痛论》说："恐则气下""惊则气乱"。历代医家持此言论者颇多。由于突受大惊大恐，造成气机逆乱，进而损伤脏腑，肝肾受损，则易致阴不敛阳而生热生风。脾胃受损，则易致精微不布，痰浊内聚，经久失调，一遇诱因，痰浊或随气逆，或随火炎，或随风动，蒙蔽心神清窍，是以痫病发作。小儿脏腑娇嫩，元气未充，神气怯弱，或素蕴风痰，更易因惊恐而发生本病，明代张介宾《景岳全书·癫狂痴呆》云："盖小儿神气尚弱，惊则肝胆夺气而神不守舍，舍空则正气不能主，而痰邪足以乱之。"

（2）先天因素　痫病之始于幼年者多见，与先天因素有密切关系，所谓"病从胎气而得之"。《内经》认为多因"在母腹中时，其母有所大惊"所致。若母体突受惊恐，一则导致气机逆乱，一则导致精伤而肾亏，所谓"恐则精却"。母体精气之耗伤，必使胎儿发育异常，出生后，遂易发生痫病。而妊娠期间，母体多病，服药不当，损及胎儿，尤易成为发病的潜在因素。

（3）脑部外伤　由于跌仆撞击，或出生时难产，均能导致脑窍受损，瘀血阻络，经脉不畅，脑神失养，使神志逆乱，昏不知人，遂发痫病。正如清代周学海《读医随笔·证治类》指出："癫痫之病，其伤在血……杂然凝滞于血脉，血脉通心，故发昏闷，而又有抽掣叫呼者，皆心肝气为血困之象。"

（4）其他　或因六淫之邪所干，或因饮食失调，或因患他病后，脏腑受损，均可导致积痰内伏。一遇劳累过度，生活起居失于调摄，遂致气机逆乱，触动积痰，热动生风，壅塞经络，闭塞心窍，上扰脑神，发为痫病。

（二）病机

1. 发病

痫病以头颅神机受损为本，脏腑功能失调为标，其脏气不平，阴阳偏盛，神机受累，元神失控是病机的关键所在。而先天遗传与后天所伤为其两大致病因素，概由痰、火、瘀为内风触动，而致气血逆乱，清窍蒙蔽，故而发病。

2. 病位

与五脏均有关联，主要责之于心肝。

3. 病性

病初多实，渐至虚实夹杂，久则以虚为主，虚中夹实。

4. 分期

根据痫病的病程阶段，可从发作、间歇与恢复三个时期分析其病机。

（1）发作期　痫病发作期的病机以"脏气不平""营卫逆乱""逆气所生"为主，是由气机紊乱所致。多因先天或后天各致病因素引发气机逆乱,上巅犯脑,迷闭脑窍,引动肝风。脑为逆气所犯,则必生眩晕或跌仆;脑受迷闭则神昏目瞑,引动肝风则发抽搐,是以病证作矣。

(2)间歇期　痫病间歇期是指痫病停止发作阶段,可因病情轻重而异。轻者间歇期数月甚至逾年,重者间歇期数日甚至以时、分计算。间歇期仅仅是逆气暂时消散,但由于痰、热、积、瘀、虫、惊等病因未除,而脏腑、经络、气血的功能未恢复,随时有再次发作的可能。

(3)恢复期　也称缓解期,此期指痫病停止发作达 3 年以上,可有 3 种情况:一为致病因素已去除,脏腑、经络、气血功能正常,逆气不再出现,病可痊愈。一为病因已除,但脏腑、经络、气血功能尚处于恢复之中,此期若调养得当,则病证可不再发;若又因精神刺激、感染时疫、饮食不节或劳累过度等因素破坏体内气机平衡,致使气机逆乱,则可使痫病复发。一为经治疗后病因虽除,但脏腑、经络、气血功能已严重受损,主要为脑神受蒙,脾肾两亏等。

5. 病机转化

痫病的病机转化决定于正气的盛衰及痰邪深浅。发病初期,痰瘀阻窍,肝郁化火生风,风痰闭阻,或痰火炽盛等以实证为主,因正气尚足,痰浊尚浅,易于康复;若日久不愈,损伤正气,首伤心脾,继损肝肾,加以痰瘀凝结胶固,表现为虚实夹杂,则治愈较难,甚至神情呆滞,智力减退。

三、诊断与鉴别诊断

(一)诊断

1)全面性发作时突然昏仆,项背强直,四肢抽搐。或有口中如作羊、猪叫声,或仅两目瞪视,呼之不应,或头部下垂,肢软无力;部分发作时可见多种形式,如口、眼、手等局部抽搐而无突然昏倒,或幻视,或失神,或呕吐、多汗,或无意识的动作等。

2)起病急骤,发作时间长短不一,但移时可醒,醒后如常人,无后遗症,且反复发作,每次发作的情况基本相同。

3)多有家族史,或产伤史,或颅脑外伤史。每因惊恐、劳累、情志过极而诱发。

4)有的发作前有眩晕、胸闷等先兆。

5)脑电图检查有异常慢波,可助于诊断,有条件者行头颅 CT、磁共振检查,亦有助于明确诊断及鉴别诊断。

(二)鉴别诊断

(1)痫病与癫狂　癫证以精神抑郁、表情淡漠、沉默呆钝、语无伦次、静而少动为特征;狂证以精神亢奋、狂躁刚暴、喧扰不宁、毁物打骂、动而多怒为特征。

(2)痫病与痉证　中医所谓痉证,常出现意识障碍、脑膜刺激征、肌张力升高等症状体征,颇似现代医学的各型脑炎、脑膜炎及传染性脑病、中毒性脑病等。

(3)痫病与中风　中风患者可出现意识障碍,也可有肢体抽搐发作,但病情预后与痫病不同,一般短时间内不会出现反复发作。痫病与中风虽都有昏仆,但痫病突发性跌倒发作时有其独特症状,而且分期明确,每次发作持续数分钟,醒后如正常人,有反复发作的倾向,间歇期正常。中风病突发时跌倒多无声且无刻板性,意识障碍持续时间较长,经抢救治疗后可逐渐清醒,常遗留有半身不遂、言语不清、偏身麻木等。

四、辨证论治

(一)辨证要点

历代许多医家都曾提出,治病首当分辨阴阳虚实,具体来说主要是区分阳痫和阴痫,而一般认为阳痫是偏于实热的一种证候;阴痫是偏于虚寒的一种证候,基于此认识,故于临床辨证时,如能判别阳痫与阴痫，则证候的虚实属性便可知晓。回顾古代文献的记述，对于阳痫、阴痫的区分，主要是依据体质的强弱、病程的长短、症状、舌脉象的不同表现来确定的。结合当今的临床实践，我们认为在痫病的发作期，仔细地观察神志障碍和抽搐的情况；在痫病的间歇期，详尽地了解兼证的表现，应该是本病辨证的要点。

1. 辨神志

神志障碍和抽搐是本病的两大主症，临床常见有三种不同的表现形式。其一是猝倒嚎叫，此为霎时间神志丧失，或者说神志障碍发作急骤，瞬息即不省人事，其嚎叫声尖音高，于顷刻间瞳神散大，多伴有强劲有力的抽掣、牙关紧闭，上睑上举，两目上视，其面色先为潮红或紫红，渐转青紫，唇色暗青，口中溢出大量白色涎沫。关于发作后其神志的恢复，有5~15分钟逐渐转为清醒者；也有清醒之前醋睡数小时或表现为短暂的躁动不安、精神错乱者。如属这种表现的多是阳痫，盖因痰热被风阳扰动进而气血逆乱蒙蔽清阳之府而成。其二是失神呆滞，此为突然发作的极短的呆滞无知、不动不语，一般多为两眼发直，瞪视或上视，常见手中物件掉落，也可伴有眼睑、颜面及肢体的颤动和抽动，其神志丧失多达5~30秒即恢复如常。如属这种表现的多是阴痫，盖因风阳触动内伏的痰湿，蒙塞心窍而成。其三是抽搐频发，神志昏愦，此为急骤起病的神志障碍和强劲有力的抽搐，其抽搐频繁发作的程度，可于一小时内二三发，也可于一日内十数次以上的发作，此因发作频繁神志未及清醒即又不清，故神志障碍愈演愈深，终致昏愦。如属这种表现的，虽然也属阳痫，但其证多是虚实夹杂，或因肝肾阴虚，内风暗煽，或因中气不足，浊邪上犯，由内风、浊邪触动伏痰致使抽搐频发而神志昏愦。

2. 辨兼证属性

痫病间歇期有的病人有兼症，有的病人无兼症。一般来说病程长的、体质弱的、反复发作的病人多有兼症。对于有兼证者，应详尽地了解其兼症，如气色、饮食、睡眠、二便的情况，有无头晕头痛、胸闷脘胀，气短乏力、恶心咯痰等症状，其中有痰者还要细查痰量的多少、颜色、黏稠程度及是否容易咯出，其辨证主要根据兼症的表现，结合舌象、脉象和既往发作的症状特点，来确定证候寒热虚实的属性。对于部分无兼症的病例，应根据体质的强弱、病程的长短、病史的特点，再结合舌象、脉象的表现进行辨证分析。如体质强，病程短，有外伤史，舌质紫暗，脉细涩者，当属瘀血内阻证。总之，在痫病间歇期，应重视辨兼症的有无和属性。有兼症者其证候属性自能辨清，施以治疗必是大法不错。无兼症者则应注重舌象、脉象以观虚实，参考体质、病程、病史等特点，进而辨别虚实，投以涤痰化瘀、调和气血之法，对于防止复发也有益处。另外判断本病之轻重要注意两个方面，一是病发持续时间之长短，一般持续时间长则病重，短则病轻；二是发作时间间隔之久暂，即间隔时间短则病重，间隔时间长则病轻。其临床表现的轻重与痰浊之深浅和正气之盛衰密切相关。

（二）治则治法

中医临床治疗痫病的基本法则包括祛风止痫、逐痰止痫、镇惊止痫、清热止痫，也称为正治法。临证时还须了解病情变化后的处理方法，称为变治法，包括化滞止痫、活血止痫、健脾止痫等。痫病初发，为阳痫者当以息风涤痰为主。痫病病久，为阴痫者当以益气、育阴、养血为主。本病发作期无论阳痫、阴痫总以开窍定痫治标为先；而间歇期与恢复期当以调补气血治本为重。邪实者，以攻邪为主；有虚象者，予以扶正。攻邪常用息风、化痰、活血、泻火等法。用药时观察其风、火、痰、瘀之偏重，如火盛者，重点泻火，兼以息风、活血等。扶正多采用健脾、养心、滋肝、益肾之法。但因本病多痰、瘀为患，故治痫应首先强调行痰，但行痰必先顺气，顺气又必先调中，若属顽痰胶固，需用辛温始为开导。若为痰热夹惊，则宜寒凉降火涤痰。总之行痰顺气一法在痫病的整个治疗过程中是应予以重视的治疗原则。

（三）分证论治

痫病病机复杂，病理因素喜多变，易相互转化，故本节论治仅以证型讨论，不再分发作期、间歇期和恢复期。

1. 阳痫

【证候】发病前多有眩晕，头痛而胀，胸闷无力，喜伸欠等先兆症状，或无明显症状，旋即仆倒，不省人事，面色潮红或紫红，继而转为青紫或苍白，口唇青紫，牙关紧闭，两目上视，项背强直，四肢抽搐，口吐涎沫，或喉中痰鸣，或发怪叫，甚至二便自遗。移时苏醒，除感疲乏、头痛外，一如常人，舌质红，苔多白腻或黄腻，脉弦数或滑。

【病机分析】头晕头痛、胸闷欠伸仅有片刻，旋即神昏，此为风痰上逆的前驱表现。神昏仆地是因内风夹痰横窜，气血逆乱于胸中，心神被蒙之故。面色先见潮红系由风阳上涌而成，继之面色紫红、青紫或苍白，口唇青暗皆由风痰、痰热闭塞心胸，阳气受遏，血行瘀阻所致，甚至发病时手足不温。应该说明，据历代不少医家记述阳痫发作时面赤有光泽，身热肢温，但从当今临床观察面赤身热者却很少见，仅有部分病例病证发作时面色潮红。至于两目上视，牙关紧闭，颈项侧扭，手足抽搐或四肢抽掣皆由内风窜扰筋脉所成。喉中痰鸣，口吐涎沫，并发出猪羊嚎叫声等症，清代张璐《张氏医通》云："惟有肝风，故作抽搐，搐搦则通身之脂液逼迫而上，随逆气而吐出于口也。"实际上在发痫神昏之时，病人不能自主，应是痰涎溢出口外。张氏在这里指出随气逆而出的为全身过剩的脂液，并非从肺而出的有形之痰。腻苔主湿盛，黄腻苔为内蕴痰热，其脉是属风痰内盛之征。惟风痰聚散无常，故时常发作而醒后一如常人。本证若调治不当，或经常遇有惊恐、劳累、饮食不节等诱因的触动，致使频繁发作，进而正气渐衰，湿痰内盛可以转变为阴痫。

【治法】清热化痰，息风定痫。

【方药】清热镇惊汤化裁合定痫丸加减。清热镇惊汤化裁药用生石决明、紫石英、龙胆草、山栀、木通、生大黄、干姜、柴胡、麦冬、天竺黄、胆南星、远志、菖蒲、天麻、钩藤。方中生石决明平肝息风，紫石英镇心定惊，龙胆草泻肝之实火，与山栀、木通同用有通达三焦利湿之效。用生大黄泻热，反佐干姜是苦辛并用，可以和胃降逆，又有助于天竺黄、胆南星清热豁痰。远志、菖蒲逐痰开窍。天麻、钩藤息风止痉，柴胡一味可为引经药，又能疏气解郁，配用麦冬可防龙胆草等药苦燥伤阴，兼可安神。定痫丸方中天麻、全蝎、僵蚕以平肝息风而止抽搐，川贝母、胆南星、半夏、竹沥、菖蒲以化痰开窍而降逆气，琥珀、茯神、远志、辰砂以镇心安神而能定惊，茯苓、陈皮以健脾理气，丹参、麦冬以理血育阴，姜汁、甘草可以温胃和中。

【加减】便秘者，大黄加量泻下焦实热；吐血、衄血、发斑者，加玄参、生地黄、丹皮以清热凉血。对久病频发者，须调补正气，于定痫丸"方内加人参三钱尤佳"，原书在定痫丸之后，附有河车丸一方，并曰"既愈之后，则用河车丸以断其根"。

2. 阴痫

【证候】发作时面色晦暗青灰而黄，手足清冷，双眼半开半合，昏愦、僵卧、拘急，或抽搐发作，口吐涎沫，一般无明显嚎叫，或声音微小。也可仅有呆木无知，不闻不见，不动不语；或动作中断，手中物件落地；或头突然向前倾下，又迅速抬起；或二目上吊数秒至数分钟后恢复，病发后对上述症状全然无知。患者多一日频发十数次或数十次，醒后感周身疲乏，或如常人，舌质淡，苔白腻，脉多沉细或沉迟。

【病机分析】本证在儿科常由慢惊之后痰迷心窍而成。成人则阳痫病久，频繁发作使正气日衰，痰结不化逐渐演变而来。阴痫病在里，属脏病，主在脾肾而先后天俱受损，一则气血生化乏源，再则命火不足，气化力薄，水寒上泛，故发痫时面色晦暗萎黄，手足青冷。湿痰上壅，扰乱神明，又因心胸阳气虚衰有败脱之象，故双眼半开半合而神志昏愦。《内经》云"风胜则动""四肢为诸阳之本"，可见风阳亢盛则抽搐颤动亦剧。当下血不养筋，筋膜燥涩仅有暗煽之虚风，故偃卧拘急或颤动抽搐时发。口吐涎沫可资证明内伏痰湿壅盛，随气逆而涌出。口不嚎叫或声音微小则是体内虽有积痰阻窍，然而正不胜邪所致。仅表现为呆木不知的主在心肾，以心主血、肾主髓，若心血不济、髓海空虚之人，遇有痰浊上蒙清窍则神明丧失。舌象、脉象均属阳虚湿痰内盛之征。

阴痫病情虽重，若调治得当，体质渐复，间歇较长时期不发，如年余以上，则可转为阳痫。如阴痫频作，渐而昏痴健忘，终将丧失工作能力。

【治法】温脏除痰，顺气定痫。

【方药】二陈汤合五生丸加减。二陈汤方中半夏辛温性燥，善能燥湿化痰，且又和胃降逆，为君药。陈皮为臣，既可理气行滞，又能燥湿化痰。君臣相配，寓意有二：一为等量合用，不仅相辅相成，增强燥湿化痰之力，而且体现治痰先理气，气顺则痰消之意；二为半夏、陈皮皆以陈久者良，而无过燥之弊，佐以茯苓健脾渗湿，渗湿以助化痰之力，健脾以杜生痰之源。五生丸方中南星、半夏、白附子性辛温，皆可除痰，半夏入脾胃兼以降逆散结，南星入肺、肝、脾兼以祛风解痰，白附子主入胃以祛风痰而逐寒湿；川乌为大辛大热之品，温脾肾，助气化而能祛散沉寒结滞；黑豆一味补肾而利湿。总观五生丸以温脏除痰为主治。再予二陈汤加减顺气行痰，辅助丸药的药力，协同一致以定痫。

【加减】若伴有眩晕者，可加僵蚕、石决明、钩藤、竹沥、地龙等以加强化痰息风之力；头痛甚者，加蔓荆子、白蒺藜等以祛风止痛；呕吐甚者，可加代赭石、旋覆花以镇逆止呕；兼气虚者，可加党参、生黄芪以益气；湿痰偏盛，舌苔白滑者，可加泽泻、桂枝以渗湿化饮。

3. 脾虚痰盛证

【证候】神疲乏力，身体瘦弱，食欲不佳，大便溏薄，咯痰或痰多，语声轻微，或恶心泛呕，或胸脘痞闷，舌质淡，苔白腻，脉濡滑弱或细弦滑。

【病机分析】脾虚生化乏源，气血不足，故神疲乏力，身体瘦弱。因积痰内伏日久则伤脾，脾虚则痰浊益甚，壅塞中州，升降失常致食欲不佳、恶心泛呕、咯痰胸闷、大便溏薄诸症。

【治法】健脾益气，燥湿化痰。

【方药】六君子汤加减。方中人参甘温，补益脾胃之气，为君药。白术甘温而兼苦燥之性，甘温补气，苦燥健脾，与人参相协，益气补脾之力益著，为臣药。茯苓甘淡，健脾渗湿，与白术为伍，前者补中健脾，守而不走，后者渗湿助运，走而不守，二者相辅相成，健脾助运相得益彰，为佐药。炙甘草甘温益气，合人参、白术可加强益气补中之力，又能调和方中诸药，为佐使药，再加半夏、陈皮以燥湿化痰和胃，六药相合，共奏健脾化痰之功效。

【加减】若呕吐，加半夏、生姜以降逆止呕；胸膈痞满者，加枳壳以行气宽胸；心悸失眠者，加酸枣仁以宁心安神；若畏寒肢冷，脘腹疼痛者，加干姜、附子以温中祛寒。烦渴，加黄芪；胃冷，呕吐涎味，加丁香；呕逆，加藿香；脾胃不和，倍加白术、姜、枣；脾困，加人参、木香、缩砂仁；脾弱腹胀，不思饮食，加扁豆、粟米；伤食，加炒神曲；胸满喘急，加白豆蔻。

4. 肝火痰热证

【证候】素常情绪急躁，因着急郁怒每诱发痫病发作，于痫止后易烦躁更为突出，心烦失眠，口苦而干，便秘，或咯痰黏稠如丝成块，舌质偏红苔黄，脉弦数。

【病机分析】肝火亢盛则情绪急躁，口苦而干。痫止之后易急烦躁更重是因风阳耗竭肝液，虚火内扰而成。肝火扰乱心神故心烦失眠，肝火煎熬津液结而为痰，故痰黏稠咳吐不爽。

【治法】清泻肝火，化痰宁神。

【方药】龙胆泻肝汤合涤痰汤加减。龙胆泻肝汤方中龙胆草大苦大寒，既能清利肝胆实火，又能清利肝经湿热，故为君药。黄芩、栀子苦寒泻火，燥湿清热，共为臣药。泽泻、木通、车前子渗湿泄热，导热下行；实火所伤，损伤阴血，当归、生地黄养血滋阴，邪去而不伤阴血；共为佐药。肝喜条达而恶抑郁，火邪或湿热内郁，则肝气不舒，大剂苦寒降泄，又恐肝胆之气被抑，故用柴胡疏畅气机以顾肝用，兼引诸药归于肝胆；甘草调和诸药，并防苦寒败胃，为佐使药。涤痰汤方中人参、茯苓、甘草补心益脾而泻火；陈皮、胆南星、半夏利气燥湿而祛痰；菖蒲开窍通心，枳实破痰利膈，竹茹清燥开郁，使痰消火降，则经通而舌柔矣。二方合用，共奏泻肝胆实火，化痰而宁神之功效。

【加减】若痰火壅实、大便秘结者，可加用青礞石、沉香等药以祛痰泻火通腑；伴见烦躁、舌红、苔黄者，可加瓜蒌清化痰热；若病久入络而有瘀血征象，可酌加郁金、丹参、降香、姜黄以活血化瘀。头晕目眩，神志不宁，谵语发狂，或大便秘结，小便赤涩，可用当归龙荟丸。

5. 肝肾阴虚证

【证候】痫病频发之后，神思恍惚，面色晦暗，头晕目眩，两眼干涩，耳轮焦枯不泽，健忘失眠，腰酸腿软，大便干燥，舌质红，脉细数。

【病机分析】痫病频发的病人则气血先虚，又久病及肾而肝肾同源，是血虚到了严重程度，势必动用肾精，如肾精不足，髓海失养则可见神思恍惚、面色晦暗、健忘诸症。同为肝窍，若血虚液燥则两目干涩，血虚肝旺故头晕目眩。肾开窍于耳，又肾主腰膝，故肾精虚亏则耳轮焦枯不泽、腰酸腿软。阴亏大肠失润以致便秘。舌质红、脉细数为精血不足之象。

【治法】滋补肝肾，潜阳安神。

【方药】大定风珠加减。方中以阿胶和鸡子黄为君，滋养阴液以息内风；白芍、地黄、麦冬共为臣滋阴柔肝；龟甲镇肾气，补任脉，止心痛，鳖甲入肝搜邪，共奏滋阴潜阳之功；麻仁养阴润燥；牡蛎既能存阳，又涩大便，且清在里之余热，五味子味酸善收，与诸滋阴药相伍，而收敛真阴；甘草为使，调和诸药。全方共奏滋阴补肾、潜阳安神之功。

【加减】病程较久，诸治无效，或平素情绪抑郁，善惊易恐，或见面色暗滞、舌青紫有瘀点者；常于方中加丹参、川芎，以化瘀行滞。如心中烦热重者加竹叶、灯心草以清热除烦，大便干燥者加肉苁蓉、当归、火麻仁以滋液润肠。

（四）其他疗法

1. 埋线疗法

癫痫穴位于大椎穴与尾骨尖连线的中点处。

具体方法：局部皮肤常规消毒，穴位处注射 0.5% 利多卡因 2ml，后用缝合三棱针，将 1～3 号铬制肠线埋入深筋膜或浅层肌肉中，上下左右交叉埋入，以无菌敷料覆盖，胶布固定，5 天后除去敷料，其间避免局部皮肤出汗。其后视情况每月或半年埋线一次，可连续 8～12 个疗程。

注意事项：①埋入线时进针后要把线头拉进皮肤内，不能露出线头，暴露于皮肤外部之线头应以弯剪压线头处剪断，使线头自然回缩入皮肤内；②洗澡时应避开埋线处皮肤，避免感染；③瘢痕性体质禁用本法；④妊娠晚期避免穴位埋线，分娩半年后再行穴位埋线治疗。

2. 穴位注射

穴位注射疗法常用器具可选用普通注射器、结核菌素注射器（1ml）、25 号牙科针头、普通 7 号针头或麻醉针头。

穴位注射时，体位一般不受限制，便于取穴即可。注射时按照一般肌内注射要求，局部皮肤先以 2% 碘酒消毒，后以 75% 乙醇溶液脱碘，以手持针快速刺入，后上、下缓慢提插，如无气感，则可将针头轻轻旋转或稍换方向，待患者有酸、麻、胀感后，回抽无回血即可将药液缓缓注入。

穴位注射一般以 5～10 天为 1 个疗程，如效果欠佳，可连续或休息数日后再行第 2 个疗程。

3. 耳针疗法

选穴：第一组皮质下、神门、脑干点、脑点；第二组神门、肾点、心点、枕点。

方法：每日 1 次，两耳交替针刺。亦可埋皮针或王不留行，3～7 天更换 1 次，嘱患者或家属每日局部按压 2～3 次，每次 1 分钟。

4. 穴位水针

可采用 0.5% 利多卡因注射液 5～10ml 进行穴位注射。

所选穴位分为 2 组，共 14 穴，每组各分为主穴、配穴和选用穴三类，主穴和配穴是必选穴位，选用穴则根据患者情况适当加减。第一组：主穴为间使、外关，配穴为鸠尾、百会，选用穴为章门、本神、大陵；第二组：主穴为神门、后溪，配穴为鱼际、阳溪，选用穴为三阴交、足三里、丰隆。上述穴位每日注射一组，交替轮换，10 天为 1 个疗程，间隔 5 天后可再行下一个疗程，可连续注射 2～3 个疗程。若患者仍有发作，可继续治疗 1～2 个疗程；若患者经治疗后病情稳定无再发，可每 3 个月巩固治疗 1 个疗程。运用本法进行穴位注射时，刺入深度以古人所指出的经络路线的感传为标准，即需有针感、得气为佳，以患者有酸、麻、胀、重感或有放射性麻木感为度。

5. 针灸疗法

针灸疗法多用于发作期，法拟豁痰开窍，平肝息风，取穴以督脉、心及心包经穴为主，痫证发作时针刺用泻法。

主方：分两组，可交替使用。①百会、印堂、人中、内关、神门、三阴交；②鸠尾、中脘、内关、间使、太冲。

加减法：①阳痫而抽掣搐重者，酌加风池、风府、合谷、太冲、阳陵泉；②阴痫而湿痰盛者，酌加天突、丰隆，灸百会、气海、足三里；③痫病反复频发者，针印堂、人中，灸中脘，也可针会阴、长强穴。

6. 涌吐风痰法

涌吐风痰法适用于阳痫频作而体质壮实者，并且在发病时多有大量痰涎从口中溢出，属痰浊壅塞胸中而上逆者。金代张子和《儒门事亲》所载的三圣散，其组成：防风、瓜蒂各 6g，藜芦 3g 各为粗末混匀，将 15g 药面置于杯中，加温开水 250ml，搅拌成混悬液，先服半量，停片刻，待有恶心感后，用筷子探咽喉以催吐，吐出食物痰涎后，再服剩下的半量，令再吐之，以吐出大量的痰涎为好。本法对痰涎壅盛的阳痫有一定的疗效，但伐伤正气，不可多用。

五、转归与预后

痫病发病后的转归包括存活与死亡两个基本结局。在存活者方面，还可分为治愈、缓解、迁延、慢性化、恶化、复发、致残及发生合并症等结局。影响痫病的预后因素包括痫病的自然病史、痫病发作的病因、病程和诊疗等。痫病的再发与发作类型、病因、脑电图和神经系统的异常程度有关，多数患者在首次发作后最初几周或几个月内再发，首次发作后再发最常见于 6 个月内，长时间未再发，则其再发的危险率降低。在治疗对预后的影响方面，新诊断的痫病通过规范化治疗，70%～80%的痫病发作能够得到完全控制。大部分患者的发作缓解出现在治疗的最初 2～5 年，随着时间的推移，缓解的可能性逐渐降低。临床上仍有 20%左右的痫病患者发作持续存在（≥5 年），称为慢性痫病。在这些慢性痫病患者中约有 4/5 其频繁发作难以控制，甚至连短期的缓解都很困难，成为难治性痫病。一般情况下，发作完全缓解（无发作）2～4 年后，可以考虑停药，停药后大部分患者可获终身缓解，但部分患者仍可能会复发。复发大部分发生在停药后 1 年之内，停药早期特别是 3～6 个月内复发率较高。儿童痫病的复发率较低，成人痫病则较高。另外，约有 1/3 的痫病患者未经任何治疗可自行缓解。

六、护理与调摄

应优生优育，禁止近亲结婚。孕期前 3 个月，应远离辐射，避免病毒感染及细菌感染。规律孕检，分娩时应避免胎儿缺氧、窒息、产伤等情况发生。小儿发热时应及时就诊，避免小儿出现高热惊厥后损伤脑组织。避免头部外伤。婴幼儿、青少年及中老年人应保持健康的生活方式，以减少患脑炎、脑膜炎、脑血管病等疾病的概率。痫病患者应了解痫病相关的基本知识，并能利用这些知识为自己服务，增强自我意识与自信心，增强责任心，积极配合医生的治疗，遵照医嘱服药。若患者清楚发作诱因，则应尽量避免。实事求是地将自己的病情告诉他人，这样在痫病发作时可以得到他人帮助。医生应该取得患者的信任，鼓励患者成为治疗合作者。患者疗效不理想时应到正规的痫病专科医院或门诊咨询就诊，避免盲目就医。有条件的患者或家属应该记录发作的情况，如发作日期、具体时间、发作时的表现、持续时间、严重程度及其他情况等。痫病发作的时间和地点不可预测，为了避免不必要的损伤，在安全方面也应给予指导。痫病为慢性疾病，需长期观察和定期随访。新确诊而接受药物治疗的患者，在早期调药期可随时访问，以区时调整治疗方案。发作完全控制或发作次数很少但仍服药的患者，一般 3～6 个月随访 1 次。发作完全控制且未服药的患者，应 1 年随访 1 次。手术后患者的随访应根据具体病情而定。痫病患者饮食宜清淡，多吃素菜，少食肥甘之品，切忌过冷过热、辛温刺激的食物。为减少痰涎及火热的滋生，可选用山药、薏苡仁、赤豆、绿豆、小米煮粥，可收健脾化湿之功效。注意排痰及口腔卫生。保持精神愉快，避免精神刺激，怡养性情，起居有常，劳逸适度，保证充足的睡眠时间，保持大便通畅。

七、医论提要

痫病首见于《内经》，《素问·奇病论》曰："人生而有病癫疾者……病名为胎病，此得之在母腹中时，其母有所大惊，气上而不下，精气并居，故会子发为癫疾也。"不仅提出"胎病""癫疾"的病名，并指出发病与先天因素有关。对于本病的临床表现，前人已有确切的描述。如隋代巢元方《诸病源候论·癫狂候》指出："癫者，猝发仆地，吐涎沫，口喎，目急，手足缭戾，无所觉知，良久乃苏。"巢氏还论述了不同病因所引起的疾病，并将其分为风痫、惊痫、食痫、痰痫等。《诸病源候论·痫》又说："痫病……醒后又复发，有连日发者，有一日三五发者。"宋金时期，对本病的发病机制阐述较深刻。宋代陈无择《三因极一病证方论·癫痫叙论》指出："癫痫病，皆由惊动，使脏气不平，郁而生涎，闭塞诸经，既而乃成。或在母胎中受惊，或少小感风寒暑湿，或饮食不节，逆于脏气。"指出多种因素导致脏气不平，阴阳失调，神乱而病。元代朱丹溪《丹溪心法·痫》云："无非痰涎壅塞，迷闷孔窍。"强调痫病由痰迷心窍引发。明代楼英《医学纲目·癫痫》中说："癫痫者，痰邪逆上也。"指出痰邪为病是痫病的根本原因。明代龚信《古今医鉴·五痫》提出痫病的特点："发则猝然倒仆，口眼相引，手足搐搦，背脊强直，口吐涎沫，声类畜叫，食顷乃苏。"对于本病的治疗，清代叶天士《临证指南医案·癫痫》说："痫之实者，用五痫丸以攻风，控涎丸以劫痰，龙荟丸以泻火；虚者，当补助气血，调摄阴阳，养营汤、河车丸之类主之。"清代王清任则认为痫病的发生与元气虚，"不能上转入脑髓"，脑髓瘀血有关，并创龙马自来丹、黄芪赤风汤治之。

八、现代研究

（一）病因病机

痫病病因比较复杂，实证多由惊、风、痰、饮、火、瘀所致；虚证与肝、脾、肾有关[1]。痰邪是痫病发作的主要病理因素，痰蒙心窍是痫病的主要病机。

张晶和张洪斌[2]强调痰邪是痫病发病的中心环节，痰邪上犯是痫病发病的主要机制。痫病之痰属无形之痰，平素深藏不露，亦可随气流窜于脏腑经络之间，具有随风阳、火热邪气流窜不居的特点，若痰浊随风热邪气上蒙清窍，扰乱心神，则痫病发作。

李振光等[3]根据"久病血伤入络""久病多瘀"等理论，认为气血瘀滞是痫病的基本病理变化，活血化瘀法当贯穿痫病病情始终。

刘冲冲等[4]认为，水饮上冲，扰乱脏腑气机，是导致痫病发作的重要原因。痫病发作可见口吐涎沫，而水饮为患，亦可见口吐涎沫。痫病发作可见全身或部分肌肉抽搐，而水饮侵及肌肉也可出现肌肉抽动，表明水饮内盛，可出现"动风"的表现，此外，痫病在发作前，部分患者可出现眩晕、胸闷等先兆表现，而水饮证也可出现此类症状，而水饮出现此类症状原因在于水饮具有上冲的特点。

王国三教授认为[5]，痫病久发不愈，耗伤正气，可致气血不足，故治疗痫病重视调和气血。

王净净教授认为[6]，痫病之虚体现在脾肾虚弱，虚而不运，痰瘀内生，化生毒邪，损伤脑络，发为痫病，并认为因虚致实，因实更虚，虚实夹杂是导致痫病缠绵难愈的主要原因。

（二）诊疗指南

近年来，在先后几代中医学者、大家的共同努力下，与癫痫相关的中医诊断和治疗指南陆续发布，为临床研究提供规范和参考。如中华人民共和国中医药行业标准《中医内科病证诊断疗效标准》中有关痫病的诊断依据、证候分类及疗效判定标准；国家中医药管理局重点专科协作组制订的《24个专业105个病种中医诊疗方案》；中华中医药学会《中医神志病临床诊疗指南》中有关痫病的部分等指南均可作为癫痫中医治疗的参考。

（三）辨证论治

（1）从痰论治 周婧和冯方俊[7]治疗原发性痫病 32 例，以息风止痉为原则，佐以健脾涤痰，拟息风涤痰方加减（全蝎、钩藤、僵蚕、胆南星、蜈蚣、天竺黄、天麻、石菖蒲、法半夏、龙骨、郁金、陈皮、茯苓、牡蛎、甘草、川芎等）治疗，总有效率高达 96.9%。

（2）从风论治 胡建华教授[8]治疗痫病，多选全蝎、天麻、蜈蚣、地龙、钩藤、僵蚕、远志、生南星、石菖蒲等平肝息风、化痰开窍之品。

（3）从火论治 杨祥[9]以"清心泻火，息风开窍"为治则，以导赤散加味、泻心汤加味治疗痫病，取得显著疗效。

（4）从瘀论治 脑为元神之府，瘀血内阻脑窍，脑络闭塞，血运不畅，元气不能上转脑髓，脑神失养而风动，病证属实，治当活血化瘀。脑外伤后所致痫病以耐药性癫痫为多，因血脉受伤，离经之血瘀阻脑窍，清窍失养而致痫病反复发作，此证多选用通窍活血汤治疗。王冰[10]治疗脑外伤后耐药性癫痫 81 例，其中观察组 40 例采用血府逐瘀汤配合丙龙酸钠缓解片口服治疗，结果显示观察组总有效率为 90%，优于西药对照组。

（5）从饮论治 水饮属于阴邪，然而水饮却具有上冲的特点，水饮上冲是导致痫病发作的重要因素，因此，治疗水饮上冲需要采用化饮降逆之法。罗红云[11]治一痫病患者，其人发作前有一股气自下往上冲逆，欲吐涎沫，继而晕厥，采用化饮降逆法，用五苓散加味治愈。

（6）从惊论治 许国振[12]遵循《内经》"惊者平之"的原则，当选用质地沉重的金石、矿物、介类药物，以定惊安神，如磁石、珍珠母、龙骨、牡蛎、琥珀、朱砂等。梅国强以少阳少火上炎，三焦气化不利为切入点，运用柴胡加龙骨牡蛎汤以和解少阳，化痰泄热，镇惊安神，治愈 1 例痫病患者。

（7）从虚论治 谢炜教授认为[13]"瘀血不去，新血不生"，瘀血阻滞体内，日久不散，就会严重影响气血运行，导致脏腑失于濡养，功能失常，势必影响新血生成。肝血亏虚，血虚生风，风动痰升，又成为痫病发作必要的环节之一。故治疗需补血养血，又要兼以活血化瘀，调节气血，肝中气血阴阳平衡，刚柔相济，则肝风无所化生，痰邪无所引动。

（四）专病专药

赵敏教授认为[14]临证应专病、专法、专药，一则临证治疗常选用珍珠母、生铁落、青礞石等以平肝息风、化痰镇惊，二则常随证选用全蝎、蜈蚣、地龙、僵蚕等虫类药物。痫病日久入络，虫类药物为血肉有情之品，多具有攻冲走窜之性，用之得当，不仅能息风解痉，还能化瘀通络，可明显改善患者病程。

附 癫痫

一、概述

癫痫是一种脑部疾病，其特点是持续存在能产生癫痫发作的脑部持久性改变，并出现相应的神经生物学、认知、心理学及社会学等方面的后果。诊断癫痫至少需要一次癫痫发作。癫痫以反复、发作性、短暂性、通常为刻板性的中枢神经系统功能失常为特征，患者的每次发作称为癫痫发作，持续存在的癫痫易感性所导致的反复发作称为癫痫。

癫痫发作是指脑神经元异常和过度超同步化放电所造成的临床现象。其特征是突然和一过性症状，由于异常放电的神经元在大脑中的部位不同而有多种多样的表现，可以是运动、感觉、精神或自主神经的，伴有或不伴有意识或警觉程度的变化，一个患者可有一种或数种形式的痫性发作。在癫痫发作中，一组具有相似症状和体征特性所组成的特定癫痫现象统称为癫痫综合征。引起癫痫的病因复杂，根据病因学不同，可分为症状性癫痫、特发性癫痫及隐源性癫痫三大类。

传统意义上认为：一次癫痫发作持续 30 分钟以上，或反复多次发作持续＞30 分钟，且发作间期意识不恢复至发作前的基线状态即为癫痫持续状态（status epilepticus，SE）。从临床实际角度认为，全面强直阵挛性发作持续超过 5 分钟，或非惊厥性发作、部分性发作持续超过 15 分钟，或者 5～30 分钟内两次发作间歇期意识未完全恢复者，即可考虑为早期癫痫持续状态。

由于长期应用抗癫痫药物，耐药性情况逐年增加，2010 年国际抗癫痫联盟（ILAE）工作组定义，应用正确选择且能耐受的两种抗癫痫药物（单药或联合用药），仍未能达到持续无发作者，为药物难治性癫痫[15]。

二、临床表现

癫痫可见于各个年龄段。儿童癫痫发病率较成人高，随着年龄的增长，癫痫发病率有所降低。进入老年期（65 岁以后）由于脑血管病、老年痴呆和神经系统退行性病变增多，癫痫发病率又见上升。由于异常放电的起始部位和传递方式的不同，癫痫发作的临床表现复杂多样，但具有以下共同特征：①发作性，即症状突然发生，持续一段时间后迅速恢复，间歇期正常；②短暂性，即发作持续时间非常短，通常为数秒钟或数分钟，除癫痫持续状态外，很少超过半小时；③重复性，即第一次发作后，经过不同间隔时间会有第二次或更多次的发作；④刻板性，即每次发作的临床表现几乎一致。异常放电神经元的位置不同及异常放电波及的范围差异，导致患者的发作形式不一，可表现为运动、感觉、意识、精神、行为、自主神经等功能障碍，或兼而有之。目前，世界范围内普遍应用的仍是国际抗癫痫联盟 1981 年推出的癫痫发作分类和 1989 年癫痫综合征分类[16]。2017 年 ILAE 工作报告推出了新版痫性发作分类，与 1981 年版相比，没有本质性的改变，但具有更高的灵活性、更强的准确性等优点。根据发作类型不同，具有下列临床表现。

1. 全面强直-阵挛性发作（generalized tonic-clonic seizure，GTCS）

全面强直-阵挛性发作以突发意识丧失和全身强直和抽搐为特征，典型的发作过程可分为强直期、阵挛期和发作后期。一次发作持续时间一般小于 5 分钟，常伴有舌咬伤、尿失禁等，并容易造成窒息等伤害。强直-阵挛性发作可见于任何类型的癫痫和癫痫综合征中。

（1）强直期　表现为全身骨骼肌持续性收缩。眼肌收缩出现眼睑上牵、眼球上翻或凝视；咀嚼肌收缩出现张口，随后猛烈闭合，可咬伤舌尖；喉肌和呼吸肌收缩出现尖叫，呼吸停止；颈部和躯干肌肉的收缩使颈和躯干先屈曲，后反张；上肢由上举后旋转为内收旋前，下肢先屈曲后猛烈伸直，持续 10～20 秒进入阵挛期。

（2）阵挛期　肌肉交替性收缩与松弛，全身肌肉呈节律性抽搐，频率开始较快，随之逐渐减慢，随最后 1 次阵挛后抽搐停止。本期可持续 30～60 秒或更长。

（3）发作后期　全身肌肉松弛，括约肌松弛，尿液自行流出可发生尿失禁。呼吸首先恢复，随后瞳孔、血压、心率渐至正常。肌张力松弛，意识逐渐恢复。从发作到意识恢复历时 5～15 分钟。醒后患者常感觉头痛、全身酸痛、嗜睡，部分患者有意识模糊。

全面强直-阵挛性发作典型脑电图改变为强直期开始逐渐增强的 10 次/秒棘波样节律,然后频率不断降低,波幅不断增高,阵挛期弥漫性慢波伴间歇性棘波,痉挛后期呈明显脑电抑制,发作时间越长,抑制越明显。

2. 失神发作（absence seizure）

典型失神表现为突然发生，动作中止，凝视，叫之不应，可有眨眼，但基本不伴有或伴有轻微的运动症状，结束也突然。通常持续 5～20 秒，罕见超过 1 分钟者。主要见于儿童失神癫痫。脑电图呈暴发性、两侧对称同步性 3Hz 棘慢波发放。

3. 强直性发作（tonic seizure）

强直性发作表现为发作性全身或者双侧肌肉的强烈持续收缩，肌肉僵直，使肢体和躯体固定在一定的紧张姿势，如轴性的躯体伸展背屈或者前屈。常持续数秒至数十秒，但是一般不超过 1 分钟。强直发作多见于有弥漫性器质性脑损害的癫痫患者，一般为病情严重的标志，主要为儿童，如伦诺克斯-加斯托综合征。

4. 肌阵挛发作（myoclonic seizure）

肌肉突发快速短促的收缩，表现为类似于躯体或者肢体电击样抖动，有时可连续数次，多出现于觉醒后。可为全身动作，也可以为局部的动作。肌阵挛临床常见，但并不是所有的肌阵挛都是癫痫发作。既存在生理性肌阵挛，又存在病理性肌阵挛，同时伴脑电图多棘慢波综合的肌阵挛属于癫痫发作，但有时脑电图的棘慢波可能记录不到。肌阵挛发作既可见于一些预后较好的特发性癫痫患者（如婴儿良性肌阵挛性癫痫、少年肌阵挛性癫痫），也可见于一些预后较差的、有弥漫性脑损害的癫痫综合征中（如早期肌阵挛性脑病、婴儿重症肌阵挛性癫痫、伦诺克斯-加斯托综合征等）。

5. 失张力发作（atonic seizure）

失张力发作是由于双侧部分或者全身肌肉张力突然丧失，导致不能维持原有的姿势，出现猝倒、肢体下坠等表现，发作时间相对短，持续数秒至 10 余秒多见，发作持续时间短者多不伴有明显的意识障碍。失张力发作多与强直发作、非典型失神发作交替出现于有弥漫性脑损害的癫痫，如伦诺克斯-加斯托综合征、Doose综合征（肌阵挛-失张力癫痫）、亚急性硬化性全脑炎早期等。但也有某些患者仅有失张力发作，其病因不明。

6. 单纯部分性发作（simple partial seizure）

患者发作时意识清醒，持续时间数秒至 20 余秒，很少超过 1 分钟。根据放电起源和累及的部位不同，单纯部分性发作可表现为运动性、感觉性、自主神经性和精神性，后两者较少单独出现，常发展为复杂部分性发作。

7. 复杂部分性发作（complex partial seizure）

患者发作时伴有不同程度的意识障碍。表现为突然动作停止，两眼发直，叫之不应，不跌倒，面色无改变。有些患者可出现自动症，为一些不自主、无意识的动作，如舔唇、咂嘴、咀嚼、吞咽、摸索、擦脸、拍手、无目的走动、自言自语等，发作过后不能回忆。其大多起源于颞叶内侧或者边缘系统，但也可起源于额叶。

三、诊断与鉴别诊断

（一）诊断

参照中国抗癫痫协会出版的《临床诊疗指南：癫痫病分册（2015 修订版）》的诊断流程进行。

1. 掌握癫痫的诊断方法

（1）病史资料 完整的病史资料是癫痫诊断中最重要的环节，应包括现病史、发作史、出生史、既往史、家族史、疾病的社会心理影响等。

（2）体格检查 重点在神经系统，包括意识状态、精神状态、局灶体征、各种反射及病理征等。注意观察头颅形状和大小、外貌、身体畸形及排查某些神经皮肤综合征。

（3）辅助检查 脑电图是反映脑电活动最直观、便捷的检查方法，是诊断癫痫发作、确定发作和癫痫类型最重要的辅助手段，为癫痫患者的常规检查，必要时可延长监测时间或多次检查。神经影像学检查如磁共振成像（MRI）对于发现脑部结构性异常有很高的诊断价值。头部 CT 在显示钙化性或出血性病变时较 MRI 有优势。当临床已经确诊为典型的特发性典型综合征如儿童良性部分性癫痫，可以不进行影像学检查。功能影像学检查如单光子发射计算机断层成像（SPECT）、功能磁共振（fMRI）等能从不同角度反映脑局部代谢变化，辅助癫痫灶的定位。

2. 遵循癫痫的诊断原则

（1）确定是否为癫痫 涉及发作性事件的鉴别，包括诱发性癫痫发作和非诱发性癫痫发作的鉴别。传统上，临床出现两次（间隔至少 24 小时）非诱发性癫痫发作时就可诊断为癫痫。

（2）确定癫痫发作的类型 主要依据详细的病史资料、规范化的脑电图检查，必要时行录像脑电图监测等进行判断。按照 ILAE 癫痫发作分类来确定。

（3）确定癫痫及癫痫综合征的类型 按照 ILAE 癫痫及癫痫综合征分类来确定。应注意，有些病例无法归类于某种特定癫痫综合征。

（4）确定病因 在癫痫诊断确定之后，应设法查明病因。在病史中应询问有无家族史，出生及生长发育情况，有无脑炎、脑膜炎、脑外伤等病史。查体中有无神经系统体征、全身性疾病等。然后选择有关检查，如头颅 MRI、CT、血糖、血钙、脑脊液检查等，以进一步查明病因。

（5）其他 确定残障和共患病。

（二）鉴别诊断

（1）心因性非癫痫发作　多见于中青年女性，常在精神刺激后、周围常有人的场合发作，发作形式多样多变、不停喊叫和抽动，强烈自我表现，动作夸张，少有摔伤、咬伤或小便失禁，发作可达数小时，需要安慰或暗示后缓解。

（2）晕厥　为弥漫性脑部短暂性缺血、缺氧所致，常伴有意识丧失、跌倒，部分患者可出现肢体的强直或阵挛，需与癫痫的全身性发作相鉴别。晕厥很少在卧位尤其在睡眠中发作，发作过程较缓慢，在意识丧失前常有头昏、眼前发黑、腹部不适及心慌等症状，晕厥时常有面色苍白、血压降低。意识丧失时很少伴抽搐，平卧后意识很快恢复。晕厥是由全脑灌注量突然减少引起，并随脑血流的恢复而正常。原发疾病的存在及脑电图检查也有利于晕厥与癫痫的鉴别。

（3）短暂性脑缺血发作　常有动脉硬化、冠心病、高血压、糖尿病等病史，发作持续时间从数分钟到数小时不等。短暂性脑缺血发作的临床症状多为缺失而非刺激，多呈神经功能的缺失性症状，如偏瘫、偏盲、偏身感觉减退等，肢体瘫痪比抽搐多见。短暂性脑缺血发作的短暂性全面遗忘症是无先兆而突然发生的记忆障碍，脑电图上无明显的痫样放电；癫痫性健忘发作持续时间更短，常有反复发作，脑电图上多有痫样放电。

四、西医治疗

癫痫是一种多因素导致的、临床表现复杂的慢性脑功能障碍疾病，应进行有原则的个体化治疗。目前癫痫的治疗包括药物治疗、外科治疗、生酮饮食治疗、癫痫持续状态的治疗等。

（一）药物治疗

目前国内外对于癫痫的治疗主要以药物治疗为主。抗癫痫药物（AED）治疗是癫痫治疗最重要和最基本的治疗，往往是癫痫的首选治疗。传统 AED 包括卡马西平、氯硝西泮、苯巴比妥、苯妥英钠、丙戊酸，新型 AED 包括加巴喷丁、拉莫三嗪、左乙拉西坦、奥卡西平等。

癫痫患者经过正规的抗癫痫药物治疗，约 70% 的患者其发作是可以得到控制的，其中 50%～60% 的患者经过 2～5 年的治疗是可以痊愈的，患者可以和正常人一样地工作和生活。因此，合理、正规的抗癫痫药物治疗是关键，应用 AED 需遵循以下基本原则和注意事项。

（1）抗癫痫药物使用指征　癫痫的诊断一旦确立，应及时应用抗癫痫药物控制发作。但是对首次发作、发作有诱发因素或发作稀少者，可酌情考虑。

（2）抗癫痫药物选择原则　对癫痫发作及癫痫综合征进行正确分类是合理选药的基础。此外还要考虑患者的年龄（儿童、成人、老年人）、性别、伴随疾病以及抗癫痫药物潜在的不良反应可能对患者未来生活质量的影响等因素。如婴幼儿患者不会吞服药片，应用糖浆制剂既有利于患儿服用又方便控制剂量。儿童患者选药时应注意尽量选择对认知功能、记忆力、注意力无影响的药物。老年人共患病多，合并用药多，药物间相互作用多，而且老年人对抗癫痫药物更敏感，副作用更突出。因此老年癫痫患者在选用抗癫痫药物时，必须考虑药物副作用和药物间相互作用。对于育龄期女性癫痫患者应注意抗癫痫药对激素、性欲、女性特征、怀孕、生育以及胎儿致畸性等的影响。传统抗癫痫药物（如苯妥英钠、苯巴比妥）虽有一定临床疗效，但是副作用较多，如齿龈增生、毛发增多、致畸率高、多动、注意力不集中等，患者不易耐受。抗癫痫新药（如拉莫三嗪、左乙拉西坦、托吡酯、奥卡西平等）不仅临床疗效肯定，而且副作用小，患者容易耐受。

（3）单药治疗　抗癫痫药物治疗应该尽可能采用单药治疗，直到达到有效或最大耐受量。单药治疗失败后，可联合用药。尽量将作用机制不同、很少或没有药物间相互作用的药物配伍使用。合理配伍用药应当以临床效果最好、患者经济负担最轻为最终目标。

（4）不推荐监测血药浓度　在抗癫痫药物治疗过程中，并不推荐常规监测抗癫痫药物的血药浓度。只有当怀疑患者未按医嘱服药或出现药物不良反应、合并使用影响药物代谢的其他药物以及存在特殊的临床情况（如癫痫持续状态、肝肾疾病、妊娠等）时，考虑进行血药浓度监测。

（5）持续用药　抗癫痫治疗需持续用药，不应轻易停药。目前认为，至少持续 3 年无癫痫发作，才可考虑是否可以逐渐停药。停药过程中，每次只能减停一种药物，并且需要 1 年左右时间逐渐停用。

癫痫的药物治疗是一个长期的实践过程，医生和患者以及家属均要有充分的耐心和爱心，患者应定期复诊，医生应根据每个患者的具体情况进行个体化治疗，并辅以科学的生活指导，双方充分配合，才能取得满意的疗效。

（二）外科治疗

癫痫的外科治疗方法主要包括：①切除性手术，如病灶切除术、致痫灶切除术、（多）脑叶切除术、大脑半球切除术、选择性海马-杏仁核切除术；②离断性手术，如单脑叶或多脑叶离断术、大脑半球离断术；③姑息性手术，如胼胝体切开术、多处软膜下横切术、脑皮质电凝热灼术；④立体定向放射治疗术，如致痫灶放射治疗、转导通路放射治疗；⑤立体定向射频毁损术，如致痫灶放射治疗、转导通路放射治疗；⑥神经调控手术，利用植入性和非植入性技术手段，依靠调节电活动或化学递质的手段，来达到控制或减少癫痫发作的目的，神经调控相对于切除性手术的优点是可逆、治疗参数可体外调整及创伤小，目前癫痫常用的神经调控手术有迷走神经刺激术、脑深部电刺激术、反应式神经电刺激术、微量泵的植入技术及经颅磁刺激等。

切除性癫痫手术的适应证为药物治疗失败的且可以确定致痫部位的难治性癫痫、有明确病灶的症状性癫痫，同时还需要判定切除手术后是否可能产生永久性功能损害以及这种损害对患者生活质量的影响。姑息性手术主要用于一些特殊的癫痫性脑病和其他一些不能行切除性手术的患者。

癫痫外科治疗后仍应当继续应用抗癫痫药物，作好患者的早期和长期随访，关注癫痫控制、手术并发症、药物治疗方案及不良反应、手术长期疗效和生活质量变化。近年来癫痫外科实践表明，一些疾病或综合征手术治疗效果肯定，可积极争取手术。如颞叶癫痫伴海马硬化，若定位准确，其有效率可达 60%～90%。婴幼儿或儿童的灾难性癫痫如拉斯马森（Rasmussen）综合征，其严重影响了大脑的发育，应积极手术，越早越好。其他如皮质发育畸形、良性低级别肿瘤、海绵状血管瘤、动静脉畸形、半身惊厥-偏瘫-癫痫综合征等均是手术治疗较好的适应证。

神经调控治疗是一项新的神经电生理技术，在国外神经调控治疗癫痫已经成为最有发展前景的治疗方法。目前包括重复经颅磁刺激术、中枢神经系统电刺激（脑深部电刺激术、癫痫灶皮质刺激术等）、周围神经刺激术（迷走神经刺激术）。

（三）生酮饮食治疗

生酮饮食指高脂、低碳水化合物和适当蛋白质的饮食。这一疗法用于治疗儿童难治性癫痫已有数十年的历史，虽然其抗癫痫的机制目前还不清楚，但是其有效性和安全性已得到了公众的认可。生酮饮食由于特殊的食物比例配制，开始较难坚持，但如果癫痫发作控制好，患者多能良好耐受。

生酮饮食的适应证：①儿童各年龄段的各种发作类型的难治性癫痫患者；②葡萄糖转运体 1 缺陷综合征。③丙酮酸脱氢酶缺乏症。禁忌证为患有脂肪酸转运和氧化障碍疾病的患者。

（四）癫痫持续状态的治疗

1. 一般措施

1）对症处理：保持呼吸道通畅，吸氧，必要时作气管插管或切开尽可能对患者进行心电、血压、呼吸、脑电的监测；查找诱发癫痫持续状态的原因并治疗；有牙关紧闭者应放置牙套。

2）建立静脉通道：静脉注射生理盐水维持，应注意葡萄糖溶液能使苯妥英钠等抗癫痫药物沉淀。

3）积极防治并发症。

2. 药物选择

1）地西泮：首先使用地西泮 10～20mg 静脉注射，其速度不超过每分钟 2mg，如有效，再将 60～100mg 地西泮溶于 5%葡萄糖生理盐水中，于 12 小时内缓慢静脉滴注。儿童首次剂量为 0.25～0.5mg/kg，一般不超过 10mg。

2）地西泮加苯妥英钠：首先使用地西泮 10～20mg 静脉注射取得疗效后，再用苯妥英钠 0.3～0.6g 加入生理盐水 500ml 中静脉滴注，速度不超过 50mg/min。

3）10%水合氯醛：20～30ml 加等量植物油保留灌肠，每 8～12 小时 1 次，适合肝功能不全或不宜使用苯巴比妥药物者。

4）副醛：8～10ml（儿童 0.3ml/kg）用植物油稀释作保留灌肠。

五、研究进展

世界范围内的癫痫患者约有 5000 万人，每年新发癫痫的患病人数为（16～51）/10 万[17]。近年的研究报告指出我国癫痫的总患病率约为 70%，年发病率为 28.8/10 万，"活动性癫痫"患病率为 4.6%，据此推算我国约有 900 万的癫痫患者，占全球患者的 1/6～1/5，在我国已成为仅次于头痛和脑卒中的常见神经科疾病[18]。其中有 30%的患者因对抗癫痫药物治疗产生耐药性而出现反复发作，迁延难愈，进展为难治性癫痫[19]。

（一）发病机制研究

在过去的 20 年中，对癫痫发病机制最为重要的研究结果是认识到不同的癫痫有不同的发病机制，但没有一种机制能解释全部的癫痫发作。随着对中枢神经系统功能的了解，学者已经提出了许多有关癫痫发病机制的假说，通过神经元和突触功能来认识癫痫已成为共识[20]，而神经元兴奋性增加及过度同步化放电是产生癫痫的基本条件也得到认同[21]，各种病因引起的癫痫及各种不同的癫痫发病机制假说都是建立在此基础上的。目前，癫痫发病机制的研究仍是热门领域。

（1）离子通道　是体内可兴奋性组织兴奋性调节的结构基础，与癫痫的发生密切相关。有研究显示[22]，癫痫是一种离子通道疾病，可能是由于编码离子通道蛋白基因发生突变，导致离子通道功能发生改变，从而造成神经组织兴奋性或抑制性异常改变，进而导致癫痫的发作。离子通道功能是选择性允许相应的离子通过，当前已经发现与癫痫相关的离子通道有钠、钾、钙离子通道。离子通过离子通道后会引起细胞膜电位变化，从而发生神经元兴奋或抑制。离子交换不平衡也会造成离子通道疾病，即阴离子或阳离子诱导发生的癫痫。孙宏研究发现[23]降低 HCN 通道的表达和蛋白质水平均会引起离子浓度下降，进而使神经元过度兴奋，从而诱发癫痫发作。总的来说，癫痫发作可能是由多个离子通道引起的，但其最后通路是相同的，即电解质分布和转运异常的改变，导致离子通道功能紊乱，进一步引起神经元的过度兴奋，从而导致癫痫发作。

（2）神经递质失衡　研究显示，癫痫患者神经递质（氨基酸、单胺类）较正常人增多[24]。而神经递质是中枢神经系统主要的兴奋性和抑制结构，神经递质失衡与癫痫的发作密切相关。癫痫的发作可能与谷氨酸早期胞内合成增加、后期胞外释放相关。对癫痫患者与体检健康者脑脊液中神经递质进行比较，发现癫痫患者脑脊液中 GABA 水平低于健康者，且 GABA 水平与癫痫发作频率存在相关性[25]。目前，抗癫痫治疗是通过提高癫痫患者脑脊液 GABA 水平，以改变其相应的离子通道，产生早期抑制性突触后电位，通过其兴奋性或抑制性来控制癫痫的发作。因此，GABA 受体参与了癫痫的发作，且相关配体门控氯离子通道受体也可能与癫痫发作相关，但相关作用机制尚未明确。总的来说，癫痫的发作与神经失衡密切相关，尤其与 GABA 水平、谷氨酸受体关系更为密切。

（3）免疫及炎症因子　目前，已经有研究显示免疫反应与癫痫的发生、发展有密切关系。可能是由于免疫反应改变了癫痫发生阈值，促进了突触重建，从而增加神经兴奋性，造成血脑屏障损伤，进一步诱发癫痫，可见，免疫反应参与癫痫的形成与发展全过程[26]。对癫痫患者进行免疫功能研究显示癫痫患者免疫功能紊乱率显著高于其他人群，且 T3、T4、T4/T8 细胞水平低于正常人群，T8 细胞水平高于正常人群（$P<0.05$），说明免疫反应与癫痫的发作可能有关。炎症因子是免疫反应和炎症反应的主要调节者，提示炎症因子水平的改变可能影响神经元变性，进而诱发癫痫[27]。因此，癫痫的发作与免疫反应和炎症细胞因子密切相关，但具体的作用机制还有待进一步研究。

（4）分子遗传机制　癫痫与遗传基因具有一定的复杂关系，且可能与多种基因变化相关[28]。部分癫痫综合征患者可能是由编码离子通道蛋白基因突变造成神经元过度兴奋引起的，而基因突变可能包括单基因或多基因突变、染色体异常、线粒体突变等。GABAA 受体突变与儿童失神癫痫、常染色体显性遗传青少年肌阵挛癫痫、常染色体显性遗传与发热性癫痫相关，可能是由于以上疾病存在如遗传易感性和环境因素等共同的发病机制[29]。但是具体的病理学作用机制有待进一步研究。虽然现代分子生物学发展可为癫痫相关多基因遗传病易感基因提供参考，但是环境因素的影响仍然难以预测。

综上所述，癫痫发生的机制复杂，除上述已知且被验证过的机制外仍有很多未被发现的机制以及一些潜在的研究方向。

（二）耐药机制研究

目前有关癫痫耐药机制热门研究主要包括中枢转运体假说、神经网络假说和药物靶点假说、神经炎症假说等。

（1）中枢转运体假说　认为 AED 发挥作用必须通过血脑屏障，而血脑屏障上外排转运蛋白的过度表达使抗癫痫药不能到达其作用靶点，从而降低了耐药性癫痫患者的脑内 AED 水平[30]。其中 ATP 结合盒（ATP binding cassette，ABC）超家族是一种普遍存在的外排转运蛋白，目前研究最广泛的家族有 3 个，包括 ABCB1 基因编码的 P 糖蛋白（P-glycoprotein，P-gp）[31]、ABCC1/ABCC2 基因编码的多药耐药相关蛋白（multidrug resistance-associated protein，MRP）[32] 和 ABCG2 基因编码的乳腺癌抗性蛋白（breast cancer resistance protein，BCRP）[33]。P-gp 是在耐药性癫痫方面研究最多的外排转运蛋白，是一种在血脑屏障高表达的能量依赖性药物泵，可以将细胞内药物泵出细胞外。目前，造成耐药性癫痫患者 ABC 超家族外排转运蛋白高表达的分子机制尚不完全清楚，还需进一步研究。

（2）神经网络假说　主要认为在遗传因素和环境因素的影响下，反复发作的过度神经活动可以导致脑可塑性改变，包括轴突萌芽、突触重组和神经胶质增生等，这些脑可塑性改变可能导致异常神经网络的形成。这些异化或重构的神经网络可能通过破坏 AED 相关的内源性抗癫痫系统等方式从而导致耐药[34]。颞叶癫痫（medial temporal lobe epilepsy，MTLE）是最常见发展为药物难治性癫痫类型之一，通常起源于颞叶内侧的神经网络，海马硬化是 MTLE 标志性的病理表现[35]。苔藓纤维出芽（mossy fiber sprouting，MFS）被广泛认为是 MTLE 海马硬化导致耐药性癫痫的重要机制，在 MTLE 患者中，苔藓纤维侧支经常性投射到海马齿状回的分子层，使兴奋性突触与内部分子层中的颗粒细胞的顶端树突和棘突接触，造成局部短路，导致癫痫的反复发作[36]。

（3）药物靶点假说　指 AED 分子靶点在遗传性或获得性因素的影响下发生了结构和功能上的改变，使靶点对 AED 的敏感性降低而产生耐药。电压门控 Na^+ 通道（voltage-gated sodium channel，VGSC）是卡马西平、苯妥英钠、拉莫三嗪等多种抗癫痫药物在海马神经元的作用靶点，这些 AED 可以阻断癫痫发作时频繁的 VGSC 活动而发挥抗癫痫作用[37]。该机制目前的研究证据集中在与 VGSC 有关的 AED，尚不清楚其他类型 AEDs 耐药机制与靶点特性改变的相关性。

（4）神经炎症假说　认为神经炎症可诱发血脑屏障功能障碍与上调 P-gp 表达，进而导致耐药。在实验和临床中，发现血脑屏障的渗透性在慢性癫痫病灶中增加，人为诱导的血脑屏障功能障碍可诱发既往健康脑部出现癫痫病灶[38]。

患者对抗癫痫药物耐药是当前癫痫难治的重要原因，但目前有关耐药机制研究尚不完全。多项临床研究表明[39]，中医药治疗药物难治性癫痫具有一定的优势，如柴贝止痫颗粒联合抗癫痫西药治疗难治性癫痫，与单纯服用抗癫痫西药相比，可以显著降低患者发作频次，并对改善患者生活质量同样有一定的作用，且研究中未出现明显不良反应。中西医结合治疗对降低癫痫耐药性、缓解伴发症状具有广阔前景。

参 考 文 献

［1］刘冲冲，刘金民. 癫痫的病因病机及治法概述［J］. 世界中医药，2022，17（19）：2818-2823.

［2］张晶，张洪斌. 祛痰药物在癫痫治疗中的应用［J］. 山东中医杂志，2003，22（2）：73-74，85.

［3］李振光，刘绪银，王净净. 王净净教授论治癫痫经验［J］. 中华中医药学刊，2009，27（10）：2051-2053.

［4］刘冲冲，孙江燕，袁斯远，等. 从"水饮"论治癫痫的机制探讨［J］. 环球中医药，2019，12（6）：862-866.

［5］赵立新，张春丽，赵建新. 王国三治疗癫痫经验［J］. 中华中医药杂志，2011，26（6）：1324-1326.

［6］张林，钟艳，赵静，等. 王净净从虚、痰、瘀、毒论治难治性癫痫经验［J］. 中国中医药信息杂志，2018，25（8）：108-110.

［7］周婧，冯方俊. 熄风涤痰汤治疗原发性癫痫32例［J］. 中国中医药科技，2009，16（6）：447.

［8］周英豪. 沪上名医胡建华 临床运用平肝熄风法经验拾萃［J］. 湖南中医药导报，2000，6（1）：18-19.

［9］杨祥. 从"心火论治" 癫痫验案 3 例［J］. 中医药通报，2008，7（5）：54-55.

［10］王冰. 血府逐瘀汤治疗脑外伤致难治性癫痫临床观察［J］. 中国中医急症，2012，21（1）：115.

［11］罗红云. 五苓散临证治验［J］. 中医药导报，2005，11（3）：42-66.

［12］许国振. 梅国强运用柴胡加龙骨牡蛎汤临床治验 5 则［J］. 湖南中医杂志，2014，30（7）：111-113.

［13］刘桂余，梁小珊，杨路，等. 浅析谢炜教授"从肝论治" 癫痫经验［J］. 环球中医药，2021，14（1）：112-114.

［14］李小娟. 赵敏教授治疗痫病经验撷英［J］. 中医研究，2019，32（4）：48-50.

［15］中国抗癫痫协会. 临床诊疗指南-癫痫病分册［M］. 2 版. 北京：人民卫生出版社，2015.

［16］贾建平，陈生弟. 神经病学［M］. 7 版. 北京：人民卫生出版社，2013.

［17］Fiest K M，Sauro K M，Wiebe S，et al. Prevalence and incidence of epilepsy：a systematic review and meta-analysis of international studies［J］. Neurology，2017，88（3）：296-303.

［18］常琳，王小姗. 中国癫痫流行病学调查研究进展［J］. 国际神经病学神经外科学杂志，2012，39（2）：161-164.

［19］Kalilani L，Sun X Z，Pelgrims B，et al. The epidemiology of drug-resistant epilepsy：a systematic review and meta-analysis［J］. Epilepsia，2018，59（12）：2179-2193.

［20］毕翻，姜俊杰，潘恒恒，等. N-甲基-D-天冬氨酸受体参与癫痫发病机制的研究进展［J］. 癫痫与神经电生理学杂志，2023，32（1）：37-41.

［21］韩芳，樊登贵，张丽媛，等. 神经系统疾病与认知动力学（Ⅰ）：癫痫发作的动力学与控制［J］. 力学进展，2022，52（2）：339-396.

［22］Van B P. KCTD7-related progressive myoclonus epilepsy［J］. Epileptic Disorders：International Epilepsy Journal with Videotape，2016，18（S2）：115-119.

［23］孙宏，王小荣，陈松盛，等. 定痫汤对癫痫模型大鼠海马 BDNF/Trk B 通路的影响［J］. 中医杂志，2019，60（2）：155-158.

［24］杨旭红，唐英超，冉宁晶. 柴胡加龙骨牡蛎汤与奥卡西平联合治疗颞叶癫痫的效果及安全性分析［J］. 基层医学论坛，2019，23（25）：3578-3579.

［25］段淑娟. 丙戊酸钠、卡马西平单一及联合用药对额叶癫痫患者高级脑功能的影响［J］. 国际医药卫生导报，2016，22（12）：1764-1766.

［26］耿雨梅，李存，李慧敏，等. 伴癫痫发作的自身免疫性脑炎临床特征分析［J］. 中国现代神经疾病杂志，2023，23（3）：205-213.

［27］Hanak T J，Libbey J E，Doty D J，et al. Positive modulation of mGluR5 attenuates seizures and reduces TNF-α[+] macrophages and microglia in the brain in a murine model of virus-induced temporal lobe epilepsy［J］. Experimental Neurology，2019，311：194-204.

［28］杨柳，刘艳萍，任纯明，等. NPRL3 基因突变相关可变灶家族性局灶性癫痫 3 例患儿家系遗传学分析［J］. 中华实用诊断与治疗杂志，2023，37（2）：189-194.

［29］张薇. 托吡酯联合丙戊酸钠治疗儿童癫痫的有效性及安全性［J］. 中国实用神经疾病杂志，2016，19（18）：6-8.

［30］Tang F，Hartz A M S，Bauer B. Drug-resistant epilepsy：multiple hypotheses，few answers［J］. Frontiers in Neurology，2017，8：301.

［31］Leopoldo M，Nardulli P，Contino M，et al. An updated patent review on P-glycoprotein inhibitors（2011-2018）［J］. Expert Opinion on Therapeutic Patents，2019，29（6）：455-461.

［32］Robey R W，Pluchino K M，Hall M D，et al. Revisiting the role of ABC transporters in multidrug-resistant cancer［J］. Nature Reviews Cancer，2018，18（7）：452-464.

［33］Zattoni I F，Delabio L C，de Paula Dutra J，et al. Targeting breast cancer resistance protein（BCRP/ABCG2）：

functional inhibitors and expression modulators［J］. European Journal of Medicinal Chemistry，2022，237：114346.

［34］Fang M，Xi Z Q，Wu Y，et al. A new hypothesis of drug refractory epilepsy：neural network hypothesis［J］. Medical Hypotheses，2011，76（6）：871-876.

［35］Baulac M. MTLE with hippocampal sclerosis in adult as a syndrome［J］. Revue Neurologique，2015，171（3）：259-266.

［36］Thom M. Review：Hippocampal sclerosis in epilepsy：a neuropathology review［J］. Neuropathology and Applied Neurobiology，2014，40（5）：520-543.

［37］Remy S，Urban B W，Elger C E，et al. Anticonvulsant pharmacology of voltage-gated Na$^+$ channels in hippocampal neurons of control and chronically epileptic rats［J］. European Journal of Neuroscience，2003，17（12）：2648-2658.

［38］Friedman A，Heinemann U. Role of blood-brain barrier dysfunction in epileptogenesis［M］//Jasper's Basic Mechanisms of the Epilepsies. Oxford：Oxford University Press，2012：353-361.

［39］周著，毛志轩. 中西医结合治疗难治性癫痫疗效及安全性的 Meta 分析［J］. 世界最新医学信息文摘，2019，19（86）：6-8，10.

（刘金民 王凯悦 阎明源）

第七节 痴 呆

一、概述

痴呆指在衰老过程中因精气虚衰、髓减脑消，或因痰瘀阻窍、脑络受损致神机失用而出现的以呆、傻、愚、笨为主要临床表现的疾病。

痴呆既可以是一个独立的病证，又可继发于其他疾病，成为某种疾病某一阶段的表现。现代医学中的阿尔茨海默病、血管性痴呆、混合性痴呆、额颞叶痴呆、路易体痴呆、帕金森病痴呆，以及外伤、感染、中毒、代谢疾病和精神病后期出现痴呆表现者，在不伴有意识障碍的情况下，均属"痴呆"范畴，可参照本节辨证论治。先天性痴呆不在本节讨论范畴。

二、病因病机

本病多因年老体虚，精气虚衰，致脑髓消减，或因中风及他病引发、情志失调、感受疫疠毒邪、外伤或中毒，出现痰瘀阻窍、脑髓脑络受损，终致脑髓失养、神机失用，促进痴呆的发生和进展。

（一）病因

（1）年老精气虚衰 《素问·阴阳应象大论》曰："年四十而阴气自半也，起居衰矣。"人至中老年，肝肾精血日亏，或加之久患他病，气血失调，致脾胃失运，气血生化乏源，心神失养，髓海失充，元神失用而致痴呆；或由于脏腑功能失调，气血津液运行气化失常，气血瘀滞，痰浊内阻，蒙闭清窍，而发为痴呆。

（2）中风或他病引发 中老年人因肝肾阴精亏虚，肝阳易亢，甚则化风，加之脾胃不足，气血虚弱，因虚留滞，而生痰瘀，肝风夹痰浊瘀痹阻经脉脑络，气血精微难以上输致清窍失养，浊毒瘀阻，日久髓减脑消，神机失用而发为痴呆。或久生他病，如顽痰蒙蔽神窍，发为癫狂、痫病，日久致正气大虚；又如肝风内动，筋脉失养，颤振不已，日久水不涵木，肝肾亏虚，或兼肾精亏耗肾虚髓减，亦致髓减脑消，神机失用，发为痴呆。

（3）情志失调　若郁怒愤恚而隐含不泄；或隐曲之事难以启齿；或事不如愿而无处申述；或久思积虑；或多疑善猜；或大怖惊恐志意怯懦，导致情志郁结，肝疏泄失常，木郁则克伐脾土，内生痰浊，"痰积于胸中，盘踞于心外，使神明不清"；或气郁日久生热化火，水不济火，心肾不交，心火独亢，扰乱神明，发为痴呆。火热过盛，酿生浊毒瘀血，加重脑络损伤，使病情波动或加重。

（4）感受疫疠毒邪　暑湿、湿温、湿热疫毒等外感热毒袭人，内侵入脑，损伤脑络，使脑气与脏气不相接续，灵机失用，发为痴呆。

（5）外伤、中毒　头部外伤后，瘀血留滞脑窍，或中毒后毒邪留滞脑络，脑络血行不畅，痰浊瘀血壅塞，清窍失养，灵机失用而发痴呆。

（二）病机

（1）发病　本病病因多样，发病有缓急之别。因年高体衰、情志失调、久患中风或他病者，起病隐匿。然而，若在此基础上感受疫疠毒邪、遭受外伤、情志相激或再发卒中，则可猝然出现认知损害，甚则出现精神异常，病情波动或恶化。

（2）病位　痴呆病位在脑，与心、肾、肝、脾均有关系，与肾的关系尤为密切。

（3）病性　以虚为本，以实为标，临床多见本虚标实之证。本虚多为肝肾精亏、脾肾两虚，致髓减脑消，神无所养；标实多为痰浊、瘀血、火热、毒邪为患，络损髓伤，神失所用。

（4）病势　一般病势较缓，渐进性加重，病程较长。因年高体衰、情志失调、久患他病致肾精渐耗者，脑髓渐消，加之痰瘀内生，阻络闭窍，终致髓海空虚，呆傻而废。因中风所致痴呆者，病情一般平稳，多因疫疠毒邪、遭受外伤、情志相激或再发卒中等出现病情波动，呈阶梯样加重，终致髓减脑消，五脏精气虚衰，痴呆程度加重。

（5）病机转化　病变初期肝肾精亏，脾肾不足，气血不足，髓海不充，神失所养。正虚日久，因虚致实，气血运行不畅，积湿为痰，留滞为瘀，壅塞脑中脉络，而见标实渐显。痰浊、瘀血留滞脑窍日久，化热生火，进一步加重脑络、脑髓损伤，出现虚虚实实、虚实夹杂之变；痰热瘀积日久，化生毒邪，损伤心、肝、脾、肾气血阴精，阴阳气血失调，脑髓消减之势更甚，终可致髓海空虚，神机失用，五脏形神俱损而成毒盛正衰之证。

三、诊断与鉴别诊断

（一）诊断

1）出现智力障碍，记忆力、理解力、判断力明显减退，精神呆滞，反应迟钝，寡言善忘，甚至生活不能自理等临床表现；或见小儿智力明显低于同龄儿，同时伴有发育迟缓、骨软萎弱、步履艰难、发稀齿少等临床表现。

2）有早老或老年期痴呆、先天性痴呆家族史；或有脑血管病、癫痫、帕金森病等病史；或有外伤、感染、中毒及情绪刺激诱因；或患儿母亲孕期有感染及用药史。

3）经神经心理学检测，存在智力障碍及社会生活能力减退；脑电图及头颅 CT、MRI 等影像学检查及相应辅助检查确定有关疾病存在，可作为诊断参考依据。

（二）鉴别诊断

（1）痴呆与健忘　痴呆为记忆力减退渐进性加重致丧失，神情呆钝，不明事理，且伴有计算力、定向力、语言能力等其他认知能力减退，日常生活、工作能力受损。健忘则是以记忆力减退、遇事善忘，经提醒后可记起为主要表现。不伴判断、计算、语言等其他认知能力减退，日常生活和工作能力正常。痴呆患者根本不晓其事，健忘则为晓其事而易忘。健忘可能为痴呆的早期表现。

（2）痴呆与癫狂　痴呆多见于老年人，患者也可出现癫、狂表现，但应以呆、傻、愚、笨等认知功能下降为主要表现。癫狂多见于青壮年，常由七情内伤，痰气郁结，或痰火上扰，致神机逆乱，神明失主,以精神失常或性格异常为主要表现,常因精神刺激而突然发作或加重,但智力多正常。

(3)痴呆与痫病 痴呆患者常隐匿起病,呆、傻、愚、笨等神志异常持续存在,渐进性加重。痫病为发作性神志异常疾病,发作时精神恍惚,或突然昏仆,不省人事,四肢抽搐,口吐涎沫,两目上视,或口中怪叫,移时苏醒,醒后如常人。痫病患者早期其智力多无异常,发作日久可出现痴呆表现。

四、辨证论治

(一)辨证要点

(1)辨脏腑 痴呆发病以肾虚为本,亦可累及他脏,需辨别受病脏腑主次。以记忆力、计算力、定向力下降等认知功能障碍为主要表现,同时伴有动作缓慢、反应迟钝、发脱齿摇,则病位在脑与肾。若认知功能减退,伴眩晕耳鸣,肢体麻木,举动不经,腰膝酸软,则病位在脑与肝、肾;若认知障碍,沉默缄言,情绪低落,伴食少纳呆,腹胀便溏,腰膝酸软,夜尿频多,畏寒肢冷,病位在脑与脾、肾。

(2)分虚实 痴呆属虚者,以神疲倦怠,反应迟钝,腰膝酸软,举动不经,舌淡苔少,脉沉细无力等为主要表现;临床常见髓海不足,肝肾亏虚,脾肾两虚等证。以实为主者,因痰浊蒙神扰窍可见神情呆钝,或哭笑无常,喃喃自语或终日无语,呆若木鸡,伴有不思饮食,脘腹胀满,口多涎沫,头重如裹,舌淡苔腻,脉滑;因瘀血阻滞脑络可见反应迟钝,易惊恐或思维异常,行为古怪,伴肌肤甲错,双目晦暗,舌质暗红或有瘀斑,脉细涩;火热炽盛者可见性情急躁易怒,言语重复颠倒,伴头胀头痛,口干口苦,头晕耳鸣,尿赤便干,舌红苔黄,脉弦数;毒损脑络者,无欲无言,不识人物,或打人毁物,彻夜不眠,伴神呆遗尿,或二便自遗,舌红绛,苔黏腻浊,脉滑数。

(3)明缓急 起病缓慢,渐进性加重,病程较长者,多与年老体衰或患病日久,肝肾阴精亏虚,脾肾不足,髓海渐空相关;若起病突然,病程较短,病势急骤,认知功能短时间内迅速下降,多与外伤、情志刺激、卒中再发而致痰、瘀、火、毒等实邪阻滞脑络有关。

(二)治则治法

本病当辨明脏腑,分清虚实、病势缓急,辨证施治,予以补肾养肝,填精益髓,或逐瘀化痰,活血化瘀,清热解毒等。以通降祛浊不伤正,滋补养正不壅邪为治疗原则。

(三)分证论治

1. 髓海不足证

【证候】神情呆滞,反应迟钝,沉默寡言,记忆力减退,理解、计算力差,脑转耳鸣,腰酸骨软,动作笨拙,步行艰难,懈怠安卧,两目昏花,发脱齿摇,舌瘦淡红、脉沉细。

【病机分析】脑为元神之府,灵机记性皆出于脑。脑髓充健依赖肾中精气生化充养,若年老体衰,肝肾阴精亏耗,髓海失充,而脑髓渐空,症见脑转耳鸣,神机失用,而成呆傻愚笨之症;肾虚精少不能壮骨,肝虚血少不能养筋,则腰酸骨软,发脱齿摇;肾精亏耗,作强不能,技巧失灵,则动作笨拙,步行艰难,懈怠安卧;舌瘦淡红、脉沉细亦为肾中精气亏虚之象。

【治法】补肾填精,益髓增智。

【方药】七福饮加龟鹿二仙胶。方中熟地黄、当归滋补肾之阴精,为君药;枸杞子、酸枣仁滋阴养血,鹿角胶、龟甲胶血肉有情之品,增强君药补肾填精之力,为方中臣药;佐以人参、白术、炙甘草健运脾胃,益气养血,充养脑髓,远志化痰开窍益智。方中诸药以补肾填精益髓为主,但补中有通,补而不滞,全方共奏补肾填精、益髓增智之功。

【加减】言行不经,心烦溲赤,舌红苔少,脉弦细数者,加用丹参、莲子心、知母、石菖蒲;神思迟钝,口中流涎,舌淡苔微腻者,宜减鹿角胶、龟甲胶,加益智仁、炒山药、炒白术、党参;

若舌红，苔黄腻者，宜暂减滋补之药，加黄芩、瓜蒌、胆南星等。

2. 肝肾亏虚证

【证候】神情呆滞，反应迟钝，沉默寡言，记忆力、理解、计算力减退，头晕目眩或耳鸣，或肢体麻木、举动不经，腰膝酸软，舌体瘦小，舌红苔少，脉沉细弱或脉沉细弦。

【病机分析】年高体衰，肝肾阴精渐亏，或长期情志失调，气郁化火暗耗肝阴，或久患他病，耗竭肝肾阴精，不能上荣髓海，则灵机、记性渐失；阴精亏虚，水不涵木，则阳亢易化风上扰清窍致头晕目眩、耳鸣；肝主筋脉，腰为肾府，精血亏乏不能荣润，则腰膝酸软；若内风夹痰瘀痹阻经脉，则见肢体麻木、举动不灵，痹阻脑络，则加重认知功能减退；舌体瘦小，舌红少苔，脉沉细为肝肾阴精亏虚之征。

【治法】补益肝肾，潜阳息风。

【方药】左归饮加减。方中重用熟地黄、山茱萸，补精血，益脑髓，为方中君药；枸杞子功专滋肾补肝明目，山药入脾、肾、肝经，既可填精益髓，又可健脾益阴，有补土生金、金助水生之义，牛膝可补益肝肾精血，又可活血通络，引瘀浊下行，三者共用为臣，助君药滋水涵木；天麻、钩藤平肝潜阳息风，赤白芍、郁金有养血和血、柔肝息风之功，共用为佐药。上药同用，滋肾养肝兼以潜阳息风，并柔肝理气以防郁火伤阴，使水滋木涵，精髓得养。

【加减】夜寐多梦或失眠者，加珍珠母、生龙齿镇静安神；眩晕头痛、肢麻或肢体强痉者，加珍珠母、生龙牡、龟甲等；心烦不寐，手足心热，舌红少苔者，加远志、酸枣仁、柏子仁、五味子、麦冬、菖蒲；若兼见急躁易怒，心烦失眠，胸脘满闷，痰多色黄，口苦纳呆，苔黄腻者，宜去山萸肉、山药、白芍，加黄芩、瓜蒌、胆南星、菖蒲、柴胡；五心烦热、口咽干燥明显者，加玄参、麦冬、五味子；注意力不集中伴心悸易惊者，加百合、远志。

3. 脾肾不足证

【证候】神情呆滞，沉默缄言，记忆力减退，失认失算，口齿不清，伴腰膝酸软，肌肉萎缩，乏力倦怠，四肢欠温，食少纳呆，腹胀便溏，舌淡体胖，苔白或白滑，脉沉细弱，双尺尤甚。

【病机分析】年高体衰，久病体弱，气血不调，后天脾胃功能衰减，不能化生气血精微，充养肾中精气，进而脑髓失荣，清窍失养，元神失用，灵机记性衰减，症见神情呆滞，沉默缄言，记忆减退，失认失算，口齿不清；肾中精气亏虚不能温运脾阳，水谷精微不能运化，则见食少纳呆，乏力倦怠，四肢欠温，腹胀便溏；肾主骨，腰为肾之府，脾主肌肉，脾肾不足则见腰膝酸软，肌肉萎缩；舌淡体胖，苔白滑，脉沉细弱，双尺尤甚，为脾肾不足、气弱阳微之征。

【治法】补益脾肾，生精益智。

【方药】还少丹加减。方中熟地黄、枸杞子功擅补肾填髓，益精增智，为君药；肉苁蓉、巴戟天助命火补肾气，且可益肝肾之精血，杜仲、牛膝强腰膝壮筋骨力强，四药共用为臣；益智仁与山药同用有补脾肾、摄津液、助阳益气之功，远志、石菖蒲交通心肾，化痰开窍，共为佐药。诸药合用补脾益肾，滋阴填精补髓而不碍脾胃，补而不滞，温而不燥，温运之中有开有合，务使浊痰祛而津液精微留。实为双补脾肾、益精增智、延缓衰老之良方。

【加减】食少纳呆，苔白腻者，可减熟地黄用量，加炒白术、薏苡仁、陈皮；若肌肉萎缩，气短乏力明显者，可加续断、制何首乌、生黄芪，或紫河车研末吞服、阿胶（烊化）；若纳呆食少，脘痞满甚者，可减肉苁蓉、巴戟天、益智仁用量，加玉竹、石斛、生谷芽、生麦芽；若四肢不温，腹痛喜按，五更泄泻者，应加用炮附子、干姜、肉豆蔻等；若头重如裹，口中痰涎，头晕时作，舌苔腻者，可减熟地黄，加天麻、半夏、白术、泽泻、党参、陈皮。

4. 痰瘀阻窍证

【证候】表情呆钝，智力减低，或哭笑无常，喃喃自语或终日无语，抑郁淡漠或妄思离奇，不思饮食，肢倦身重，脘腹胀痛或痞满，口多涎沫，头重如裹或头痛如刺，肌肤甲错，双目晦暗，肢体麻木，舌质紫暗有瘀斑（点），苔白腻，脉细滑或细涩。

【病机分析】正虚日久，因虚致实，气血运行不畅，积湿为痰，留滞为瘀；或外伤瘀血留滞；

或情志不调，肝郁脾虚，气血瘀滞，壅塞脑络，影响神志则认知功能减退，反应迟钝，哭笑无常，嗫嗫自语或终日无语，抑郁淡漠或妄思离奇；痰浊中阻，气机不畅，清阳不升，浊阴不降，则见头重如裹，口多涎沫，肢倦身重，脘腹胀痛或痞满，不思饮食；气血运行不畅，肌肤失养则肌肤甲错；瘀血阻于脉络脑窍，则双目晦暗，头痛如刺或肢体麻木；舌质暗紫有瘀斑（点），苔白腻，脉细滑或细涩，亦为痰瘀内阻之征。

【治法】健脾化痰，活血开窍。

【方药】洗心汤合通窍活血汤加减。方中以甘温之人参、白术培补中气，健脾化湿，共用为君；半夏、陈皮理气化湿；茯神、酸枣仁养血柔肝安神；赤芍、川芎、桃仁、红花、当归活血祛瘀通络，共用为臣；石菖蒲开窍祛痰，附子温中通阳化痰，葱白、鲜姜通阳开窍，与君臣相佐共奏祛痰化瘀、通窍醒神之力；神曲、甘草和胃，诸药相伍，健脾胃，化痰浊，逐瘀血，浊散窍清，脑髓得养，脑络得通，神明自清。

【加减】体倦身重，口多痰涎者，可加厚朴、枳壳、川贝母；健忘失眠者，加远志、酸枣仁、柏子仁；脾虚明显者，重用党参，并加黄芪、茯苓、山药、麦芽等；若肝郁化火，肝血自耗，心神失养，症见心烦躁动，言语颠倒，歌笑不休，甚至反喜污秽，或喜食炭，宜用转呆丸加味；若口苦口臭，便干烦躁者，加生大黄、瓜蒌等；若四肢不温，乏力懒动，口中流涎，舌淡紫胖，苔腻或滑者，可于补阳还五汤中加益智仁、补骨脂、山药；若瘀血内阻较著，症见肢麻，面色晦暗，舌暗紫或有瘀斑者，加桂枝、三七、豨莶草等。

5. 心肝火盛证

【证候】记忆、判断错乱，妄闻妄见，谵语妄言，噩梦难寐，喊叫异动，急躁易怒，眩晕耳鸣，面红目赤，咽干舌燥，尿赤便干，舌红苔黄，脉弦数。

【病机分析】年老之人肾阴亏虚，一方面肾水不能上奉于心，心火独旺，神明被扰，表现为记忆错乱、妄闻妄见、谵语妄言、噩梦难寐、喊叫异动；另一方面水不涵木，肝郁化火，肝火上炎表现为急躁易怒，焦虑不安，眩晕头痛；火性炎上，故面红目赤；热灼津伤，故咽干舌燥，尿赤便干；舌红，苔黄，脉弦数亦为心肝火盛之征。

【治法】清肝泻火，安神定志。

【方药】天麻钩藤饮加味。方中天麻、钩藤平肝阳、清肝热，共为君药；石决明咸寒质重，平肝潜阳，加强平肝息风之力；川牛膝引血下行，以利肝阳之平降，共为臣药；杜仲、桑寄生补益肝肾，滋水以涵木；栀子、黄芩清心肝之火，解毒安神；夜交藤、茯神宁心安神，均为佐药。全方共奏清热泻火、安神定志之功。

【加减】偏心火旺者可用牛黄清心丸加减；偏肝火旺者可用龙胆泻肝汤加减。头痛、头胀者可加川芎、柴胡、赤芍；口齿不清，加石菖蒲、郁金；便秘加生大黄、玄参、瓜蒌、厚朴、枳实；眠差噩梦者，加用莲子心、丹参、酸枣仁、合欢皮；久病伴瘀血留滞，舌红绛有瘀斑（点）者，加桃仁、红花、赤芍、川芎、穿山甲活血化瘀。

6. 毒盛虚极证

【证候】激越攻击，寤寐颠倒，谵语妄言；或无欲无言，迷蒙昏睡，肢体失用，便溺失禁；或肢体僵硬蜷缩、颤动、痫痉。舌红绛少苔，苔黏腻浊，或腐秽厚积，脉数。

【病机分析】痰热瘀积，日久生毒，毒邪壅盛，损伤脑络，故无欲无言，迷蒙昏睡；火毒炽盛者，形神失控，则激越攻击，寤寐颠倒，谵语妄言；肝脾肾虚极，知动失司，则肢体失用，便溺失禁；阴精亏极生风，则肢体僵硬蜷缩、颤动、痫痉。舌红绛少苔，或腐秽厚积，脉数亦为毒盛正虚之象。

【治法】解毒开窍，通络达邪。

【方药】黄连解毒汤加减。方中以黄连为君药，其为大苦大寒之品，为清泻心火之要药；黄芩泻上焦之火，助黄连清心开窍之力，为臣药；黄柏泻下焦之火为佐药；栀子苦寒通泄三焦之火导热下行为佐使药；全方共促清热泻火、安神定志之功。

可合用安宫牛黄丸清热解毒，开窍醒神。

【加减】火毒乃由痰瘀蕴积日久所致，痰热偏盛者应加用天竺黄、石菖蒲、郁金、胆南星之品；热结便秘者，加用生大黄、全瓜蒌；神志错乱为甚者，恐热入营血，酌情加用生地黄、玄参、水牛角粉或羚羊角粉、丹皮等。

（四）其他疗法

1. 针灸治疗

（1）髓海不足证　取穴：百会、四神聪、风池、内关、肝俞、肾俞、太冲、太溪、足三里、三阴交、大椎。操作：用补法。每日针1次，每次留针30分钟，每隔10分钟行针1次。

（2）肝肾亏虚证　取穴：百会、四神聪、神庭、本神、神门、照海、肝俞、肾俞、三阴交、太溪、足三里。操作：用补法。每日针1次，每次留针30分钟，每隔10分钟行针1次。

（3）脾肾不足证　取穴：百会、四神聪、脾俞、肾俞、足三里、三阴交、太溪。操作：用补法，脾俞、肾俞可加用灸法。每日针1次，每次留针30分钟，每隔10分钟行针1次。

（4）痰瘀阻窍证　取穴：百会、四神聪、神庭、丰隆、中脘、内关、膈俞。操作：百会、四神聪、神庭、中脘、内关用补法，丰隆、膈俞用泻法。每日针1次，每次留针30分钟，每隔10分钟行针1次。

（5）心肝火盛证　取穴：百会、四神聪、神庭、太冲、合谷、大敦、少府。操作：百会、四神聪、神庭用补法；太冲、合谷、大敦、少府用泻法。每日针1次，每次留针30分钟，每隔10分钟行针1次。

（6）毒盛虚极证　取穴：水沟、神门、劳宫、中冲、膻中。操作：水沟、神门、劳宫用泻法，膻中用补法可加灸法。每日针1次，每次留针30分钟，每隔10分钟行针1次。中冲点刺放血。

2. 中成药治疗

1）复方苁蓉益智胶囊：每次4粒（每粒0.3g），每日3次，适用于痴呆之肝肾亏虚兼痰瘀阻络证者。

2）天智颗粒：一次1袋（颗粒，5g），一日3次，适用于痴呆之肝阳上亢证者。

五、转归与预后

本病预后由病因及病情轻重决定，因外感疫疬毒邪、外伤、中毒、卒中或精神刺激引发者，经积极和良好护理，病情可有不同程度改善，认知功能有部分恢复的可能。因年高体衰、久患他病或七情内伤日久发病者，治疗及时，症状可有不同程度减轻，但不能阻止其进展。早期病情较轻者，经及时治疗，症状可改善。病情较重者，往往继续发展，直至生活能力完全丧失，终日卧床，并发他症而预后不良。

六、护理与调摄

在生活方面，根据患者生活自理能力，在保证患者正常饮食起居及个人安全的前提下，帮助其发挥和利用所存留的思维、生活、社交能力，防止进一步退化和丧失。有肢体功能障碍者，应加强患肢护理，防止外伤及骨折。有吞咽功能障碍者，应注意喂食，防止误吸。卧床的痴呆患者，要注意防止褥疮及风温肺热、淋证的发生。

在精神心理方面，主要针对早期轻症患者，首先尊重患者独立人格，耐心和蔼地对待患者。同时，鼓励患者参与社会活动，多与周围的人和事沟通互动。对患者所做的努力，及时予以肯定和赞扬，增强患者对生活的信心和兴趣。对有情绪障碍、人格改变的患者，注意劝导、安慰的方式，防止其自伤、伤人、毁物及走失等意外事故。引导患者自我调节情绪，喜怒有节，避免情志内伤，保养肝肾精血。对于丧失生活自理能力的晚期重症患者，应寻求医疗专业人士或机构的帮助，社会、家庭共同支持、照顾。

七、医论提要

"痴呆"一词首见于《华佗神医秘传》。晋代《针灸甲乙经》、明代《针灸大成》均以"呆痴"命名。明以前痴呆专论极少，仅对其核心症状记忆减退，如"善忘""喜忘""健忘"有所论述。《灵枢·天年》中即记载了痴呆的相关症状："六十岁，心气始衰，苦忧悲，血气懈惰，故好卧……八十岁，肺气衰，魄离，故言善误。"《灵枢·本神》已指出肾在记忆方面的重要作用，"肾藏精，精舍志""志伤则喜忘"。《灵枢·本脏》进一步提出"志"对人体其他精神活动具有驾驭和统领作用，"意者，所以御精神，收魂魄，适寒温，和喜怒者也"，为补肾生精法治疗痴呆奠定了重要的理论基础。

东汉张仲景在《伤寒杂病论》中提出健忘与"本有久瘀血"相关，并开启从瘀论治记忆力减退的先河。"阳明证，其人喜忘者，必有蓄血。所以然者，本有久瘀血，故令喜忘。屎虽鞕，大便反易，其色必黑者，宜抵当汤下之"。所谓"喜忘，好忘前言往事也"。"志伤则好忘"与"志伤则喜忘其前言"同义，均指记忆减退。由此可见，瘀血是痴呆的致病因素之一。治疗应以祛邪为主，取破血逐瘀、通下瘀热为法，方用桃核承气汤或抵当汤。

明代张景岳在《景岳全书·杂证谟》中对痴呆的表现有了较为全面的描述，"……言辞颠倒，举动不经，或多汗，或善愁，其证则千奇百怪，无所不至，脉必或弦或数，或大或小，变易不常"，并对其病因进行讨论，"痴呆证，凡平素无痰而或以郁结，或以不遂，或以思虑，或以疑惑，或以惊恐而渐致痴呆……此其逆气在心，或肝胆二经气有不清而然……"，认为此病乃七情所伤，引起心或肝胆气逆，"气有不清"所致，治当"扶正气为主，宜七福饮，或大补元煎主之"。预后在乎"胃气、元气之强弱，待时而复，非可急也"。

清代陈士铎在《辨证录》中设立"呆病门六则"专篇，提出"呆病成于郁"和"呆病成于痰"两种病机学说，开辟"开郁化痰"治法。"大约其始也，起于肝气之郁；其终也，由于胃气之衰。肝郁则木克土，而痰不能化，胃衰则土不制水而痰不能消，于是痰积胸中，盘踞于心外，使神明不清，而成呆病矣"，认为久郁不解是导致痴呆的重要病因。《石室秘录》中进一步提出"痰气最盛，呆气最深"，痰是痴呆的关键病理因素，故"治呆无奇法，治痰即治呆也"。治疗当以化痰开窍为法，这一方法至今仍为临床治疗痴呆的关键法则。陈氏还注意到脾肾不足、胃气虚弱为痰浊内生的根本原因，治疗应扶正与治痰并重，如洗心汤"补正而佐以攻痰"、转呆丹"治其胃气而祛其痰涎"、苏心汤"疏肝舒郁以祛痰"、启心救胃汤或指迷汤"补胃以消痰"。

清代医家根据"脑为元神之府"之新义提出"神呆"疾病名称。"脑为元神之府"始见于《本草纲目》。清代王清任在《医林改错·脑髓说》中进一步指出"小儿无记性者，脑髓未满；高年无记性者，脑髓渐空"。陈士铎在《辨证录》中进一步指出痴呆为"健忘之极"，其根于"肾水之竭"，提出"不去填肾中之精，则血虽骤生，而精乃长涸，但能救一时之善忘，而不能冀长年之不忘也"。进一步强调肾精亏虚，脑髓失养是痴呆的根本原因，创制生慧汤、扶老丸，两方"补肾之味多于补心，精足而心之液生，液生而心之窍启，窍启而心之神清"。

八、现代研究

2020年流行病学研究表明，我国60岁以上人群中痴呆患者达1507万人，其中阿尔茨海默病（Alzheimer's disease，AD）患者983万人，血管性痴呆（vascular dementia，VaD）患者392万人，其他类型痴呆132万人。从1990年到2016年，中国痴呆症患病率增加了5.6%，为全球平均增长速度的两倍以上，严重增加社会经济和医疗负担[2]。现代中医主要围绕阿尔茨海默病和血管性痴呆开展病因病机、辨证论治研究。

（一）病因病机研究

自明清时期起，中医医家即提出"脑为元神之府""灵机记性在脑"，且认为"脑髓渐空"是痴呆的核心病机,"肾精亏虚"是痴呆的根本病因。结合认知神经科学对脑的进一步认识,现代中医对痴呆"肾虚髓减,痰瘀阻窍"的基本病机已达成共识,近二十余年在此基础上创新发展多种病因病机学说。

王永炎院士[3]提出血管性痴呆的发病基础是肾精亏虚、痰瘀互结、阻滞络脉,"浊毒损伤脑络"是其主要病机。年迈之人,肾中精气不足,一方面不能濡养脑髓,脑髓渐空;另一方面肾虚无以推动气血津液运行,发生壅滞从而产生痰浊、瘀血等病理产物,阻塞脑络,脑髓失养,神机失用,故见呆傻愚笨之症。久病在络,肾虚日久致气血津液"留滞"时,所生痰浊、瘀血侵害脑络,致脑络狭窄或壅塞,形成络损,肾通过络脉输送至脑髓的精微物质进一步减少,加重脑髓损伤,则见病情渐进性加重。若迁延失治,浊邪进一步充盛,正气愈加虚损,髓伤进而演变成髓消、髓败之时,呆气已深,届时医药罔效,无力回天。苏芮等[4]将"毒损脑络"学说用于探讨阿尔茨海默病等神经退行性病变所致痴呆的中医病机。王永炎院士曾提出,"络脉应包括气络和血络,气络与血络相伴而行,络脉之血络大致相当于西医微循环系统,而气络结构的定位并非微循环系统,其内涵是否与神经网络和细胞因子网络有关还有待探讨",而现代病理学研究表明,在衰老、炎症、卒中等损伤因素作用下,大脑神经元存在呼吸链损伤,氧化应激,引起细胞膜脂质过氧化、信号转导通路障碍,进而导致病理产物聚集、神经元凋亡。细胞膜及其信号通道应属"气络"范畴。"毒损脑络"的内涵不仅仅指内生浊毒损伤"血络",更重要且更广泛的是损伤"气络"。由此可见"毒损脑络"理论不单单适用于脑血管疾病的中医病机研究,对于神经元退行性病变的中医病机探讨也具有重要意义。

庞喜乐等[5, 6]进一步深化"内生浊毒"理论,从内生五邪角度探讨痴呆发病的病理因素。强调痴呆的病机重点在于气血津液与脏腑功能失调,脏腑经络的生理功能异常和气血津液代谢失常而产生化风、化火、化寒、化燥、化湿的综合性病机变化:①内风,即风气内动,因肝阴亏虚,或情志过极,郁而化火,或为热病久病伤及津液阴血,其基本病理变化皆为阳热亢盛或阴虚不能制阳,阳气升而无制,上扰清窍,因其与肝关系密切,又称肝风内动。②内火,又称内热或火热内生,多由阳热有余,或阴虚火旺,或情志过极、五志化火,或气血壅滞、病邪郁结、郁而化火,导致机体阴阳失调,产生火热内扰神志的病理变化。③内寒,即寒从中生,多由素体阳虚,或外感六淫寒气,恣食生冷等损伤机体阳气所致,其核心病理变化有二,一为阳气虚衰,温煦和气化功能减退,虚寒内生;二为阴寒内盛,寒气弥漫而阳气无法制约,阳虚则生化痰浊瘀血,痰浊蒙蔽神窍、瘀血痹阻脑络则导致痴呆的发生和进展。④内燥,即津伤化燥,多因久病伤津耗液,或汗吐下失精亡血导致津液亏少,以及热盛伤津所致,其基本病机为体内津液耗伤而干燥少津,脑窍脑髓皆会失去滋养而髓减脑消,神机失用。⑤内湿,即湿浊内生,其产生或因过食肥甘、饮食不节、嗜烟好酒损伤脾胃,或因素体肥胖、喜静少动、情志不疏致使气机不利、水液代谢障碍,津液疏布失常,湿浊内生,湿性重浊黏腻,多阻遏气机,留滞于经络间,影响气血疏布,致使神明失养。

(二)证候及证候要素研究

龙子弋等[7]通过对现代中医临床研究中阿尔茨海默病、血管性痴呆和未明确类型痴呆的证候分型情况进行研究,发现阿尔茨海默病证候以本虚为特征,主要是髓海不足、脾肾两虚、肾阴亏虚;血管性痴呆证候以本虚标实为特征,主要是肾精亏虚、痰瘀为标;肾精亏虚证、痰浊阻窍证、瘀血阻络证为3种主要证型。证候要素方面,血瘀、精亏、痰浊、阴虚在阿尔茨海默病与血管性痴呆中都是主要证候要素,阿尔茨海默病与髓海不足、阳虚、血虚关系更为密切,血管性痴呆与精亏、痰浊关系更为密切,血瘀对于血管性痴呆比阿尔茨海默病更重要。

张允岭等[8]通过大样本、多中心、随机对照临床研究发现,在血管性痴呆演变发展过程中,存在平台、波动及下滑三期。在此三期其证候特征及病理机转各不相同:①平台期,病情相对稳定,无明显波动,多见于发病早期,此期部分轻度患者未给予重视或治疗,基本证类为痰证、瘀证、肝肾阴虚证、脾肾阳虚证。部分患者可兼见风证。②波动期,感冒、感染及情绪波动常为诱因,在近期内(数日至数周)出现原有症状时有加重,与平台相期比,病情明显不稳定,呈波动状态,基本证类为风证、痰证、瘀证、肝肾阴虚证、脾肾阳虚证，部分患者可兼见火证。③下滑期，血管性痴呆症状明显加重，呈急性下滑趋势，也可见渐进缓慢持续下滑。基本证类为火证、风证、痰证、瘀证、肝肾阴虚证和脾肾阳虚证，以风火痰瘀标实所致诸证类为主。

时晶等[1, 9]将阿尔茨海默病患者根据临床症状、认知水平及患病时间分为正常组、轻度认知损害组、轻度痴呆组、中度痴呆组、重度痴呆组。研究结果表明，肾虚是认知障碍的启动因素，并贯穿阿尔茨海默病发展全过程，正常组、轻度认知障碍组以肾虚为基本证候，轻度痴呆以肾虚、脾虚为主要证候；随着病情进展到中度痴呆，痰浊证、火热证、血瘀证比例明显升高，此时患者记忆力进一步下降，伴随烦躁、妄想等神经精神症状，症状波动明显，表明痰浊、火热、血瘀则是疾病波动的影响因素。当疾病进展到重度痴呆，主要证候为虚极证、毒盛证、虚极毒盛证、肾虚毒盛证，患者表现为二便失禁、神愦如寐等症状，表明虚极、毒盛是疾病恶化的主要因素。阿尔茨海默病的证候发展符合"启动于肾虚，进展于痰瘀火，恶化于虚极毒盛"的证候级联规律。

（三）指南共识研究

在 2012 年中国痴呆临床实践指南工作组发表的《中国痴呆诊疗指南》中对阿尔茨海默病及相关痴呆的最新研究成果进行评述，特别是提供了中文版阿尔茨海默病操作性诊断标准、中医证候分型标准以及辨证施治方案、中成药、中草药提取物、针灸及按摩等非药物疗法等信息，为我国痴呆患者提供了更多的可供选择的治疗方法。2018 年，中华中医药学会脑病分会、中国中药协会脑病药物研究专业委员会和中国阿尔茨海默病协会组成联合共识小组针对阿尔茨海默病中医诊疗，在系统评价基础上，发布了《阿尔茨海默病的中医诊疗共识》。2019 年，在由国家中医药管理局立项，中华中医药学会组织，并由内科分会实施编写的《中医内科常见病诊疗指南：西医疾病部分》中，针对阿尔茨海默病和血管性痴呆，将中医辨证论治的理论和实践与国际最新诊疗指南进行衔接，提高了临床实用价值。2020 年，中国中药协会脑病药物研究专业委员会与中国老年保健协会阿尔茨海默病分会、中华中医药学会脑病分会颁布了《中成药治疗血管性痴呆临床应用指南（2020 年）》。2021 年、2022 年分别由北京神经内科学会和中华中医药学会针对已上市的治疗血管性痴呆中成药天智颗粒、复方苁蓉益智胶囊的临床使用颁布了专家共识，以供临床参考。

（四）辨证论治研究

目前研究表明，中医药治疗不仅可以改善痴呆患者的认知症状，也对提高患者日常生活活动能力、减轻精神行为症状有积极临床疗效，且效果安全可靠。补肾益髓是基本治疗原则，而活血化瘀、化痰解毒通络是改善认知功能、延缓病情进展的关键，三者协同为要。

（1）阿尔茨海默病中医序贯疗法　田金洲团队基于 31 项（3703 例受试者）中医药治疗阿尔茨海默病的临床试验的系统评价及文献研究，根据阿尔茨海默病进展期间证候演变规律，提出"早期补肾为主并贯穿全程，中期化痰活血泻火，晚期解毒固脱"的序贯疗法[10]。

临床研究表明，中医辨证序贯方案联合认知改善西药［多奈哌齐和（或）美金刚］可维持阿尔茨海默病患者认知和精神行为症状的稳定至少 12 个月。治疗 9 个月后，联合治疗改善认知和精神行为症状的临床疗效显著优于对照组，24 个月后认知改善率提高 25.64%，认知恶化率降低48.71%。其中，早期使用补肾法治疗阿尔茨海默病，一年后患者认知获益显著优于安慰剂，痴呆转化率降低 8.85%。

（2）血管性痴呆的分期论治　血管性痴呆患者除急性或亚急性起病的特征外，多数患者病程发展会经历平台期、波动期、下滑期三期，三期并非逐次出现，而是 3 种状态不断更迭的状态。毒邪是病情阶段性下滑的关键。正气虚损，痰瘀阻络贯穿血管性痴呆病程始终，因此一般以通补兼施为治疗大法。平台期、波动期、下滑期之治疗虽不离"通""调"原则，但侧重点不同。下滑期，化浊解毒醒神开窍，以解毒为要。波动期、下滑期需辨证论治，多用汤剂。

平台期，以认知、心理行为及日常生活能力等总体状况稳定为特征，本虚标实兼夹，虚实力量相对平衡。此期补虚通络祛痰并治，以补虚为主，多用成药。以补益肝肾、解毒化浊为法的复方苁蓉益智胶囊，经随机对照研究证明为治疗血管性痴呆的有效药物，对其疗效进行系统评价，结果发现单独使用复方苁蓉益智胶囊可改善血管性轻度认知障碍患者的早期认知功能损害，联合西药改善血管性痴呆患者的认知功能损害效果优于单用西药治疗[11]。

波动期，以认知状况出现轻度加重或时好时坏，心理行为异常、日常生活活动能力下降，或伴有中风先兆等改变而使总体状况有加重趋势为特征。其病症以痰浊瘀阻、蒙窍，痰热内扰或风痰瘀阻为主，以浊实之邪壅盛为主要特征。若诸浊实之邪壅滞不散，蕴化成毒，可伤络败髓导致病情加重。因此，波动期是及时遏制病情进展的关键期，治疗以化痰清热、通络息风为主。天智颗粒具有平肝息风、补肾活血作用，临床证据表明，治疗24周可有效缓解轻中度血管性痴呆患者的精神行为症状，改善肝风内动表现，联合西药对改善认知有协同作用[12]。

下滑期，常见认知状况出现恶化，日常生活活动能力明显滑坡，常伴原发疾病加重或复发的临床表现，以总体状况下降显著为特征。其病症以浊毒壅盛为特征，出现以痰浊、火热壅盛，腐化秽浊，蒙窍扰神，内风扰动等病理改变，治疗应以清热解毒、扶正祛邪为主。李志君等[13]使用祛痰瘀清热方联合常规治疗痰热瘀滞证血管性痴呆患者，疗程28天，显著提高患者记忆力、认知功能、行动能力，提高患者生活质量，同时降低其血液黏稠度。

附 阿尔茨海默病

一、概述

阿尔茨海默病（AD）是发生于老年和老年前期、以进行性认知功能障碍和行为损害为特征的中枢神经系统退行性病变。临床表现为记忆障碍、失语、失用、失认、视空间能力损害、抽象思维和计算力损害、人格和行为改变等[14]。

AD是老年期最常见的痴呆类型，占老年期痴呆的50%～70%。随着对AD认识的不断深入，目前认为AD在痴呆阶段之前还存在一个极为重要的痴呆前阶段，此阶段已经出现AD病理生理改变，但没有或仅有轻微临床症状。

二、临床表现

AD通常隐匿起病，持续进行性发展，主要表现为认知功能减退和非认知性神经精神症状。AD患者认知减退的特点为：首先出现记忆障碍，逐渐累及语言和视觉空间障碍。然而，约20%的AD患者表现为非记忆障碍主诉，如找词、组织或定向困难。根据临床症状特点，AD分为两个阶段：痴呆前阶段和痴呆阶段。

（一）痴呆前阶段

此阶段分为轻度认知功能障碍发生前期（pre-mild cognitive impairment，pre-MCI）和轻度认知功能障碍期（mild cognitive impairment，MCI）。pre-MCI患者没有任何认知障碍的临床表现或者仅有极轻微的记忆力减退，或伴有轻度的精神行为改变。AD源性MCI临床表现主要分为认知功能（如学习新知识能力、近期记忆力）减退、复杂的工具性日常能力（如理财、购物、乘坐公共交通工具、社交）轻微损害、非认知精神症状（淡漠、抑郁、焦虑）。约50%的AD源性MCI患者4年后进展为痴呆。

（二）痴呆阶段

此阶段患者认知功能损害导致了日常生活活动能力下降，根据认知损害的程度大致可分为轻、中、重三度。结合临床痴呆评定量表（clinical dementia rating，CDR），则可以增加症状分期的客观性。

1. 轻度痴呆

1）进行性认知障碍涉及多个认知领域和精神行为改变　主要表现为记忆障碍。首先出现的是近事记忆减退，忘记刚做过的事情，以及常用物品的摆放位置等。随着病情的发展，可出现远期记忆减退，即对发生已久的事情和人物的遗忘。部分患者出现视空间障碍，特别在不熟悉的地方（外出或住院）容易迷失方向。面对生疏和复杂的事物容易出现疲乏、焦虑和消极情绪，或暴躁、易怒、没有耐心，还会表现出人格改变，如不爱清洁、不修边幅、自私多疑。

2）认知障碍对日常生活产生明显的影响，主要损害工具性活动，不再完全独立，偶尔需要帮助。

3）CDR 1.0 分。

2. 中度痴呆

1）进行性认知障碍和精神行为改变。记忆障碍持续加重，工作、学习和社交能力显著减退，特别是原已掌握的知识和技巧出现明显的衰退。出现逻辑思维、综合分析能力减退，言语重复、计算力下降，明显的视空间障碍，如在家中找不到自己的房间，还可出现失语、失用、失认等，有些患者还可出现癫痫、强直-少动综合征。此时患者常有较明显的行为和精神异常，性格内向的患者变得易激惹、兴奋欣快、言语增多，而原来性格外向的患者则可变得沉默寡言，对任何事情提不起兴趣，出现明显的人格改变，甚至作出一些丧失羞耻感（如随地大小便等）的行为。

2）认知障碍对日常生活产生广泛的影响，基本功能部分受损，不能独立生活，经常需要帮助。

3）CDR 2.0 分。

3. 重度痴呆

1）进行性认知障碍和精神行为改变，可能无法进行临床问诊。此期的患者除上述各项症状逐渐加重外，还有情感淡漠、哭笑无常、言语能力丧失，以致不能完成日常简单的生活事项如穿衣、进食。终日无语而卧床，与外界（包括亲友）逐渐丧失接触能力。四肢出现强直或屈曲瘫痪，括约肌功能障碍。此外，此期患者常可并发全身系统疾病的症状，如肺部及尿路感染、褥疮以及全身性衰竭症状等，最终因并发症而死亡。

2）对日常生活产生严重的影响，包括自我照料在内的基本活动受损，完全依赖帮助。

3）CDR 3.0 分。

三、病理表现及发病机制

AD 的典型组织病理学改变为最早和最严重的病理改变，一般出现在颞叶内侧（内皮质/内嗅皮质和海马）、外侧颞叶皮质和迈纳特（Meynert）基底核。显微镜下可见神经炎性斑和神经原纤维缠结（NFT）。

"淀粉样蛋白级联假说"是 AD 目前最被广泛认可的发病机制。淀粉样蛋白-β（amyloid-β，Aβ）的积累是 AD 神经元损伤级联效应的初始事件和核心事件。脑内未及时清理的 Aβ 多肽可进一步聚集形成不溶性淀粉样斑块，也是引起 tau 蛋白过度磷酸化初始因素之一，磷酸化 tau 蛋白（phosphorylation-tau，p-tau）在神经元胞体中聚集，形成 NFT。脑脊液检测发现 AD 患者 $Aβ_{42}$ 水平、总 tau 蛋白（total tau，t-tau）和 p-tau 水平的升高，淀粉样蛋白 PET 可以观察到额叶、颞叶和扣带区皮质示踪剂滞留增加，都证明脑内 Aβ 淀粉样斑块和tau 蛋白病变的存在。Aβ 淀粉样斑块和 NFTs 在神经元内、神经元间隙和脑部血管中积累，直接造成神经元死亡和突触断裂，随后出现的氧化应激和自身免疫反应扩大损伤范围[15]。海马是最先出现病变的区域之一，引起 AD 核心的情景记忆障碍，病变扩大至脑部其他功能区时，患者逐渐出现其他认知域损害、精神障碍、运动功能损害，最终累及基本生命中枢，导致死亡。

从生化角度来看，AD 患者认知障碍还与胆碱能神经元及胆碱能投射通路的选择性缺失，造成大脑皮质、Meynert 基底核和海马区乙酰胆碱、胆碱乙酰转移酶和烟碱胆碱能受体水平降低有关。

四、诊断与鉴别诊断

（一）诊断

（1）临床诊断标准　根据美国国家衰老研究所（national institute of aging，NIA）和阿尔茨海默病学会（alzheimer's association，AA）制订的 AD 痴呆核心临床标准[16]：以病史和检查证实的认知或行为症状为依据，除符合痴呆诊断外，应具备：①隐袭起病；②报告或观察有明确的认知恶化病史；③病史和检查证实早期和显著的认知损害具有以下之一，遗忘症状和非遗忘症状；④符合排除标准。如有认知衰退的病史记录，或携带一种致病性 AD 基因突变（APP、PSEN1 或 PSEN2），则可以增加 AD 痴呆临床诊断的确定性。

（2）症状分期标准　AD 症状分期标准源自生物学定义 AD 的研究框架（NIA-AA 标准，2018）[17]，涵盖从无症状到主观认知下降到 MCI 再到痴呆的连续过程，见表 2-7-1。当需要判断 AD 所处阶段和严重程度时，可以采用症状分期的数字加生物标志物谱的字母组合方式来描述，见表 2-7-2。如 3a 表示症状 3 期并具 A+T-（N）-生物学特征。

表 2-7-1　AD 症状分期

分期	症状分期	认知程度	症状描述
1	正常	无损害	无主观报告，也无客观证据表明近期认知能力下降或新发精神行为症状
2	临床前	无症状	主观认知下降（不限于记忆）伴轻度的精神行为改变，但客观测试无认知障碍；或 CDR 0.0 分*
3	极早期	轻度损害	①主观认知下降，且客观测试证实认知障碍（可能主要不是遗忘）或精神行为评估的证据；②独立进行日常生活活动，但可能对较复杂的日常生活产生可检测的但轻度的影响；或③CDR 0.5 分
4	早期	轻度痴呆	①进行性认知障碍会影响多个领域和精神行为障碍；②对日常生活产生明显的影响，主要损害工具性活动，不再完全独立，偶尔需要帮助；或③CDR 1.0 分
5	中期	中度痴呆	①进行性认知障碍和精神行为改变；②对日常生活产生广泛的影响，基本功能部分受损，不能独立生活，经常需要帮助；或③CDR 2.0 分
6	晚期	重度痴呆	①进行性认知障碍和精神行为改变，可能无法进行临床问诊；②对日常生活产生严重的影响，包括自我照料在内的基本活动受损，完全依赖帮助；或③CDR 3.0 分

*CDR 已成为 AD 痴呆临床分级的金标准。得分为 0.0 分表示正常；0.5 分可疑痴呆；1.0 分表示轻度痴呆；2.0 分表示中度痴呆；3.0 分表示重度痴呆

表 2-7-2　生物学特征分类

字母	AT（N）特征	生物标志物类别
a	A+T-（N）-	AD 的病理变化
b	A+T+（N）-	AD
c	A+T+（N）+	AD
d	A+T-（N）+	AD 和伴随可疑的非 AD 病的病理变化

注：A+表示 Aβ聚集或相关的病理状态，异常生物标志物包括脑脊液 Aβ$_{42}$ 降低或 Aβ$_{42}$/Aβ$_{40}$ 比值降低或 Aβ-PET 摄取增多；T+表示 tau 聚集或相关的病理状态，异常生物标志物包括血浆 Ptau$_{181}$ 或 P-tau$_{217}$ 或脑脊液 P-tau 升高、tau-PET 摄取增多；（N）+表示多种原因导致的神经元变性或神经元损伤，敏感度高但不是 AD 的特异性标志，异常生物标志物包括 MRI 头颅冠状位显影的内侧颞叶萎缩视觉评分增加、氟代脱氧葡萄糖-PET 代谢下降等

（二）鉴别诊断

（1）血管性痴呆　包括一系列由血管因素引起或导致痴呆的疾病。根据不同的病因分型，起病可急可缓，神经血管损伤部位和范围的不同导致临床症状多样。血管危险因素的存在是血管性痴呆发病的重要原因，使用 Hachinski 缺血指数量表可一定程度上鉴别血管性痴呆与 AD（Hachinski 缺血指数量表≥7 分提示血管性痴呆，≤4 分提示 AD 可能，5 分或 6 分提示为混合性痴呆），神经影像学检查有助于进一步鉴别诊断。

（2）额颞叶痴呆（frontotemporal dementia，FTD）　患者早期表现为行为异常，其记忆缺损的模式属于"额叶型"遗忘，即非认知行为，如自知力缺乏、人际交往失范、反社会行为、淡漠、意志缺失等，是鉴别 FTD 与 AD 的重要依据。FTD 的形态学特征是额极和颞极的萎缩，通常为双侧不对称，但疾病早期并不明显，随着疾病的进展，MRI、SPECT 等检查上才可见典型的局限性脑萎缩和代谢低下。神经病理学研究表明，FTD 病理改变与脑内异常蛋白（tau、TDP 和 fus 蛋白）沉积相关。

（3）路易体痴呆（dementia with Lewy bodies，DLB）　患者主要表现为波动性认知障碍、帕金森综合征及视幻觉为主的精神症状，神经心理学检查提示患者认知障碍主要表现为视空间功能障碍。病理特征为在脑干核团、黑质、杏仁核、扣带回及大脑皮质弥漫分布的路易小体（由神经丝蛋白、泛素和α-突触核蛋白组成）。DLB 患者 MRI 无典型表现，SPECT 和 PET 可见枕叶皮质代谢率下降，纹状体多巴胺能活性降低。在认知水

平相当的情况下，DLB 患者较 AD 患者功能损害更为严重，日常生活能力更差。

五、治疗

AD 患者认知功能衰退目前尚无明确有效的疾病修饰治疗药物，综合治疗和护理有可能减轻病情和延缓病情进展。

（一）生活护理

生活护理包括使用某些特定的器械等辅助治疗。有效的护理能延长患者的生命及改善患者的生活质量，并能防止摔伤、外出不归等意外的发生。

（二）药物治疗

1. 改善认知功能药物

（1）乙酰胆碱酯酶抑制剂（inhibitor of acetylcholinesterase，AChEI） 该类药物对轻中度 AD 痴呆认知、功能、总体有效，用于重度 AD 痴呆仍可获益。常用 AChEI 包括多奈哌齐、卡巴拉汀、石杉碱甲等，主要提高脑内乙酰胆碱的水平，加强突触传递。多奈哌齐 10mg/d 可产生最佳维持效果，认知获益突出，安全性好。卡巴拉汀 9.5mg/d 贴剂可产生最佳维持效果，认知和总体获益与 12mg/d 胶囊相当，安全性优于胶囊。加兰他敏 24mg/d 可产生最佳维持效果，总体获益明显，安全性好。当一种 AChEI 初始药物缺乏满意的疗效或不耐受时，换用另一种 AChEI 可获得与初始药物相似的效果。

（2）N-甲基-D-门冬氨酸（N-methyl-D-aspartate，NMDA）受体拮抗剂 美金刚能够拮抗 NMDA 受体，具有调节谷氨酸活性的作用，目前用于中重度 AD 患者的治疗。美金刚 20mg/d 对中重度 AD 痴呆的认知和总体有轻微疗效。美金刚联合胆碱酯酶抑制剂治疗中重度 AD 痴呆的认知、总体、行为有协同效应。

2. 控制精神症状

很多患者在疾病的某一阶段出现精神症状，如幻觉、妄想、抑郁、焦虑、激越、睡眠紊乱等，可给予抗抑郁药物和抗精神病药物。抗抑郁药物常用选择性 5-羟色胺再摄取抑制剂，如氟西汀、帕罗西汀、西酞普兰、舍曲林等。抗精神病药物常用不典型抗精神病药，如利培酮、奥氮平、喹硫平等。这些药物的使用原则是：①低剂量起始；②缓慢增量；③增量间隔时间稍长；④尽量使用最小有效剂量；⑤治疗个体化；⑥注意药物间的相互作用。非典型抗精神病药可缓解 AD 引起的精神和行为症状，但都有加重认知损害等风险。奥氮平缓解 AD 患者的精神和行为症状较突出，利培酮次之，喹硫平再次之。

（三）支持治疗

重度痴呆患者自身生活能力严重减退，常导致营养不良、肺部感染、尿路感染、褥疮等并发症，应加强支持治疗和对症治疗。

目前，还没有确定的能有效逆转认知缺损的药物，许多针对 AD 发病机制不同靶点的药物开发尚处于试验阶段。2021 年全球首个及目前唯一一针对 AD 发病机制进行疾病修饰治疗的药物——阿杜卡单抗（Aducanumab）获 FDA 批准，主要用于轻度认知障碍或轻度痴呆阶段的 AD 患者，III 期临床试验结果显示，阿杜卡单抗能延缓痴呆进展，改善患者认知症状、提高患者日常生活能力[18]。处于 AD 痴呆前阶段的患者，宜饮食调整（地中海饮食）、体力锻炼和认知训练结合以延缓认知功能下降。

六、研究进展[19]

AD 的发病机制涉及基因、衰老、环境、心理、代谢多个方面，围绕神经炎性斑块（Aβ蛋白）和神经原纤维缠结（tau 蛋白）的产生、形成、清除展开的神经生物学和神经病理学研究为未来寻找 AD 疾病修饰药物提供潜在方向。

（一）遗传因素

1. 早发型 AD

早发型 AD 是常染色体显性基因突变的结果。目前已经发现 3 种导致 Aβ产生和加工过程的基因异常：21

号染色体上的 APP（唐氏综合征成人超过 40 岁时会出现典型的 AD 神经病理学特征）、14 号染色体上的 PSEN1 和位于 1 号染色体上的 PSEN2。这些基因的突变均导致 APP 蛋白的异化，产生具有神经毒性的 $A\beta_{42}$。APP 基因突变会引起 AD 早期发病（60 岁之前，甚至常常是 50 岁，PSEN1 突变发病年龄更早，平均为 45 岁），进展更快（平均持续年限为 6～7 年）。PSEN2 平均发病年龄为 53 岁，持续时间为 11 年，非正常 PSEN2 突变携带者可能在 70 岁之后发病。

2. 散发型 AD

全基因组分析研究显示，与散发型 AD 病理相关的遗传危险因素包括 APOE、CD33、桥接整合因子 1（Bridging integrator 1，BIN1）、蛋白分选受体（Sorting protein-related receptor，SORLA）和 PU.1 转录因子。

（1）ApoE　是血浆中重要的载脂蛋白质，参与体内脂质代谢和胆固醇代谢。19 号染色体上的 APOE 基因位点由 3 个等位变异组成，包括 ApoE2、ApoE3 和 ApoE4。目前研究证实，ApoE4 与晚发型 AD 密切相关。ApoE4 造成 ApoE 蛋白构相改变，加速 $A\beta$ 和 tau 蛋白在脑内聚集，进一步造成神经元细胞骨架改变、线粒体功能异常，最终导致神经元死亡。此外，ApoE4 还引发了炎症级联反应，导致神经血管功能障碍，血脑屏障破坏，随后神经毒性蛋白从血液渗透到大脑，小血管长度减少。ApoE2 和 ApoE3 则存在潜在的神经保护作用。

（2）CD33　是一种唾液酸结合免疫球蛋白型凝集素，主要在脑小胶质细胞中表达。AD 动物模型中 CD33 表达显著上调，小胶质细胞摄取 $A\beta_{42}$ 减少，靶向下调 CD33 则可减轻 $A\beta$ 异常积累。

（3）BIN1　在所有类型的神经细胞中都有表达，并在少突胶质细胞和小胶质细胞中高度富集。BIN1 过表达已被证明可以逆转 tau 转基因小鼠的记忆缺陷，神经元 BIN1 表达与病理 tau 蛋白病理的进展呈负相关。然而，小胶质细胞中 BIN1 的缺失减少了 AD 模型小鼠 tau 蛋白的分泌。因此，BIN1 是否影响 AD 发病仍存在争议。

（4）SORLA　由 SORL1 基因编码，参与 APP 加工、$A\beta$ 分泌和转运。神经元中 SORLA 的过表达可以阻断淀粉样变性过程，减少 $A\beta$ 的产生，并阻断 $A\beta$ 与神经元受体的结合。因此，靶向调控 SORLA 可能通过多种机制减轻 AD 病症。

（5）PU.1 转录因子　由 SPI1 编码的 PU.1 是一种重要的髓系转录因子，在中枢神经系统的小胶质细胞中特异性表达，与小胶质细胞介导的吞噬和神经炎症密切相关。PU.1 表达降低可通过减轻 AD 的神经炎症，延缓病情进展，具体病理机制有待进一步研究。

（二）衰老

AD 病理条件下的神经元具有衰老特征，包括基因组不稳定、端粒长度减少、表观遗传特征改变和线粒体功能障碍。不同阶段 AD 患者的尸检研究以及动物模型中均发现神经元 DNA 氧化增加（可能是由碱基切除修复缺陷所致）、端粒缩短、衰老相关的表观遗传改变。神经元细胞衰老的原因可能与血液/血液源性因子、小胶质细胞老化相关。

（三）环境因素

1. 病毒和细菌感染

许多研究将 AD 与细菌和病毒感染联系起来，细菌包括幽门螺杆菌，以及肝脏、肠道、肺部（肺炎）和口腔的各种细菌，病毒包括 EB 病毒、巨细胞病毒、艾滋病病毒、口腔疱疹（单纯疱疹病毒-1 型，herpes simplex virus-1，HSV-1）、生殖器疱疹（HSV-2）、人类疱疹病毒，这些病原体可侵入中枢神经系统，导致 AD 相关神经功能障碍。

近年来，HSV-1 在 AD 发病中的作用逐渐受到关注。HSV-1 是一种嗜神经 DNA 病毒，通常表现为三叉神经节潜伏感染，并可以被周期性地重新激活。动物研究表明，HSV-1 在热应激下重新激活后在不同的脑区扩散和增殖。同时伴有 AD 相关病理事件的发生，包括 $A\beta$ 沉积、tau 蛋白过度磷酸化和神经炎症。此外，HSV-1 感染介导的小胶质细胞的慢性激活引发了中枢神经系统炎症的恶性循环。

由牙龈卟啉单胞菌等病原菌引起的牙周细菌感染也可能在 AD 发病中起作用。已有研究在 AD 脑组织中鉴定出牙龈假单胞菌的特异性蛋白和 DNA。口腔牙龈假单胞菌感染增加了 $A\beta_{42}$ 的生成，抑制牙龈链球菌产生的毒力因子可有效减少牙龈链球菌脑部感染及其在海马内的毒性作用。

2. 金属离子

AD 的尸检研究发现患者脑内铜、铁、锌等金属离子的积累（分别是正常脑内铜、铁、锌的 5.7 倍、2.8 倍和 3.1 倍），在神经炎性斑块的核心和外围均可见铜、铁、锌沉积。铜超载会增加 APP 的表达和 Aβ 的生成，并增强 tau 蛋白磷酸化。铁可通过与脂氧合酶等铁依赖的氧化酶相互作用影响脂质过氧化，进而激活铁氧化酶，加速 AD 的进展。锌可结合 Aβ，促进 Aβ 积累，锌的积累还可单独引起神经毒性导致记忆缺陷。相反，镁离子通过减轻神经毒性、减少 Aβ 沉积逆转 AD 造成的认知损伤和突触丧失。

（四）心理应激

长期暴露在压力下引起的慢性应激可激活下丘脑-垂体-肾上腺皮质（hypothalamic-pituitary-adrenal axis，HPA）轴，并导致糖皮质激素的分泌进入血液，血液中的糖皮质激素通过血脑屏障进入大脑，激活糖皮质激素受体，造成 HPA 轴的长期激活，加剧炎症和氧化损伤及神经元丢失。HPA 轴功能障碍可能是 AD 及其他神经退行性疾病发病机制的增敏因素。

（五）生活方式

（1）睡眠 越来越多的证据表明，睡眠障碍增加 AD 风险。睡眠障碍可能出现在 AD 发病的早期阶段，通过损害睡眠依赖的记忆巩固而加重 AD 患者的认知障碍。睡眠障碍可同时影响 Aβ 和 tau 蛋白的代谢。神经影像研究揭示了脑脊液流高峰在人类睡眠时出现，增强了 tau 蛋白和 Aβ 的清除，而睡眠障碍可能会损害脑脊液循环。因此，建立和维持正常的睡眠模式，纠正睡眠障碍可降低 AD 风险。

（2）肠道微生物 AD 模型小鼠的肠道菌群与野生型小鼠存在显著差异。将野生型幼龄对照小鼠的益生菌移植到 AD 小鼠模型体内，可以提高其学习和记忆能力，恢复突触可塑性的障碍，降低磷酸化 tau 蛋白、$Aβ_{40}$ 和 $Aβ_{42}$ 的水平。我国自主研发的甘露特钠胶囊即是通过重塑肠道菌群平衡，抑制肠道菌群特定代谢产物的异常增多，减少外周及中枢炎症，降低 Aβ 蛋白沉积和 tau 蛋白过度磷酸化，从而改善认知功能障碍。

（六）淀粉样脑血管病

淀粉样脑血管病是一种常见的脑血管疾病，以 Aβ 等淀粉样蛋白在脑血管内沉积为特征。淀粉样脑血管病是脑卒中和痴呆共同危险因素。有研究表明，与淀粉样脑血管病相关的血管损伤破坏了脑部淋巴引流，中枢神经系统内稳态失衡，导致 Aβ 清除障碍，促进 AD 的发病。

参 考 文 献

[1] 田金洲，时晶. 阿尔茨海默病的中医诊疗共识［J］. 中国中西医结合杂志，2018，38（5）：523-529.

[2] Jia L F, Du Y F, Chu L, et al. Prevalence, risk factors, and management of dementia and mild cognitive impairment in adults aged 60 years or older in China: a cross-sectional study［J］. The Lancet Public Health, 2020, 5（12）: e661-e671.

[3] 曾子修，张允岭，金香兰. 从"肾虚络损髓伤"浅谈血管性痴呆发生发展的核心病机［J］. 北京中医药大学学报，2022，45（7）：649-653.

[4] 苏芮，韩振蕴，范吉平，等. "毒损脑络"理论在阿尔茨海默病中医研究领域中的意义［J］. 中医杂志，2011，52（16）：1370-1371.

[5] 庞喜乐，周流畅，刘立瑾，等. 从"内生五邪"探讨血管性痴呆的病因病机［J］. 江苏中医药，2018，50（9）：13-14.

[6] 李抒凝，俞沛文，刘舒，等. 基于内生"五邪"理论探析阿尔茨海默病中医辨治思路［J］. 江苏中医药，2021，53（10）：22-26.

[7] 龙子弋，时晶，田金洲，等. 痴呆的证候分型研究［J］. 中国医学前沿杂志（电子版），2012，4（10）：28-35.

[8] 张允岭，梅建勋，谢颖桢，等. 老年期血管性痴呆分期分证探讨［J］. 中医杂志，2008，49（2）：173-175.

[9] Shi J, Tian J Z, Long Z Y, et al. The pattern element scale: a brief tool of traditional medical subtyping for

dementia [J]. Evidence-Based Complementary and Alternative Medicine: ECAM, 2013, 2013: 460562.

[10] Tian J Z, Shi J, Ni J N, et al. Sequential therapy based on evolvement of patterns: a new model for treatment of Alzheimer's disease [J]. Chinese Journal of Integrative Medicine, 2019, 25 (8): 565-573.

[11] 苟金, 杨昊昕, 于姚, 等. 复方苁蓉益智胶囊治疗血管性认知障碍的疗效和安全性系统评价及 Meta 分析 [J]. 中国中药杂志, 2020, 45 (8): 1924-1932.

[12] 宋哲, 于逢春, 姜海荣, 等. 天智颗粒治疗血管性痴呆伴肝阳上亢证低血压发生率队列研究 [J]. 中国中西医结合杂志, 2022, 42 (12): 1447-1451.

[13] 李志君, 邵宏敏, 张东东, 等. 祛痰瘀清热方治疗血管性痴呆的临床疗效观察 [J]. 山东中医杂志, 2015, 34 (7): 504-505.

[14] 田金洲, 解恒革, 王鲁宁, 等. 中国阿尔茨海默病痴呆诊疗指南（2020 年版）[J]. 中华老年医学杂志, 2021, 40 (3): 269-283.

[15] Drew L. An age-old story of dementia [J]. Nature, 2018, 559 (7715): S2-S3.

[16] McKhann G M, Knopman D S, Chertkow H, et al. The diagnosis of dementia due to Alzheimer's disease: recommendations from the National Institute on Aging-Alzheimer's Association workgroups on diagnostic guidelines for Alzheimer's disease [J]. Alzheimer's & Dementia, 2011, 7 (3): 263-269.

[17] Burnham S C, Coloma P M, Li Q X, et al. Application of the NIA-AA research framework: towards a biological definition of Alzheimer's disease using cerebrospinal fluid biomarkers in the AIBL study [J]. The Journal of Prevention of Alzheimer's Disease, 2019: 248-255.

[18] Dhillon S. Aducanumab: first approval [J]. Drugs, 2021: 1437-1443.

[19] 来兰梅, 凌翠霞, 张向飞, 等. 阿尔兹海默症发病机制的研究进展 [J]. 商丘师范学院学报, 2018, 34 (12): 27-29.

（金香兰　王业飞）

第八节　痿　　病

一、概述

痿病是肢体的皮、肉、筋、骨、脉受到外邪浸淫，或因五脏内伤而失养引起的，以筋脉弛缓、软弱无力、不能随意运动为特征的一种难治病。感受温热病邪，灼伤阴液；脾胃虚弱，肝肾亏虚，肌肉筋脉失养；或湿热浸淫，瘀阻脉络等，是本病常见的病因病机。本病可突然发病，也可缓慢形成。轻者肢软无力，重者四肢萎废不用。

西医学的神经系统疾病，如多发性神经炎、急性脊髓炎、重症肌无力、肌萎缩侧索硬化、进行性肌营养不良、多肌炎皮肌炎、多发性硬化、癔症性瘫痪、周期性瘫痪，以及中枢神经系统感染并发软瘫的后遗症等，凡见到肢体痿软，临床表现与痿病相似者，均可参考本节辨证论治。

二、病因病机

本病的病因主要有外感和内伤两个方面，外感"六淫"邪气者，其发病迅速，病情进展较快，外邪或直接浸淫筋脉，或外邪犯肺，耗伤津液，肢体筋脉失于濡养而致痿；因于内伤者，其发病相对缓慢，五志七情失调，或暗耗精血，或化火烁金，肺失通调，津液匮乏，失于输布，筋脉失养而致痿；或有久病耗伤者，或肝肾亏虚，或脾胃不足，以致津液亏虚，或痰浊、瘀血阻滞，以致筋脉失濡，肌肉痿废而致痿病。本病病机关键是肢体筋脉失于濡养。本病发病早期治疗，其疗效好；中、晚期则疗效差，故早期诊断与治疗尤其重要。

（一）病因

（1）感受外邪 感受温热毒邪，高热不退，或病后余热燔灼，伤津耗气，皆令"肺热叶焦"，不能输布津液以润泽五脏，遂致四肢筋脉失养，痿弱不用。此即《素问·痿论》"五脏因肺热叶焦，发为痿躄，此之谓也"。久处湿地，感冒雨露，湿淫经脉，营卫运行受阻，郁遏生热，湿热阻滞，久则气血运行不利，筋脉肌肉失却濡养而弛纵不收，成为痿病。即《素问·痿论》曰："有渐于湿，以水为事，若有所留，居处相湿，肌肉濡渍，痹而不仁，发为肉痿。"

（2）脏腑内伤 饮食不节，过食肥甘，嗜酒成癖，多食辛辣，贪杯饮冷，损伤脾胃，内生湿热，阻碍运化，导致脾运不输，筋脉肌肉失养，发生痿病。或脾胃素虚或久病致虚，中气不足，则受纳、运化功能失常，气血津液生化之源不足，无以濡养筋脉，而产生肢体痿弱不用。七情内伤，或劳役太过，或房室过度，或久病耗损，或先天禀赋不足，人生堕地，禀赋即定。不足者肝肾精髓气血虚耗，导致筋脉失养，亦可发为痿病。《灵枢·寿夭刚柔》曰："人之所生也，有刚有柔，有弱有强，有短有长，有阴有阳。肉坚则寿矣，肉脆则夭矣。此天之命生，所以立形定气而视寿夭者。"

（3）跌仆损伤 跌打损伤，瘀血内阻，络脉不通，筋脉肌腠失养，发为痿病。

（二）病机

（1）发病 外感温热邪气，肺热津伤及跌仆损伤，瘀阻脉络之痿，发病多急骤；湿热浸淫，脾胃虚弱，肝肾亏虚之痿，起病多缓慢。

（2）病位 痿病病位在筋脉、肌肉。与肺、脾（胃）、肝、肾关系密切。

（3）病性 有虚、实和虚实夹杂之证。但总以脏气虚损为主，也有温热、湿热、痰瘀等实邪为患者。

（4）病势 本病因外感温热邪气，湿热浸淫者，病情发展多由筋脉、肌肉及脏腑；因脏腑内伤，气血津液不足，肢体失养者，病势多由脏腑累及筋脉、肌肉。

（5）病机转化 早期以温热、湿热、瘀血实邪为主的多属实证。久则热盛伤津，或瘀血内阻，新血不生，终致阴血耗伤，脾胃虚弱或肝肾不足，从而病性由实转虚，出现虚证。正气虚弱，又易感受外邪，或脾胃虚弱，运化失司，痰湿内生，郁而化热，或阴虚无以制阳，虚热内生，或久病入络，络脉瘀阻，或实邪日久伤正，致正虚邪恋，均可形成虚实夹杂之证。病凡由实转虚，由脾（胃）肺及肝肾，则病情逐渐加重。若五脏俱损，出现胸闷气短，发音嘶哑，呼吸及吞咽困难，为脾肺之气将绝之候，病情危重，预后不佳。

三、诊断与鉴别诊断

（一）诊断

1）肢体筋脉弛缓，软弱无力，活动不利，甚则肌肉萎缩，不能持重或不能久立、久行，以至痿废，可伴有肢体麻木、疼痛或拘急痉挛。严重者可见排尿障碍、呼吸气短、吞咽无力、饮食不下等。

2）常有久居湿地或涉水淋雨史，或有药物史，或有家族史，或有跌仆损伤史，或有外感温热病史。

3）男女老幼均可罹患。温热邪气致病多在春夏季节。

4）可结合西医相关疾病作相应理化检查，有助于诊断。

（二）鉴别诊断

（1）痿病与痹病 痹病是以肢体关节肌肉疼痛、重着、麻木、屈伸不利、关节畸形，甚或引起脏腑病证为主要表现的病证。后期由于肢体关节疼痛，不能运动，肢体长期失用，亦有类似痿病之瘦削枯萎之症。以肢体关节疼痛与痿病相鉴别。痿病虽肢体痿弱无力，患肢枯萎瘦削，但肢体关节一般不痛。

（2）痿病与偏枯　偏枯临床表现为一侧肢体不用，即一侧的上下肢同时不用，或左或右，且常伴有口舌喝斜、语言謇涩、肢体麻木、突然昏仆等症。而痿病为四肢不用，左右肢体同时不用，尤以双下肢不用为多见，与一侧肢体不遂的偏枯不难鉴别。

（3）痿病与痉病　痉病是以肢体抽搐为主症的一种病证。表现为角弓反张，两目上吊，牙关紧闭，神志不清，四肢抽搐而不用。有些痉病患者，发病缓慢，症状较轻，但见四肢或手足不时震颤、拘急，手不能持物或持物不稳，步履蹒跚，不能随意动作。但是痉病的肢体不用与肢体或手足的震颤、抽搐并见。而痿病无肢体震颤、抽搐的表现，仅以肢体痿弱不用为特征，两者不难鉴别。

四、辨证论治

（一）辨证要点

（1）辨虚实　凡起病急，发展快，病程短，起于热病、外伤、久卧湿地、感冒雨露之后，病多属实；凡起病缓，发展较慢，病史较长，或因七情内伤，或劳役太过，或房事过度，或久病耗损者，病多属虚，或虚实夹杂。凡症见发热，咳嗽，咽痛，肢体肿胀、麻木、疼痛，舌红或暗，有瘀斑、瘀点，苔黄或白腻，脉滑、数、涩而不畅，多属实；凡症见面色不华，疲乏无力，腰膝酸软，筋脉弛纵不收，禀赋不足，脉虚无力多属虚。临证亦有虚实夹杂，虚中夹实，实中夹虚，孰多孰少，孰轻孰重，孰急孰缓，需仔细分辨。

（2）辨病位　起病时见发热，咳嗽，咽痛，在热病中或热病后出现肢体软弱不用者，病位多在肺；凡见四肢痿软，食少便溏，面浮，下肢微肿，纳呆腹胀，病位多在脾胃；凡以下肢痿软无力较重，甚不能站立，腰脊酸软，头晕耳鸣，遗精阳痿，月经不调，咽干目眩，病位多在肝肾。

（二）治疗

《素问·痿论》有"治痿者独取阳明"之说。所谓独取阳明，系指采用补益后天为治疗原则。迄今在临床治疗时，不论选方用药，针灸取穴，一般都重视调理脾胃这一治疗原则。但不能拘泥于此，临床仍须辨证论治。实邪突出者，宜清热、化湿、祛瘀等法以祛邪实；正虚突出者，宜健脾益气、滋补肝肾等法，以恢复正气；若虚实夹杂，当扶正与祛邪兼顾。一般在邪实祛除之后，当以补虚养脏，调和气血，濡养筋脉为治。

（1）治疗思路　痿病发病，因于外感者，多急性起病，病情迅速进展，多在1个月左右时病情停止发展，而后逐渐恢复，其早期主要以实证为主，早期治疗，效果最佳，常可缩短病程，减少肢体痿废的出现，促进肢体瘫软的恢复。

若因久病致痿者，此时多有肌肉萎缩，多为虚证，或见虚实夹杂之证，此时治疗的效果差，故应早期治疗，防止病情的进一步恶化，此种患者多可结合多种治疗手段，如针灸、按摩、理疗等。

（2）治疗原则　痿病主要以四肢筋脉失于濡养或湿邪浸淫、宗筋弛张为其主要病机，故治疗应以此为中心。因于实者，以祛邪为主；因于虚者，以补虚为主；虚实夹杂者，则应攻补兼施。

历代医家多遵循"治痿者独取阳明"的治疗原则，指的是治疗痿病应该重视阳明，但临床上不能单纯以"独取阳明"为法，还应具体辨证治疗。

痿病不可妄用风药。治风之剂，多易开通腠理，以致耗伤阴血，而成坏证。其有湿邪者，则多以苦胜湿，而不宜以风胜湿。

诸痿日久，皆可累及肝肾，故重视补益肝肾为治痿的又一原则。元代朱震亨提出"泻南方，补北方"即补肾清热的治疗方法，适用于肝肾阴虚有热者。

若素体较虚，又患其他疾病，病久入络，气血津液运行不畅，留滞而成瘀者，应重视活血化瘀的治疗原则。

（三）分证论治

1. 肺热津伤证

【证候】病起发热，或热后突然出现肢体软弱无力，皮肤枯燥，心烦口渴，咳呛少痰，咽干不利，小便黄少，大便干燥，舌质红，苔黄，脉细数。

【病机分析】温热之邪犯肺，肺脏气阴受伤，津液不足以敷布全身，遂致筋脉皮肤失养而肢体痿软，皮肤干燥；热邪伤津，故心烦口渴，小便黄少，大便干燥；肺津不能上润肺系，故咽干不利，咳呛少痰；舌质红、苔黄、脉细数均为阴伤津亏、虚热内炽之象。

【治法】清热润燥，养肺生津。

【方药】清燥救肺汤加减。药用生石膏、桑叶、麦冬、阿胶、火麻仁、杏仁、枇杷叶、炙甘草。本证病位在肺，为温热之邪犯肺，燥热伤津，故急需清热润燥，养肺生津。方中石膏辛寒，清肺金燥热，桑叶清宣肺热，二药清热宣肺救金为主药；再辅以麦冬、阿胶、火麻仁润肺养阴，以防燥热耗津伤阴，杏仁、枇杷叶宣肺利气以布津液于周身，共为辅药；炙甘草调和药性，是为使药。诸药使肺热得清，肺燥得润，则可截断病情发展，使病向愈。

【加减】高热口渴，汗多者，可加重生石膏用量，并加金银花、连翘清热祛邪；咳呛少痰者，酌加瓜蒌、桑白皮、川贝母等清肺化痰；咽干口渴重者，加天花粉、玉竹、沙参、百合、芦根等养阴生津。

2. 湿热浸淫证

【证候】肢体逐渐出现痿软无力，以下肢常见，或兼见微肿、手足麻木、扪之微热、喜凉恶热，或有身重面黄、胸痞脘闷、小便短赤涩痛，舌红苔黄腻，脉滑数。

【病机分析】湿热浸淫经脉，气血阻滞，筋脉失养，故肢体痿软无力；因湿性重浊，下先受之，故以下肢为常见；湿热浸渍肌肤，故见肢体困重，或微肿，扪之微热，喜冷恶热，或面黄；湿热不攘，气血运行不畅，则见手足麻木；湿热阻滞气机则胸痞脘闷；湿热下注，则小便短赤涩痛；舌红、苔黄腻、脉滑数均为湿热内蕴之征。

【治法】清利湿热，通利筋脉。

【方药】加味二妙散加减。药用黄柏、苍术、薏苡仁、萆薢、汉防己、木瓜、木通、晚蚕沙、牛膝、炙甘草。湿热浸渍肌肤，浸淫经脉，致气血阻滞，筋脉不利，肢体痿软，故须清热利湿治其本。方中黄柏苦寒，清热燥湿为君药；苍术、薏苡仁燥湿健脾，辅助黄柏清热除湿，使湿热得除，为臣药；萆薢、汉防己、木通导湿热从小便而去，给邪以出路，晚蚕沙、牛膝、木瓜清热除湿，通利筋脉，以行气血，共为佐药；炙甘草缓和药性，为使药。诸药可使湿热得除，筋脉气血流畅，则可截断病情发展，病可向愈。

【加减】胸脘痞闷，肢重且肿者，加厚朴、茯苓、泽泻理气化湿；足胫发热，心烦，舌红或舌苔剥脱者，加生地黄、麦冬、沙参、砂仁养阴清热而不碍胃助湿；肢体麻木，舌质紫暗者，加赤芍、红花、桃仁等活血通络。

3. 脾胃虚弱证

【证候】初起四肢无力，活动后加重，逐渐痿软不用，食少便溏，气短乏力，神疲懒言，面色不华，舌淡，苔薄白，脉细。

【病机分析】脾胃虚弱，气血生化不足，筋脉失荣，故肢体痿软，逐渐加重。脾不健运则食少便溏；脾胃虚弱，气血化生不足，周身失充，则气短乏力，神疲懒言，面色不华；舌淡、苔薄白、脉细亦为脾胃虚弱、气血不足之象。

【治法】健脾益气，补中升阳。

【方药】补中益气汤加减。药用黄芪、人参、生白术、当归、升麻、北柴胡、陈皮、甘草。脾胃为后天之本，脾胃虚弱，气血化源不足，筋脉失荣，五脏失濡，故当健脾益气治其本。方中黄芪味甘微温，入脾肺经，补中益气，升阳固表，故为君药。配伍人参、炙甘草、白术补气健脾，为臣药。当归养血和营,协人参、黄芪补气养血;陈皮理气和胃,使诸药补而不滞,共为佐药。升麻、柴胡升举脾气,以顺脾气主升之性,使气血得以输布筋脉五脏,共为佐使;甘草健脾和中,又调和药性,是为使药。本方使脾胃虚弱得补,气血生化之源得充,则日久筋脉得荣,五脏得濡,病可向愈。

【加减】食少腹胀者,加山楂、枳壳、砂仁、谷麦芽等理气消食;便溏者,加薏苡仁、山药、莲子肉健脾除湿;心悸者,加龙眼肉、远志;气短汗出重者,加重黄芪用量。

4. 肝肾亏损证

【证候】起病缓慢,下肢痿软无力,腰脊酸软,不能久立,或伴目眩发落,咽干耳鸣,遗精或遗尿,或妇女月经不调,甚至步履全废,腿胫大肉渐脱,舌红少苔,脉细数。

【病机分析】肝肾亏虚,精血不能濡养筋骨经脉,故渐成痿病。腰为肾之府,肾主骨,精髓不足,故腰脊酸软,不能久立;目为肝之窍,耳为肾之窍,发为血之余,肝肾精血亏虚,不能上承则见目眩发落,咽干耳鸣;肾司二便,主藏精,肾虚不能藏精,故见遗精遗尿;肝肾亏虚,冲任失调,故见月经不调;久则髓枯筋燥,而腿胫大肉消脱,遂成痿废不起,步履全废;舌红、少苔、脉细数均为阴亏内热之象。

【治法】补益肝肾,滋阴清热。

【方药】左归丸加减。药用熟地黄、山茱萸、山药、枸杞子、当归、白芍、黄柏、知母、龟甲(先煎)、桑寄生、川牛膝。方中熟地黄、山茱萸、山药、枸杞子补益肝肾;当归、白芍养血柔筋;黄柏、知母、龟甲滋阴清热;桑寄生、川牛膝舒筋通络。

【加减】若见口干便黄,阴虚甚者,可加重滋阴清热药物的用量;若热象不明显,精血亏虚,症见面色无华,舌淡,苔薄,脉细者,可改龟甲为龟甲胶(烊化),另加鹿角胶(烊化)、阿胶(烊化),以补养精血,另可稍加陈皮,以行气健脾,防药物滋腻呆滞。

5. 瘀阻络脉证

【证候】外伤之后突然下肢痿软或四肢痿软,肌肤麻木,伤处疼痛,舌质暗,脉细涩。

【病机分析】跌仆损伤,劳力过猛,瘀血内留,络脉不通,气血被阻,肢体失养,故肢体麻木,痿软无力;瘀血内阻,故伤处疼痛;舌暗或有瘀斑,脉细涩均为瘀血内阻之象。

【治法】活血化瘀,行气养营。

【方药】圣愈汤加减。药用当归、川芎、熟地黄、生白芍、桃仁、红花、川牛膝、炙黄芪、党参、甘草。因外伤跌仆,损伤经脉或积血不消,阻碍气血循行,或久病入络,瘀血不去,新血不生,血不养筋,故须活血化瘀治其本。方中当归、川芎养血活血,行气通络,为君药;熟地黄、生白芍滋阴填精生血,使血充脉畅,桃仁、红花、川牛膝活血化瘀通络,加强君药之功,共为臣药;再佐以炙黄芪、党参益气养血,使气旺血畅,瘀去新生,筋脉得养,痿弱渐愈;甘草调和诸药,是为使药。

【加减】手足麻木,舌苔厚腻者,加橘络、木瓜;下肢痿软者,加锁阳、肉苁蓉、巴戟天;病情重者,加乳香、没药、穿山甲等增强活血祛瘀之力。

(四)其他疗法

1. 针灸治疗

针灸治疗,以调和气血,补益后天为主。通治法,可选足阳明和手阳明等经穴,如髀关、阴市、足三里、解溪、肩髃、曲池、手三里、合谷等。

(1)肺热伤津证 选肺俞、鱼际、尺泽、曲池、合谷、足三里、太溪、照海、解溪等,以清热润燥,养肺益胃。治以泻法。每日1次,每次30分钟。

(2)湿热浸淫证 选脾俞、曲池、合谷、足三里、解溪、内庭、阴陵泉、三阴交等穴,以清利湿热。其中曲池与合谷用捻转泻法,余以平补平泻为法。每日1次,每次30分钟。

(3)脾胃虚弱证 选脾俞、胃俞、中脘、章门、天枢、气海、足三里、商丘、太白等穴,以健脾益气。针行补法,每日1次,每次30分钟。

（4）肝肾亏虚证 选大椎、膈俞、肝俞、脾俞、肾俞、志室、腰阳关、阳陵泉、悬钟、三阴交、太溪、太冲等穴，以补益肝肾，育阴清热。针行补法，每日1次，每次30分钟。

2. 推拿治疗

1）上肢：拿肩井筋，揉捏臂臑、手三里、合谷部肌筋，点肩髃、曲池等穴，搓揉臂肌来回数遍。

2）下肢：拿阴廉、承山、昆仑筋，揉捏伏兔、承扶、殷门部肌筋，点腰阳关、环跳、足三里、委中、犊鼻、解溪、内庭等穴，揉搓股肌来回数遍。手劲刚柔并济，以深透为主。

五、转归与预后

（1）转归 痿病各证候常可兼夹转化。肺热津伤日久不愈，热盛伤津，可致肺胃阴虚，又可伤及于肾，致肺肾阴亏之候；湿热浸淫，邪延日久，累及于肝，可形成肝经湿热之候，湿热日久不除，又可损伤脾胃，致脾胃虚弱之候，亦可湿热下注，伤及肝肾，成虚实夹杂之候；脾胃虚弱日久伤及肝肾，致脾肾两亏之候；肝肾不足，阴亏日久，又可阴损及阳出现阳虚证候或阴阳两虚之候，日久伤及五脏，亦可出现脾肺气绝之危候。久病入络，痿病日久又可致瘀阻脉络之候。

（2）预后 痿病患者的预后与感邪的轻重和正气的强弱有密切关系。以感受病邪为主的痿病，发病较快，但通过治疗，邪气逐渐祛除，正气得以恢复，经数周或数月，机体可获得痊愈或基本痊愈。若经数月治疗仍不恢复，治疗更加困难，痊愈的可能性变小。以正气虚弱为主的痿病，发病缓慢，经治疗可中止病情发展或可望机体痊愈，但病程一般较长，须坚持治疗，方能取效。若正气不复，日益虚损，肢痿逐渐加重，四肢俱痿，肌肉萎缩患者预后较差，恢复困难。

痿病病程中若出现呼吸困难，面色青紫或昏迷，需积极抢救，否则预后极差，危及生命。

六、护理与调摄

在发病急性期，应卧床休息。对高热病人必要时可予物理降温。若出现神志昏迷，呼吸困难，吞咽困难者，应建立特护，密切观察神志变化，记录血压、呼吸、脉律和出入量等，及时汇报病情变化，以便及时抢救。

起病缓慢较轻者，应注意劳逸结合，要有足够的睡眠和休息。下肢痿软，行走困难者，可使用双拐扶助站立或行走，站立或行走时应注意避免摔倒而发生意外。对翻身困难的病人，要按时帮助其翻身，以防发生褥疮。肢体痿软不能随意活动的病人，应由他人帮助活动或按摩，以防肌肉萎缩。对患肢宜注意保暖。由于肌肤麻木，知觉障碍，严冬时应防止冻伤，用烫壶或热水袋取暖时须防止烫伤。

患者饮食宜清淡富有营养，少食辛辣肥甘之品，勿饮酒，以免助热生痰。应经常同病人谈心，了解病人的思想情绪，做好思想工作，使病人保持心情舒畅，增强与疾病作斗争的信心。

七、医论提要

痿之名称，首见于《内经》。《内经》认为，情志内伤，外感湿邪，劳倦色欲，都能损伤精气，导致筋脉失养，产生痿病。如《素问·生气通天论》曰："因于湿，首如裹，湿热不攘，大筋緛短，小筋弛长，緛短为拘，弛长为痿。"《素问·痿论》还指出了痿病的病机是"肺热叶焦"，肺燥不能输精于五脏，因而五体失养，发为痿病。《素问》第十二卷，将风、痹、痿、厥四个病证合为一卷，排列顺序为：《风论篇第四十二》《痹论篇第四十三》《痿论篇第四十四》《厥论篇第四十五》，说明古人对与痿病病候相似的风证、痹病、厥证已有所认识，需要进行鉴别。而"痿病"之名，隋代巢元方《诸病源候论》论："诸痿者，谓痿病初发之由不同，至于痿成，形状亦异。"认为痿病诸候发生与转归复杂，诸证蜂起，并发症、兼夹症多。

金代张子和《儒门事亲》认为这四个病证本自不同，而近世不能辨，认为"夫四末之疾，动而或劲者为风，不仁或痛者为痹，弱而不用者为痿，逆而寒热者为厥，此其状未尝同也。故其本源又复大异。风者，必风热相兼；痹者，必风湿寒相合；痿者，必火乘金；厥者，或寒或热，皆从下起。"

明代张景岳在《景岳全书·杂证谟·痿病》中强调痿病"非风为火证"，而是"元气伤败，则精虚不能灌溉，血虚不能营养者，亦不少矣。若概以火论，则恐真阳亏败"。清代叶天士指出本病为"肝肾脾胃四经之病"，指出四脏精气血精津不足是致痿的直接因素。

《内经》中早就指出"治痿独取阳明"的原则，认为"阳明者，五脏六腑之海，主润宗筋，宗筋主束骨而利机关也"。元代朱丹溪在《丹溪心法·痿》中指出痿病有湿热、痰湿、气虚、血虚、瘀血 5 种证候，并指出湿热证用东垣健步丸加苍术、黄柏等，气虚证用四君子汤加苍术、黄柏等，血虚证用四物汤加苍术、黄柏等，对于肝肾阴虚所导致的痿病创制了虎潜丸。张景岳则认为，凡湿热致痿者宜用二妙散；阴虚兼热者，宜加味四物汤、虎胫骨丸、滋阴八味丸；肝肾亏损而无火证者，宜用鹿角胶丸；对于阴虚无湿，或多汗者，不宜轻用苍术。明代李梴《医学入门·痿》认为："泻南则肺金清而东方不旺脾不伤而宗筋润矣，补北则心火降而西方不虚肺不焦而荣卫通矣。清燥汤、虎潜丸、肾气丸，调利金水二脏，治痿之大经也。"明代秦景明《症因脉治·痿症论》则论述了肝热和肾热所致痿软的证治，他说："肝热痿软之治，两胁刺痛，清肝顺气饮；筋膜干结，补阴丸；筋急挛蜷，舒筋活络丹；肝肾水虚火旺，家秘肝肾丸""肾热痿软之治，尺脉大而虚，人参固本丸；尺脉搏而急，知柏天地煎；尺脉细而疾，坎离既济丸主之"。清代沈金鳌《杂病源流犀烛·诸痿源流》则补充了有关痿病的证治："有属食积者，宜木香槟榔丸。有属死血者，宜归梢汤。有属脾气太过者，必四肢不举，宜大承气汤下之。有属土气不及者，宜四君子汤加当归。有痿发于夏者……宜清暑益气汤。"

综上所述，痿病概念有两层含义：痿，痿弱不用，痿软无力；痿，肌肉萎缩，废而不用。张子和说："弱而不用者为痿"；明代吴崑注："痿与萎（枯萎）同。"凡属外在形体的某一部分"痿弱不用"或"枯萎瘦削"肌肉萎缩的疾病，可考虑属于"痿病"之列。当代临床所见中医痿病为慢性虚损性难治性罕见病居多。

八、现代研究

中医的痿病可见于西医神经系统的多种疾病之中。近年来研究丰富，应用中医药治疗取得了一定的进展，仅以重症肌无力（myasthenia gravis，MG）为例概述如下。

重症肌无力是一种神经肌肉接头传递功能障碍的自身免疫性疾病。其临床特征为受累肌肉极易疲劳，经休息后可部分恢复，全身肌肉均可累及，其中以四肢无力者属中医学"痿病"范畴。

（一）病因病机

（1）脾肾亏虚为本、湿热壅盛为标　邓铁涛[1]认为 MG 中医病因以脾胃虚损、肌肉筋脉失养为本，以湿热壅盛、筋脉弛缓不用为标。国医大师邓铁涛运用脏腑相关理论治疗 MG，其学术思想已经成为中医药临床指导、治疗重症肌无力的重要理论。脾为后天之本，主肌肉、四肢，脾主运化，具有"散精"功能，若由于先天禀赋不足，或者后天饮食不节，劳倦内伤，久病不愈，失治误治等原因，损及脾胃功能，运化失司，肌肉、筋脉失于濡养，导致四肢痿软无力，甚至肌肉萎缩废用。广东地处五岭之南，故名"岭南"，气候湿热，且居民喜食海鲜、老火汤；或先天禀赋不足，或后天脾胃虚弱，或饮食失常，致湿热内生，内外合邪，加重湿热证候。湿热之邪浸淫人体肌肉、筋脉，气血受阻，营运不畅，失于濡养，从而导致肌肉、筋脉弛缓不收，痿软无力。正如《素问·生气通天论》记载："湿热不攘……缛短为拘，弛长为痿。"

（2）脾胃虚弱，气血生化不足　郭志红教授[2]以《素问·生气通天论》重视人体阳气为理论指导，认为脾胃阳虚，气不上行为其根本病机，临证时注重补脾胃之阳气，同时重视通利畅达三焦之阳气，使得全身阳气通行致密。林海雄等从纳入的 63 条中医处方 73 味中药来进行药物归经分析，结果显示五脏皆在其中，脏以脾为主，腑以胃为主，其中黄芪、白术、柴胡、升麻四味药为核心药物，出现频次最多，此四味药为补脾益气、升阳举陷之要药，故认为其病机为"脾胃虚损，五脏相关"，尤其以脾胃阳气虚损为主。姜德友认为 MG 病机为脾胃虚弱，中气亏虚，气虚下陷；脾胃位居于中焦，脾升胃降，调畅机体气机，脾主升清，胃主降浊，脾胃化生精微经脾气散精，上入于肺以成宗气，肺主气司呼吸，以朝百脉主治节；中气不足，气虚下陷，胸中之宗气难以维续，进而发展到 MG 危象期，临证中以补脾益气、升阳举陷为大法。

（3）脾肾虚损，先后天失养　任琢珊教授[3]认为在重视脾脏的同时，亦要重视肾阴肾阳的补养。肾藏精，肾主骨髓，为真阴真阳之宅，为阴阳之泉源。肾阳亏虚，则火不足以温煦中土；肾阴亏耗，则水不足以濡润中土，故脾胃日久虚衰；临证在"独取阳明"的同时，从先天本肾角度出发，脾肾双补，认为 MG 病机以脾虚为本，涉及于肾，与脾肾关系密切。

（4）阴虚燥热，肝旺克脾　张怀亮教授[4]认为 MG 的基本病机是阴虚燥热，而肝旺克脾是 MG 的发病关键，肝旺脾虚证为常见证型，治疗时强调辨阴虚燥热为本。张怀亮教授从肝论治，注重和解少阳；倡阴虚为本，强调阴血补养；崇益气升阳，重用黄芪补脾；辨痰瘀阻络，不忘剔络搜风；善分部论治，妙用金水相生。其治疗时常重用黄芪，妙用紫菀、麦冬药对。

（5）脾气虚损，肝肾不足　李智杰教授[5]认为本病与脾、肝、肾三脏功能失调密切相关，主要以正虚为主；肝肾依赖后天脾胃饮食化生精微物质来补充营养濡养脏腑，所以认为脾胃气虚、肝肾不足为其主要的病机。张运克认为肝藏血，肾藏精，精血同源，精血相互滋生；脾输转精微之气上输于目，目的正常开阖有赖于肝、肾、脾的功能；肾精不足，则精不能化生血；精血两不足，脾不输精，则不能上注于目，目不荣则不能视，而出现视歧。

（6）脾胃亏虚，玄府气液郁闭　王明杰教授[5]从"玄府气液理论"进行辨证施治，认为 MG 病机为玄府失开，神机不用，并提出"玄微府"的概念，"玄微府"就是指其分布广泛，无论在人的骨髓、脏腑，还是肌肉、皮毛，以至于世间的万物，都具有这个微小的结构，人体五脏六腑之中普遍存在着"玄微府"这一微观结构，此结构亦为气血的灌注，津液的输布，精神神机的运转升降出入的重要通道，玄府郁闭，则气血不能灌注，津液不能正常输布，神机失去透达，气机升降出入障碍，进而造成诸器官之功能障碍。在治疗时不单单重视补中益气，更重在玄府的通达，临证时以补益脾胃，透达神机为要。

（7）宗气虚滞，神气失达　陈吉全教授[7]提出 MG 病位在肌肉血脉，他以民国医学大家张锡纯宗气理论为指导，以宗气撑持全身，代元气统摄三焦气化之功能为切入点，认为 MG 病机是宗气虚滞，神气失达；肺为气之主，肾为气之根，人体通过肺肾的协调，将自然界中的清气吸入肺内，与脾胃化生的精微之气相合产生宗气，肺、脾、肾三脏功能失常，则宗气来源不足，宗气乏源则虚滞，宗气虚滞不能撑持全身，不能撑持全身则全身乏力，神气失达不能主司动作。临证中以调补宗气为主要治则，宗气得畅补，气血周流，神气达于肌肉，故能主司动作，MG 症状可以得到根本缓解。

（8）奇经亏虚，络脉虚滞　陈钢等[8]认为冲为血海，机体肌肉筋骨正常功能活动都需要气血调和，十二经脉气血不足则冲脉来补充十二经脉气血，冲脉虚损，十二经气血无以为充，导致经脉气血亏虚，气血不能濡荣涵养肌肉筋骨，进而造成 MG 加重，临床中应用冲脉理论分型治疗 MG，对 MG 患者有良好的疗效，提出 MG 病机与冲脉虚损有关。

（二）辨证论治

邓铁涛教授[1]提出"脾胃虚损，五脏相关"和"五脏相关学说"。中焦脾胃为最主要的致病脏腑，且多由脾胃虚损所致，或兼有其他证型。治疗过程中，国医大师邓铁涛首选黄芪，治疗以补脾益损为主，常加减使用滋补肝肾、益肺养心等药材，其中岭南草药的五爪龙、千斤拔、牛大力、千年健等较为常用；常用方剂为补中益气汤、参苓白术散、归脾汤等。邓铁涛教授在"健脾补肾，升阳益气"的治疗过程中，不忘"清热化湿"，常用方剂为加味四妙丸、甘露消毒丹等；善用岭南草药，常用独脚金、田基黄、白花蛇舌草、广藿香等清热化湿。在治疗中焦湿热时，临床常用苍术配伍薏苡仁，或者茵陈配伍白蔻仁。邓铁涛教授根据"因地制宜"原则，擅长使用岭南草药治疗 MG，临床常用五指毛桃、牛大力、千斤拔、独脚金、白背叶根、火炭母、岗稔根等。

刘小斌教授[9]继承邓铁涛教授的经验，总结出治疗 MG 的基础方：黄芪 60g，五指毛桃 60g，熟党参 30g，白术 15g，当归 10g，升麻 10g，柴胡 10g，酒山萸肉 15g，甘草 5g，蒸陈皮 6g。Ⅱa型病情稳定及巩固治疗者，基础方加茯苓 15g，山药 20g，石斛 15g，何首乌 30g 组成补脾胃方，加盐杜仲 15g，酒苁蓉 15g，石斛 15g，稻芽 30g 组成补肾方，两方交替服用。激素用量较大的Ⅱb型患者，五指毛桃、黄芪剂量调整至 30g，加薏苡仁 30g 以健脾祛湿，防止激素导致的水钠潴留。Ⅱb型眼睑下垂明显、四肢乏力、饮水呛咳等症状明显者，基础方加千斤拔 60g，杜仲 15g，何首乌 30g，山药 30g，枸杞子 15g，女贞子 15g，石斛 15g，橘络 15g，并配合胆碱酯酶抑制剂、激素、必要时加用免疫抑制剂治疗。同时注重紧扣主症，兼顾他症。视物模糊者加龚仁 15g 以养肝明目；咽痛者加龙脷叶 15g 以清热利咽；咳嗽者加桑白皮 15g，浙贝母 10g 以化痰止咳；失眠者加百合 15g，夜交藤 30g 以养心安神；畏寒肢冷者加酒苁蓉 15g，紫河车 10g 以温肾壮阳；月经量少者加熟地黄 20g，黄精 15g 以养血填精；抬颈无力者加狗脊、仙茅各 15g 以补肾强腰膝；合并胸腺增生、甲状腺功能亢进者加山慈菇 30g，预知子 15g 以消痈散结；出现眼睛红肿、口角糜烂、咽喉痛、尿黄等内热证候者，去柴胡、升麻、当归，黄芪、五指毛桃剂量减至 45g。

吴以岭教授[10]提出"奇阳亏虚，真元颓废"。奇经八脉与十二经脉相互交错，督脉在奇经八脉中为阳脉之海，统督奇阳，当奇阳不足时不能推动经络气血运行，或是不能约束十二正经，出现一系列无力的临床症状。当真阳、真元不足时，宗气不足不能行呼吸，从而引发肌无力危象。吴以岭教授从奇经八脉和经脉的角度出发，结合各大医家的经验方剂和自身的治疗过程中研制出专药重肌灵散，内含人参、黄芪、当归、鹿茸、菟丝子等 7 味药材。

况时祥教授[11]认为湿、痰、瘀毒为痿病的致病原因。脏腑虚损是发病的前提，毒邪乘虚内生或乘虚从外入里，毒邪侵袭中焦接着伤及脾胃，气血不生致肌肉失养，也可因运化不利，痰湿瘀毒堆积，由此各脏腑互相传变，五脏皆损，以致 MG 病情恶化。因此况时祥教授精选黄芪、鹿茸和紫河车等 7 味药材组成的扶阳解毒丸，选取生地黄、石斛和鹿茸等 7 味中药组成滋肾解毒丸，两药均为蜜丸。根据不同患者适当配以加减，对本病治疗效果较好。

刘鋆琪等[12]阐述了肾藏精、主脏腑气化与 MG 的关系，探讨了从肾论治本病的理论依据。肾为先天之本，五脏之根，藏精生髓，主咽，主纳气。临床常以虎潜丸加减治疗，方药组成：黄柏 15g，熟地黄 12g，知母 15g，龟甲 30g，白芍 18g，锁阳 15g，当归 15g，干姜 9g，陈皮 12g，牛膝 12g，取得了满意疗效。

陈志刚教授[13]认为 MG 发病或病情加重与伏邪因素密切相关，临床以补益脾肾为主，同时根据毒、热、湿、痰、瘀的不同祛邪，热毒者，用紫参、蛇莓、半枝莲、白花蛇舌草等；痰湿者，用茯苓、薏米等；胸腺增生或胸腺瘤者，用石打穿、浙贝母、山慈菇、龙葵等。

附　重症肌无力

一、概述

重症肌无力（myasthenia gravis，MG）是一种自身抗体介导的获得性神经—肌肉接头（neuromuscular junction，NMJ）传递障碍的自身免疫性疾病，病变部位在神经-肌肉接头处的突触后膜，膜上的乙酰胆碱受体（acetylcholine receptor，AchR）受损后数目减少或功能障碍，导致神经-肌肉接头的传递功能异常。临床表现为部分或全部骨骼肌极易疲劳，一般在活动后加重，休息或使用胆碱酯酶抑制剂后减轻。感染、疲劳、妊娠、麻醉药物等为常见诱因，MG 病情严重时易出现危象。MG 全球患病率为（150～250）/百万，预估年发病率为（4～10）/百万。我国 MG 发病率约为 0.68/10 万，女性发病率略高；住院死亡率为 14.69‰，主要死亡原因包括呼吸衰竭、肺部感染等。

二、临床表现

（一）症状

MG 呈隐袭起病，任何年龄段均可发病，通常在 20～40 岁、40～60 岁出现发病高峰，前者女性与男性发病比例约为 3:2，后者男性多见，多合并胸腺瘤。患者全身骨骼肌均可受累出现肌肉无力或瘫痪，眼外肌为常见的受累部位并通常最先受累，疾病逐渐发展可累及延髓头、颈肌、上肢肌、躯干肌、下肢肌。肌无力具有易疲劳性、波动性、晨轻暮重的特点。疾病严重时呼吸肌受累出现呼吸困难，称为 MG 危象，是 MG 的致死原因。

（二）体征

MG 患者受累骨骼肌疲劳试验阳性。表现为肌肉持续收缩（如快速眨眼、重复蹲起等）后出现肌肉无力甚至不能活动，休息后症状减轻或缓解。

（三）临床分型

1. 美国重症肌无力基金会（myasthenia gravis foundation of America，MGFA）临床分型

1）Ⅰ型：眼肌无力，可伴闭眼无力，其他肌群肌力正常。

2）Ⅱ型：除眼肌外的其他肌群轻度无力，可伴眼肌无力。

3）Ⅱa 型：主要累及四肢肌和（或）躯干肌，可有较轻的咽喉肌受累。

4）Ⅱb 型：主要累及咽喉肌和（或）呼吸肌，可有轻度或相同的四肢肌和（或）躯干肌受累。

5）Ⅲ型：除眼肌外的其他肌群中度无力，可伴有任何程度的眼肌无力。

6）Ⅲa 型：主要累及四肢肌和（或）躯干肌，可有较轻的咽喉肌受累。

7）Ⅲb 型：主要累及咽喉肌和（或）呼吸肌，可有轻度或相同的四肢肌或（和）躯干肌受累。

8）Ⅳ型：除眼肌外的其他肌群重度无力，可伴有任何程度的眼肌无力。

9）Ⅳa 型：主要累及四肢肌和（或）躯干肌受累，可有较轻的咽喉肌受累。

10）Ⅳb 型：主要累及咽喉肌和（或）呼吸肌，可有轻度或相同的四肢肌和（或）躯干肌受累。

11）Ⅴ型：气管插管，伴或不伴机械通气（除外术后常规使用）；仅鼻饲而不进行气管插管的病例为Ⅳb 型。

2. MG 亚组分类及临床特点

MG 临床表现具有极大异质性，以血清抗体及临床特点为基础的亚组分类，对 MG 个体化治疗及预后评估更具指导意义。

（1）眼肌型 MG（ocular MG，OMG） MGFA Ⅰ型，可发生于任何年龄阶段。我国儿童及 JMG 以眼肌型为主，很少向全身型转化。成人发病的 OMG，在眼肌症状出现 2 年内容易向全身型转化，亚裔人群 2 年自然转化率为 23%～31%，低于西方人群 50%～80%；合并胸腺瘤、异常重复神经电刺激结果、AChR 抗体阳性、病情严重的 OMG 患者更易发生转化。早期免疫抑制治疗减少 OMG 继发转化，部分儿童及青少年 OMG 可能会自行缓解。

（2）AChR-全身型 MG（generalized MG，GMG） 该类患者血清 AChR 抗体阳性，无影像学怀疑或病理确诊的胸腺瘤；依据发病年龄可分为早发型 MG（early-onset myasthenia gravis，EOMG）及晚发型 MG（late-onset myasthenia gravis，LOMG）。EOMG 是指首次发病在 50 岁之前，女性发病率高于男性，常合并胸腺增生，胸腺切除可获益，与 HLA-DR3、HLA-B8 以及其他自身免疫性疾病风险基因相关；LOMG 是指首次发病在 50 岁以后，男性发病率略高于女性，胸腺萎缩多见，少数伴胸腺增生的患者胸腺切除可能获益。

（3）MuSK 抗体阳性型重症肌无力（MuSK-MG） 在 1%～4% 的 MG 患者血清中可检测到 MuSK 抗体，与 AChR 抗体（IgG1 和 IgG3）不同，绝大多数 MuSK 抗体属于 IgG4 亚型，其与 AChR-IgG 极少同时出现。MuSK-MG 受累肌群较局限，以球部、颈部及呼吸肌受累为主，其次为眼外肌、四肢肌，主要表现为延髓性麻痹、面颈肌无力。MuSK-MG 与 HLA-DQ5 相关，通常不伴有胸腺异常。

（4）LRP4 抗体阳性型重症肌无力（LRP4-MG） 在 1%～5% 的 MG 以及 7%～33% 的 AChR、MuSK 抗体阴性 MG 患者可检测出 LRP4 抗体。LRP4-MG 的临床特点尚不完全明确，有研究表明该亚组患者临床症状较轻，部分患者可仅表现为眼外肌受累，很少出现肌无力危象；也有研究发现，LRP4 抗体阳性患者均为 GMG，表现为严重的肢带肌无力和（或）进行性延髓性麻痹。目前研究尚未发现 LRP4-MG 伴有胸腺异常。

（5）抗体阴性 MG 极少部分患者血清无上述可检测到的抗体，包括 AChR、MuSK 及 LRP4 抗体，称为抗体阴性 MG。

（6）胸腺瘤相关 MG　占 MG 患者的 10%～15%，属于副肿瘤综合征，任何年龄均可发病，相对发病高峰在 50 岁左右。绝大多数胸腺瘤相关 MG 可检测出 AChR 抗体，除此之外，多合并连接素抗体及 RyR 抗体，胸腺瘤相关 MG 病情略重，需要更长疗程免疫抑制治疗。

（四）MG 危象

MG 患者病程中出现肌无力急骤加重，导致呼吸肌无力，不能维持正常换气功能，称为 MG 危象，是 MG 死亡的常见原因。

（1）肌无力危象　临床常见，占 MG 危象例数的 95%。由于疾病快速进展及抗胆碱酯酶药物量不足导致，表现为迅速加重的肌无力，出现延髓性麻痹及呼吸肌麻痹。主要症状有肢体无力或瘫痪，吞咽困难和呼吸困难，查体可见意识模糊或烦躁、瞳孔扩大、出汗，注射新斯的明后症状明显好转。

（2）胆碱能危象　约占 MG 危象例数的 4%，系由抗胆碱酯酶药物过量所致。临床表现为肌无力迅速加重，出现毒蕈碱样反应，如恶心、呕吐、面色苍白、肌束颤动、唾液增多、出汗、腹痛、腹泻、肠鸣音亢进、二便失禁、瞳孔缩小、心动过缓等。肌内注射新斯的明后症状加重。

（3）反拗性危象　约占危象 1%。MG 患者在服用抗胆碱酯酶药物期间，由于感染、分娩、手术等诱因致使患者突然出现对抗胆碱酯酶药物不敏感，注射新斯的明后症状不能改善。

（五）实验室和其他检查

1. 新斯的明试验

新斯的明试验是诊断 MG 最常用的方法。肌内注射新斯的明 1～1.5mg，根据症状的改善程度可明确试验结果是否为阳性。通常在注射后 10～15 分钟后症状开始改善，20 分钟后达到高峰，效果可持续 1～2 小时；为了防止新斯的明的副作用，一般同时肌内注射阿托品 0.5mg。

2. 神经电生理检查

神经电生理检查是诊断本病最为客观、关键的检查指标，通常进行以下 2 项检查：

（1）重复神经电刺激（repeating nerve electric stimulation，RNS）　是确诊 MG 最常用的方法。典型改变为低频（2～5Hz）重复刺激尺神经、面神经和腋神经等时均会出现动作电位波幅的递减。低频刺激递减在 10%～15% 以上称为重复神经电刺激阳性。必须注意在重复神经电刺激检查之前，患者应停用抗胆碱酯酶药物至少 12 小时，否则有出现假阴性可能。

（2）单纤维肌电图　可反映神经-肌肉接头处功能，MG 患者表现为颤抖增宽和（或）阻滞。

（六）免疫学检查

多数患者血清中可检测出 AchR 抗体，该项检查对 MG 的诊断有特征性意义。但在眼肌型 MG 患者中，仅 50%～60% 患者 AchR 抗体阳性；部分 AChR 抗体阴性的全身型 MG 患者中可检测到抗 MuSK 抗体；在 7%～33% 的 AChR、MuSK 抗体阴性 MG 患者中可检测出 LRP4 抗体；在伴有胸腺瘤、病情较重的晚发型 MG 患者或对常规治疗不敏感的 MG 患者中抗横纹肌抗体（包括抗 Titin 抗体、抗 RyR 抗体）有较高敏感性及特异性。

（七）胸部 X 线、CT、MRI 等检查

约 80% 左右的 MG 患者伴有胸腺异常，包括胸腺增生及胸腺瘤。CT 为常规检测胸腺方法，胸腺瘤检出率可达 94%；MR 有助于区分一些微小胸腺瘤和以软组织包块为表现的胸腺增生；必要时可行 CT 增强扫描；PET-CT 有助于区别胸腺癌和胸腺瘤。

三、诊断与鉴别诊断

（一）诊断

（1）临床表现　受累骨骼肌有病态肌肉疲劳、症状波动及晨轻暮重特点，查体提示疲劳试验阳性。

（2）药理学表现　新斯的明试验阳性。

（3）神经电生理表现　重复神经电刺激波幅递减现象、单纤维肌电图提示颤抖增宽和（或）阻滞。

在具有 MG 典型临床特征的基础上，具备药理学表现特征和（或）神经电生理特征，可诊断为本病。有

条件可检测患者 AchR 抗体，有助于进一步明确诊断。注意排除其他导致肌无力的疾病。

（二）鉴别诊断

1. 与 OMG 的鉴别诊断

（1）眼睑痉挛 发病年龄较大，表现为过度瞬目动作，可伴有眼部干燥、刺激感（需排除干燥综合征），可能会出现长时间闭眼，误认为是上睑下垂；强光刺激可加重眼睑痉挛，患者需长期戴墨镜；触摸眼角、咳嗽和说话时眼睑痉挛可得到意外改善。氟哌啶醇、阿立哌唑或者氯硝西泮治疗有效。

（2）米勒-费希尔（Miller-Fisher）综合征 属于吉兰-巴雷综合征变异型，表现为急性眼外肌麻痹、共济失调和腱反射消失，也可表现为单纯的眼外肌麻痹型，易误诊为 MG；肌电图检查示神经传导速度减慢，脑脊液检查可见蛋白-细胞分离现象，部分患者血清可检测出抗 GQ1b 抗体或 GT1a 抗体。

（3）慢性进行性眼外肌麻痹（chronic progressive external ophthalmopleg-ia，CPEO）或卡恩斯-塞尔（Kearn-Sayre）综合征（KSS） 属于线粒体脑肌病，CPEO 表现为双侧进展性无波动性眼睑下垂、眼外肌麻痹，可伴近端肢体无力。若同时合并视网膜色素变性、小脑萎缩以及心脏传导阻滞，即为卡恩斯-塞尔综合征。肌电图检查示肌源性损害，少数患者可伴有周围神经传导速度减慢。血乳酸轻度增高，肌肉活检和基因检测有助于确诊。

2. 与 GMG 的鉴别诊断

（1）兰伯特-伊顿（Lambert-Eaton）肌无力综合征（LEMS） 免疫介导的累及 NMJ 突触前膜电压门控钙通道（voltage-gated calcium channel，VGCC）的疾病，属于神经系统副肿瘤综合征，多继发于小细胞肺癌，也可继发于其他神经内分泌肿瘤。临床表现：四肢近端对称性无力，腱反射减低，以口干为突出表现的自主神经症状，极少出现眼外肌受累，腱反射在运动后可短暂恢复，其他自主神经症状如便秘、性功能障碍、出汗异常较少见。重复神经电刺激为低频刺激（2～3Hz）出现 CMAP 波幅递减大于 10%；高频刺激（20～50Hz）或者大力收缩后 10s CMAP 波幅递增大于 60% 或 100%。血清 VGCC 抗体多呈阳性，合并小细胞肺癌的 LEMS 可同时出现 SOX-1 抗体阳性。

（2）运动神经元病（进行性延髓性麻痹） 尤其需与 MuSK-MG 相鉴别，患者均以延髓症状为突出表现，进行性延髓性麻痹可出现上运动神经元损害证据；若患者病程较长，病程中出现眼睑下垂及复视，缺乏上运动神经元损害的证据，需警惕有无 MuSK-MG 的可能，建议行 MuSK 抗体检测。

（3）先天性肌无力综合征（CMS） CMS 临床表现异质性大，DOK7、RAPSN、CHAT 以及 GFPT1 突变所致 CMS 几乎不出现眼外肌麻痹。GFPT1 突变所致 CMS 可表现为四肢肌易疲劳，肌活检可见管聚集或空泡样改变，GMPPB 突变所致 CMS 血清肌酶明显升高，肌活检提示为肌营养不良样改变；CMS 肌电图可表现为肌源性损害。因此，肌肉活检及高通量全外显子测序有助于确诊。

四、西医治疗

（一）药物治疗

1. 抗胆碱酯酶药物

（1）溴吡斯的明 是治疗 MG 最常用的药物，成人每次口服量为 60～120mg，每日 3～4 次。进餐前 30 分钟服用可减少胃肠道不良反应。服药后药效可维持 6～8 小时。副作用主要为毒蕈碱样反应，可用阿托品对抗。

（2）溴化新斯的明 作用时间比新斯的明长，毒蕈碱样副作用轻，针对延髓肌、眼肌无力的患者更为适用。成人每次口服量为 15～30mg，每日 3～4 次。

强调药物剂量、时间安排的合理性与个体化，但治标不治本，且有研究显示其对 MuSK-Ab 阳性患者疗效欠佳，长时间用药还会产生耐药性、抑制乙酰胆碱修复[14]。

2. 免疫抑制剂

（1）糖皮质激素 适用于各型患者，尤其是反复出现危象的 MG 重症或全身型患者，或是合并胸腺异常及其他免疫异常的患者，可提高及巩固疗效，使 70%～80%患者的症状得到缓解或显著改善。病情稳定的患者泼尼松从 0.5～1mg/（kg·d）晨起顿服开始，视病情变化情况调整，开始用药时要注意足量，病情稳定或好转后减量要慢，维持 4～16 周后方可逐渐减量，每 2～4 周减 5～10mg，至 20mg 每 4～8 周减 5mg，直至隔日服用最低有效剂量。如病情重或发生 MG 危象，可行冲击治疗，其使用方法：甲泼尼龙 1000mg，静脉滴注，每日 1 次，连用 3～5 天，逐渐减量，改为口服泼尼松 1mg/（kg·d）晨起顿服，症状缓解后，按上述方法缓慢减量。但大剂量冲击易导致患者一过性病情加重，以及粉刺、高血压、糖尿病、青光眼、睡眠障碍、骨质疏松等诸多并发症。故王红艳等[14]采用"中剂量冲击、小剂量维持"的方法，初始剂量为成人 1mg/（kg·d），7 天后减量为 40mg/d，连续服用 14 天后再调整至 30mg/d，症状明显改善后每月减量 5mg，至 5～15mg 维持。

（2）其他免疫抑制剂　如环磷酰胺、硫唑嘌呤、甲氨蝶呤、环孢素、他克莫司等，可单用或与激素合用，适用于不能耐受糖皮质激素治疗的患者，或对激素反应不佳者。使用免疫抑制剂期间需要注意骨髓抑制及肝肾功能损害。

3. 免疫球蛋白

丙种球蛋白适用于病情急性进展、各种类型的肌无力危象和手术术前准备的 MG 患者，常规用量为 0.4g/（kg·d）静脉滴注，连用 5 天为一疗程可连用 2～3 个疗程。

4. 靶向生物制剂

目前临床上用于 MG 治疗的靶向生物制剂包括已经被 FDA 批准使用的靶向补体的依库珠单抗，以及适应证外用药的靶向 B 细胞的利妥昔单抗。此外，一些靶向免疫系统不同组分的生物制剂仍在临床前研究，如靶向 B 细胞激活因子。

（二）胸腺治疗

胸腺治疗主要包括胸腺切除和胸腺放射治疗，主要用于伴有胸腺肿瘤、胸腺增生、药物治疗困难患者。胸腺切除适用于大多数患者，后者主要用于少数不能进行手术或术后复发者。对于 18 岁以下病情较轻的 MG 患者，如无明确胸腺肿瘤证据，且胸腺增生不严重，不建议采用此治疗方法。

（三）血浆置换

起效快，近期疗效好，但不持久，长期重复使用并不能增加远期疗效。血浆置换第 1 周隔日 1 次，共 3 次，其后每周 1 次，连用 3～8 次。交换量每次用 1.5L。需要注意的是，在免疫球蛋白使用后 2～3 周内不进行血浆置换。

（四）自体造血干细胞移植（autologous hematopoietic stem cell transplant，AHSCT）

AHSCT 在 MG 中的研究仅为小样本病例报道。但国内学者观察发现 AHSCT 治疗难治性 MG 效果良好。AHSCT 有望成为 MG 治疗的重要手段之一，尤其是难治性、复发性 MG 患者。

（五）危象的救治

发生危象时首先应立即开放气道，保证呼吸道通畅，加强痰液引流，积极人工辅助呼吸，选用有效、足量和对神经-肌肉接头无阻滞作用的抗生素积极控制感染。如属肌无力危象应增加胆碱酯酶抑制剂剂量，胆碱能危象及反拗性危象者暂停胆碱酯酶抑制剂使用。MG 危象死亡率高，预后不良，应引起高度重视及进行积极治疗。

（六）禁用和慎用药物

MG 患者使用以下药物可能诱发或加重病情，如糖皮质激素、甲状腺素、氨基糖苷类抗生素、利多卡因、奎尼丁、β受体拮抗剂、维拉帕米、苯妥英钠、乙琥胺、氯丙嗪、地西泮、氯硝西泮、吗啡、哌替啶、青霉胺、氯喹等。

五、研究进展

（一）MG 的病因学研究

（1）遗传学因素　近年来，全基因组关联分析（genome-wide association studies，GWAS）通过对单核苷酸多态性（single nucleotide polymorphism，SNP）序列进行基因分型，发现了一些与 MG 亚型密切相关的遗传学变异。人类白细胞抗原（human leukocyte antigen，HLA）基因能够在 CD4+T 辅助细胞的帮助下，编码对外来病原体产生特异适应性免疫应答的分子[15]。因此，HLA 基因的遗传变异可能影响自身抗原的耐受性，这可能是 MG 的致病机制之一。最新 Meta 分析发现，HLA-DRB1*16：02 等位基因与主要由自身抗体介导的 MG 的发生密切相关[16]。

除 HLA 基因外，许多非 HLA 连锁基因位点也参与 MG 的遗传易感性。Cai 等[17]进行的一项针对中国人群的队列研究发现，细胞毒性 T 淋巴细胞相关蛋白 4（cytotoxic T-lymphocyte associated protein-4，CTLA4）基因多态性与 MG 的关系，CTLA4 基因异常表达参与 MG 的发生，血清 CTLA4 蛋白水平与血清抗 AChR 抗体浓度呈正相关，且可能与 MG 的严重程度有关。综上所述，MG 的发生与其他自身免疫性疾病类似，也具有很强的遗传学因素作用。

（2）胸腺异常 MG 最常见的致病机制是机体内存在大量的 AChR 致病性自身抗体，而 AChR 自身抗体的产生与胸腺病理改变密切相关，尤其是与胸腺增生及滤泡增生程度相关[18]。这提示胸腺是抗 AChR 抗体的来源，也可能是 AChR-MG 患者自身免疫发展和维持的主要部位。

胸腺增生相关 MG 的胸腺上皮细胞通过多种机制参与 MG 胸腺的病理过程，其中，炎症细胞因子和趋化因子的产生有助于吸引大量 B 细胞和调节性 T 细胞，并通过自身免疫调节物（autoimmune regulator，AIRE）基因的表达在中枢耐受中发挥基础作用[19]。在 MG 病例中约有 15% 的患者是由胸腺瘤发展而来的，合并胸腺瘤的 MG 患者在外科治疗时均需考虑行胸腺切除术，以促进患者临床症状的改善及拥有良好的预后。与此同时，胸腺切除术也被认为是胸腺瘤相关 MG 及难治性非胸腺瘤相关 MG 患者的有效疗法。这些均说明胸腺在 MG 的发生发展中起重要作用。

（3）病毒感染 会引发机体内多种免疫应答反应，从而导致自身免疫性疾病的发生。MG 已被发现与 EB 病毒（epstein-barr virus，EBV）、戊型肝炎病毒（hepatitis E virus，HEV）、西尼罗病毒（west nile virus，WNV）及人细小病毒 B19（human parvovirus B19，HPVB19）等多种病毒感染有关。Cavalcante 等[20]研究发现 EBV 普遍存在于与胸腺瘤相关 MG 患者的渗透性 B 淋巴细胞中，这表明 EBV 参与与胸腺瘤相关 MG 的 B 细胞介导的自身反应，EBV 感染与 MG 胸腺内发病机制相关。一项关于中国患者的研究发现，5.3% 的 MG 患者有急性 HEV 感染，其中 2.1% 的 MG 患者存在 HEV 血症，其发病率约为中国献血者的 20 倍，突出了 HEV 在 MG 发病中的作用[21]。

此外，研究发现 WNV 感染 MG 患者后，可以诱导机体进入感染后促炎状态，这可能是病情稳定的眼肌型 MG 患者进展为肌无力危象的原因之一。据我们所知，HPVB19 与许多自身免疫性疾病密切相关，但很少有文献研究其在 MG 中的作用。

（二）MG 的发病机制

（1）抗 AChR 抗体的作用 AChR 实质上是一个钠离子通道，位于 NMJ 突触后膜褶皱的顶端。当钠离子通道与抗 AChR 抗体结合后，会加快通道的翻转，同时阻断乙酰胆碱的结合。AChR-MG 患者体内的 AChR 抗体主要通过三种机制在 NMJ 处发挥作用：NMJ 处补体的结合和激活、抗原性调节作用加速 AChR 的内吞与降解、功能性 AChR 阻断以抑制钙通道的开放[22, 23]。目前普遍认为在 AChR-MG 中，补体介导的损伤最为重要。对 MG 患者和 EAMG 动物模型的肌肉进行病理镜检，结果显示二者 NMJ 处均有大量 IgG 和补体沉积，而采用补体抑制剂治疗后，MG 症状得到明显改善[23]。这是因为补体因子和致病性 AChR 自身抗体的结合会触发膜攻击复合物的形成，最终导致整个肌肉终板的损伤和肌肉的无力，而补体抑制剂会抑制这一损伤过程，从而改善症状。临床研究结果还发现，抗 AChR 抗体滴度与 MG 患者临床症状的严重程度之间存在统计学上的显著相关性，可作为判断 MG 潜在严重程度的生物标志物[23]。

（2）胸腺中 CD4+T 细胞的作用 高亲和力的致病性抗 AChR 抗体的合成需要 CD4+T 辅助细胞及其分泌的细胞因子的参与，它们在自身免疫反应的发展和调节中起着至关重要的作用。分化后的 CD4+T 细胞根据分泌的细胞因子可分为不同的亚群，即分泌促炎症细胞因子白细胞介素 12（interleukin 12，IL-12）和γ干扰素（interferon γ，IFN-γ）的 1 型辅助 T（T helper type 1，Th1）细胞、分泌抗炎细胞因子（IL-4、IL-5 和 IL-13）

的 Th2 细胞、分泌促炎细胞因子 IL-17 的 Th17 细胞以及分泌转化生长因子β（transforming growth factor β，TGF-β）的 Th3 调节性细胞。

抗 AChR 的 Th1 细胞可诱导补体结合抗体的合成，促进致病性抗 AChR 抗体的产生，从而引起肌肉组织的严重损伤；Th1 细胞分泌的细胞因子可能参与主要组织相容性复合体Ⅱ（major histocompatibility complex Ⅱ，MHC Ⅱ）类分子的表达，从而上调 AChR 的表达[24]。由于补体激活在引起肌无力症状中具有重要作用，因此 Th1 细胞及其细胞因子在 MG 的发病机制中起重要作用。Th2 细胞的作用相对复杂，且随环境的不同而改变。Th2 细胞分泌的抗炎细胞因子一方面可以下调抗原提呈细胞和 Th1 细胞的功能，减轻免疫应答反应；另一方面，它们也可以作为 B 淋巴细胞的生长和分化因子，促进抗体反应的形成。Th17 细胞独立于其他 CD4+T 细胞谱系而存在，其特征在于可以分泌 Th17 细胞因子，Th17 细胞因子可以在没有 Th1 细胞的情况下参与补体结合的抗体介导的 MG 发病机制。

（3）抗 MuSK 和抗 LRP4 自身抗体的作用 MuSK-MG 是一种少见的 MG 亚型，发病机制和临床表现也有所不同。其患病率因国家和民族而异，MuSK-MG 的患病人数占 MG 患者的 5%～8%。MuSK-MG 的作用机制不同于 AChR-MG，MuSK 本质上是一种 NMJ 蛋白，与 AChR 及其组装密切相关。具体而言，抗 MuSK 抗体可以抑制 AChR 的聚集，减少突触后膜的突触折叠，在体内没有补体激活的状态下干扰突触前蛋白，从而导致 MG[25]。在 MuSK-MG 患者体内，致病性抗体 IgG4 无法通过经典途径激活补体，但是可以与第一个免疫球蛋白样结构域的结构表位相结合，通过这种方式阻止 MuSK 和 LRP4 的结合，并阻止由集聚蛋白刺激引起的 MuSK 磷酸化。MuSK-MG 的作用机制之一是，由于 MuSK 的功能紊乱，导致 AChR 去聚集化和神经肌肉传递减少。

参 考 文 献

[1] 宋健，曾进浩，刘友章，等. 国医大师邓铁涛从脾论治重症肌无力临床经验 [J]. 陕西中医，2022，43（12）：1774-1777.

[2] 王芬，郭志红. 郭志红治疗重症肌无力经验 [J]. 中医杂志，2008，49（12）：1074，1086.

[3] 王会芳，梁惠，任琢珊. 任琢珊从脾肾论治重症肌无力经验 [J]. 中国中医药现代远程教育，2015，13（1）：31-32.

[4] 王朝阳，欧梦仙，张怀楠. 张怀亮从肝论治重症肌无力经验 [J]. 河南中医，2019，39（8）：1182-1185.

[5] 王敏. 李智杰治疗重症肌无力经验 [J]. 实用中医药杂志，2015，31（10）：956.

[6] 江花，潘洪，王明杰. 王明杰治疗重症肌无力经验 [J]. 中医杂志，2014，55（6）：464-466.

[7] 陈吉全. 运用张锡纯宗气理论治疗重症肌无力经验 [J]. 中华中医药杂志，2018，33（3）：957-959.

[8] 陈钢，蒋方建，盛昭园，等. 应用冲脉理论分型治疗重症肌无力临床研究 [J]. 山西中医，2015，31（2）：12-14.

[9] 晏显妮，庄昆海，陈瑞芳，等. 刘小斌运用补中益气汤辨治重症肌无力 [J]. 山东中医杂志，2019，38（11）：1058-1061.

[10] 吴相春，来静. 吴以岭诊治重症肌无力的学术思想及经验 [J]. 江苏中医药，2009，41（3）：25-26.

[11] 况时祥，况耀瓅，李艳. 中医药治疗重症肌无力的特色、优势和潜力 [J]. 贵阳中医学院学报，2019，41（1）：32-35.

[12] 刘鋆琪，王朝霞. 从肝肾亏虚论治重症肌无力的理论探究 [J]. 世界最新医学信息文摘，2019，19（51）：148.

[13] 冉维正，岳喜峰，高芳，等. 从"伏邪"角度论治重症肌无力 [J]. 中国医药导报，2019，16（12）：145-149.

[14] 王红艳，邵明阳，李敏. 使用泼尼松治疗重症肌无力的价值与安全性评价 [J]. 中国医药指南，2019，17（15）：172-173.

[15] Nel M，Heckmann J M. Epidemiology and genetics of myasthenia gravis [M/OLJ]. Cur Clin Neurol，(2018-03-14) 2020-11-25). ln: Kaminski H，Kusner L. (eds) Myasthenia gravis and related disorders. Current

clinicalneurology. Humana Press，Cham.

［16］Chen Y，Li S S，Huang R L，et al. Comprehensive meta-analysis reveals an association of the *HLA-DRB1*1602* allele with autoimmune diseases mediated predominantly by autoantibodies［J］. Autoimmunity Reviews，2020，19（6）：102532.

［17］Cai G M，Gao Z，Yue Y X，et al. Association between CTLA-4 gene polymorphism and myasthenia gravis in a Chinese cohort［J］. Journal of Clinical Neuroscience，2019，69：31-37.

［18］Truffault F，deMontpreville V，Eymard B，et al. Thymic germinal centers and corticosteroids in myasthenia gravis：an immunopathological study in 1035 cases and a critical review［J］. Clinical Reviews in Allergy & Immunology，2017，52（1）：108-124.

［19］Romi F，Hong Y，Gilhus N E. Pathophysiology and immunological profile of myasthenia gravis and its subgroups［J］. Current Opinion in Immunology，2017，49：9-13.

［20］Cavalcante P，Marcuzzo S，Franzi S，et al. Epstein-Barr virus in tumor-infiltrating B cells of myasthenia gravis thymoma：an innocent bystander or an autoimmunity mediator?［J］. Oncotarget，2017，8（56）：95432-95449.

［21］Wang L，Gao F，Lin G，et al. Association of hepatitis E virus infection and myasthenia gravis：a pilot study［J］. Journal of Hepatology，2018，68（6）：1318-1320.

［22］Fichtner M L，Jiang R Y，Bourke A，et al. Autoimmune pathology in myasthenia gravis disease subtypes is governed by divergent mechanisms of immunopathology［J］. Frontiers in Immunology，2020，11：776.

［23］Aguirre F，Manin A，Fernandez V C，et al. C3，C5a and anti-acetylcholine receptor antibody as severity biomarkers in myasthenia gravis［J］. Therapeutic Advances in Neurological Disorders，2020，13：1756286420935697.

［24］Conti-Fine B M，Milani M，Wang W. CD4[+] T cells and cytokines in the pathogenesis of acquired myasthenia gravis［J］. Annals of the New York Academy of Sciences，2008，1132：193-209.

［25］Berrih-Aknin S. Myasthenia Gravis：paradox versus paradigm in autoimmunity［J］. Journal of Autoimmunity，2014，52：1-28.

（刘小斌　任甫卿）

第九节　不　寐

一、概述

不寐是指由于感受外邪，或情志失常，或饮食不节，或正虚体弱等，导致阴阳失调、神不安舍，临床上以经常性不能获得正常睡眠，伴有日间症状为主要特征的一种病证。轻者主要表现为入睡困难，多梦眠浅，早醒易惊，醒后难以再次入睡，醒后疲乏或缺乏清醒感，白日思睡；重者彻夜不眠。

西医学中的失眠障碍可参照本证论治，包括慢性失眠障碍、短期失眠障碍及未特指的失眠障碍。此外，更年期、消化不良、贫血、动脉粥样硬化、甲状腺功能亢进、慢性中毒、高血压等，以失眠为主要临床表现时，也可参考本证进行治疗。

二、病因病机

（一）病因

（1）感受外邪　外感风寒之邪，经久不愈，或者误治失治，内传于里，邪从火化，扰动脑神，可使神明不安；或温热之邪由卫表入体，深入气分，邪热内蕴，扰乱脑神，均可出现夜寐不宁，甚则彻夜不寐。

（2）情志失常　可导致脏腑功能失调而生不寐。或由暴怒伤肝，肝郁化火，上动脑神；或五志过极，心火内炽，不能下交于肾，心肾失交，阴虚火旺，火扰神明；或思虑太过，劳伤心脾；或喜笑不休，神魂不安；或暴受惊恐，心虚胆怯，神魂不安；以上情志之变，最终都可导致不寐发生。

（3）饮食不节　胃不和则卧不安。暴饮暴食，或过度饮酒、浓茶、咖啡等，可致肠胃受伤；宿食积滞，熏灼胃腑，胃气不和，酿为痰热，上扰神志，均致不得安寐。

（4）正虚体弱　先天禀赋不足，素体虚弱，或久病之人，肾阴大亏，无水上奉以济心火，则心阳独亢，真阴不充，神明无主；或禀赋不足，体弱神怯，心胆气虚；或老年、产后，阴阳俱衰；或吐泻劳倦，损伤脾胃，生化乏源，以上均可导致气血不足，脑神失养，神魂不安，而致不寐。

（二）病机

（1）发病　因感受外邪、暴饮暴食或情志骤变，或饮浓茶、咖啡之类的饮料等因素致邪扰神明而不寐者，发病常较急；因年老体虚，或久病耗伤，阴血不足，髓海不充，神明失养而不寐者，发病一般较缓。

（2）病位　本证病位主要在脑，与心、肾、肝、脾有密切联系。

（3）病性　总属阴阳不交，营卫失和，神不守舍。本证有虚实之分：实证有肝郁化火，痰热内扰等；虚证有心脾两虚，阴虚火旺，心胆气虚等，多为气血不足、阴阳失调、脑神失养所致。实证日久，可转为虚证；虚证亦可结合转化实邪，从而形成虚实夹杂之证。

（4）病势　本证初期多见实证，病机简单，及时对症治疗即可好转，日久可伤正，转化为虚证或虚实夹杂证，病机复杂，缠绵难愈，甚至产生变证，或可诱发中风、厥心痛等危重疾病的发生。

（5）病机转化　不寐的病机变化比较复杂，病变过程往往是虚实夹杂，经久不愈。不寐初期多由情志引起，因所欲不遂，情志不畅，肝失疏泄，郁而化火，气机不畅，脑络受阻，影响神明，出现失眠多梦，病情尚轻，对因对证治疗即可很快恢复。若失治误治，病情迁延，或气郁化火，或气滞痰阻，蕴而生火，扰动神明，或实证转虚，形成虚实夹杂之证，病机复杂，形神俱病，恶性循环，可致失眠重证，缠绵难愈，甚至产生变证和坏证，若能及时采用形神并调，医患互动，综合治疗，病情尚可向愈。

三、诊断与鉴别诊断

（一）诊断

本病以睡眠时间不足，睡眠深度不够及不能消除疲劳、恢复精力体力为主要证候特征。睡眠时间不足常见入睡困难，早醒易惊，醒后再难入睡，重者彻夜不寐。睡眠深度不够，常见时醒时寐，眠浅梦多。由于不能获得正常睡眠，常在醒后自觉疲劳或缺乏清醒感，常见头痛、头晕昏沉、心悸健忘、神疲乏力，甚至惊惕不安等。

（二）鉴别诊断

（1）不寐与喘息不得卧　《伤寒论》之"心中烦，不得卧"，《金匮要略》之"咳逆倚息不得卧"及"胸痹不得卧"等描述均提及"不得卧"，上述条文所涉疾病之病因及表现各不相同，或因少阴病烦躁，或因水饮停聚，而有气息不匀、呼吸困难，进而不能平卧的征象，与不寐以睡眠破坏为主症可作区分。

（2）不寐与生理性少寐　因体质禀赋、年龄等差异，而可表现出生理性少寐，并非睡眠遭到破坏的病理状态，不影响机体健康，可与不寐相鉴别，常见于老年人。

四、辨证论治

（一）辨证要点

（1）辨主症　不寐的证候特征主要是经常性无法获得正常睡眠,伴有明显白天体力及精力下降,不能消除疲劳。具体又可见入睡困难,寐中易醒、醒后难再入睡等睡眠时长不足的表现;或眠浅梦多,心悸易惊,时寐时醒等睡眠质量下降的表现;重者可见彻夜不眠。由于个体差异,对睡眠时间和睡眠质量的要求不尽相同,故辨病辨证时不仅需要判断睡眠时间的长短和睡眠质量是否受损,更要以能否消除疲劳、恢复精力与体力为重要依据。

（2）辨虚实　病实者,多由情志因素引起,所欲不遂,情志郁闷,或气机不畅,均可导致脑络瘀阻,神不安位,引起不寐,病程相对较短,舌苔腻,脉弦滑数者多,可见心烦易怒,口苦咽干,便秘溲赤等;病虚者,病程较长,舌苔少或薄,脉沉细软弱或数而无力,可见体质瘦弱,面色不华,倦怠少气,神疲懒言等;长期不寐会影响机体其他功能正常运行,带来更严重的躯体和精神心理障碍,转化为虚证或虚实夹杂之证,临床当注意区别判断。

（3）辨脏腑　不寐的病位主要在脑,与心、肾、肝、脾有密切联系。或由心血不荣,神不守舍而致;或由肾精亏虚,髓海不充而致;肝胆、脾胃之气血失调,引起脑神不安亦可导致不寐。脏腑病机是临床症状与治疗的重要连接,如急躁易怒者多肝火内扰,脘闷苔腻者多脾胃不运,诸脏腑也可合而为病,如心悸惊惕者多心脾两虚,寐中易惊者多心胆气怯,头晕健忘、腰膝酸软者多心肾不交、阴虚火旺,临证时当根据患者具体表现及感受详加分辨。

（二）治则治法

在正常生理状态下,人体的觉醒与睡眠相互平衡,形成一定的节律,承担正常的生命活动与休息恢复功能。其中,营卫运行是此节律的生理基础,昼夜阴阳消长与社会环境因素息息相关,心神是"睡眠-觉醒"变化的主要影响因素。这三者任一环节失和都会引起不寐。

故不寐的治疗当以恢复寤寐节律,缓解白天症状,恢复日间功能,重获正常睡眠为总目标。不寐有轻重、虚实之分,其治疗总则为调整阴阳,调和营卫,宁心安神。总的治疗策略为形神并调,医患互动。

在调形治疗上可采取昼夜分治法:日间治疗针对其病因辨证,实则泻其有余,采用疏肝泻火、消食化滞、清化痰热、活血通络等;虚则补其不足,应用补益心脾、滋阴降火、沟通心肾、益气镇惊等;夜间治疗重视改善睡眠质量,实证宜镇心安神,虚证宜养心安神。此外还可配合针灸、按摩、穴位贴敷、饮食、足浴、耳穴、导引、音乐等多种疗法;在调神治疗上应充分调动患者的主动性,引导患者正确认识睡眠,以觉知、接纳、顺应自然昼夜节律的心态应对睡眠问题。如是可使营卫调和,阴阳平衡,气血通畅,神安于位,则不寐可愈。

（三）分证论治

1.肝郁化火证

【证候】不寐多梦,急躁易怒,严重者彻夜不寐,胸闷胁痛,咽干口苦,口渴喜饮,不思饮食,目赤耳鸣,小便黄赤,或头晕目眩,头痛欲裂,便秘,舌红,苔黄或黄燥,脉弦数或弦滑数。

【病机分析】本证多为情志所伤,郁怒伤肝,肝失条达,郁而化火,上扰心神则心烦多梦;肝气犯胃则不思饮食;肝火乘胃,胃热则口渴喜饮;肝火亢盛,则急躁易怒;火热上扰,故咽干口苦、目赤;小便黄赤,大便秘结,舌红苔黄,脉弦而数,均为热象。

【治法】清肝泻火,镇心安神。

【方药】龙胆泻肝汤加减。方中龙胆草苦寒,清肝胆实火,并除湿热,为君药;黄芩、栀子苦寒泻火,助龙胆草清泻肝火为臣药;泽泻、木通、车前子清肝利湿,使湿热从小便解利;柴胡疏肝解郁，引诸药入肝；当归、生地黄养血柔肝；甘草调和诸药。诸药相伍，共奏清肝泻火、镇心安神之效。

【加减】头晕耳鸣者，可加天麻、钩藤、石决明以平肝降火；入睡困难者，加生龙骨、生牡蛎以镇惊定志，安神入眠；胸闷胁胀，善太息者，加郁金、香附、枳壳以疏肝开郁；心烦不寐者，加酸枣仁以养心除烦。

2. 痰热内扰证

【证候】不寐头重，痰多胸闷，多梦易醒，口苦恶食，脘痞，嗳气吞酸，头重目眩，或便秘，重者彻夜不寐，舌红，苔黄腻，脉滑数。

【病机分析】本证属不寐之实证，多因宿食停滞，积湿生痰，因痰生热，痰热上扰，则心烦不寐，多梦易醒；宿食痰湿壅遏于中，故胸闷；清阳被蒙，故头重目眩；痰食积滞则气机不畅，胃失和降，故见恶食嗳气吞酸；苔黄腻，脉滑数为痰热宿食内停之征。

【治法】清化痰热，宁心安神。

【方药】黄连温胆汤加味。方中黄连、栀子清热泻火，陈皮、半夏、竹茹降气化痰，茯苓燥湿化痰，枳壳理气除烦，丹参、柏子仁养心安神，甘草调和诸药。诸药合用，共奏清热化痰、宁心安神之功。

【加减】口舌生疮者，酌加连翘清心解毒；痰食阻滞、胃中不和者，加神曲、山楂、莱菔子以消导和中；心悸不安者，加珍珠母、龙齿、酸枣仁以镇惊定志；胸闷者，加瓜蒌、厚朴宽胸理气；胁肋胀痛、嗳气太息者，酌加香附、木香、郁金、柴胡、当归等以顺气开郁。

3. 心脾两虚证

【证候】入睡困难，多梦易醒，醒后难寐，伴心悸健忘，头晕目眩，饮食无味，肢倦神疲，面色无华，舌淡，苔薄白或滑腻，脉细弱或濡滑。

【病机分析】本证多因思虑劳倦过度，或平素气血不足，气血不能上达，阴不敛阳，神不守舍，故不易入睡，或睡中多梦且善忘；心脉失养则心悸；神窍失养，则头晕目眩；脾胃虚弱则饮食无味，肢倦神疲，或可见食少腹胀及便溏；面色无华，舌质淡，苔薄白为气血两虚之征象。

【治法】补益心脾，养血安神。

【方药】归脾汤加减。方中党参、白术、黄芪益气健脾，补后天之本，是为君；当归滋阴益气养血，是为臣；远志、酸枣仁、茯神、龙眼肉补心益脾，安神养血；木香行气醒脾，使诸药补而不滞；更兼甘草调和诸药。诸药相伍，养血宁神、健脾益气生血，上滋脑神，神安则睡眠正常。

【加减】心悸倦怠，脉沉无力者，重用党参、黄芪；不寐重者，加五味子、合欢花、柏子仁以助养心神，或加生龙骨、生牡蛎以镇静安神；血虚甚者，加熟地黄、白芍、阿胶以补血充脑；若脘闷纳呆，舌苔厚腻者，加法半夏、苍术、茯苓、厚朴以健脾理气，燥湿化痰。

4. 阴虚火旺证

【证候】心烦不寐，心悸不安，梦境纷纭，头晕耳鸣，健忘，腰膝酸软，五心烦热，潮热盗汗，口干津少，男子或见遗精，女子或见月经不调，舌红，少苔或无苔，脉细数。

【病机分析】久病或年事已高，肾水亏虚，不能上济于心，心火炽盛，不能下交于肾，虚热上扰，故而不寐；头晕、耳鸣、健忘、腰膝酸软为肾精亏耗，髓海空虚，精明及腰膝皆失养；虚火灼津，津液耗伤，则潮热盗汗，五心烦热，咽干少津；虚火扰动，冲任失养，则男子遗精，女子月经不调；舌红少苔，脉细数亦为阴虚火旺之征。

【治法】滋阴益肾，清心安神。

【方药】黄连阿胶汤合天王补心丹加减。方中用生地黄滋阴壮水以制火，黄连清心泻火，以防心火独亢而不下交于肾，二药共奏交通心肾之功，为君药；阿胶、白芍、天冬、麦冬、玄参滋阴养血，壮水制火，为臣药；丹参、当归补血活血，使诸药补而不滞，茯神、五味子、远志、柏子仁、酸枣仁养心安神，共为佐药。

【加减】心火甚者，加连翘、竹叶上清心火；阴伤津少便秘者，加知母、何首乌益肾滋阴；心烦不寐，彻夜不眠者，加生龙骨、生牡蛎镇静安神；心烦、心悸较重，男子梦遗失精者加肉桂、山茱萸，女子月经不调者结合妇科诸方治疗。

5. 心胆气虚证

【证候】不寐多梦，易于惊醒，胆怯恐惧，终日惊惕，心悸气短，倦怠，小便清长，或虚烦不寐，形体消瘦，面色不华，头目眩晕，口干咽燥，舌淡或舌红，苔薄白脉弦细或弦弱。

【病机分析】多暴受惊恐，情绪紧张，或体弱心胆素虚，谋虑不决，神魂不安，故虚烦不眠；胆虚则善惊易恐，多梦易醒，伴心悸；气短倦怠，小便清长均为气虚之象，舌色淡，脉细弱，均为气血不足的表现。

【治法】益气镇惊，安神定志。

【方药】安神定志丸加减。方中人参益心胆之气，使神有所养，魂有所依，为君药；配用茯苓、茯神、远志、石菖蒲化痰宁心，五味子、酸枣仁养心安神；重用生龙齿镇静开窍宁神。诸药共用，使心胆气足，心脑神安，不寐即愈。

【加减】血虚阳浮，虚烦不寐者，加川芎、知母以养血安神；气短自汗者，加党参以补气养阴；心悸心烦者，加知母、连翘、丹皮以清热养心安神；若心悸较甚者，加生牡蛎以加强镇静安神之力。

（四）其他治疗

1. 心理治疗

认知领悟叙事疗法（CENT技术）是失眠治疗中的一种重要心理疗法，是以中医形神兼养为指导，以国学儒释道智慧为核心，结合认知疗法、叙事疗法整合创新而成的原创性中医心理治疗技术。其中，"认知"是指以解决患者固化的认知思维为治疗靶点；"领悟"是指以达到患者的认知思维觉知、顿悟、成长，使患者心态宁静为治疗目标；"叙事"是指运用故事叙事为手段，帮助患者外显和觉知问题事件相关的固化认知模式。治疗的关键在于破除患者关注失眠自身的执念，令患者正确认识睡眠，接纳失眠而非与之抗争，觉知睡眠是感知机体警觉和节律的反应，最终知行合一地解决失眠原因。此外，失眠的中医心理治疗还包括移情疗法、情境疗法、以情胜情法等。

2. 中成药治疗

1）舒肝颗粒：每次1袋，每日2次，用于不寐肝气郁滞证。

2）舒眠胶囊：每次3粒，每日2次，用于不寐肝郁化火证。

3）乌灵胶囊：每次3粒，每日3次，用于不寐心肾不交证。

4）百乐眠胶囊：每次4粒，每日2次，用于不寐阴虚火旺证。

5）六味安神胶囊：每次3粒，每日3次，用于不寐阴虚火旺夹痰证。

6）甜梦口服液：每次1~2支，每日2次，用于不寐心脾两虚证或阴虚证。

3. 针灸治疗

1）肝郁化火证：穴取四神聪、神门、风池、三阴交、安眠、间使、劳宫、行间、肝俞、太冲；针用泻法，每日针1次，每次留针30分钟，每隔10分钟行针1次。

2）痰热内扰证：穴取百会、风池、头维、神门、内关、三阴交、足三里、厉兑、丰隆、内庭、中脘、公孙；针用泻法，厉兑可点刺放血。每日针1次，每次留针30分钟，每隔10分钟行针1次。

3）心脾两虚证：穴取神门、三阴交、百会、内关、安眠、四神聪、心俞、脾俞、胃俞、膈俞；针用补法，每日针1次，每次留针30分钟，每隔10分钟行针1次。背俞穴可以配合灸法，每次每穴灸20分钟，至皮肤潮红。

4）阴虚火旺证：穴取肾俞、太溪、申脉、照海、安眠、神门、太冲、心俞、三阴交；补申脉泻照海，其他穴位用补法，每日针1次，每次留针30分钟，每隔10分钟行针1次。背俞穴可以配合灸法，每次每穴灸20分钟，至皮肤潮红。

5）心胆气虚证：穴取百会、风池、神门、三阴交、足三里、心俞、胆俞、肝俞、丘墟、阳陵泉、大陵；针用补法，每日针 1 次、每次留针 30 分钟，每隔 10 分钟行针 1 次。背俞穴可以配合灸法，每次每穴灸 20 分钟，至皮肤潮红。

五、转归与预后

不寐除部分实证病程短、病情单纯、治疗效果较明显外，大多病情复杂，病程较长，难以速愈。如治疗不当，由虚转实或虚实夹杂，易生变证或坏证，则病情更加复杂，治疗更加困难。心脾两虚证者，如饮食不当或过用滋腻之品，易致脾虚加重，化源不足，气血更虚；食滞内停，可呈虚实错杂之势，若兼温燥太过，易致阴虚火旺，心肾不交；如病因不除或失治易致心火愈亢，肾水愈亏，如过用寒凉则易伤阳，致阴阳两虚，亦可因治疗失当，阴损及阳而致阴阳俱损；痰热扰心证或心胆气虚证者，如病情加重有成狂或成癫之势；肝郁化火证治疗不当，病情加重，火热伤津耗气，由实转虚，病程迁延。本病证的预后因病情不一，结果有别。但一般无严重不良后果。而病程长且虚实夹杂者，多难以短期治愈，且与病因是否祛除关系密切。

六、护理与调摄

失眠的护理调摄与治疗一脉相承，同样应当采取形神并调、医患互动的方法，使患者重获健康睡眠，改善白日体力与精力，并恢复正常的睡眠-觉醒节律，其中又以调神为基础，在医患互动的过程中，特别强调以患者自身为根本。

失眠护理应当与调形治疗相结合，医生应尽量消除病人顾虑和紧张情绪，劝其解除烦恼，树立信心配合治疗；积极帮助患者寻找失眠的相关因素，及时祛除不良影响，提醒患者注意精神调养，帮助患者养成良好的生活规律；尽量安排舒适安静的环境，及时解决患者所需，防止各种刺激致七情过亢加重病情。

患者自身当进行科学有效的睡眠管理，包括正确认识睡眠，纠正与睡眠卫生有关的不良行为习惯，积极就诊，接受正规治疗，在医生帮助下制订合理的睡眠管理计划，必要时正确规范使用助眠药物等。日常饮食宜清淡、易消化、富于营养，忌刺激性食物，以免助火生痰，加重病情。居处宜慎风寒，避雾露，选择干燥温暖、阳光充足、通风良好、舒适安静的环境。

七、医论提要

不寐有关内容首先记载于《内经》，称其"不得卧""目不瞑"。《内经》中论述不寐病机的条文有许多，如《灵枢·邪客》之"阴虚故目不瞑"，以及《灵枢·大惑论》之"卫气不得入于阴，常留于阳。留于阳则阳气满，阳气满则阳跷盛，不得入于阴则阴气虚，故目不瞑矣"，认为阴虚是不寐的主要机制，可以使用"半夏秫米汤"进行治疗；《灵枢·寒热病》云"阴跷阳跷，阴阳交，阳入阴，阴出阳，交于目锐眦，阳气盛则瞋目，阴气盛则瞑目"说明营卫不和也是不寐的主要病机；肝热也可导致不寐，如《素问·刺热》之"肝热病者，小便先黄……手足躁，不得安卧"；《素问·逆调论》之"胃不和则卧不安"，指出胃气失和也是不寐的病机。

东汉张仲景又发展了不寐的病机学说，其在《伤寒杂病论》中论及有因太阳病汗下后致胃中干，而烦躁不得眠，有因汗吐下虚烦不得眠，有邪入少阴，热化伤阴所致的不寐。书中提出了用黄连阿胶汤治疗阴虚火旺的不寐，以及用酸枣仁汤治疗虚劳所致的虚烦"不得眠"。

隋代巢元方认为不寐除了营卫不和之外，还有脏腑功能失调，并把虚证不寐分为心热和胆冷，如《诸病源候论》所言："大病之后，脏腑尚虚，营卫不和，故生于冷热。阴气虚，卫气则独行于阳，不入于阴，故不得眠。若心烦不得眠者，心热也；若但虚烦而不得眠者，胆冷也。"

唐代孙思邈在《千金翼方》中提出了用丹砂、琥珀等重镇安神药和温胆汤治疗"大病后虚烦不眠"。

北宋官修方书《圣济总录》中论述胆经不足、复受风邪会导致胆寒，引起不寐，可用附子、人参、黄芪等治疗；成书于南宋时期的《济生方》记载了益气补血、健脾养心的名方归脾汤，成为治疗心脾两虚型不寐的代表方。

元代李东垣重视脾胃在不寐发病中的作用,认为不寐的病机是脾气亏虚,运化不足,神失所养,《脾胃论》言:"食入则困倦,精神昏冒而欲睡者,脾亏虚也。"

明代张景岳在《景岳全书》中对不寐的病因病机总结如下:"不寐证,虽病有不一,然惟知邪正二字则尽之矣……其所以不安者,一由邪气之扰,一由营气之不足耳。有邪者多实证,无邪者皆虚证,凡如伤寒、伤风、疟疾之不寐者,此皆外邪深入之扰也;如痰,如火,如寒气、水气,如饮食忿怒之不寐者,此皆内邪滞逆之扰也。舍此之外,则凡思虑劳倦,惊恐忧疑,及别无所累而常多不寐者,总属真阴精血不足,阴阳不交,而神有不安其室耳。"《类证治裁·不寐》之"阳气自动而之静,则寐;阴气自静而之动,则寤;不寐者,病在阳不交阴也"将不寐的病机由《内经》论述的"阴虚"进一步发挥为阴阳不交。《古今医统大全》指出痰火扰神、心肾不交和脾虚肝郁都可致不寐,"痰火扰心,心神不宁,思虑过度,火炽痰郁,而致不寐者多矣。又因肾水不足,真阴不升而心火独亢,亦不得眠。有脾倦火郁,夜卧遂不疏散,每至五更,随气升而发躁,便不成寐,此宜补脾发郁,清痰抑火之法也"。李中梓在《医宗必读·不得卧》中说:"不寐之故大约有五:一曰气虚,六君子汤加酸枣仁、黄芪;一曰阴虚,血少心烦,酸枣仁一两,生地黄五钱,米二合,煮粥食之;一曰痰滞,温胆汤加南星、酸枣仁、雄黄末;一曰水停,轻者六君子汤加石菖蒲、远志、苍术,重者控涎丹;一曰胃不和,橘红、甘草、石斛、茯苓、半夏、神曲、山楂之类。"将不寐的病机概括为气虚、阴虚、痰滞、水停及胃不和五项,并说明了对应的治疗方剂。

清代程钟龄在《医学心悟》中分证论治不得卧:"胃不和卧不安者,胃中胀闷疼痛,此食积也,保和汤主之;有心血空虚不安者,皆由思虑过度,神不藏也,归脾汤主之;有风寒邪热传心,或暑热乘心,以致躁扰不安者,清之而神自定;温之而神自藏;有惊恐不安卧者,其人梦中惊跳怵惕是也,安神定志丸主之;有痰湿壅遏神不安者,其症呕恶气闷,胸膈不利,用二陈汤导去其痰,其卧立安。"《张氏医通》中有用栀子豉汤送服朱砂安神丸治疗心烦不得卧者。《杂病源流犀烛》中则对心肾不交、阴虚火旺者用知柏地黄丸,肝虚惊悸者用四君子汤加白芍、酸枣仁等治之。

以上可见,在中医发展历程中,不寐作为脑病学常见症状与疾病,关于其病因病机及治疗,已经形成了较为完备的理论体系。

八、现代研究

(一)病机理论研究

中医学认为不寐发病多受到外邪、情志、饮食以及体质禀赋等因素的影响,病位涉及脑、心、肝、脾、肾,病机总属于阴阳不交,营卫失和,基本治则为调整阴阳,调和营卫。阴阳营卫为辨证的总纲,其涵盖的病理变化多样,不能细致地反映患者的病机发展变化特点和多变的证候特征,因此许多医家在临床诊疗过程中,常常选择结合不同辨证纲领对不寐的病机进行细分,也根据患者症状表现不同总结出不同的病机要点。路志正[1]论不寐立足于五脏神理论,重视脾胃对五脏神的影响,治疗上以调理中焦为根本;王庆国[2]提出不寐病机的"三枢"理论,认为少阳为表里之枢、少阴为水火之枢、脾胃为升降之枢,故治当和调少阳、平衡少阴、斡旋中焦;王琦[3]认为不寐的发生与患者体质密切相关,不寐患者最常见的体质是气郁质和血瘀质,并采取辨体-辨病-辨证相结合的治则;还有以六经、脏腑、卫气营血等各种体系进行辨证的经验发表。

郭蓉娟[4]认为,归纳失眠的病机要先了解正常睡眠,并将中医学的睡眠理论总结为阴阳、营卫、心神三个要素。营卫运行是睡眠的生理基础(生物生理因素),阴阳消长决定人体寤寐(社会环境因素),心神是睡眠与觉醒的主宰(精神心理因素),任一因素的失和都会打破正常睡眠节律,成为失眠的病机。这种认识将形体、行为和心神有机结合在一起,故不寐当以形神并调为总治则。郭蓉娟重视情志对睡眠的影响,临床实践中发现情志病常与不寐合而为病,其病机与"肝-心"体系失衡有关,因七情应激,首先犯肝发病,继而出现痰火扰神、肝郁脾虚、心神失养、阴虚火旺等病机演变。

（二）证候及证候要素研究

1956 年出版的《中医内科学概要》首先将失眠症分为血虚、心胆俱怯、病后虚烦 3 种虚证及食积胃中、痰壅不眠、心肺有火 3 种实证[5]。此后，关于失眠症的证候学研究逐渐增多，研究方法也十分多样。如高毅东等[6]采用因子分析法将失眠的主要证型分为肝郁脾虚证、心胆气虚证、肾虚证和脾虚证；张敏等[7]用聚类分析法将失眠的常见证型归纳为心胆气虚证、胃气失和证、肝火扰心证、肝郁肾虚证和心肾不交证；党娇娇[8]对 60 余年内的教材、临床经验和指南共识等采用文献回顾分析法，获得失眠的证型 114 个，包括 49 个实证、48 个虚证及 17 个虚实夹杂证。可见，失眠的证候类型复杂，受到医生诊断标准和患者症状体征等多项个体化因素的影响，存在许多不同的分类标准和辨证体系，目前尚未形成统一的标准，现有的证候分类并不能完全概括失眠的病机变化特点和症状表现特征。

证候要素是证候分类的最小单元，按照特征性质可分为病位类及病性类两种。证候要素具有简明扼要、灵活组合的特点，在临床中操作简便实用，能够对疾病的辨证作出一定的指导。郭蓉娟团队[9]将客观证据与专家经验相结合，应用因子分析法对所收集的失眠症患者进行统计，归纳不寐的病性类证候要素为火热、血虚、气郁、阴虚、痰湿、气虚、血瘀，病位类证候要素为肝、心、肾、脾，对不寐的规范化中医辨证标准作出一定的探索和贡献。

（三）辨机论治研究

病机可以反映病证本质变化的内在联系，是对证候产生与变化的概括，包含病因、病位、病性 3 个要素，以及一项动态变化趋势，即病势。临床中的证候往往以两个或两个以上证候要素的复合形式表现，与病机的组成因素联系紧密。因此，辨机论治就是从病机入手，把握病变本质、发展过程及证候要素关系，从而揭示疾病性质并指导诊疗的完整思维过程。

不寐的总体病机是阴阳不交、营卫不和、神不安舍，在临床诊疗中，可结合不同病机角度进行辨治。

（1）辨阴阳论治　黄俊山[10]认为阳盛阴衰是不寐最常见的病机，任何影响阳气潜藏的因素都会导致不寐，治以松郁安神方以疏肝潜阳安神。张娅[11]建立阴证/阳证临床辨识系统，通过分析 704 例原发性失眠患者相关资料指出原发性失眠患者阳证居多、年龄较大、男性及单身比例较高、总体睡眠质量差。刘志顺[12]选取三阴交、神门等典型阴穴与头部穴位相配，引导一身之气的潜藏之势，益阴和阳以治失眠。

（2）辨营卫论治　滕晶[13]认为治疗失眠以调和人体生物节律为要，其重要治法为燮理营卫、调和气血，一项纳入 40 例营卫不合型失眠患者的临床研究[14]表明，应用醒窹晨方和安寐晚方组合 1 个月后，各量表积分值显著改善，总有效率达到 92.5%。乔靖[15]常用半夏秫米汤、桂枝龙骨牡蛎汤、温胆汤治疗失眠，其中半夏均为主要组成中药，功在调和营卫、通阴引阳。李小黎[16]研究发现线粒体参与睡眠-觉醒节律，其功能状态的波动符合营卫昼夜循行的特点，宏观调节营卫气血、微观改善线粒体功能成为治疗失眠的又一思路。

（3）辨形神论治　郭蓉娟认为不寐的根本在于形与神离，神不安舍，治疗上强调形神并调、医患互动。调形方面，主要针对生物生理因素，采取药物或非药物干预手段使患者机体状况归于平衡调和，用药上采取"昼夜双方"的特色用药模式，白天方治本、温阳益气以助昼精，夜晚方治标、宁心安神以助夜寐[4]，配合针灸、按摩、导引、音乐等多种非药物手段；调神方面，针对社会环境因素和精神心理因素，通过心理引导和行为认知干预，充分发挥患者自身的主观能动性，解决对于睡眠的错误信念行为及与失眠相关的负性情绪。由此，便可使阴阳平衡、营卫调和、神安于舍，达到恢复昼精夜寐的睡眠节律、缓解白天症状、恢复日间功能、重获正常睡眠的治疗目标。

（四）专方专药研究

王琦重视阴阳不交、营卫气血不合的病机，创制交合安魂汤治疗失眠，其组成为夏枯草、半夏、百合、苏叶，具有汇通阴阳、调和营卫的功效。临床中以此方为基础方随证加减，如加甘松、苦参调肝安魂，或加山栀、豆豉、黄连清心除烦，或加陈皮、竹茹、茯苓除痰化浊，或加柴胡、郁金、石菖蒲疏肝解郁，或加酸枣仁补虚除烦，或加琥珀粉、延胡索镇静安眠等[17]。

宁心安神方是郭蓉娟用以治疗焦虑失眠的经验方，其组成为炒酸枣仁、刺五加、夏枯草，具有宁心安神、养血清肝的功效。一项纳入 60 例患者的临床随机对照研究表明[18]，本方具有确切的镇惊安神作用，可以改善广泛性焦虑症患者的中医临床症状，总有效率为 83.33%，显著高于安慰剂组（40%），且不良反应少、依从性好；另一项纳入 62 例慢性失眠伴焦虑状态（血虚肝热型）患者的临床研究也证实[19]，宁心安神方能有效改善患者睡眠质量，总有效率为 86.67%，显著优于安慰剂组；相关实验室检查证明本方具有减轻机体炎症反应的功效[18-20]；有动物实验表明，本方可明显缩短失眠大鼠睡眠潜伏时间、延长睡眠持续时间，中、高剂量组疗效与地西泮效果相当，其镇静安眠的作用可能与 Glu/GABA-Gln 代谢环路调控相关[21]。

佛手宁神方是谢炜用治短期失眠的药食同源经验方，其组成为佛手、百合、酸枣仁、茯苓、莲子，具有调肝安神、调和阴阳的功效，已在临床上取得确切疗效。动物研究[22]表明，佛手宁神方能提高模型小鼠入睡率、缩短睡眠潜伏时间、延长睡眠持续时间，其改善睡眠的机制可能与调节脑内 5-羟色胺（5-HT）、去甲肾上腺素、多巴胺含量平衡，上调 5-羟色胺 1AR 蛋白和 mRNA 的表达水平有关。

（五）指南共识研究

近年来，在诸多学者的共同努力下，与失眠相关中医诊断和治疗指南陆续发布，为临床研究提供规范和参考。如失眠定义、诊断及药物治疗共识专家组发布《失眠定义、诊断及药物治疗专家共识（草案）》，经失眠症的中医心理治疗规范化与国际化探索会议审议发布《失眠症的中医心理治疗专家共识》，中国中医科学院发布的《失眠症中医临床实践指南》，中国民族医药学会睡眠分会发布《中国民族医药治疗成人失眠的专家共识》，以及中华中医药学会心身医学分会组织、郭蓉娟主编的《疫情应激性失眠管理专家指导意见》[23]等。

附 失眠障碍

一、概述

失眠障碍是以频繁而持续的入睡困难或睡眠维持困难并导致睡眠满意度不足为特征的睡眠障碍，可伴随多种觉醒时的功能损害[15]。失眠障碍往往会引起家庭、社会、职业、学业及其他重要功能的损害，降低患者的个人生活质量。

根据《国际睡眠疾病分类第三版》（the third edition of the international classification of sleep disorders, ICSD-3），失眠障碍可以依据病程长短分为慢性失眠障碍、短期失眠障碍及其他失眠障碍。慢性失眠障碍是一种经常性和持续性的睡眠启动或维持困难，尽管有充足的睡眠机会和环境，但仍会发生这种情况，并导致一般睡眠不满意和某种形式的日间障碍；睡眠障碍和相关的白天症状每周至少发生 3 次，并持续至少 3 个月。短期失眠障碍诊断标准与慢性失眠障碍类似，但病程少于 3 个月且没有频率要求。仅在患者不能满足慢性失眠障碍或短期失眠障碍的情况下才给出其他失眠障碍这一诊断。

二、临床表现

构成失眠障碍的主要睡眠问题包括睡眠始发困难（或入睡困难）和睡眠维持困难，后者包括夜间觉醒并难以再次入睡或比预期的起床时间过早醒来。慢性失眠障碍可仅仅表现为入睡困难或睡眠维持困难，但更常见的是同时合并入睡困难和睡眠维持困难。失眠患者普遍存在日间症状，通常包括疲劳、动力减退、情绪降低或易怒、全身不适和认知障碍，白日嗜睡也是常见症状，这些表现都可能降低患者的个人生活质量。失眠障碍可孤立存在，或者与精神障碍、躯体疾病或物质滥用共病。

三、诊断与鉴别诊断

（一）临床评估

对患者睡眠状况的临床评估是作出临床诊断和制订合理治疗方案的基础，包括主观评估和客观评估。

主观评估一方面依靠问诊收集患者对睡眠的主观体验以及既往史等相关信息等进行，另一方面依靠视诊获得信息并加以整理分析。主观评估的内容包括主诉（即最令患者困扰的核心睡眠问题）、睡前状况、睡醒节律、夜间症状、日间活动和功能等；既往史则包括躯体疾病、精神障碍、其他睡眠障碍、应激因素、孕产月经情况和家族史等。

选择合适的量表，可以帮助进行主观体验的"客观"评估，具有使用简便快捷，标准统一的优势。目前临床常用的量表有匹兹堡睡眠质量指数量表（pittsburgh sleep quality index，PSQI）、睡眠障碍量表（sleep dysfunction rating scale，SDRS）、艾普沃斯嗜睡量表（Epworth sleepiness scale，ESS）、失眠严重程度指数量表（insomnia severity index，lSI）、阿森斯失眠量表（Athens insomnia scale，AIS）、清晨型-夜晚型量表（morningness-eveningness questionnaire，MEQ）、睡眠信念与态度量表（dysfunctional beliefs and attitudes about sleep，DBAS）、睡前激发程度量表（ford insomnia response to stress test，FIRST），以及一些常见的焦虑、抑郁筛查量表。

客观评价多基于体格检查、辅助检查和实验室检查，包括多导睡眠监测（polysomnography，PSG）、多次睡眠潜伏期试验（multiple sleep latency test，MSLT）和清醒维持试验（maintenance of wakefulness test，MWT）以及体动记录检查等。

（二）诊断标准

根据 ICSD-3，慢性失眠障碍的诊断标准如下：

1）患者、患者父母、照顾者观察到患者出现以下一种或者多种症状：①入睡困难；②睡眠维持困难；③比期望的起床时间更早醒来；④在适当的时间不肯上床睡觉；⑤难以在没有父母或照顾者的干预下入睡。

2）患者、患者父母、照顾者观察到患者因为夜间睡眠困难而出现以下一种或者多种症状：①疲劳或缺乏精力；②注意力、专注力或者记忆力下降；③社交、家庭、职业或学业等功能损害；④情绪易烦躁或易激动；⑤白天嗜睡；⑥行为问题（如多动、冲动或攻击性）；⑦驱动力、精力或动力缺乏；⑧易犯错或易出事故；⑨对自己的睡眠质量感到忧虑。

3）这些睡眠和觉醒的异常不能完全被不合适的睡眠机会（如充足的睡眠时间）或者不合适的睡眠环境（如黑暗、安静、安全、舒适的环境）所解释。

4）这些睡眠困难和相关的日间症状至少每周出现 3 次。

5）这些睡眠困难和相关的日间相关症状持续至少 3 个月。

6）这些睡眠和觉醒困难不能被其他的睡眠障碍更好地解释。

短期失眠障碍诊断标准与慢性失眠障碍类似，但病程少于 3 个月且没有频率要求，即满足上述 1）、2）、3）和 6）这 4 条诊断标准，但病程不足 3 个月和（或）相关症状出现的频率未达到每周 3 次。

其他失眠障碍这一诊断仅在患者不能满足慢性失眠障碍或短期失眠障碍的情况下才给出，这一诊断是暂时性的，常由于缺乏足够信息将其归入前两类分型，因此临床中对于这一诊断的使用应当谨慎。

（三）鉴别诊断

（1）睡行症　又称夜行症或梦游，属睡眠行为障碍的一种，表现为反复地在睡觉时从床上起来和走动，且在睡行时面无表情、目不转睛，能够避开障碍，但因意识不清可发生意外或受伤；对于他人的言语无反应，他人很难将其唤醒，强行唤醒时常出现精神错乱，事后常常完全遗忘；可伴有喃喃梦呓，但是对对话无反应；少数可有暴力行为，偶有自伤和自杀。睡行症可出现于儿童学会行走后，也可见于几乎所有年龄段。睡行症可在童年首次出现，成年后在睡眠剥夺或压力大时可能再次发作。

失眠会出现多梦易醒致睡眠质量下降，症状多发生于睡眠后 1/3 的快速眼动睡眠阶段，通常不出现显著的活动，发作中被唤醒时表现出良好的智力。

（2）不宁腿综合征　是一种常见的神经系统感觉运动性疾病，主要表现为休息时有双下肢频繁和严重程度不对称的麻木、胀困等难以名状和忍受的不适感，偶见单侧，安静时和睡前症状更重且范围扩大，迫使患者必须不停甩动、挤压、撞击患肢等方能缓解症状。不适感在夜间加重，在肢体活动后减轻，入睡后症状持续存在，特别是在觉醒/睡眠移行过程中症状最重，使患者睡眠中仍不停活动患肢。约80%的患者还并发周期性肢动症。

失眠患者常因睡眠不足出现乏力，四肢倦怠，甚至麻木，但表现并不明显，并且白天虽然会有麻木的情况，但是在调整睡眠之后可以得到缓解，而不宁腿综合征的麻木不适感更加严重，常在休息时出现，且入睡后症状仍存在。

（3）睡眠呼吸暂停综合征　是一种病因不明的睡眠呼吸疾病，临床表现有夜间睡眠打鼾伴呼吸暂停和白天嗜睡。其特征性表现为打鼾，与单纯打鼾不同，音量大，十分响亮；鼾声不规则，时而间断。表现为白天乏力或嗜睡。睡眠发生呼吸暂停多的患者常常夜间出现憋气，甚至突然坐起，大汗淋漓，有濒死感。

失眠患者因为夜间睡眠减少，也会出现白天乏力、疲倦甚至嗜睡，但一般不伴有睡眠中呼吸暂停甚至憋气，大汗淋漓。可以依据睡眠呼吸暂停综合征特征性的鼾声以及多导睡眠监测结果加以鉴别。

四、西医治疗

（一）适应证

慢性失眠障碍需要进行下述规范性治疗；短期失眠障碍往往是应激性的，有明确诱发因素，及时去除相关诱因可以使患者睡眠恢复正常，但仍有部分患者会转化为慢性失眠，因此对于短期失眠障碍患者需要早期干预、积极治疗，防止转化为慢性失眠，其治疗可以参照《疫情应激性失眠管理专家指导意见》[14]。

（二）治疗目标

1. 总体目标

1）增加有效睡眠时间和（或）改善睡眠质量。

2）改善失眠相关性白天损害。

3）减少或消除短期失眠障碍向慢性失眠障碍转化。

4）降低与失眠相关的躯体疾病或与精神障碍共病的风险。

2. 具体目标

1）去除诱发失眠的因素可使部分患者睡眠恢复正常。

2）改善睡眠后达到的具体指标，如总睡眠时间＞6 小时；睡眠效率＞80%～85%；睡眠潜伏期＜30 分钟；入睡后觉醒时间＜30 分钟；降低觉醒次数或者其他失眠症状。

3）在床与睡眠之间建立积极的、明确的联系。

4）改善失眠相关性白天损害，如精力下降、注意或学习困难、疲劳或躯体症状、情绪失调等。

5）解决与失眠相关的行为学问题。

6）避免药物干预带来的负面影响。

（三）持续评估

持续评估有助于分析治疗效果，指导制订下一步治疗方案，预防失眠复发或加重。因此，持续评估应当贯穿失眠障碍治疗、康复护理及日常调摄的全程。

在失眠障碍的治疗过程中，应至少每个月进行 1 次临床症状评估，有条件的情况下可以进行全面评估；对于病程较长的患者，指南[15, 16]建议在每个月进行临床症状评估的基础上，治疗过程中至少每 6 个月进行 1 次全面评估，评估方法与工具及诊断前的临床评估相同。

当现有治疗方案效果不佳、需要更换疗法时，应重新进行失眠的病因筛查以及全面临床评估，同时还要注意评估是否存在其他共病。

中止治疗 6 个月是失眠症状复发的高发期,因此在失眠症状复发时或中止治疗 6 个月后,都需要重新对患者睡眠情况进行全面评估。

（四）治疗方法

1. 心理及行为治疗

心理及行为治疗的目标在于改变失眠患者的不良心理及行为因素,并增强患者自我控制失眠障碍的信心。用于失眠障碍的心理及行为治疗包括一系列不同特定的形式。目前被证实单独实施有效的方法包括刺激控制、睡眠限制、放松训练和认知行为疗法（cognitive behavioral therapy,CBT）。诸如矛盾意向、音乐疗法、催眠疗法等心理及行为疗法也很常见,有些研究亦证实了其有效性,但普适性不足。基于目前充分的科学依据,认知行为疗法已经被美国内科医师学会和欧洲睡眠研究会推荐为失眠的首选治疗方法。

目前尚未有证据支持单独实施睡眠卫生教育可以获得确切疗效,但这其实是每位患者之必需辅助疗法,与其他治疗方法配合可取得较好疗效。

2. 药物治疗

药物治疗的目标在于缓解失眠症状,改善睡眠质量和（或）延长有效睡眠时间,缩短睡眠潜伏期,减少入睡后觉醒,平衡疗效和药物副作用,提高患者对睡眠质和量的主观满意度,恢复社会功能并提高生活质量。

药物治疗并非失眠的首选治疗,往往在病因治疗、认知行为疗法和睡眠健康教育的基础上酌情使用。指南[15, 17]推荐催眠药物的应用应当遵循个体化原则,使用最低有效剂量,间断给药（每周 3~5 次）,对于需长期药物治疗的患者则应"按需服药";儿童、孕妇、哺乳期妇女、肝肾功能不全、呼吸功能衰竭、重度睡眠呼吸暂停及重症肌无力患者等不宜使用催眠药物治疗。

目前,国家药品监督管理局和 FDA 批准用于治疗失眠的药物有部分苯二氮䓬受体激动剂、褪黑素受体激动剂（雷美替胺）、抗精神病药物、抗抑郁药（多塞平）和食欲素受体拮抗剂（苏沃雷生）等[15, 17, 18]。此外,其他抗抑郁药（曲唑酮、米氮平和氟伏沙明）、小剂量抗精神病药（奥氮平和喹硫平）和抗癫痫药等也常在临床上使用[15]。

（1）苯二氮䓬受体激动剂　包括非苯二氮䓬类药物和苯二氮䓬类药物。

非苯二氮䓬类药物通过与 GABA A 受体结合,抑制睡眠中枢产生镇静催眠作用,主要包括佐匹克隆、右佐匹克隆、唑吡坦和扎来普隆。

佐匹克隆是短效非苯二氮䓬类药物,可以缩短睡眠潜伏期,减少睡眠觉醒时间和次数,主要适用于入睡困难、睡眠维持困难的患者。该药的次日不良反应少,最常见的副作用为口苦,副作用与剂量、患者的敏感性有关,长期使用突然停药可引起戒断综合征。

右佐匹克隆是中效非苯二氮䓬类药物,可延长总睡眠时间,减少夜间觉醒次数,对白天功能影响较小,主要适用于入睡困难、睡眠维持困难或早醒的患者。与剂量相关的副作用包括口干、眩晕、幻觉、感染、皮疹等,基本无耐受性、依赖性或突然停药引起的戒断症状。

唑吡坦是短效非苯二氮䓬类药物,可缩短入睡潜伏期,增加总睡眠时间,主要适用于入睡困难的患者。该药副作用较少,停药后很少引起失眠反弹,耐受性、依赖性或突然停药引起的戒断症状较少见。

扎来普隆是短效非苯二氮䓬类药物,可缩短睡眠潜伏期,延长睡眠持续时间,减少夜间觉醒时间和次数,主要适用于入睡困难患者的短期治疗。常见副作用有镇静、眩晕、与剂量相关的记忆障碍等。

苯二氮䓬类药物通过与 GABAA 配体门控氯离子通道复合体的苯二氮䓬受体结合,增强 GABA 的抑制作用,抑制睡眠中枢而产生镇静催眠作用,主要包括艾司唑仑、劳拉西泮、奥沙西泮等。

艾司唑仑是中效苯二氮䓬类药物,可延长总睡眠时间,减少夜间觉醒次数,从而改善睡眠质量,主要适用于入睡困难和睡眠维持困难的患者。用药期间不宜饮酒。

劳拉西泮是中效苯二氮䓬类药物,可减少夜间觉醒时间和次数,主要适用于睡眠维持困难的患者。其常见的副作用包括镇静、眩晕、乏力和步态不稳。

奥沙西泮是中、短效苯二氮䓬类药物,是多种苯二氮䓬类药物（如地西泮、普拉西泮、替马西泮）的代谢产物，能缩短睡眠潜伏期、减少夜间觉醒次数、改善睡眠质量，适用于睡眠维持困难患者。其常见的副作用为嗜睡、头昏、乏力等。

（2）褪黑素受体激动剂 雷美替胺属于褪黑素受体 MT1/MT2 激动剂，可缩短睡眠潜伏期，已被 FDA 批准用于治疗失眠障碍。该药常用于治疗以入睡困难为主诉的失眠及昼夜节律失调导致的失眠障碍。该药很少有次日残留的镇静作用，停药后很少出现反弹及戒断反应。

（3）抗精神病药物 目前仍未被 FDA 批准用于治疗失眠，但是在实际临床工作中，喹硫平、奥氮平等第二代抗精神病药物已被广泛应用于失眠的治疗。

喹硫平能够缩短睡眠潜伏期，增加总睡眠时间，提高睡眠效率，改善主观睡眠质量。对于患有严重抑郁症和慢性失眠的围绝经期女性，喹硫平能够显著改善患者的主观睡眠体验和潮热、盗汗症状。但即使夜间低剂量使用，喹硫平也可能导致不良反应，如直立性低血压、体重增加、高血脂、高血糖、日间镇静、口干以及致命的肝毒性等，指南推荐喹硫平只用于共病精神障碍的患者。

奥氮平不影响睡眠的结构和连续性，能够延长睡眠时间，提高睡眠效率。使用同等剂量的奥氮平，女性患者的失眠症状改善比男性明显。奥氮平引起的常见不良反应有嗜睡、体重增加、口干、便秘等，该药还会增加糖尿病和血脂异常发生的风险。

（4）抗抑郁药 是最多的"超范围"用于治疗失眠的药，包括多塞平、曲唑酮、米氮平、氟伏沙明等，这些药物用于治疗失眠的剂量通常低于用于抗抑郁的剂量。

多塞平属于三环类抗抑郁药，小剂量就可发挥镇静催眠作用，是 FDA 唯一批准用于治疗失眠的抗抑郁药。该药可显著延长总睡眠时间，显著改善失眠患者的睡眠客观指标和主观感受、睡眠质量及白天工作能力等，主要适用于睡眠维持困难和短期睡眠紊乱的患者，小剂量使用多塞平几乎没有三环类抗抑郁药的不良反应。

曲唑酮是第二代抗抑郁药，常被用于其他抗抑郁药［如选择性 5-羟色胺再摄取抑制剂（SSRI）］引起的失眠，并且经常用作 SSRI 治疗的辅助治疗。曲唑酮可改善睡眠质量、延长睡眠时间，以及在不影响正常睡眠结构的情况下增加深睡眠。常见的不良反应包括晨起困倦、头晕、视物模糊、口干、便秘等，少见直立性低血压、阴茎异常勃起及心脏风险。

米氮平是唯一具有组胺受体强抑制作用的新型抗抑郁药，有助于镇静和增加食欲，可改善睡眠效率、减少睡眠潜伏期及觉醒、改善睡眠连续性等，适用于可以忍受白天嗜睡和体重变化的患者。其常见不良反应有过度镇静、食欲增加、体重增加及口干。

氟伏沙明是一种具有镇静作用的 SSRI，能够缩短快速睡眠时间，同时不增加觉醒次数，提高睡眠质量。其常见的不良反应是胃肠道症状、头晕、疲乏、震颤、出汗、紧张不安等。

（5）食欲素受体拮抗剂 苏沃雷生（Suvorexant）是第一个获 FDA 批准，用于治疗失眠的食欲素受体拮抗剂，可缩短入睡潜伏期，减少入睡后觉醒时间，增加总睡眠时间[17]。可用于入睡困难和睡眠维持困难的患者，有次日残留镇静的可能，故不建议高剂量使用。

（6）抗癫痫药 加巴喷丁是一种机制尚未完全明确的抗惊厥药。对于偶尔出现失眠的患者，小剂量加巴喷丁（250～500mg/d）能够显著增加睡眠时间和睡眠深度；对于有潮热和慢性失眠的围绝经期妇女，加巴喷丁 900mg/d 能够显著提高主观睡眠效率，降低部分女性的潮热。其常见不良反应包括白天困倦、头痛、头晕、体重增加、共济失调等。

3. 物理治疗

物理治疗因其副作用小、患者耐受性良好、依从度高的优势成为治疗失眠的辅助技术。目前已有报道的、应用于临床治疗失眠障碍的物理治疗方法包括光疗、重复经颅磁刺激、生物反馈疗法和电疗法等。也有报道提到音乐疗法、电磁疗法和超声波疗法等物理疗法，但尚缺乏大规模严谨的临床试验对其安全性和有效性作出全面评估。

4. 综合治疗

失眠的治疗原则包括确定可能的病因或共病情况，建立良好的睡眠习惯，纠正错误的认知行为，选择合适的治疗方法。

药物治疗时，医生应当结合药物的药理学特性和患者具体情况制订个体化诊疗方案。然而目前，对于失眠的病理生理机制认识并不全面，现有研究结果无法支持医生制订清晰明确的用药方案，尤其是涉及选药顺序或联合用药时。现有的指南及专家共识大多将心理及行为治疗作为首选的标准治疗方法，但目前国内能从事认知行为疗法等的专业医务人员不足，治疗周期长和患者依从性不佳都成为影响心理治疗效果的因素。

药物治疗和非药物治疗各有优劣，目前临床上常将各种疗法结合使用。如认知行为疗法和苯二氮䓬受体激动剂联合使用，控制症状后可以逐步减停药物。此外，中西医结合、形神并调的治疗思路，越来越被广泛使用。

五、研究进展[24]

关于失眠的病因或病理生理机制，仍未有被广泛接受的理论，目前认可度较高的两种主流假说主要是过度觉醒假说和 3P 模型假说，分别代表了神经生物学观点和认知行为学观点。这两种假说互相补充，而非互相排斥。

（1）过度觉醒假说　主张失眠是一种过度觉醒的障碍。这种过度觉醒在不同水平上得到体现，包括躯体水平、情感水平、认知水平及皮层水平。这种过度觉醒不仅仅是夜间睡眠的缺失，更是横跨 24 小时的个体高觉醒状态。比如，失眠患者会表现出更快的睡眠及清醒时的脑电频率、白天多次小睡潜伏期延长、24 小时代谢率增加、自主神经功能活动增加、下丘脑-垂体-肾上腺轴过度活跃及炎症因子释放增加等。目前有研究显示针对失眠的认知行为治疗可部分逆转某些上述的过度觉醒指标，如炎症因子。来自神经影像学的研究也支持过度觉醒的理论。比如在清醒向非快速眼动睡眠转换时，失眠患者在促觉醒脑区（如上行网状激动系统、下丘脑和丘脑）表现出更少的葡萄糖代谢率。

（2）3P 模型假说　是用来解释失眠的发生、发展和持续的认知行为学假说。3P 指的是易感因素（predisposing factor）、促发因素（precipitating factor）、维持因素（perpetuating factor）。该假说假设失眠的发生和维持是由这 3 个因素累积超过了发病所需要的阈值所导致的。

易感因素代表个体对失眠易感的特质，如年龄、性别、遗传及性格特征等。促发因素代表直接导致失眠的因素，包括生活事件及应激等，如倒班、饮浓茶或咖啡、与人争吵和罹患疾病等。维持因素是指使失眠得以长期维持的行为或信念，包括应对短期失眠所导致的不良睡眠行为（如延长在床时间、不规律作息或过长时间午睡等），以及由短期失眠所导致的焦虑和抑郁症状等。认知行为疗法的理论依据是建立在该假说基础之上的，并着力于消除失眠的维持因素（如不良的睡眠行为、条件反射的建立及过度觉醒等）。

（3）其他假说　关于失眠障碍机制的其他病理生理学假说还包括刺激控制假说、认知假说、快速眼动睡眠不稳定假说等。刺激控制假说认为失眠在促睡眠相关刺激不足或阻碍睡眠刺激出现时发生，认知假说认为失眠患者更倾向于具有过于忧虑或不愉快的插入思维，快速眼动睡眠不稳定假说则认为主观失眠体验与快速眼动睡眠期的睡眠比率下降以及脑电觉醒增加有关。已有一些研究与疗法围绕这些假说开展，但仍未得到学界的广泛认可，有待未来进一步探索。

参 考 文 献

[1] 卢世秀，苏凤哲. 路志正从脾胃论治失眠 [J]. 北京中医药，2011，30（1）：15-16.

[2] 陈聪爱，张泽涵，邵威，等. 国医大师王庆国从"三枢"论治不寐 [J]. 现代中医临床，2023，30（1）：18-21.

[3] 冯淬灵，王琦. 王琦辨体-辨病-辨证治疗失眠经验 [J]. 中医杂志，2020，61（17）：1498-1502.

[4] 高维，袁清洁，张胜利，等. 郭蓉娟教授治疗情志病合并失眠症临床经验总结 [J]. 天津中医药，2019，36（4）：335-338.

[5] 中医研究院中医教材编辑委员会. 中医内科学概要 [M]. 北京：中医研究院，1956.

[6] 高毅东，黄俊山，尹鹭峰，等. 基于因子分析探讨失眠症中医证候特征 [J]. 中医药学报，2022，50（1）：75-79.

[7] 张敏，黄俊山，张娅，等. 1447 例失眠患者中医证候分布规律研究 [J]. 中华中医药杂志，2017，32（4）：1778-1781.

[8] 党娇娇,于艺,雷洪涛,等. 慢性失眠的证候研究 [J]. 中国中医基础医学杂志,2022,28(9):1547-1550.

[9] 于淼,郭蓉娟,王嘉麟,等. 基于因子分析的失眠症证候要素研究 [J]. 环球中医药,2017,10(12):1460-1464.

[10] 黄俊山. 解郁安神法治疗失眠的临床应用及机制研究 [Z]. 成果转化处、省对外科技交流中心,2019.

[11] 张娅,黄俊山,吴松鹰,等. 基于中医阴阳寤寐学说的原发性失眠阴证/阳证临床辨识系统初探 [J]. 中医杂志,2016,57(20):1754-1758.

[12] 肖晓玲,刘志顺. 不同时间电针治疗失眠疗效评价 [J]. 针刺研究,2008,33(3):201-204.

[13] 滕晶,张洪斌. 调和营卫、择时顺势论治失眠 [J]. 山东中医药大学学报,2006,30(1):16-18.

[14] 滕晶. 醒寤晨方与安寐晚方择时用药治疗营卫不和型失眠40例 [J]. 中华中医药学刊,2007,25(7):1425-1427.

[15] 乔靖,林亮. 试述调和营卫法治疗失眠 [J]. 亚太传统医药,2013,9(2):67-68.

[16] 鲁丽华,李小黎,张乃文,等. 从营卫探讨线粒体功能与失眠的相关性 [J]. 中医学报,2022,37(10):2040-2044.

[17] 李玲孺,倪诚,张妍,等. 第十二讲 更新失眠治疗的思路与方法 [J]. 中医药通报,2013,12(6):4-9.

[18] 熊航,郭蓉娟. 自拟宁心安神方治疗轻中度广泛性焦虑症的临床疗效观察 [J]. 中华中医药杂志,2019,34(6):2803-2806.

[19] 张胜利. 宁心安神方治疗慢性失眠伴焦虑状（血虚肝热型）的临床观察 [D]. 北京:北京中医药大学,2020.

[20] 熊航,郭蓉娟. 自拟宁心安神方对首发广泛性焦虑症患者临床疗效及血清炎症因子水平的影响 [J]. 南京中医药大学学报,2018,34(5):452-455.

[21] 郭晓,郭蓉娟,邢佳,等. 宁心安神方调控失眠大鼠 Glu/GABA-Gln 代谢环路失衡的机制研究 [J]. 北京中医药大学学报,2017,40(5):413-419.

[22] 黄杰聪. 佛手宁神方对失眠模型大鼠行为学及脑内单胺类神经递质含量和 5-HT$_{1A}$R 表达的影响 [D]. 广州:南方医科大学,2017.

[23] 郭蓉娟,徐建,李顺民,等. 疫情应激性失眠管理专家指导意见 [J]. 中国临床医生杂志,2022,50(10):1147-1153.

[24] 独家能,刘聪,郝旭亮,等. 生理性失眠发病机制的研究进展 [J]. 中国医药导报,2017,14(29):37-40.

（郭蓉娟 王君宜）

第十节 郁 病

一、概述

郁病是由于情志不舒、气机郁滞所致,以心情抑郁,情绪不宁,胸部满闷,胁肋胀痛或易怒欲哭,咽中如有异物梗阻感,欲食不能食,欲卧不能卧等为主要表现的一类病证。

现代医学的抑郁障碍、焦虑障碍、癔症、更年期综合征及创伤后应激障碍,出现郁病临床特征者,可参考本节辨证论治。

二、病因病机

本病的发生,一方面见于先天禀赋不足、后天失养等所致的元气虚损;另一方面见于情志过极、饮食劳倦等所致的气机郁滞,"虚"和"郁"相互搏结,互为加重,促进了郁病的发生与发展。

(一)病因

(1)情志过极 《素问·疏五过论》曰:"凡未诊病者,必问尝贵后贱,虽不中邪,病从内生,名曰脱营。尝富后贫,名曰失精……凡欲诊病者,必问饮食居处,暴乐暴苦,始乐后苦,皆伤精气。"由于贵贱贫富变化,或家庭不睦,或遭遇不幸,或所愿不遂所致忧思郁虑,愤懑恼怒等精志刺激,均可使肝失条达,气机不畅,以致肝气郁结,而成气郁;因气为血之帅,气行则血行,气滞则血行不畅,故气郁日久而成血郁。若气郁日久,热不疏泄,日久化火,则发生肝火上炎等病变而形成火郁。气郁则津液运行不畅,停聚于脏腑、经络,凝聚成痰,痰气互结,形成痰郁。

若火郁日久,耗伤阴血,则可导致肝阴不足。若长期刺激,损伤心神,心失所养而发生一系列病变。若损伤心气,以致心气不足,则心悸、短气、自汗;耗伤营血,以致心血亏虚,则心悸、失眠;伤心阴,以致心阴亏虚,心火亢盛,则心烦、低热、面色潮红、脉细数;心神失守,以致精神紊乱,则见悲伤哭泣,哭笑无常等多种症状。

(2)饮食劳倦 暴饮暴食,饮食不节,劳倦过度,损伤脾胃,若脾不能消磨谷食,必致食积不消,而成食郁;若脾不能运化水湿,水湿内停,形成湿郁;若水湿内聚,凝而为痰浊,则成痰郁。脾虚日久,气血生化乏源,则可导致心脾两虚。

(3)禀赋不足 郁病的发生与心境是否豁达,对精神刺激的承受能力有极为密切的关系,若心怀开阔,承受能力强,则即使受到一定的精神刺激,也能化解,并不形成郁病;反之则易病矣。古代将这种脏气易郁的情况称为"脏气弱",正如《杂病源流犀烛·诸郁源流》曰:"诸郁,脏气病也。其源本于思虑过深,更兼脏气弱,故六郁之病生矣。六郁者,气、血、湿、热、食、痰也。"明确提出了郁病的内因。

(4)体质虚弱 素体亏虚或脾胃虚弱,化源不足,或久病失养,劳欲过度,或年老体弱,皆可致气血不足,发为心脾两虚;年老体衰,先天不足,房劳过度,久而及肾,肾气渐衰。肾为先天之本,肾阳对人体五脏六腑起温煦生化作用,肾阴起滋养柔润作用。肾阳一虚,脾阳随之而虚,发为脾肾阳虚;肾阴一亏,心阴随之亦亏,心神失于濡养,发为心肾阴虚。

(二)病机

(1)发病 郁病的发病是以"元气亏虚"为内因;以负性生活事件引起的情志过极为触发因素,即发病的外因。外因须与内因相互作用,打破机体身心平衡的稳态、超过机体自我复原能力而发病。

(2)病位 本证病位以肝、脾为主,与心、肾两脏密切相关。

(3)病性 本证初病多实,渐至虚实夹杂,久则以虚为主,虚中夹实。

(4)病势 本证病始以气机郁结为主;进一步可兼见血瘀、痰阻、湿郁、食滞、火郁等;终可伤及脏腑,致气血阴阳虚弱,以肝心脾虚为常见。

(5)病机转化 总之,郁病的病因有两个方面,一方面为情志过极所伤致"郁";另一方面为先天不足,后天失养致"虚"。其病机主要为"虚"与"郁"相互胶着、相互裹挟、相互积损,虚加郁增、郁加虚增,恶性循环,推动疾病螺旋式加重的特点。郁病初起病变以气滞为主,气郁日久,则可引起血瘀、化火、痰结、食滞、湿停等,多属实证,日久则易由实转虚,随其影响的脏腑及损耗气血阴阳的不同,而形成心、肝、脾、肾亏虚的不同病变。

三、诊断与鉴别诊断

(一)诊断

1)以心情抑郁、情绪不宁、善太息、胁肋胀满疼痛为主要临床表现,或有易怒易哭,或有咽中如有异物感、吞之不下、咯之不出的特殊症状。

2）有愤怒、忧愁、焦虑、恐惧、悲哀等情志内伤的病史。

3）各年龄均可发病，以女性较为多见。无其他病证的症状及体征。抑郁量表、焦虑量表测定有助于郁病的诊断及严重程度评估；见吞之不下、咯之不出等以咽部症状为主要表现时，食管 X 线检查及内镜检查有助于排除咽喉或食管类疾病。

（二）鉴别诊断

（1）郁病梅核气与虚火喉痹　梅核气多见于中青年女性，因情志抑郁而起病，自觉咽中有物梗塞，但无咽痛及吞咽困难，咽中梗塞的感觉与情绪波动有关，在心情愉快，工作繁忙时，症状可减轻或消失，而当心情抑郁或注意力集中于咽部时，则梗塞感觉加重。虚火喉痹则以中青年男性发病较多，多因感冒、长期吸烟饮酒及嗜食辛辣食物而引发，咽部除有异物感外，尚觉咽干、灼热、咽痒，咽部症状与情绪无关，但过度辛劳或感受外邪则易加剧。

（2）郁病梅核气与噎膈　梅核气应当与噎膈相鉴别。梅核气的诊断要点如上所述。噎膈多见于中老年人，男性居多，梗塞的感觉主要在胸骨后的部位，吞咽困难的程度日渐加重，做食管检查常有异常发现。

（3）郁病脏躁与癫证　脏躁多发于青中年妇女，在精神因素的刺激下呈间歇性发作，在不发作时可如常人。而癫证则多发于青壮年，男女发病率无显著差别，病程迁延，心神失常的症状极少自行缓解。

四、辨证论治

（一）辨证要点

（1）辨脏腑　辨别受病脏腑之标本主次。郁病见精神抑郁，胸胁不舒，喜叹息者，病位主要在肝；若兼愁思忧虑，不思饮食，神疲乏力，则病位在脾；若症见心悸胆怯，坐立不安，食少甘味，烦闷难眠，则病位在肝与心，以心为主；若兼腰膝酸软，畏寒，面色晦暗，小便清长，阳痿则病位主要在肾。

（2）辨虚实　六郁病变，即气郁、血郁、火郁、食郁、湿郁、痰郁，均属实证，病程较短，表现为精神抑郁，胸胁胀痛，咽中梗塞，时欲太息；心、脾、肝的气血或阴精亏虚所导致的证候则属虚，病已久延，症见精神不振，心神不宁，心慌，虚烦不寐，悲忧欲哭。以虚实夹杂复合证候较为多见。

（二）治则治法

郁病病机主要为虚郁搏结，治则当以培元达郁为主。治疗当注意辨别阴阳虚实，注重虚实兼顾之大法，实证予以理气开郁、活血、清热、化痰、祛湿；虚证则予以养心、健脾、滋肝、补肾。注重心理治疗。用药勿过辛苦燥，以免伤阴耗气。

（三）分证论治

1.肝气郁结证

【证候】精神郁悒，情绪不宁，喜太息，或胸闷胁痛，女子月事不调，经前乳胀，或脘腹胀痛及两胁，吞酸嗳气，或脘腹痞胀，不思饮食，肠鸣，大便不调，苔薄腻，脉弦。

【病机分析】肝主疏泄，喜条达恶抑郁，情志内伤，肝失疏泄，故郁悒不畅，情绪不宁，喜太息；肝之经脉布两胁，过膈抵少腹，会冲任，故肝气郁滞，经脉气机不畅，可见胸胁满闷疼痛，痛处不安，女子月事不调或经前乳胀；肝郁乘脾，可见脾失健运、升清之纳呆、脘腹痞胀、头晕目眩、肠鸣、大便不调等症；肝郁横逆犯胃可见胃失和降之脘腹胀满牵及两胁、吞酸嗳气、不思饮食等症；苔薄腻、脉弦为肝气郁结之证。

【治法】疏肝解郁，理气和中。

【方药】柴胡疏肝散加减。方中柴胡疏肝解郁，枳壳行气消滞，二者合用一升一降，调畅气机，用以为君；川芎、香附行血理气，通畅气血，陈皮醒脾和胃理气舒郁，用以为臣；芍药柔肝敛阴，甘草和中益气，二者合用可调和肝脾，缓急止痛，共为佐使。方中芍药酸敛柔肝之性可抑制诸气药之燥散，使之理气而不耗气，温通而不过燥。诸药配伍，升降同用，刚柔并济，相得益彰，共奏疏解肝郁、和中理气之功效。

【加减】胁肋胀痛较甚者，可加郁金、川楝子、延胡索、佛手；吞酸烧心较重者，可加吴茱萸、黄连；脘腹痞胀，肠鸣者，可加炒白术、茯苓；食滞腹胀者，可加神曲、山楂、炒麦芽等；女子月事不调，舌暗，脉弦涩者，可加当归、桃仁、红花；经前乳胀可加当归、橘叶。

2. 气郁化火证

【证候】心烦急躁易怒，胸闷胁痛，口苦口干，或头痛、目赤、耳鸣，或头目眩晕，或胃脘灼痛，吞酸嘈杂，甚或咳嗽气逆，痰中带血，大便干燥，舌红苔黄，脉弦数。

【病机分析】肝为风木之脏，内寄相火，肝郁气滞，易化热化火，甚则郁火上逆，燔灼三焦。肝气郁滞化热，气火内郁则可见胸胁满痛、急躁忧愤、口苦口干、小溲黄赤、头目眩晕等症；肝之郁火横逆犯胃，可见胃脘灼痛急迫，吞酸嘈杂；郁火上逆侮肺可致肺失清肃，甚至肺络灼伤之咳嗽咯血及气急气逆喘息之症；郁火上炎扰窍则头痛，目赤耳鸣；郁火燔灼伤津耗液，肠腑传化失司则便秘腹胀；舌红苔黄、脉弦数为肝郁化火之征。

【治法】理气解郁，清肝泻火。

【方药】丹栀逍遥散加减。方中以辛微苦寒之柴胡为君，疏解肝郁，以遂肝木条达之性；当归、白芍补血和营，养肝柔肝，既补肝体又可调和肝用，用为臣药；白术、茯苓健脾祛湿，培土益中，使生化有源，肝得所养，同时又有"见肝之病，当先实脾"之义，薄荷、生姜辛散气升，少量用之，既有助柴胡解散郁滞之用，又有"火郁发之"之功，丹皮、栀子清泻肝胆郁火，并散瘀热，上药共用为佐；甘草调和诸药，用以为使。诸药合用，肝脾同调，气滞、郁火并治，可谓标本兼顾相得益彰，实为治疗肝郁化火之良方。

【加减】若吞酸嘈杂，胃脘灼痛明显者，可加吴茱萸、黄连；热甚，口苦便秘者，可加龙胆草、生地黄、大黄；目赤、头痛者，加菊花、钩藤、天麻；咳逆、气急、咯血者，可加泻白散合黛蛤散。

3. 气滞痰郁证

【证候】心绪不宁，胸部闷塞，胁肋胀满，咽中不适如有物梗塞，吞之不下，吐之不出，苔白腻、脉弦滑。

【病机分析】由于气机郁闭，水湿失于运化输布，聚湿生痰，或气滞湿停，凝聚成痰，气滞痰郁交阻于胸中膈上，故致胸闷胁胀，咽中如有物阻，吞之不下，咯之不出之梅核气证产生；苔白腻、脉弦滑为气滞痰郁之征。

【治法】理气开郁，化痰散结。

【方药】半夏厚朴汤加减。方中用辛苦温之半夏、厚朴为君，所谓辛以散结，苦以降逆，温以化痰，治痰气交阻，气郁痰凝；茯苓、生姜健脾和胃，化痰降逆，用以为臣；紫苏辛香性湿，宣通郁气，以助气行痰，用以为佐。方中辛苦并施，散降同用，则痰气交结之势得散，逆上之势得降。

【加减】胸胁胀满甚者，可加青皮、枳壳、瓜蒌皮；食滞腹胀重者，可加砂仁、神曲、麦芽；兼见呕恶、口苦、苔黄而腻者，属痰郁化热，可于上方去厚朴、紫苏，加竹茹、枳实、黄芩、贝母、瓜蒌壳化痰和胃清热；若见胸中窒闷，喘息不得卧，咳逆咳痰者，属肝郁上逆，肺失肃降，胸阳不振，可于上方加枇杷叶、杏仁、瓜蒌皮、陈皮化痰理气，郁金、薤白宽胸散结，振奋胸阳。

4. 气滞血瘀证

【证候】精神抑郁，性情急躁，胸胁胀痛，或呈刺痛且痛有定处，头痛，失眠健忘，或身体某部有发冷或发热感，舌质紫暗，或有瘀点、瘀斑，脉弦或涩。

【病机分析】七情内伤，每多影响气血。气郁气结，故精神抑郁，性情急躁，胸胁胀痛；气病及血，血行不畅，气滞血瘀，见胸胁痛有定处，头痛；血滞不养心神而见失眠健忘；血瘀不能温煦机体，故局部发冷；倘瘀而发热则又可有发热感；舌质紫暗或有瘀点、瘀斑，脉弦或涩为气滞血瘀之征。

【治法】行气活血，开郁化瘀。

【方药】血府逐瘀汤加减。方中柴胡、枳壳理气解郁，升降并用，调畅气机，当归、川芎活血养血，行血中滞气，以上共为主药；辅以桃仁、红花、牛膝、赤芍活血祛瘀通利血脉之力更增，桔梗宣利肺气而通百脉，助柴胡、枳壳疏利气机之功，且柴胡、桔梗有上升之性，枳壳、牛膝有下行之功，四药以使清阳得升，浊阴得降，以上共为臣药；生地黄养血凉血清热，合当归则养血扶正，配赤芍则凉血散瘀，清血分瘀热，用以为佐。全方合用可行瘀导滞，解郁行气，活血而不耗血，活血散瘀而兼清瘀热。

【加减】若胀痛明显者，加香附、青皮、郁金；若纳差脘胀者，加山楂、神曲、陈皮；若略兼寒象者，加乌药、木香；兼有热象者，加丹皮、栀子；若兼气虚之象，可合补中益气汤加减。

5. 血虚肝热证

【证候】烦躁不安，胸部满闷，胁肋胀满疼痛，或精神抑郁，情绪低落，面色淡白或萎黄，唇舌爪甲色淡，眩晕耳鸣，视物模糊，不寐多梦，身倦乏力，妇女月经量少、色淡，不思饮食，口干口苦，腹胀不舒，舌暗红苔薄黄，脉弦细弱。

【病机分析】肝主疏泄，喜条达恶抑郁，情志内伤，肝失疏泄，故精神抑郁，情绪低落；肝气郁滞化热，气火内郁则可见烦躁不安，胸胁满痛，口苦口干等症；肝藏血，肝热日久，肝血不能濡养清窍，故见眩晕耳鸣；肝开窍于目，肝血亏虚不能上注于目，则视物模糊；肝血不足不能上荣于头面，则面色淡白无华或萎黄，唇舌爪甲色淡；肝血虚冲任失调则月经量少，色淡或经闭。舌暗红苔薄黄，脉弦细弱为血虚肝热之证。

【治法】清热除烦，养血柔肝。

【方药】酸枣仁汤加减。药用酸枣仁养肝血、安心神为君药；川芎调血养肝，茯苓宁心安神为臣药；知母滋阴降火、清热除烦为佐药；甘草和中缓肝为使药，治法上通补并用，有养血调肝、宁心安神、解热除烦之效。

【加减】血虚甚而头目眩晕重者，加当归、白芍、枸杞子增强养血补肝之功；若紧张不安、不寐多梦甚者，夜间加用酸枣仁、刺五加、夏枯草（宁心安神方）清烦养血；兼见盗汗，加五味子、牡蛎安神敛汗。

6. 肝郁脾虚证

【证候】精神抑郁，胸部闷塞，胁肋胀满，思虑过度，多疑善忧，善太息，纳呆，消瘦，稍事活动便觉倦怠，脘痞嗳气，便溏不爽，或溏结不调，舌淡苔薄白，脉弦细，或弦滑。

【病机分析】情志所伤，肝气郁滞，故精神抑郁，胸部闷塞，胁肋胀满，善太息；肝气乘脾，脾失健运，不能运化水谷，则纳呆消瘦，脘痞嗳气；气滞湿阻，则便溏不爽，或溏结不调；舌淡苔薄白，脉弦细，或弦滑为肝郁脾虚之证。

【治法】疏肝健脾，化痰散结。

【方药】逍遥散加减。方中当归甘辛苦温，补血和血，且芳香入脾，足以舒展脾气，白芍酸苦微寒，养血柔肝，归、芍并用，使血和则肝和，血充则肝柔，共为君药；木旺则土衰，肝病易传脾，故以茯苓、白术、甘草健脾益气，实土以御木侮，共为臣药；柴胡疏肝解郁，使肝木得以条达，薄荷少许，疏泄肝经郁热，疏其郁遏之气，煨姜温胃和中，又能辛散解郁，共为使药。诸药配伍，务使血虚得养，脾虚得复，肝郁得疏，自然诸症自消，气血顺畅。

【加减】女性患者闭经者，加当归、红花、川芎以活血通络；失眠甚者，加合欢藤、茯神；胸膈窒闷者，加苏梗以宽胸理气；肝郁脾虚夹湿者可加用醒脾解郁方以健脾化湿、疏肝理气。

7. 肾虚肝郁证

【证候】悲观失望，疏懒退缩，腰膝酸软，畏寒，嗜睡，胸胁胀满，胸闷，善太息，短气，面色晦暗，小便清长，阳痿，月经不调，舌质淡或暗，舌苔白，脉沉细或沉弦。

【病机分析】情志不遂，肝之疏泄条达功能失常，气机不畅，肝气郁结，阻滞脉络，发为悲观失望，疏懒退缩，胸胁胀满，胸闷，善太息；日久肝郁化火，耗伤人体阴精，肾为封藏阴精之脏，肾精不充足，故见腰膝酸软，畏寒，小便清长，阳痿，月经不调等症。舌质淡或暗、舌苔白、脉沉细或沉弦为肾虚肝郁之证。

【治法】益肾调气，解郁安神。

【方药】滋水清肝饮化裁。该方是在六味地黄丸的基础上加味化裁而来。方中"三补三泻"滋补肝肾，填精益髓；配以白芍、柴胡、当归、栀子、酸枣仁疏肝养血，清热敛阴，共奏滋补肝肾、清热疏肝凉血之效。主要用于治疗肾阴亏虚、肝郁肝热之证。

【加减】若肝阳偏亢，肝风上扰症状明显者，可加钩藤、决明子、天麻等；若舌红而干，阴亏过甚者，加石斛；若有虚热或汗多者，加地骨皮；大便秘结者，加全瓜蒌。

8. 心脾两虚证

【证候】多思多疑，善虑胆怯，兼心血虚可见心悸，失眠，健忘，面色苍白，神疲头晕，兼脾气虚可见乏力，食少气短，舌质淡，脉细弱。

【病机分析】本证因劳心思虑不解，耗伤心脾，气血两虚，血不养心，神不内守而见心悸胆怯，失眠健忘；又心主脉，其华在面，心血虚则面不华，血不养肝，头晕眼花；脾虚不运纳少，气血乏源，神疲气短。舌质淡、脉细弱为心脾两虚之证。

【治法】养心补血，健脾益气。

【方药】归脾汤加安神定志丸（即加龙齿、龙骨、石菖蒲、远志等）。四君子补气健脾，资后天生化之源，当归、黄芪补气生血，酸枣仁、龙眼养心脾，木香理气醒脾，使补而不腻，加郁金、合欢花开郁安神。总之补气健脾，取阳生阴长、补气以生血议。

【加减】心胸郁闷不舒，情志不畅者，加郁金、绿萼梅、佛手以理气开郁；食欲不振者，加砂仁、焦三仙以健脾开胃；头晕头痛加川芎、天麻、白芷活血祛风止痛。

9. 心肾阴虚证

【证候】虚烦少寐，惊悸多梦，头晕耳鸣，健忘，腰膝酸软，五心烦热，盗汗，口咽干燥，男子遗精，女子月经不调。舌微红，少苔或无苔，脉细数。

【病机分析】郁火耗伤心肾之阴，上扰心神，下动精室，故虚烦少寐，惊悸多梦，遗精；阴虚髓亏，则头晕耳鸣，健忘；肾虚腰府失养则腰膝酸软；阴虚内热，则五心烦热盗汗，口咽干燥；肝肾失调，冲任空虚，故月经不调。

【治法】滋养心肾。

【方药】天王补心丹加减。方中以生地黄滋阴清热，使心神不为虚火所扰，为主药；玄参、天冬、麦冬协助生地黄以加强滋阴清热之力；丹参、当归身补血养心，使心血足而神自安；人参、茯苓益心气而安心神；柏子仁、远志宁心安神；更用五味子、酸枣仁之酸以敛心气的耗散，并能安神，以上诸药共为辅佐药；桔梗载药上行，朱砂为衣，亦取其入心以安神，均为使药。诸药合用，共成滋阴安神之剂。

【加减】烦渴加知母、天花粉；腰酸乏力加杜仲、怀牛膝；心肾不交，心烦失眠，多梦遗精，可合交泰丸交通心肾；遗精较频加芡实、莲须、金樱子补肾固涩。

10. 脾肾阳虚证

【证候】情绪低落，疲倦乏力，多思多疑，善虑胆怯，面色无光，食欲减退，腹部胀满，饮食不化，腹冷痛，形寒肢冷，腰膝酸软，便溏，小便清长，舌淡胖，苔白滑，脉沉细缓或迟无力。

【病机分析】本证因谋虑不遂或忧思过度，脾虚不运纳少，气血乏源，症见神疲气短、食欲减退、饮食不化、腹部胀满；脾病日久及肾，耗气伤阳，以致脾阳久虚不能充养肾阳，发为形寒肢冷、腰膝酸软、小便清长。舌淡胖、苔白滑、脉沉细缓或迟无力为脾肾阳虚之证。

【治法】温化脾肾。

【方药】金匮肾气丸加减。方用桂枝、附子温肾助阳，熟地黄、山茱萸、怀山药滋补肝、脾、肾三脏之阴，阴阳相生，刚柔相济，使肾之元气生化无穷；再以泽泻、茯苓利水渗湿，丹皮擅入血分，伍桂枝可调血分之滞。诸药合用，助阳之弱以化水，滋阴之虚以生气，使肾阳振奋，气化复常。

【加减】偏于阳虚，阳痿、畏寒肢冷、小便清长者，可加用右归丸；如有早泄、滑精、尿失禁者，可加益智仁、桑螵蛸、覆盆子以温肾固摄；气短乏力者，可加党参、太子参以益气。

（四）其他疗法

1. 针灸治疗

（1）肝气郁结证　取穴：期门、太冲、阳陵泉、内关、足三里。如气郁化火加支沟、日月。针刺用泻法。每日1次，每次留针30分钟，每隔10分钟行针1次。

（2）肝郁脾虚证　取穴：肝俞、太冲、脾俞、丰隆、神门。操作：针刺用泻法，每日1次，每次30分钟，留针10分钟行针1次。

（3）心脾两虚证　取穴：百会、人中、印堂、极泉；配穴：内关、神门、涌泉。操作：用补法，每日1次，每次30分钟，留针10分钟行针1次。

（4）心肾阴虚证　取穴：脾俞、心俞、神门、三阴交；操作：针刺用补法加灸，每日1次，每次30分钟，留针10分钟行针1次。

2. 中医心理治疗

（1）移情疗法　通过对患者释疑、顺意、怡悦、暗示等法，消除其焦虑紧张、忧郁等不良情绪。释疑法多采用假释的办法消除患者多疑情绪；顺意法用满足患者积虑日久的意愿来达到消除病因而祛病的方法；怡悦法是通过谈笑、欣赏音乐、书法、种花等方式来改善患者郁闷的心境；暗示法是通过语言、药物或非语言的手势、表情来改变患者不良情绪。

（2）以情胜情法　根据五志相胜的原理，采用悲哀、喜乐、惊恐、激怒等情绪刺激来纠正相应所胜的情绪，如怒伤肝，悲胜怒等。抑郁者可用喜胜忧的方法治疗。

（3）情境疗法　通过改变外界环境来达到改善、消除异常情绪变化的目的。抑郁情绪多采用清洁、热烈、欢快的环境治疗。

（4）认知领悟叙事疗法　以中医形神兼养为指导，以国学儒释道智慧为核心，结合认知疗法、叙事疗法整合创新而成的原创性中医心理治疗技术。该疗法的关键在于，医生通过国学智慧中的经典故事，梳理故事脉络，外化抑郁、焦虑患者积虑已久的认知观念，运用心身正念互动的叙事疗法，使患者的认知思维觉知、顿悟、成长，鼓励患者建立应对紧张、忧郁、多疑等不良情绪的积极态度。

3. 中成药治疗

1）舒肝颗粒：每次1袋，每日2次，用于郁病肝郁气滞证。

2）逍遥丸：每次1袋，每日2次，用于郁病肝郁脾虚证。

3）舒肝解郁胶囊：每次2粒，每日2次，用于郁病肝郁脾虚证。

4）乌灵胶囊：每次3粒，每日3次，用于郁病心肾不交证。

5）巴戟天寡糖胶囊：每次1粒，每日2次，用于郁病肾阳虚证。

五、转归与预后

郁病的预后一般良好。郁病初起者，多表现较轻，如情绪郁结、失眠、头痛、烦躁等，症状常常随情绪波动，若能及时解除情志致病的病因，或改变对负性事件的认知，对本病的预后有重要作用，症状常可随病因的祛除而自行减轻、消失。但患者常常因又受到精神刺激后，病情反复或波动，致使病情迁延。若致病因素不除，常使症状往往逐渐增多、加重，病情恶化，变生他病，甚至出现轻生想法、行为，应高度重视，积极干预，防止自伤、自杀。若能正确形神并调综合治疗，疾病仍可向愈。

六、护理与调摄

患者应树立正确的人生观，积极对待各种事物，避免忧思郁怒，防止情志内伤是预防郁病的重要措施。饮食宜清淡，应以蔬菜和营养丰富的鱼、水果、瘦肉、乳类为宜，忌食生冷、辛辣、油腻之物及烟酒等，建立良好的生活作息习惯。运动宜适量，练习太极拳、八段锦、气功等有助于调动患者的注意力，增强治疗效果。对于郁病之心脾两虚证患者，建议选择食疗方：小麦 60g（浸软、碾碎），大枣 14 枚，甘草 20g，共煮 1 小时，去草，喝汤食枣。对于郁病之阴血亏虚证患者，建议选择食疗方：百合 50g，酸枣仁 25g，煎汤取汁，加入适量粳米熬粥，每日 2 次，服用 5~7 次，该方具有滋阴养血安神作用。对于郁病阴虚火旺证患者，建议选择食疗方：生龙骨、生牡蛎各 20g，知母 5g，莲子 30g，取前三味先煎 45 分钟，去渣取汁，再加入莲子煎煮至酥软，加入适量白糖服用，每日 2 次，功能镇心安神，滋阴降火。

医务人员应深入了解患者病史、发病诱因，针对诱因进行有效的预防措施，做到"未病先防"。既病者要及早治疗，防止病情的进一步蔓延，做到"既病防变"。医务人员应以诚恳、耐心的态度对待患者，取得患者的充分信任，帮助患者克服精神方面的不良因素，使患者能充分配合医务人员的治疗工作，树立战胜疾病的信心。已治愈者要定期复查，以防复发。

七、医论提要

传统中医学理论对情志疾病的形成和发展具有独特的认识，在郁病的防治中可发挥一定的优势。在郁病的病因病机上，历代医家在学术上主要有两种不同的见解。一种是郁病以"郁"为根本，情志不遂、饮食积滞、社会地位的变化导致气机郁滞的结果；另一种认为郁病以"虚"为根本，先天禀赋不足、后天失养导致元气虚损而发病，"虚""郁"相搏，互为加重，促进了郁病的发生发展。

早在《内经》时期，传统中医学理论对郁病以"郁"为根本就有了详尽的论述。《素问·六元正纪大论》中以"五郁"立论，是在论述运气变化的规律，而且提出了"木郁达之，火郁发之，土郁夺之，金郁泄之，水郁折之"的治疗法则，这对后世医家多有启迪。其中尤以"木郁达之""火郁发之"之旨，为后世治郁学术思想开创了先河。另在《素问·至真要大论》中有"诸气膹郁，皆属于肺"，此处"膹郁"是以症状言，当责之于肺的气机壅塞。另在《素问·举痛论》曰："思则心有所存，神有所归，正气留而不行，故气结矣。"《灵枢·本神》说："愁忧者，气闭塞而不行。"这些论述为后世情志致郁学说奠定了理论基础。

东汉时期张仲景在《金匮要略》记载了脏躁、梅核气及百合病，症状与郁病重叠，并观察到前两种病证多发于女性，提出甘麦大枣汤、半夏厚朴汤、百合地黄汤等方药沿用至今。

隋代医家巢元方《诸病源候论·气病诸候》中曰："结气病者，忧思所生也。心有所存，神有所止，气留而不行，故结于内。"指出了因忧思过多而致气机郁结于内而成结气病。

元代朱丹溪《丹溪心法》首先对郁作专篇论述，记载："气血冲和，万病不生，一有怫郁，诸病生焉。故人身诸病，多生于郁。"并提出"凡郁皆在中焦"，提出了气、血、火、食、湿、痰六郁之说，创六郁汤、越鞠丸等方。从气、血、痰、火、湿、食六个角度对郁病进行论证，发前人所未发，被后世奉为准绳。

明代虞抟《医学正传》首先把郁病作为病的名称，他继承了朱丹溪的学术思想，并进行引申扩展，详细解释了"气、血、痰、湿、热、食"六郁的病变机制，认为治郁当以理气为先，这对后世从肝论治郁病产生了重要影响。

然而，以"郁"为根本的基本病机并不能完整地反映郁病的病机发展特点和证候特征，单纯以"理气解郁"为治则的治疗方法也无法完全解释郁病患者疲倦乏力、便溏、精力减退等躯体泛化症状，因此越来越多的医家在郁病的治疗过程中开始重视"虚"的病机要素。翻阅文献发现，实际上郁病以"虚"为根本的理论形成经历了漫长的历史发展过程。

《金匮要略·脏腑经络先后病脉证》曰："夫治未病者，见肝之病，知肝传脾，当先实脾，四季脾旺不受邪，即勿补之；中工不晓其传，见肝之病，不解实脾，惟治肝也……实脾则肝自愈，此治肝补脾之要妙也。"奠定了"肝气传脾，肝木克土"疾病传变规律的理论基础。耗气如《素问·阴阳应象大论》"壮火食气"；《脾胃论》指出"凡怒忿、悲、思、恐惧，皆伤元气"；伤精血及形体如《素问·疏五过论》指出"忧恐喜怒，五脏空虚，血气离守"，又云"暴乐暴苦，始乐后苦，皆伤精气，精气竭绝，形体毁沮"，为后世郁病以"虚"为根本提供了理论基础。

唐代孙思邈《备急千金要方》记载"补方通治五劳六极，七伤虚损……凡远思强虑伤人，忧恚悲痛伤人，喜乐过分伤人，忿怒不解伤人，汲汲所愿伤人，戚戚所患伤人，寒暄失节伤人。故曰五劳六极七伤也"，提出七情致虚理论并载有建中汤、小建中汤、黄芪建中汤治疗五劳七伤。

明代张景岳认为郁病的主要原因在心，并根据七情的不同将郁病分为怒郁、思郁、忧郁三大类型。关于怒郁，《景岳全书·杂证谟》是这样说的"怒郁者，方其大怒气逆之时，则实邪在肝，多见气满腹胀，所当平也。及其怒后而逆气已去，惟中气受伤矣，即无胀满疼痛等证，而成为倦怠，或为少食"，指出了怒郁的实证在于肝气不舒，怒郁日久伤脾，脾失健运以致腹胀、倦怠、少食。思郁，是因思怨不解，气机郁结所致的病证，《景岳全书·杂证谟》载："若思郁者……思则气结，结于心而伤于脾也。及其既甚，则上连肺胃而为咳喘，为失血，为噎膈，为呕吐；下连肝肾则为带浊，为崩淋，为不月，为劳损。"从描述来看，思郁伤及心、脾、肺、肾，张景岳提倡从和胃与启动脾胃之气方面来治疗这一病症。关于悲郁，《景岳全书·杂证谟》曰："若忧郁病者，则全属大虚，本无邪实。"悲则气消，忧则气沉，所以悲郁必伤脾肺。若初郁不开，未至内伤而胸腹间气机阻塞不舒者，宜用二陈汤、平胃散，或和胃煎、调气平胃散、神香散、六君子汤调之。忧郁伤脾，表现为吞酸呕恶的人，宜温胃饮或沉香散。忧郁伤脾肺而困倦发怔，倦怠食少的人，宜归脾汤或寿脾煎。忧思伤心脾，以致气血日消，饮食日减，宜五福饮、七福饮，甚者大补元煎。

八、现代研究

现代医学的抑郁障碍、焦虑障碍、癔症、更年期综合征及创伤后应激障碍等，均属于郁病的范畴。抑郁障碍具有高患病率、高致残率、高自杀率、高复发率的特点，已成为严重危害人们身心健康的疾病，是近现代研究的热点。

（一）病机研究

中医学认为，郁病发病多受体质、七情、社会以及他病因素的影响，病位涉及肝、脾、心、肾，病机以"肝气郁结"贯穿始终，基本治则为"疏肝解郁"。然而由于"肝气郁结"的基本病机并不能完整地反映抑郁症的病机发展特点和证候特征，单纯以"疏肝解郁"为治则的治疗方法也无法完全缓解抑郁症患者精力下降、兴趣降低、身体疲倦、便溏等躯体泛化症状，因此越来越多的医家在抑郁症的治疗过程中开始重视"虚"的病机要素并应用疏肝健脾、醒脾解郁、补肾疏肝等培元解郁兼施的治疗原则。尽管如此，由于本病的症状和病机过程复杂，涉及多个系统，易与其他疾病合病，故在历史中形成了众多理论流派，而至今缺乏提纲挈领性的认识。

"虚气留滞"便是在该背景下，由王永炎院士根据宋代杨士瀛《仁斋直指方论》中记载的"虚者，时胀时减，虚气留滞，按之则濡，法当以温药和之"，并结合其多年临床经验提出的创新中医病机理论。该理论认为因元气亏虚，气血相失，气血津液运行不畅失常，导致气滞、血瘀、痰凝、经络不畅等病理过程，强调"以虚为本，以滞为标，因虚而留滞"的病理特点。"虚气留滞"创新病机理论从中医整体观的高度概括了抑郁症发生、发展、转归的动态过程，指出了抑郁症以"虚气"为本，"留滞"为标，虚气与留滞相互裹挟，恶性循环的病机特点，为本病的精准防治提供了理论依据[1, 2]。

（二）证候及证候要素研究

关于抑郁症的中医证候分布的研究开展较早。中国中西医结合学会精神疾病专业委员会于

1984 年在安徽黄山召开会议，就抑郁症的中西医研究展开讨论，并首次发布了抑郁症中医证候辨证分型。此后，在 1991 年又在云南昆明召开会议，讨论并修订辨证标准。此后，关于抑郁症中医证候的研究陆续开展，但样本量均较小，或以个人经验报道为主。

2003 年，胡随瑜等[3]对来自全国 8 个调查点的 1977 例抑郁症患者进行中医证候分析，发现抑郁症存在 12 类中医证候。熊霞军等[4]对 2010 年 1 月至 2019 年 12 月内发表的抑郁症的文献资料进行整理，总结抑郁症的中医证候共 22 种。许琳洁等[5]分析了 1993 年 1 月至 2015 年 12 月内发表的 139 篇有关中医治疗女性更年期抑郁症的文献，总结中医证候规律，显示共得到证候类型 22 个。抑郁症证候类型复杂，传统的辨证论治并不能完整地反映抑郁症的病机发展特点和证候特征。

郭蓉娟团队[6]以证候要素为核心，拟定证候要素辨证量表，由熵聚类分析提取证候要素：气滞、火热、痰湿、瘀血、气虚、血虚、阴虚和阳虚，对抑郁症中医辨证标准的规范化作出了有益的探索。

（三）指南共识研究

近年来，在诸多学者的共同努力下，与抑郁症相关中医诊断和治疗指南陆续发布，为临床研究提供规范和参考。如中华人民共和国中医药行业标准《中医内科病证诊断疗效标准》中有关病的诊断依据、证候分类及疗效判定标准；中华中医药学会脑病专业委员会和国家中医药管理局全国脑病重点专科抑郁症协作组发布的《抑郁症中医证候诊断标准及治疗方案》；中国中西医结合学会神经科专业委员会发布的《抑郁症中西医结合诊疗专家共识》；中国民族医药学会神志病分会发布的《抑郁障碍中西医整合专家共识》；由国家中医药管理局立项，中国中药协会负责实施，北京中医药大学东方医院与中国中医科学院北京协和医院牵头，制定了《中成药治疗抑郁障碍临床应用指南》。上述指南均可为抑郁症中医治疗提供参考。

（四）辨证论治研究

（1）从肝论治　李世强等[7]利用逍遥散联合化痰通络汤加盐酸度洛西汀片治疗 90 例抑郁症，结果显示三者联合应用总有效率均较单独应用高，认为可作为临床推荐的治疗方案。

姚春柳等[8]运用加味四逆散联合草酸艾司西酞普兰治疗肝郁脾虚证抑郁症患者 34 例，结果显示两者联合总有效率为 88.24%，高于单纯西药对照组的 78.79%，且能改善患者睡眠等症状。

徐川等[9]利用小柴胡汤治疗 20 例抑郁症，显示能提高疗效，减轻患者症状，调节血清细胞因子，较西药（阿普唑仑）作用明显。

（2）从心论治　于春泉等[10]利用交泰丸联合盐酸氟西汀治疗 40 例抑郁症心肾不交证患者，结果显示较单纯氟西汀服用组，联合用药可显著缓解患者抑郁状态，改善中医症状体征，并增强氟西汀的远期疗效。

方妤等[11]运用随机、双盲、安慰剂对照的方法观察中成药化痰解郁颗粒治疗轻至中度抑郁症痰热扰心证的临床疗效，同时观察该药物对抑郁症合并焦虑、失眠等不适症状的干预作用，结果显示该药物对抑郁症痰热扰心证患者的治疗作用是确切的，能降低患者 HAMD 和 HAMA 评分，无不良反应。

（3）从脾论治　郭蓉娟团队[12]利用随机对照研究方法对醒脾解郁方治疗 31 例抑郁症患者的疗效进行评价，显示与安慰剂对比，醒脾解郁方可显著改善患者抑郁情绪及躯体症状，提高外周血 ATP 水平。

王妮娜[13]报道了应用逍遥散合半夏厚朴汤加味联合氟哌噻吨美利曲辛片治疗 30 例肝郁脾虚证轻中度抑郁症患者临床观察，结果显示两方联合西药治疗可提高患者疗效，降低 HAMD 评分，且较单纯西药治疗效果更为明显。

（4）从肾论治　张富超等[14]运用益肾健脾针刺法辅助文拉法辛治疗产后抑郁症，显示该方法可显著降低患者抑郁程度，改善临床症状，调节血清瘦素、孤啡肽水平。

陈永新等[15]采用随机、对照、双盲的方法观察了乌灵胶囊联合米氮平对更年期抑郁症患者神经内分泌的影响，结果显示，乌灵胶囊应用可提高米氮平治疗更年期抑郁症的临床疗效，且用药不良反应少，患者的依从性好。

陈建波等[16]观察了中成药巴戟天寡糖胶囊对轻中度抑郁症患者的疗效，显示出可靠的治疗效果，且用药不良反应较少。

附1 抑郁障碍

一、概述

抑郁障碍是最常见的精神障碍之一，是指各种原因引起的以显著而持久的心境低落为主要临床特征的一类心境障碍[17]。临床上主要表现为心境低落，与其处境不相称，可以从闷闷不乐到悲痛欲绝，甚至发生木僵，部分患者会出现明显的焦虑和运动性激越，严重者可以出现幻觉、妄想等精神病性症状。部分患者存在自伤、自杀行为，甚至因此死亡。

根据美国《精神障碍诊断与统计手册 第 5 版》（diagnostic and statistical manual of mental disorders-fifth edition，DSM-5），抑郁障碍包括破坏性心境失调障碍、抑郁症、持续性抑郁障碍、经前期心绪不良障碍、物质/药物诱发的抑郁障碍、医学状况所致的抑郁障碍等亚型。抑郁症（MDD）是抑郁障碍的一种典型状况，符合抑郁发作标准至少 2 周，有显著情感、认知和自主神经功能改变并在发作间期症状缓解。

二、临床表现

抑郁障碍的主要临床表现包括核心症状以及其他相关症状，其中核心症状主要为心境低落、兴趣丧失，以及精力缺乏。抑郁障碍患者在心境低落的基础上常常还伴有其他认知、生理及行为症状，如注意力不集中、失眠、反应迟钝、行为活动减少以及疲乏感。以下是根据 DSM-5 的症状表述，从情感、躯体和行为症状方面分别描述抑郁障碍的主要临床表现。需要指出的是，在具体的症状归类上，有时是相互重叠的，很难简单划一，如哭泣、心里难受等。

（一）情感症状

情感症状是抑郁障碍的主要表现，包括自我感受到或他人可观察到的心境低落，高兴不起来，兴趣减退甚至丧失，无法体会到幸福感，甚至会莫名其妙出现悲伤。低落的心境几乎每天都存在，一般不随环境变化而好转。但一天内可能出现特征性的昼夜差异，如有些患者晨起心境低落最为严重，傍晚开始好转。有些患者还伴有焦虑、痛苦、运动性激越等体验，"心乱如麻"，坐立不安，来回走动，导致注意力不集中更加突出。有时这些体验比抑郁心境更为突出，因而可能掩盖抑郁心境导致漏诊或误诊。

（二）认知症状

严重的抑郁状态时，常存在一定程度的认知功能减退或损害。许多抑郁患者会描述存在思维迟缓、注意力不集中、分心、信息加工能力减退、对自我和周围环境漠不关心。一般而言，这种抑郁性认知损害有些是一过性的，尤其是注意范围、集中注意力、记忆储存和再现等方面，神经心理测验或全面的精神检查可以发现这些认知损害表现。当抑郁状态缓解后，这些认知功能损害可恢复到病前正常水平，但也有些认知功能损害症状不随抑郁症状的缓解而缓解。需要注意的是，老年抑郁症患者的情感症状可能不典型，就诊时可能以认知损害为特征，严重者可达到类痴呆程度，容易被误诊。

（三）躯体症状

躯体症状在许多抑郁障碍患者中并不少见，包括体重、食欲、睡眠和行为活动等方面的异常。国外有学者将这些躯体症状亦称为生物学症状，其典型的表现包括：①对通常能享受乐趣的活动丧失兴趣和愉快感；②对通常令人愉快的环境缺乏情感反应；③早晨抑郁加重；④存在精神运动性迟滞或激越；⑤早上较平时早醒 2 小时或更多；⑥食欲明显下降；⑦1 个月中体重降低至少 5%；⑧性欲明显减退。通常中重度或严重抑郁发作的患者都存在上述 4 条或以上的躯体症状。此外，部分患者还存在疼痛、心动过速、便秘等症状。当患者的激越或迟滞症状十分突出时，患者可能不愿或不能描述其他的许多症状，另外存在精神发育迟滞或神经认知功能障碍的患者可能也无法详细描述主观体验，这种情况下客观观察到的躯体症状对于诊断尤为重要。

三、诊断与鉴别诊断

（一）诊断

美国 DSM-5 中重性抑郁障碍的诊断标准：

1）在连续两周内有 5 项（或更多）下述症状，并且是原有功能的改变，其中至少有 1 项症状是心境抑郁或对活动失去兴趣或者愉快感（不包括由躯体情况所致的症状，或与心境不协调的妄想或者幻觉）：①几乎每天大部分的时间心境抑郁，主观体验（如感到悲伤或空虚），或由他人观察到（如流泪）。注：儿童和青少年可以是易激惹；②几乎每天大部分时间对所有的或几乎所有活动的兴趣或者愉快感显著减低（主观体验或他人观察到）；③没有节食时体重明显下降，或体重明显增加（如一个月内体重变化超过 5%），或几乎每天都有食欲减退或者增加。注：儿童要考虑体重没有得到预期增加；④几乎每天都有失眠或者睡眠过多；⑤几乎每天都有精神运动性激越或者迟滞（不仅主观感到坐立不安或者迟滞，而且别人也能观察到）；⑥几乎每天都感到疲倦或者缺乏精力；⑦几乎每天都感到自己无用，或者有不恰当的过分的内疚（可以达到罪恶妄想的程度；不仅是为患病而自责或者内疚）；⑧几乎每天都有思维能力或注意集中能力减退，或者犹豫不决（主观体验或者他人观察到）；⑨反复出现死的想法（不只是怕死），反复出现自杀的意念但无特定的计划，或有自杀未遂，或有特定的自杀计划。

2）这些症状引起有临床意义的痛苦，或导致社交、职业或其他重要功能方面的损害。

3）这些症状不能归因于某种物质的生理效应，或其他躯体疾病。

4）这种重性抑郁发作的出现不能更好地用分裂情感性障碍、精神分裂症、精神分裂症样障碍、妄想障碍，或其他特定的或未特定的精神分裂症谱系及其他精神病性障碍来解释。

5）从无躁狂发作或轻躁狂发作。

（二）鉴别诊断

（1）双相障碍　其临床表现是在抑郁发作的基础上，有一次以上的躁狂/轻躁狂发作史，或存在多个躁狂发作症状（满足躁狂/轻躁狂发作的诊断标准）。抑郁障碍的疾病特征是个体的情感、认知、意志行为的全面"抑制"，双相障碍的疾病特征是"不稳定性"（unstable）和"摇摆"（swing）。有些抑郁发作患者并不能提供明确的躁狂、轻躁狂发作史，但是具有首次发病年龄早（25 岁或更早前起病）、双相障碍家族史、抑郁发作突然且发作次数较多、心境不稳定、易激惹、激越、思维拥挤、注意力不集中、睡眠和体重增加等人口学与临床特征时，需要高度注意双相抑郁的可能。

（2）躯体疾病所致的抑郁　由于其他躯体疾病所致的心境障碍：如果基于个体病史、体格检查和实验室发现，认为心境紊乱不是某一特定躯体疾病（如脑卒中、多发性硬化症、甲状腺功能减退、帕金森病）直接的病理生理结果，则应诊断为重性抑郁发作。

（3）精神活性物质所致的抑郁　与精神活性物质所致的抑郁鉴别并没有太大困难，只需要详细地询问病史，通过确定某一物质（如滥用的毒品、药物、毒素）在病因学上与心境紊乱相关，以将该障碍与重性抑郁障碍相区分。如果患者有酗酒或吸毒史，在戒断期间出现了抑郁障碍症状，就可以诊断为精神活性物质所致的精神障碍。

四、西医治疗

抑郁症复发率高达 50%～85%，其中 50% 的患者在疾病发生后 2 年内复发。为改善这种高复发性疾病的预后，防止复燃及复发，目前倡导全病程治疗。全病程治疗策略即急性期治疗（8～12 周）控制症状，巩固期治疗（4～9 个月）预防复燃，维持期治疗（2～3 年）预防复发。

目前的治疗主要包括药物治疗和非药物治疗，可以根据患者的不同情况选择不同的治疗方法。在选择治疗方案时，除依据患者的病因、症状严重程度外，还要根据抑郁障碍发病的不同时期，选择不同的治疗方案。

（一）药物治疗

急性期 A 级推荐药物包括选择性 5-羟色胺再摄取抑制剂（selective serotonin reuptake inhibitor，SSRI）、选择性 5-羟色胺和去甲肾上腺素再摄取抑制剂（sierra nevada research institute，SNRI）、去甲肾上腺素和特异性 5-羟色胺能抗抑郁药（noradrenergic and specific serotonergic antidepressant，NaSSA）、去甲肾上腺素和多巴胺再摄取抑制剂（norepinephrine and dopamine reuptake inhibitor，NDRI）、选择性 5-羟色胺再摄取激活剂（selective serotonin reuptake inhibitor，SSRA）、选择性去甲肾上腺素再摄取抑制剂（norepinephrine reuptake inhibitor，NRI）、可逆性 A 型单胺氧化酶抑制剂（reversible inhibitor of monoamine oxidase type A，RIMA）。

B 级推荐药物包括三环类抗抑郁药（tricyclic antidepressive agent，TCA）、四环类抗抑郁药（tetracyclic antidepressant，TeCA）。

临床上需要根据各抗抑郁药物在抗抑郁、抗焦虑和抗强迫症状，镇静作用和药效动力学方面的特点，结合患者具体病情以及使用其他药物情况选药。具体策略包括以下几点：

1）伴有明显激越，宜选用以下具有镇静作用的药，NaSSA 中的米氮平，SSRI 中的帕罗西汀、氟伏沙明，SMA 中的曲唑酮，SNRI 中的文拉法辛，TCA 中的阿米替林、氯米帕明。

2）伴有强迫症状，常用较大剂量的 SSRI 或氯米帕明。

3）伴有精神病性症状，可用阿莫沙平、氟伏沙明等抗抑郁药（不宜使用安非他酮），或合并使用第二代抗精神病药。

4）伴有躯体疾病，可选用不良反应和相互作用较少的 SSRI、SNRI、米氮平或安非他酮。与抑郁相互影响的常见疾病有冠心病、脑卒中、糖尿病、高血压、肾病综合征，所选择的抗抑郁药不应该影响原有疾病，使用的抗抑郁药与原来使用治疗躯体疾病的药物应没有或较少有相互作用。

（二）非药物治疗

非药物治疗包括心理治疗、经颅磁刺激、改良电休克治疗（modified electro-convulsive therapy，MECT）。

（1）心理治疗 对于轻度抑郁症患者可单独使用，尤其适用于不愿或不能采用药物治疗或电休克治疗的患者。中、重度抑郁症患者推荐心理治疗联合药物治疗。心理治疗在解决心理问题、改善人际关系方面的疗效较好，特别是那些存在心理社会应激源、人际关系困难等因素的患者。若首选单一心理治疗，则建议临床医生定期监测和评估患者的症状反应。

（2）经颅磁刺激 在某一特定皮质部位给予重复刺激，通过改变刺激频率而分别达到兴奋或抑制局部大脑皮质功能的目的，与脑内单胺类递质等水平改变有密切关系，从而缓解部分抑郁症状。急性期选择经颅磁刺激治疗的支持性证据较少。

（3）改良电休克治疗 可以快速缓解症状，尤其适用于拒食、自杀等紧急情况。以下几种临床状况需要合并改良电休克治疗与药物治疗：伴有忧郁的重度抑郁症，特别是有强烈自伤、自杀行为或明显自责、自罪患者；原先抑郁发作时，用充分的抗抑郁药治疗无效，进一步的药物治疗仍可能无效；伴有妄想（通常是偏执性、躯体性或自我负性评价）的抑郁症；因躯体疾病不能给予药物治疗的患者可考虑使用。缺点在于：不能预防抑郁症的复发，部分患者也因电休克治疗的不良反应如过敏、不合适麻醉等情况而禁止使用。

五、研究进展[19]

抑郁障碍的发病因素涉及生物、心理、社会多方面，迄今为止，围绕抑郁障碍的危险因素、疾病机制的研究较多，但其神经生物学基础和病理学基础尚无最终结论。

（一）生物因素

（1）遗传研究 家系、双生子和寄养子研究在抑郁障碍的病因学探索中发挥着重要作用。研究提示，抑郁症患者的亲属，特别是一级亲属，罹患抑郁障碍的危险性明显高于一般人群，患病风险是一般人群的 2～10 倍；早发（发病年龄<30 岁或更低龄）和反复发作的抑郁症患者，呈现出明显的家族聚集性；而双生子研究

进一步显示抑郁障碍患者同胞的患病率高达 40%～50%。

（2）神经生化及内分泌研究　神经生化（5-羟色胺、去甲肾上腺素、多巴胺等单胺类递质主导）及神经内分泌系统（下丘脑-垂体-肾上腺轴、下丘脑-垂体-甲状腺轴、下丘脑-垂体-性腺轴等）的功能改变是研究抑郁障碍发病机制的经典思路与途径，也是目前为止仍方兴未艾的热点研究领域之一。类似的研究也观察到某些氨基酸、神经肽与抑郁障碍的发病机制相关。其中值得关注的氨基酸有 GABA、谷氨酸；神经肽包括神经肽 Y（neuropeptide Y，NPY）、促肾上腺皮质激素释放激素（corticotropin releasing hormone，CRH）、促肾上腺皮质激素（adrenocorticotrophie hormone，ACTH）、P 物质等；调节摄食、睡眠、生物节律以及代谢的神经肽与抑郁之间的关系已经成为一个新的研究热点，包括黑色素聚集激素（melanin concentrating hormone，MCH）等、褪黑素（melatonin，MT）。此外，皮质激素、甲状腺素与雌激素水平的变化，胆固醇与抑郁障碍的相关研究报道较多，但目前的研究常因在方法学很难控制干扰因素，而导致差异较多的结果，阳性发现难以重复，研究结论需要辩证地看待。

（3）免疫炎症研究　1976 年，瑞士学者 Besedovsky 和 Sorkin E 首次提出了"免疫-神经内分泌调节网络"假说，认为人体内免疫和神经内分泌结构之间存在传入-传出的通路，相互影响并具有一定的统一性。1991 年，美国学者 Smith RS 提出了抑郁障碍发病中的"巨噬细胞理论"认为巨噬细胞分泌过多的单核细胞因子是抑郁障碍发生的重要原因，开启了抑郁障碍中炎症研究的先河。此后，免疫炎症在抑郁障碍中的研究越来越多，主要集中在中枢神经系统小胶质细胞激活和外周中细胞因子的影响等方面。

靶向炎症细胞因子的抑郁障碍治疗研究也已开展。抗 TNF 抗体（英利西单抗）、抗 IL-6 抗体（西鲁库单抗）、非甾体抗炎药（选择性 COX-2 抑制剂、COX-1 和 COX-2 双重抑制剂或主要是 COX-1 抑制剂）、米诺环素等药物，被发现同时具有较强的抗抑郁作用。针对免疫炎症及炎症细胞因子的治疗与抑郁障碍的研究仍有待进一步开展。但目前的研究至少说明，该机制在抑郁障碍中客观存在，并对疾病发生、发展产生影响。

（4）线粒体能量代谢研究　大脑作为人体最耗能的器官之一，神经细胞内的线粒体也是最多的，因此更容易受到线粒体能量代谢异常的影响。随着近年来有关线粒体的研究不断增多，尤其是随着"线粒体组学"技术的发展，线粒体在精神心理疾病中的作用越来越受到重视。在抑郁障碍发病过程中，线粒体也扮演了重要角色。线粒体自身的一系列功能变化，如氧化磷酸化、氧化应激和介导细胞凋亡等，在抑郁障碍中的研究逐渐增多。有研究称，线粒体"全面参与"了抑郁障碍过程，尤其是线粒体能量代谢障碍是抑郁障碍重要的病理基础。

研究发现，在应激性抑郁模型小鼠脑内，与线粒体功能密切相关的酶 Na^+-K^+-ATP 酶活性下降，给予 SSRI 类抗抑郁药物氟西汀治疗后，小鼠的抑郁样行为改善，同时伴有海马神经元线粒体 Na^+-K^+-ATP 酶活性升高，提示线粒体功能障碍与抑郁障碍病理过程相关。新近的一项研究显示，ATP 介导的信号通路可通过 P2X7 受体在抑郁障碍相关的病理过程中发挥作用。P2X7R 是位于中枢神经系统内细胞表面的 ATP 门控阳离子通道，在神经元-胶质细胞信号转导中发挥关键作用，P2X7R 可特异性开放以动态调节神经递质释放，参与突触可塑性变化。郭蓉娟团队发现 CUMS 抑郁模型大鼠能量代谢障碍呈现全身泛化的特点，不仅存在于海马、前额叶，也存在于肝脏、骨骼肌、脾脏、十二指肠等多部位，出现线粒体结构和功能的损伤。以上结果均证实，线粒体损伤是抑郁障碍的重要病理环节。

（5）神经可塑性研究　神经可塑性即神经元具有的感知各种内外刺激，并通过自身结构和功能的动态调节，对感知到的刺激作出适应性应答的特性，已成为目前神经精神疾病研究领域的热点之一。神经可塑性改变一方面是神经元正常的功能之一，对神经细胞之间信息网络的建立及动态调节至关重要；另一方面，也广泛参与了神经精神疾病发生、发展的病理生理过程。基于此，在理论上，有效调节神经可塑性就可以作为开展研究和药物治疗的靶点，也是目前各种神经精神类疾病研究的重要领域。

在抑郁障碍研究中，人们也很早就认识到神经可塑性破坏和抑郁障碍发生存在相关性，抗抑郁药对神经可塑性的调节作用与抑郁相关症状的改善有关。尤其是随着神经影像学技术的发展，在先进的成像技术支持下，能够从整个大脑中提取功能、结构和生化信息，为抑郁障碍神经可塑性研究提供了强大的技术支持。多项研究也证实，抑郁障碍患者存在大脑中内侧前额叶皮质和海马部位的神经元萎缩及突触丢失。

在最新的一些研究中，Price 等提出了一种新的神经可塑性整合模型，将动物实验研究中发现的突触可塑性损伤与抑郁障碍患者人群中认知科学和临床心理学的发现相结合，通过审查抑郁障碍患者神经影像学结果、认知障碍评价、情感信息处理模式评估等，综合分析并提出治疗方案。该项研究整合了多方面的研究结果，并建立了可操作的评价模型，给出治疗建议，这种综合的研究方法可以为后续研究提供参考。Morimotoss 等开发了一种基于神经可塑性的计算机自动化认知矫正-老年抑郁障碍治疗（nCCR-GD）系统，并与艾司西酞普兰作对比，发现 nCCR-GD 在减轻抑郁方面与艾司西酞普兰同样有效，甚至在患者执行功能障碍的恢复方面效果要优于艾司西酞普兰。也有研究报道，海马神经元可塑性在抑郁障碍疾病复发过程中也起到关键作用，通过建立大鼠抑郁复发模型，发现神经元树突分支减少和连接破坏导致大鼠更容易再次发生抑郁障碍。Morais M 等通过动物实验研究证实，非典型性抗精神病药物氯氮平能通过促进神经发生和上调与神经元重塑相关的蛋白，发挥改善抑郁障碍作用。上述研究充分说明了神经可塑性在抑郁障碍发病中的重要作用。

（二）心理、社会因素

应激性生活事件是抑郁障碍的主要危险因素。负性生活事件，如丧偶、离婚、婚姻不和谐、失业、严重躯体疾病、家庭成员患重病或突然病故等均可导致抑郁障碍的发生，丧偶是与抑郁症关系最为密切的应激源。经济状况差、社会阶层低下者也易患本病。长期的不良处境，如家庭关系破裂、失业、贫困、慢性躯体疾病持续长达 2 年以上，也与抑郁障碍发生有关，如果同时存在其他严重不良生活事件，这些不良因素可以形成叠加致病作用。

综上所述，涉及抑郁障碍病因与发病机制的研究较多，除上述所列观点之外，目前的观点还包括第二信使失衡假说、肠道菌群紊乱等。然而至今仍缺乏有效的抑郁障碍特异性诊断标志。

附2 焦虑障碍

一、概述

焦虑障碍是一组以病理性焦虑症状为主要临床表现的精神障碍的总称，其临床特点包括：①焦虑情绪的产生无现实依据，或焦虑情绪的强度与现实威胁明显不相称；②焦虑情绪持久存在，不随客观问题的解决而改善；③伴随强烈的自主神经系统症状，如心悸、气短、胸闷、口干、出汗、肌紧张性震颤、颤抖或颜面潮红、苍白等；④焦虑情绪导致明显的精神痛苦和自我效能下降；⑤灾难化的预感，对预感到的威胁感到异常痛苦害怕，难以控制，缺乏应对能力。

按照临床表现和发病特点，常见的焦虑障碍包括广泛性焦虑障碍、恐怖性焦虑障碍（社交恐怖、广场恐怖和特定的恐怖等）、惊恐障碍（又称急性焦虑障碍）等。本节重点讲述广泛性焦虑障碍和惊恐障碍。

二、临床表现

焦虑症状主要表现为精神症状和躯体症状。精神症状是指一种提心吊胆、恐惧和忧虑的内心体验并伴有紧张不安；躯体症状是在精神症状基础上伴发自主神经系统功能亢进症状，如心悸、气短、胸闷、口干、出汗、肌紧张性震颤、颤抖或颜面潮红、苍白等[18]。广泛性焦虑障碍和惊恐障碍的临床特征如下。

（一）广泛性焦虑障碍

（1）精神症状　约 13% 的广泛性焦虑障碍患者以焦虑为主诉，患者常常处于心烦意乱、有祸事降临的担心和忧虑之中。这种担忧可以涉及生活的各个方面，程度较平常的担心或操心更明显，持续时间更长。这种担忧难以控制，往往没有特定原因或明确对象。

（2）躯体症状　广泛性焦虑障碍患者多有明显的躯体症状，以疼痛、疲劳较为突出。躯体症状可累及呼吸、心血管、消化、神经、泌尿等全身各个系统，主要为交感神经活动增强所致。临床表现为心慌、胸闷、气急、头晕、多汗、面部潮红或苍白、口干、吞咽梗阻感、胃部不适、恶心、腹痛、腹胀、腹泻、尿频、各处疼痛、肌紧张等。有的患者可出现阳痿、早泄、月经紊乱和性欲缺乏等性功能障碍。同时伴有运动性不安症状，表现为搓手顿足、不停地来回走动、无目的的小动作增多。有的患者表现为唇、舌或肢体震颤，甚至语音发颤、行走困难。

（二）惊恐障碍

（1）惊恐发作　突如其来的惊恐体验，伴濒死感或失控感。伴严重的自主神经功能紊乱症状，如胸闷、心动过速、心跳不规则、呼吸困难或过度换气、头痛、头晕、四肢麻木和感觉异常、出汗、肉跳、全身发颤或全身无力等。发作期间始终意识清醒，高度警觉。通常起病急骤，终止也迅速，一般历时 5～20 分钟，很少超过 1 小时。

（2）预期焦虑　发作后的间歇期仍心有余悸，担心再发，惴惴不安，也可能出现一些自主神经活动亢进症状。

（3）求助和回避　60%的患者由于担心发病时得不到帮助而产生回避行为，如不敢单独出门、不敢到人多热闹的场所，从而发展为广场恐惧症。

（4）继发或合并其他疾病　有的患者可在数周内完全缓解，病期超过 6 个月者易进入慢性波动病程。不伴广场恐惧症的患者治疗效果较好，继发广场恐惧症者复发率高且预后欠佳。约 7%的患者有自杀未遂史，约半数以上患者合并抑郁症。

三、诊断与鉴别诊断

（一）诊断

1. 美国 DSM-5 中广泛性焦虑障碍的诊断标准

1）在至少 6 个月的多数日子里，对于诸多事件或活动（如工作或学校表现）表现出过分的焦虑和担心（焦虑性期待）。

2）个体难以控制这种担心。

3）这种焦虑和担心与下列 6 种症状中至少 3 种有关（在过去 6 个月中，至少一些症状在多数日子里存在）；注：儿童只需 1 项。①坐立不安或感到激动或紧张；②容易疲倦；③注意力难以集中或头脑一片空白；④易激惹；⑤肌肉紧张；⑥睡眠障碍（难以入睡或保持睡眠状态，或休息不充分的、质量不满意的睡眠）。

4）这种焦虑、担心或躯体症状引起有临床意义的痛苦，或导致社交、职业或其他重要功能方面的损害。

5）这种障碍不能归因于某种物质（如滥用的毒品、药物）的生理效应，或其他躯体疾病（如甲状腺功能亢进）。

6）这种障碍不能用其他精神障碍来更好地解释。例如，像惊恐障碍中的焦虑或担心发生惊恐发作，像社交焦虑障碍（社交恐惧症）中的负性评价，像强迫症中的被污染或其他强迫思维，像分离焦虑障碍中的与依恋对象的离别，像创伤后应激障碍中的创伤性事件的提示物，像神经性厌食中的体重增加，像躯体症状障碍中的躯体不适，像躯体变形障碍中的感到外貌存在瑕疵，像疾病焦虑障碍中的感到有严重的疾病，或像精神分裂症或妄想障碍中的妄想信念的内容。

2. 美国 DSM-5 中惊恐障碍的诊断标准

1）反复出现不可预期的惊恐发作。一次惊恐发作是突然发生的、强烈的害怕或不适感，并在几分钟内达到高峰。惊恐发作期间出现下列 4 项及以上的症状：①心悸、心慌或心率加速；②出汗；③震颤或发抖；④气短或窒息感；⑤哽咽感；⑥胸痛或胸部不适；⑦恶心或腹部不适；⑧头晕、脚步不稳、头重脚轻或昏厥；⑨发冷或发热感；⑩感觉异常（麻木或针刺感）；⑪现实解体（感觉不真实）或人格解体（感觉脱离了自己）；⑫害怕失去控制或"发疯"；⑬濒死感。

2）至少在 1 次发作之后，出现下列症状中的 1～2 项，且持续 1 个月（或更长）时间：①持续担忧或担心再次惊恐发作或其结果（如失去控制、心肌梗死、"发疯"）；②在与惊恐发作相关的行为方面出现显著的不良变化（如设计某些行为以回避惊恐发作，回避锻炼或回避不熟悉的情况）。

3）这种障碍不能归因于某种物质（如滥用毒品、药物）的生理效应，或其他躯体疾病（如甲状腺功能亢进、心肺疾病）。

4）这种障碍不能用其他精神障碍来更好地解释（例如，在特定的焦虑障碍中，惊恐发作不仅仅出现于对害怕的社交情况的反应；特定恐惧症中，惊恐发作不仅仅出现于对有限的恐惧对象或情况的反应；强迫症中，惊恐发作不仅仅出现于对强迫思维的反应；创伤后应激障碍中，惊恐发作不仅仅出现于对创伤事件的提示物的反应；分离焦虑障碍中，惊恐发作不仅仅出现于对与依恋对象分离的反应）。

（二）鉴别诊断

不少精神疾病的早期表现都有焦虑症状或与焦虑障碍类似的症状，许多精神疾病与焦虑障碍共病，因此，在诊断焦虑障碍时，必须先考虑其他精神疾病存在的可能性，特别要注意排除物质滥用、抑郁症或早期的精神病性障碍。

（1）物质滥用 有研究显示，焦虑障碍患者中有很高的酒精滥用率，反之亦然。如果有下列情况时，应高度怀疑同时存在物质滥用的可能：①大量摄入酒精及大麻或其他成瘾物质；②存在用这类物质来缓解焦虑的行为模式；③有苯二氮䓬类药物滥用史；④有酒精或药物使用问题的个人史或家族史；⑤对焦虑治疗的依从性不好；⑥焦虑和抑郁的治疗效果不好。

（2）抑郁症 焦虑障碍患者常同时患有抑郁症，共病率可达 40%，约 1/3 的患者先有抑郁症状，其他患者多抑郁与焦虑同时出现或继发于焦虑障碍。因此，当患者有焦虑症状时，应常规评估是否同时存在抑郁症状，是否足以诊断为抑郁症，同样，在有抑郁症的患者中，也应该常规评估是否有焦虑症状。

（3）精神分裂症 常伴有阶段性焦虑。早在出现明显的精神病性症状之前，已先有相对比较轻的、亚临床的前驱症状或先兆，常被描述为"行为有点怪"或"不是原来的他了"。患者会表达某些难以理解的想法，坚信某些事情，但未达到妄想的程度。也可能有感知觉障碍，行为有些出格，但总体上还没有紊乱。这阶段也常见淡漠、退缩、缺乏动机和动力这些阴性症状，常常是最早显示"不对劲"的征兆。患者逐渐出现注意力集中困难和记忆受损，难以行动起来开始做一件事情，与人交谈少，越来越退缩，可以伴有高水平的焦虑。

四、西医治疗

（一）药物治疗

临床上根据药物受体的不同分为抗焦虑药物和有抗焦虑作用的药物，目前使用最多的抗焦虑药物有苯二氮䓬类和 5-羟色胺受体部分激动剂，而有抗焦虑作用的药物包括化学结构不同的抗抑郁药等。由于抗抑郁药具有抗抑郁和抗焦虑的双重作用，因此其被广泛用于焦虑谱系障碍的治疗，但因为每一种焦虑障碍亚型的临床特点各不相同，所以在具体选择用药时的有效性也不尽相同。

1. 抗焦虑药物

（1）苯二氮䓬类 目前临床常用的药物有地西泮、阿普唑仑、溴西泮和劳拉西泮。因其具有抗焦虑作用强、起效快、疗效好、副作用小、安全可靠等特点而被临床广泛应用。苯二氮䓬类药物的作用与主要的抑制性神经递质 GABA、增强小脑 GABA 神经元的作用密切相关。这类药物的最大缺点是病人容易产生耐药性，即需要不断增加剂量才能获得相应的药理效应，多种药物之间具有交叉耐受现象。长期应用往往会产生药物依赖性，包括精神依赖和躯体依赖，估计连续用药 >6 个月者为 5%～50%，一般半衰期短的药物较容易发生，因而不宜长期单药使用。常见的不良反应是中枢性不良反应，如镇静、白天困倦、药物过量时出现共济失调或言语不清。

（2）5-HT 受体部分激动剂 目前临床常用的药物有丁螺环酮和坦度螺酮，按化学结构均属阿扎哌隆类。因这类药物无耐受性和依赖性，停药后无戒断反应，与其他苯二氮䓬类药物无交叉耐受现象而受到关注。这类抗焦虑药物的优点是镇静作用轻，不易引起运动障碍，无呼吸抑制作用，对认知功能影响小；但起效相对较慢，需要 2～4 周，个别需要 6～7 周方能起效，持续治疗可增加疗效。常见的不良反应有头晕、头痛、恶心、不安等，孕妇及哺乳期妇女不宜使用，心、肝、肾功能不全者慎用，禁止与单胺氧化酶抑制剂联用。

2. 具有抗焦虑作用的药物

具有抗焦虑作用的抗抑郁药包括选择性 5-羟色胺再摄取抑制剂（SSRI）、选择性 5-羟色胺和去甲肾上腺素再摄取抑制剂（SNRI）、去甲肾上腺素和特异性5-羟色胺能抗抑郁药（NaSSA）、三环类抗抑制药（TCA）、单胺氧化酶抑制剂（MAOI）和可逆性单胺氧化酶 A 抑制剂（RIMA），在治疗不同类型的焦虑障碍时，它们具有不同程度的疗效。临床上常用的 SSRI、SNRI 和 NaSSA 药物，相比 TCA 和 MAOI，它们的安全性和耐受性更好。SSRI 和 SNRI 所拥有的循证证据多于 NaSSA。

（二）心理治疗

（1）行为治疗　是基于患者或他人的活动会导致某些症状和异常行为存在的假设（如恐惧障碍患者通过回避能引发焦虑的场合来消除紧张），在治疗中，治疗医师的工作主要是确定这些活动和通过消除去条件化的自然过程和认知改变来帮助患者改变症状。特殊技术包括如下几项：放松训练、暴露技术、社交技巧和自信心训练以及协议处理。

（2）认知疗法　是一系列通过改变个人非适应性的思维和行为模式来解决心理问题的心理治疗方法的总称，由于循证证据充分，是目前世界上最流行、被使用最多的心理治疗方法。技术应用主要分为 4 个步骤：第 1 步，通过与患者交谈和让其每天记录下症状出现前和发生时的想法来确定其不恰当的思维方式；第 2 步，通过提问来使患者检查其不恰当思维的逻辑基础，如患者在焦虑发作时担心即将有心脏病发作，可以反问他为什么既往的焦虑发作没有一次导致心脏病发作；第 3 步，让患者考虑换一种思考问题的方式，如新的解释是：因为担心心脏病发作而使焦虑加重，心悸是高度焦虑的后果，并不是心脏病的体征；第 4 步，鼓励患者进行真实性检验，验证这些替代的新解释结果如何，他会发现当他不再想到心脏病时心悸症状明显减轻了。

（3）短程精神动力学心理治疗　一般用于比较自卑和存在与他人关系长期相处困难的患者，这些问题往往与其潜意识的内心冲突有关，并同时伴有情绪障碍、进食障碍或性问题。在这类治疗中帮助患者进一步认识其障碍潜意识方面的内容，从而使患者能够控制自己的症状和异常行为，同时更好地处理应激性境遇。精神动力学心理治疗用于控制患者症状和行为问题时，强调短程和有所侧重（而比较长程的精神动力学心理治疗则是注重在人格上产生广泛变化）。

五、研究进展[20]

Lancet Psychiatry 于 2019 年发布了中国首次全国性精神障碍流行病学调查，结果显示，焦虑障碍在精神疾病中患病率居首位，其终生患病率为 7.6%。广泛性焦虑障碍是焦虑障碍的主要类型，存在于 7%～8% 的基层医疗卫生机构就诊者中，其患病率呈逐年增高趋势，并有慢性致残的风险，甚至会威胁到生命，严重影响着人类的身体和心理健康。目前，广泛性焦虑障碍病因尚不清楚，可能与多种因素相关。

（1）遗传学病因研究　研究结果不一。Noyes 等（1987 年）报告广泛性焦虑障碍患者亲属患病的风险率为 19.5%，而正常对照组亲属患病风险率为 3.5%；Torgersenu 等的双生子研究未发现广泛性焦虑障碍的同卵双胞胎与异卵双胞胎患病率有显著差异。

（2）神经生物学病因研究　针对正常被试者的功能影像研究提示，焦虑主要引起脑血流及代谢水平的增加。多数脑电图研究发现在正常焦虑和焦虑症患者中存在 α 波活动的降低、α 波频率的增加以及 β 波活动的增加。

相关神经解剖区及其功能高警觉性在焦虑中扮演重要角色，唤醒水平很大程度上受脑干的控制，其中包括去甲肾上腺素能蓝斑核、5-羟色胺中缝核和旁巨细胞核；由杏仁核、海马、隔核和下丘脑组成的边缘系统可能是主司情绪的脑区；Gray 根据动物实验研究的数据提出了一个理论，认为隔-海马系统对焦虑的产生具有核心作用，即该系统对焦虑的诱导和调节都很重要，其通过去甲肾上腺素和 5-羟色胺的传入信号产生效应；最近的研究提示小脑参与了额叶的功能并调节焦虑反应在动物实验中可以观察到中层小脑损伤后恐惧反应消失、侵犯性行为减少。

关于神经递质的研究发现，γ-氨基丁酸、去甲肾上腺素和 5-羟色胺等神经递质和促肾上腺皮质激素释放激素通路与焦虑直接有关；这些递质在焦虑的发生、维持和消除中有重要意义，其通过神经内分泌反应可以引起一系列生理变化。

（3）心理学病因学说　弗洛伊德的精神分析理论认为焦虑是一种生理的紧张状态，起源于未获得解决的无意识冲突，自我不能运用有效的防御机制便会导致病理性焦虑。A.Bet.k 的认知理论则认为焦虑是对面临危险的一种反应，信息加工的持久歪曲导致对危险的误解和焦虑体验，病理性焦虑则与对威胁的选择性信息加工有关。对环境不能控制是使焦虑持续的重要因素；Barlow 将广泛性焦虑障碍的核心特征过程命名为"焦虑性担忧"，这是一种未来指向的情绪，在这种状态下，个体时刻准备着去应对将要发生的负性事件、这一情绪状态与高水平的负性情感、慢性的过度唤醒、失控感以及对威胁性刺激的高度注意（如高度的自我注意，对威胁性线索的高度警觉）相关。

<h2 style="text-align:center">参 考 文 献</h2>

[1] 赵钟辉，郭蓉娟，高维，等. 基于"虚气流滞"病机探讨抑郁症"炎症-线粒体损伤" 恶性循环假说 [J]. 北京中医药大学学报，2022，45（11）：1175-1181.

[2] 郭蓉娟. 论抑郁症"虚气流滞"病机 [J]. 北京中医药大学学报，2023，46（1）：5-11.

[3] 胡随瑜，张宏耕，郑林，等.1977例抑郁症患者中医不同证候构成比分析[J].中国医师杂志，2003（10）：1312-1314.

[4] 熊霞军，胡志希，钟森杰，等. 基于数据挖掘的抑郁症中医证候分布及用药规律分析 [J]. 中医药导报，2020，26（14）：148-151，163.

[5] 许琳洁，郑瑀，施蕾，等. 产后抑郁的中医证型和方药规律 [J]. 世界中医药，2017，12（7）：1583-1586.

[6] 郭蓉娟，于淼，王嘉麟，等. 抑郁症中医证候要素辨证量表研究 [J]. 北京中医药大学学报，2015，38（8）：561-565.

[7] 李世强，王玮，宋颖，等. 逍遥散合化痰通络汤加盐酸度洛西汀片治疗抑郁症的临床效果 [J]. 中国医药导报，2021，18（4）：111-114.

[8] 姚春枥，颜凡棋，覃燕琼，等. 加味四逆散联合草酸艾司西酞普兰治疗肝郁脾虚型抑郁症 [J]. 中医药临床杂志，2020，32（2）：303-306.

[9] 徐川，徐君逸. 小柴胡汤加减治疗抑郁症患者的临床疗效观察 [J]. 中医临床研究，2020，12（12）：32-34.

[10] 于春泉，李珠，徐一兰，等. 交泰丸合用盐酸氟西汀治疗抑郁症心肾不交证的临床疗效观察 [J]. 天津中医药，2020，37（3）：291-295.

[11] 方好，梁静涛，周媛，等. 化痰解郁颗粒对轻中度抑郁症（痰热扰心证型）的临床研究 [J]. 世界最新医学信息文摘，2019，19（8）：52-54.

[12] 李阳，郭蓉娟，赵钟辉，等. 醒脾解郁方对轻中度抑郁症肝郁脾虚证患者的临床疗效研究 [J]. 北京中医药大学学报，2021，44（1）：83-91.

[13] 王妮娜. 逍遥散合半夏厚朴汤加味联合氟哌噻吨美利曲辛片治疗肝郁脾虚型轻中度抑郁症30例临床观察 [J]. 甘肃中医药大学学报，2020，37（2）：57-60.

[14] 张富超，满加礼，林绍英，等. 益肾健脾针刺法辅助文拉法辛治疗产后抑郁症的疗效观察及对瘦素、孤啡肽水平的影响 [J]. 上海针灸杂志，2021，40（3）：309-314.

[15] 陈永新，李涛，韩亚琼，等. 乌灵胶囊联合米氮平对更年期抑郁症患者神经内分泌的影响 [J]. 中药药理与临床，2017，33（2）：200-203.

[16] 陈建波，肖凡. 巴戟天寡糖胶囊治疗轻、中度抑郁症的疗效观察[J]. 陕西中医，2016，37（8）：1029-1031.

[17] 李凌江，马辛. 中国抑郁障碍防治指南 [M]. 2 版. 北京：中华医学电子音像出版社，2015.

[18] 吴文源. 焦虑障碍防治指南 [M]. 北京：人民卫生出版社，2010.

[19] 尹一淑，刘军莲，王佳平，等. 抑郁症相关发病机制研究进展[J]. 医学综述，2022，28（12）：2368-2372.

[20] 王晶晶，张远，邹志礼. 惊恐障碍、广泛性焦虑障碍病因学对比研究进展 [J]. 实用医院临床杂志，2022，19（1）：181-184.

（郭蓉娟 段文喆）

第十一节　癫　狂

一、概述

　　癫狂属于中医神志疾病范畴，可分为癫证和狂证，因二者在一定条件下可相互转化，故常癫狂并称。癫证是由于先天遗传、后天失养、环境影响或情志所伤致痰气郁结，蒙蔽心窍，或脏腑功能失调，酿生痰浊，蒙蔽心神，或脏腑失养，神无所主，导致精神失常，临床表现以精神抑郁，表情淡漠，反应迟钝，沉默呆愣，喃喃自语，语无伦次，静而多喜，呆坐少动为特征的一类病证。狂证多因先天遗传、后天失养、情志过极所致的痰火瘀血，闭塞心窍，神机失用所致的精神异常，临床以精神亢奋，表情丰富，狂妄不羁，骂詈毁物，言多善动，动而多怒，坐卧不宁为特征的一类病证。

　　现代医学中精神分裂症、双相情感障碍躁狂发作的临床表现与本病类似者，可参考本节辨证论治。

二、病因病机

　　癫狂的发病一方面见于先天禀赋不足，后天失养，与元气虚损的关系较为密切，气血阴阳亏虚，神无所养，进而形神失调；另一方面多见于情志过极、饮食劳倦等所致的脏腑功能失调，气机逆乱，气、血、痰、湿、火闭塞心窍，进而导致神机失用，形神失控。二因虚实互感，互为加重，促进了癫狂的发生与发展。

　　（一）病因

　　（1）情志过极　七情，即喜、怒、忧、思、悲、恐、惊；五志，即神、魂、魄、意、志。情志是人体正常的精神活动，一般不会致病，但是若情志过极，超过了机体的调节能力，就会导致疾病的发生，包括精神活动异常和躯体不适。情志的过极对人体的影响，首先是导致气的功能失调，如《内经》所谓"怒则气上，喜则气缓，悲则气消，恐则气下，惊则气乱，思则气结"。气机不畅，一方面久郁气滞，"气行则血行，气滞则血瘀"，瘀阻脑络，气血不通，元神之府失于充养，则会出现精神异常，导致癫狂的发生；另一方面气机逆乱上扰神明，或夹杂痰浊瘀血阻塞脑络，脑神失养导致精神异常，再则思虑过度，损伤心脾，生化乏源，气血亏虚，元神失养而发癫狂；此外，猝受惊恐，损伤肝肾，或大怒伤肝，引动肝火，上冲犯脑，致使元神逆乱，发为癫狂，正如张元素所谓"五志过极皆从火化"，情志疾病多引起气机郁滞导致郁久化火，火扰神明，而出现情志异常，即《素问·至真要大论》所谓"诸躁狂越，皆属于火"。

　　若火郁日久，耗伤阴血，导致肝阴不足；或长期刺激，损伤心神，心失所养则疾病可由狂证转化为癫证。若癫证日久，痰浊瘀血闭塞不通，郁久可化火出现狂证的表现，因此二者在特定条件下可相互转化。

　　（2）饮食劳倦　过食肥甘膏粱厚味，损伤脾胃，酿成痰浊，复因情志过极化火暴涨，痰随火升，蒙蔽脑窍，导致脑神失养而发癫狂；或素有饮酒过多，损伤脾胃，酿生湿热，蕴结胃肠，腑气不通，腑热上冲，扰动元神而发病。饮食不节多易生痰、生火、生湿，痰、火、湿是诱发癫狂的主要病理因素，《景岳全书·癫狂痴呆》云："癫病多由痰气，凡气有所逆，痰有所滞，皆能壅闭经络，格塞心窍。"《素问·宣明五气》云："邪入于阳则狂，邪入于阴则痹，搏阳则为巅疾。"

　　（3）禀赋不足　因禀赋异常，或胎儿在母腹中有所大惊，胎气被扰，升降失调，阴阳失衡，致使元神虚损，生后一有所触，则气机逆乱，而发为本病。

　　（4）体质虚弱　素体亏虚，或久病失养、劳欲过度，或年老体弱，出现心脾两虚，可致气血不足，正所谓"血气者人之神也"，神失所养而癫病乃作。另外，年老体衰，先天不足，房劳过度，久而及肾，肾气渐衰。肾为先天之本，为身体阴阳之根本，肾阳对人体五脏六腑起温煦生化作用，肾阴对五脏六腑具有滋养柔润作用。肾阳虚，则脾阳随之而虚，发为脾肾阳虚，阳虚神机失用则癫证乃作；肾阴亏，则肝阴、心阴随之亦亏，心神失于濡养，发为心肾阴虚，或肝肾阴虚，阴虚则内热，虚热扰神则狂证乃作。

（二）病机

（1）发病　癫狂的发病是以"元气亏虚"为主要因素；以负性生活事件引起的情志过极为触发因素，即发病的外因。二因相互作用，打破机体身心平衡的稳态、超过机体自我复原能力而发病。

（2）病位　癫证的病位初期多涉及肝、心、脾、肾，但与脑亦有密切关系，若疾病继续发展，则病变涉及心、脾、肾、脑，但以心、脑为主要病位；狂证病位涉及肝、心、脑、肾、脾、胃。

（3）病性　本证初病多实，渐至虚实夹杂，久则以虚为主，虚中夹实。

（4）病势　本证多以先天禀赋或素体虚弱为本，情志过极为诱发因素。癫证多起病缓慢，渐进发展，以脏腑气血阴阳亏虚为本，痰瘀为标；狂证多起病较急，病程较短，气、痰、火、瘀为疾病发生、发展的主要病理因素，病久则易形成本虚标实之证，则病情缠绵难愈。

（5）病机转化　总之，癫狂的病因有两个方面，情志过极，以及先天不足、后天失养。其病机主要为二因相互胶着、相互裹挟、相互积损，恶性循环，推动疾病渐进式加重。癫证多以虚为主，虚中夹实，狂证多以实为主，气、痰、火、瘀为主，病久可致脏腑亏虚，由实致虚，或实中夹虚。

三、诊断与鉴别诊断

（一）诊断

1）癫证以情志抑郁、表情淡漠、反应迟钝、语无伦次或喃喃自语、静而少动或静而多喜为主要症状；狂证以精神亢奋、表情多变、狂躁刚暴、喧扰不宁、毁物打骂、动而多怒为主要症状。

2）病人有癫狂家族史，或脑外伤史，或情志过极病史，或暴受惊恐，或突遭变故，或思虑过度，或悲忧伤神等。

3）不同年龄和性别均可发病，但以青年人群多见。

4）社会功能严重受到影响。

5）排除药物、中毒等原因所致癫狂可能；无其他病证的症状及体征。

阳性症状评定量表、阴性症状评定量表、简明精神状态检查量表、杨氏躁狂状态评定量表、汉密尔顿抑郁量表测定有助于癫狂的诊断及严重程度的评估。

（二）鉴别诊断

（1）癫狂与痫病　痫病是以突然仆倒、不省人事、两目上视、口吐涎沫、四肢抽搐为特征的发作性病证，多能自行缓解，有反复发作的表现，每次发作症状表现几乎相似，与本证不难鉴别。

（2）癫狂与谵语、郑声　谵语以神志不清、言语凌乱为特征；郑声是疾病晚期出现的神志不清、不能自主、语声低怯、断续重复而语不成句的垂危征象，与癫狂之神志错乱、喃喃自语、出言无序或躁狂骂詈自有不同，二者与癫狂最主要的鉴别要点是，是否存在神志不清，即意识障碍，有明显的定向力障碍。

（3）癫狂与脏躁　脏躁多发于青中年妇女，在精神因素的刺激下呈间歇性发作，在不发作时可如常人。而癫证则多发于青年，男女均可发病，早期多不易被发现，呈渐进式发展，病程多迁延，极少能自行缓解。脏躁多发于妇人，症见"喜悲伤欲哭，象如神灵所作，数欠伸"，与狂证的猛烈刚暴的症状较易区别。

四、辨证论治

(一)辨证要点

(1)辨癫证、狂证 癫证是以精神抑郁,表情淡漠,反应迟钝,沉默呆愣,喃喃自语,语无伦次,静而多喜,呆坐少动为特征的一类病证,多为阴性表现。若失治误治病情进一步发展,可出现意志减退、沉默寡言、不修边幅,逐渐丧失学习、生活和工作能力。病情更甚者,可出现淡漠不知、终日闭户、不知饥饱。狂证是以精神亢奋,表情丰富,狂妄不羁,骂詈毁物,言多善动,动而多怒,坐卧不宁为特征的一类病证,以兴奋的阳性表现为主,病情若进一步发展可出现气力逾常、登高而歌、弃衣而走等表现,严重危害社会秩序,甚至出现自伤、伤人表现。

(2)辨脏腑 癫狂是以神志异常为主要表现的病证,这与中医的"心主神明"关系最为密切,因此其病位在心。若出现表情丰富,反应迅速,嬉笑无常,兴奋话多,或狂躁愤怒,或出现精神抑郁,胸胁不舒,多动少静,坐立不安,或胸满烦惊,恐惧紧张,病位在肝、胆;若兼愁思忧虑,不思饮食,反应迟钝,神疲乏力,则病位在脾;若兼沉默呆愣,腰膝酸软,畏寒,面色晦暗,小便清长,阳痿早泄,则病位主要在肾。

(3)辨虚实 狂证起病较急,病程较短,临床以精神亢奋,表情丰富,狂妄不羁,骂詈毁物,言多善动,动而多怒,坐卧不宁为特征,新病多为痰、瘀、火、气等实证,久病兼见气阴不足或阳虚之证。癫证起病隐袭,病程较长,或由狂证转化而来,临床表现以精神抑郁,表情淡漠,反应迟钝,沉默呆愣,喃喃自语,语无伦次,静而多喜,呆坐少动为特征,癫证新病以肝郁、气滞、血瘀、痰浊和火邪等实证为主,久病则以心、脾、肾的虚证为主。

(二)治则治法

癫狂的病机主要为本虚标实,治则当以补虚泻实为主。治疗当注意辨别标本虚实,注重虚实兼顾之大法,急性期以实证为主,当以理气、活血、清热、化痰、祛湿为主以治其标;迁延期多虚实夹杂,补虚不忘祛实,要标本兼顾;缓解期以虚证为主,治疗当以健脾胃、养肝肾、调阴阳为主以治其本;气、痰、火、瘀是发病的主要病理因素,因此祛实必须贯穿治疗始终,但临床根据实际情况当分清矛盾主次。用药勿过辛苦燥烈,以免耗气伤阴,滋补勿过滋腻,以免生痰生湿。

(三)分证论治

1. 癫证

(1)痰气郁结证

【证候】精神抑郁,表情淡漠,沉默呆愣,反应迟钝,时时太息,语无伦次,或喃喃自语,多疑多虑,秽洁不分,不思饮食;舌质淡暗,苔白腻,脉弦滑。

【病机分析】素体郁滞,或七情过极,或因病而起,导致肝气疏泄失常,气机郁滞,气滞则水停,津液水湿停蓄而为痰,或因肝郁克脾,脾失健运,水湿内停,久而酿生痰浊,"痰属阴而常静,故有结聚之坚",痰为阴邪,痰气结聚,迷于心窍,蒙闭神机,则神机失用而为癫证,故见情感淡漠、沉默呆愣,反应迟钝,语无伦次;肝气郁滞不畅则精神抑郁,时时太息;肝藏魂主疏泄,肝失疏泄则多疑;脾主思,脾失健运则多虑,肝郁克脾,脾失健运则不思饮食,或痰浊中阻则不思饮食;舌质淡暗,苔白腻,脉弦滑为痰气郁结之象。

【治法】理气解郁,化痰开窍。

【方药】顺气导痰汤加减。方中半夏、陈皮、茯苓、胆南星合用以理气化痰;枳实、木香、香附配伍以行气解郁;生姜、甘草调和诸药,健脾和胃;石菖蒲、远志、郁金化痰开窍。诸药相伍,共奏理气解郁、化痰开窍之功。

【加减】痰浊甚者,可加用控涎丹,临卧姜汤送下。若痰浊壅盛,胸膈瞀闷,口多痰涎,脉滑大有力，形体壮实者可暂用三圣散取吐，劫夺痰涎，盖药性猛悍，自当慎用。倘吐后形神俱乏，宜以饮食调养。如神思迷惘，表情呆钝，言语错乱，沉默呆愣，舌苔白腻，为痰迷心窍，用苏合香丸。如不寐易惊，烦躁不安，舌红苔黄，脉滑数者，可加入黄连、生石膏、煅青礞石；若病程日久，舌质紫暗或有瘀点、瘀斑，脉弦涩，加丹参、郁金、川芎。

（2）心脾两虚证

【证候】神思恍惚，多思独处，善恐易惊，心悸不宁，恶声畏光，善悲欲哭，肢体困乏，倦怠懒言，纳差，面色苍白；舌淡苔薄白，脉细弱无力。

【病机分析】本证或因素体亏虚，或因劳心思虑不解，耗伤心脾，气血两虚，血不养心，神不内守而见神思恍惚，多思独处，心失所养则心悸不宁，善恐易惊；气血亏虚，肝失所养，肝阴不足则恶声畏光，或郁滞不畅则善悲欲哭；又心主脉，其华在面，心血虚则面不华，或苍白，血不养肝，头晕眼花；脾虚不运则纳差，气血乏源，肢体困乏，倦怠懒言。舌淡苔薄白，脉细弱无力为心脾两虚之证。

【治法】补益心脾。

【方药】归脾汤加减。方中党参、黄芪、白术、甘草甘温补益脾气；茯神、酸枣仁、龙眼肉甘平养心安神；当归、甘温酸苦而生心血，补心气而安神；木香理气醒脾，补而不滞，远志交通心肾而定志宁心。本方养心与益脾并进，益气与养血相融。

【加减】若兼见畏寒蜷缩，卧姿如弓，小便清长，下利清谷者，属肾阳不足，应加补骨脂、巴戟天、肉苁蓉等；兼心气耗伤，营血内亏，悲伤欲哭者，仿甘麦大枣汤之意加淮小麦、大枣。

（3）气滞血瘀证

【证候】情绪躁扰不安，行为紊乱，哭笑无常或呆滞少语，妄想离奇，猜疑多端，面色灰暗，胸闷刺痛，妇人经期腹痛，经血紫暗，舌质紫暗有瘀斑，苔薄白或薄黄，脉弦涩或细涩。

【病机分析】情志所伤，肝郁气滞，气病及血，血行不畅而成气滞血瘀，瘀阻经脉，蒙闭心脑，清窍失聪，故见情绪躁扰不安，行为紊乱，哭笑无常，或呆滞少语，妄想离奇，猜疑多端；气滞血瘀，血液不能上承，则面色灰暗；瘀阻胸胁则胸闷刺痛；瘀阻胞络，则妇人经期腹痛，经血紫暗；舌质紫暗有瘀斑，苔薄白或薄黄，脉弦涩或细涩，皆为气滞血瘀之证。

【治法】疏肝通络，活血祛瘀。

【方药】血府逐瘀汤加减。方中桃红四物汤活血化瘀而养血，四逆散行气活血而疏肝，桔梗开肺气，载药上行，合枳壳则升降上焦之气而宽胸，二者合用，一升一降，宽畅胸中气机，以行气活血，助桃红四物汤活血祛瘀而行滞。同时，助四逆散解郁行滞，条达气机，以达气行则血行之功。郁金疏肝理气，行血脉之滞。与石菖蒲、远志共用以理气血，化瘀浊而开窍醒神。

【加减】若兼热者可加黄芩、通草以清之；兼寒者加干姜、炮附子助阳温经；若以忿怒、忧郁为主，当重用柴胡，加合欢皮、合欢花以疏肝解郁；若兼大便干结，则加大黄后下。

2. 狂证

（1）痰火扰神证

【证候】起病常先有性情急躁，头痛失眠，两目怒视，面红目赤，突然狂暴骂詈，躁扰不宁，逾垣上屋，不避亲疏，或毁物伤人，或哭笑无常，登高而歌，弃衣而走，不食不眠，烦渴多饮，大便干结，小便黄赤；舌质红绛，苔多黄腻，脉弦滑数。

【病机分析】五志过极皆从火化，携阳明痰热，上扰清窍则性情急躁，头痛失眠，痰火扰神，神机逆乱则狂暴骂詈，躁扰不宁，逾垣上屋，不避亲疏，或毁物伤人，或哭笑无常，登高而歌，弃衣而走；火热内盛则烦渴多饮，火热炼化津液则小便黄赤，火盛津伤，大肠失于濡润，则大便干结。舌质红绛，苔多黄腻，脉弦滑数，为痰火内盛之象。

【治法】镇心涤痰，清肝泻火。

【方药】生铁落饮。本方以生铁落重镇平肝，降逆泄火；钩藤平肝风除心热而泄火；橘红、胆南星、贝母等涤痰化浊；石菖蒲、茯神、辰砂、远志豁痰宣窍，宁心复神；麦冬、玄参、天冬、连翘养阴清热，化瘀解毒。

【加减】痰火壅盛而舌苔黄腻垢者，可加礞石、黄芩、大黄，再用安宫牛黄丸；脉弦实，肝胆火盛者，大便干结，可用当归龙荟丸清肝泄热通便；烦渴多饮，加生石膏、知母清热生津；若神志尚清，烦躁失眠，痰热未尽则可用温胆汤合朱砂安神丸清热化痰安神。

（2）火盛伤阴证

【证候】狂证日久，病势较缓，时作时止，精神疲惫，紧张焦虑，烦躁不眠，形瘦面红，五心烦热；舌质红，少苔或无苔，脉细数。

【病机分析】狂证日久，火热伤阴耗气，或治疗不当，损伤气阴，气阴两伤则精神疲惫，阴虚内热，火热扰神则紧张焦虑，烦躁不眠，形瘦面红，五心烦热；舌质红，少苔或无苔，脉细数为阴虚内热之证。

【治法】滋阴降火，安神定志。

【方药】琥珀养心丹合黄连阿胶汤加减。方中黄连、牛黄、黄芩以清心泻火；生地黄、阿胶、当归身、生白芍滋阴养血共为主药，辅以生龙齿、琥珀、朱砂重镇潜阳，镇心安神；人参、茯神木、酸枣仁、柏子仁、远志、石菖蒲养心安神定志；炙甘草调和诸药，是为使药。

【加减】阴虚内热，痰火未平，舌苔黄腻，舌质红，加胆南星、天竺黄、生石膏；口渴心烦，失眠多梦，舌质红，苔少或剥苔为阴虚内热之象，可重用生地黄、玄参、麦冬等滋阴清热之品；心火亢盛者，加朱砂安神丸；睡眠不安者，加孔圣枕中丹。

（3）痰瘀互结证

【证候】狂证日久不愈，面色晦滞而秽，情绪躁扰不安，多言无序，恼怒不休，甚至登高而歌，弃衣而走，妄见妄闻，妄思离奇，头痛，心悸而烦；舌质紫暗或有瘀斑，苔少或薄黄而干，脉弦细或细涩。

【病机分析】狂证日久不愈，必有痰浊、瘀血内留，痰瘀凝滞不通，使得脑气和脏气不相连接，痰浊瘀血阻塞心窍则妄见妄闻，妄思离奇，或痰瘀日久化火，痰火内盛则情绪躁扰不安，多言无序，恼怒不休，甚至登高而歌，弃衣而走，头痛，心悸而烦；舌质紫暗或有瘀斑，苔少或薄黄而干，脉弦细或细涩为痰瘀互结之象。

【治法】豁痰化瘀，调畅气血。

【方药】癫狂梦醒汤加减。癫狂梦醒汤以桃仁苦泄血滞，甘缓益肝生血，逐瘀润燥为君药；赤芍能散邪，行血中之滞，破瘀血，与苦平之柴胡平肝胆三焦包络的相火，升清阳散结气，宣畅气血；又以大腹皮下气宽中，陈皮导痰消滞利水，解郁除烦；青皮疏肝胆，泻肺气，破坚癖，散滞气积结；苏子行气宽中，开胃益脾，桑皮降气散血，泻肺火，去水气，利水道；半夏消结满寒痰，体滑性燥，能走能散，和胃健脾，除湿化痰，为下逆气湿痰之要药，共为臣药；甘草生用可泻心火，缓急，调和诸药，通行十二经，解毒而为佐；通草降心火，清肺热，通利九窍血脉关节，去烦热而为使。诸药相合共奏豁痰化瘀、通神利窍之功。

【加减】郁热明显者，加生石膏、黄连、黄芩；有蓄血内结者，加服大黄䗪虫丸祛瘀生新，攻逐蓄血；不饥不食者，加白金丸；兼寒者加干姜、附子。

（四）其他疗法

1. 针灸治疗

（1）痰气郁结证　取穴：百会、四神聪、人中、印堂；配穴：太冲、合谷、丰隆、脾俞。如痰气郁结化火加太阳、曲池、耳尖放血。操作：人中用雀啄法，以眼睛湿润为度，其余穴位针刺用泻法。每日1次，每次留针30分钟，每隔10分钟行针1次。

（2）心脾两虚证　取穴：百会、四神聪、人中、印堂；配穴：内关、神门、心俞、脾俞、膈俞。操作：人中用雀啄法，以眼睛湿润为度，其余穴位用补法，每日1次，每次30分钟，留针期间10分钟行针1次。

（3）气滞血瘀证　取穴：百会、神门（双侧）、大陵（双侧）、内关（双侧）、膻中、三阴交（双侧）、太冲（双侧）、膈俞；操作：以泻法为主。每日针 1 次，每次留针 30 分钟，每隔 10 分钟行针 1 次。

（4）痰火扰神证　取穴：大椎、百会、人中、鸠尾；配穴：丰隆、太阳、曲池、耳尖、行间。操作：针刺用泻法。人中用雀啄法，以眼睛湿润为度，太阳、曲池、耳尖放血，每日放血一次，两侧穴位隔日取一次，其余穴位每日 1 次，每次留针 30 分钟，留针期间 10 分钟行针 1 次。

（5）火盛伤阴证　取穴：大椎、百会、人中、鸠尾；配穴：太溪、三阴交、曲池、行间。操作：人中用雀啄法，以眼睛湿润为度，太溪、三阴交用补法，其余穴位用泻法，每日 1 次，每次 30 分钟，留针期间 10 分钟行针 1 次。

（6）痰瘀互结证　取穴：大椎、百会、人中、鸠尾；配穴：太冲、丰隆、血海、膈俞；操作：涌泉、人中快速强刺激不留针，其余穴位用泻法，每日 1 次，每次 30 分钟，留针 10 分钟行针 1 次。

另外，还可以采用对症治疗，如幻听用中渚、听宫；幻视用鱼腰；妄想明显加中脘、膻中、神庭、神门；兴奋躁动明显，可在约束情况下给予五心穴（双涌泉、劳宫穴和百会穴）针刺，强刺激不留针。

2. 中医心理治疗

（1）情志相胜疗法　以五行相胜理论为基础，首见于《内经》，朱丹溪对其进行了发展，如《丹溪心法》中曰："五志之火，因七情而起，郁而成痰，故为癫……宜以人事制之，非药石所能疗也，须诊察其由平之……喜伤于心者为癫，以恐胜之，以怒解之；忧伤于肺者为癫，以喜胜之，以恐解之；思伤于脾者为癫，以怒胜之，以喜解之；恐伤于肾者为癫，以思胜之，以忧解之；惊伤于胆者为癫，忧胜之，以怒解之；悲伤于心包者为癫，以恐胜之，以怒解之"等。

（2）顺情疗法　为华佗所创立，根据病人喜好来治疗，即病人喜好什么，就给予什么，"病者之乐慎勿违背，亦不可强抑之也"。

（3）言语开导疗法　是指根据患者的病情运用言语开导的方法来治疗精神类疾病，如《灵枢·师传》中说："告之以其败，语之以其善，导之以其所便，开之以其所苦，虽有无道之人，恶有不听者乎。"

五、转归与预后

早发现，早诊断，早治疗是改善预后的关键。按照中医相关理论，预后的关键在于脏腑功能失调的程度及其病理产物郁积的程度，因此在疾病不同阶段需要采用不同的治疗方法，或祛实，或补虚，或消补兼施。该病有很高的复发风险，坚持用药是预防复发的关键，切忌中病即止，要治病求本，使机体阴阳平衡，从而精神乃治。此外针对具体情况，解除情志致病的原因，对本病的预后也有重要帮助，减少情绪刺激对癫狂患者非常重要，若病情反复发作或波动，则致病情迁延难愈，病程延长。

六、护理与调摄

癫狂之病需重视精神调摄，避免精神刺激。加强母孕期间的卫生，避免受到惊恐等精神刺激。同时注意幼儿的发育成长，一旦发现有精神异常表现，应尽早找专科医生诊治，早期治疗。

正确对待病人的病态表现。不应讥笑和讽刺病人，鼓励病人参加社会交往、读报、听收音机或看轻松娱乐性电视，移情易性。对于有适应环境能力的病人，其合理要求尽量满足，其不合理要求应耐心解释，并注意采用七情相胜法调节。对重症病人应严密观察和看护，对打人、骂人、自伤、毁物等行为，及早采取防护措施，将危险品，如刀、剪、绳索、药品等远离患者，防止发生意外。

癫狂患者应注意营养搭配，应以蔬菜和营养丰富的鱼、水果、瘦肉、乳类为宜，注意荤素搭配，但肉类不可摄入过多，尤其是产热多的肉食，如羊肉、驴肉、鹅肉等，忌食生冷、辛辣、油腻之物，以及禁烟限酒等，建立良好的生活作息习惯。运动宜适量，练习太极拳、八段锦、气功等有助于调动患者的注意力，增强治疗效果。

七、医论提要

传统中医学理论对神志病的形成和发展具有独特的认识，在癫狂的防治中有重要意义。不同的医家对癫狂的病因有不同的认识，但综合来看其发病机制多在脏腑功能失调的前提下，出现气、火、痰、瘀、虚的病理产物，从而诱发精神症状，但由于个体差异的存在发病机制可能并不相同，或肝气郁滞，或气郁化火，或痰蒙神窍，或痰热内扰，或痰瘀互结，或虚实夹杂，针对上述病机，不同医家提出了不同的治法，具体论述如下，为癫狂的治疗提供参考。

（1）从痰论治癫狂　痰作为癫狂的致病因素尤为历代医家所重视。古人云："百病皆因痰作祟""怪病多痰"，后世医家多遵从此治疗方法，如朱丹溪所云："癫属阴，狂属阳……大率多因痰结于心胸间。"张从正、张景岳、李中梓、喻嘉言、陈士铎等医家亦是如此。更有清代郭传铃著有《癫狂条辨》一书，该书认为癫狂的核心病机是痰，因此从痰对癫狂的病因、病机、治法等方面进行了较为详细的论述，提出运用温中化痰法治疗癫证、清热化痰法治疗狂证，并对痰证的临床诊察方法进行了详细论述。治则上根据具体病情，或解郁化痰，或化痰开窍，或清热化痰，或温化寒痰，或化痰祛瘀，或补气化痰等，治疗方法包括涌吐法、泻下法、豁痰法、化痰法等，常用方剂包括生铁落饮、礞石滚痰丸、牛黄清心丸、安宫牛黄丸、三圣散、白金丸、宁志膏等不胜枚举，因此，从痰论治癫狂呆病是古今医家最为认可和推崇的方法，在当今仍有十分重要的借鉴意义。

（2）从血瘀论治癫狂　由于"肝藏血，血舍魂"，瘀血和精神障碍的关系即源于此，古今很多医家治疗精神类疾病多从血瘀论治，如张仲景的《伤寒论》中记载了很多从血瘀论治癫狂的方药，如抵当汤、抵当丸、桃核承气汤等；又如张从正在《儒门事亲》中，提出了以"气血流通为贵"的观点，运用"催生、下乳、磨积、逐水、破坚、泄气"等方法，使"陈莝去而肠胃洁，癥瘕尽而荣卫昌"，临床常用桃仁、红花、苏木、三棱、莪术等药物活血化瘀治疗精神类疾病。清代王清任是活血化瘀治疗癫狂的临床实践者，创立了通窍活血汤、癫狂梦醒汤等治疗癫证、狂证的独特方剂，使癫狂的治疗进入了一个新时期。

（3）从火热论治癫狂　火热和癫证、狂证的发生有着密切关系，是一个不可忽略的因素。从火热论治始于《内经》，发展于《伤寒杂病论》，后世医家多有推崇，如清代张璐在《张氏医通·神志门·狂》中详细记载了运用清热泻火方法治疗狂证，"上焦实者，从高抑之，生铁落饮。阳明实则脉伏，大承气汤去厚朴加当归、铁落饮。以大利为度。在上者，因而越之，来苏膏。或戴人三圣散涌吐，其病立安。后用洗心散、凉膈散调之。形证脉气俱实，当涌吐兼利。胜金丹一服神效。"临床上，很多清热泻火类的方剂被用于治疗癫证、狂证，如承气汤类、白虎汤、龙胆泻肝汤、礞石滚痰丸、栀连泻火汤、清心丹、泻子汤、牛黄泻心汤、苦参丸等，但火热在临床上当分实火、虚火、郁火、痰火、五脏之火等，作到具体问题具体分析。

（4）从气郁论治癫狂　《素问·举痛论》说："百病皆生于气也。"精神类疾病的发生更是如此，尤其是在癫狂的早期均有气机运行失常的表现，尤其是肝气郁滞更为常见，如明代医家戴元礼在《证治要诀》曾记载运用"专服四气汤"治愈癫证的案例，清代林珮琴在《类证治裁》记载运用"安神导痰汤"治疗"因郁怒而致癫"等，皆是从气郁论治。

（5）从调补脏腑论治癫狂　如前文所述，五脏和五神有着密切关系，脏腑亏虚导致神无所养而出现精神症状，因此古人治疗精神类疾病如癫狂等多从调补脏腑入手，这也是治本之所在。如《小品方》载远志汤"治中风心气不定，惊悸，言语谬误，恍恍惚惚，心中烦闷，耳鸣"，即通过调补心气而安神定悸来治疗癫证；再如孙思邈《备急千金要方·风虚惊悸》载："小镇心散，治心气不足，虚悸恐畏，悲思恍惚，心神不定惕惕然惊者。"亦是通过调补心气来治疗癫证的。元代危亦林在《世医得效方·癫狂》中记："加味逍遥丸，治癫疾，歌唱无时，逾墙上屋……服后病退，用平胃散内减厚朴三分之二，加生苍术二倍，川升麻、苍术等一半，水一盏半，煎一盏，服之全安，须常服以绝其根。"即是通过调理肝脾来治疗癫狂疾病。清代陈士铎在《石室秘录·癫症》指出"癫病之生也，多生于脾胃之虚寒，脾胃虚寒，所养水谷，不变精而变痰，痰凝胸膈之间不得化，流于心而癫症生矣"，提出了"脾胃虚寒"是癫证发病的根本原因，主张"补脾胃之气"，方用"归神汤"，同时提出了寒证发狂，采用温化寒痰之法治疗狂证，方用"速救寒狂丹"。

（6）从调补气血论治癫狂　气血和神志有着密切关系，气血亏虚不能养神可出现癫狂的表现，因此调补气血可治疗此类病症，如孙思邈在《千金翼方》中曾记载"十黄散，治五脏六腑血气少，亡魂失魄，五脏觉不安，忽忽喜悲，心中善恐怖，如有鬼物，此皆发于大惊及当风从高坠下落水所致悉主之方"；《备急千金要方·风虚惊悸》曰："小镇心散，治心气不足，虚悸恐畏，悲思恍惚，心神不定惕惕然惊者""定志小丸，治心气不定，五脏不足，甚者忧愁悲伤不乐，忽忽善忘，朝瘥暮剧，暮瘥朝发狂眩方"；清代陈士铎在《辨证论》里亦记载运用调补气血的方法治疗癫证，"人有思虑过度，耗损心血，遂至癫疾……方用归神汤"，即通过调补气血来治疗癫证、狂证。其他代表性的方剂有丁凤《医方集宜》中的"补心汤"，《寿世保元》中的"养血清心汤"，《医学心悟》中的"河车丸"，以及《类证治裁》中的"滋阴安神汤"等。

（7）从外风论治癫狂　从外风论治癫狂始于秦汉时期，唐宋时期较为盛行，如《备急千金要方》的"大续命散""排风汤""八风散"，《太平圣惠方》的"防葵散"，《圣济总录》的"麻黄丸"等方剂就是祛风法的重要代表，后世很少有从外风论治的医家，对此也多有褒贬。据文献记载，唐宋之前从外风立论治疗精神类疾病是否完全是一种错误，在当今仍然是一个需要考虑的问题。如果从外风立论完全就是一种错误，那么临床必然无效，必然会被众多医家所抛弃，事实上他们被大量记载在古籍文献中，说明从外风治疗癫狂必然有其合理性，故应探讨古人应用风药的原因，这就需要从风、风邪和风药的作用特点入手，一是风药能去除外邪，外感性、传染性疾病在发病过程中可出现精神障碍，即类似于癫狂的表现，这在《伤寒杂病论》中多有记载，应用风药可祛除外邪，恢复神志，故要用风药。二是风药具有升阳开泄的特点，即"风升生"，可调节气机升降，故临床中的很多治法均需要用到风药，如透热转气、逆流挽舟、提壶揭盖、通达表里、宣通上下、入络透邪、开郁调情等，李杲在很多补益方剂中加入风药即是如此。近代有部分医家考虑从肺论治精神障碍，亦多源于此。

（8）安神定志疗法治疗癫狂　神志不宁是癫狂的常见表现，但安神定志疗法多在上述大法的基础上配合应用，或祛邪安神，或补益安神，或镇定安神，如《普济方》的"七宝镇心丸"，《寿世保元》中的"抱胆丸"，《医学入门》中的"惊气丸"，《普济方》中的定心丸等皆是此法的代表方剂。当然亦有单独应用安神定志法治疗的，如汉代华佗《中藏经》中记载应用补心丹治疗狂证："补心丹，治因惊失心，或思虑过度，心气不宁，狂言妄语，叫呼奔走。常服一粒，能安魂魄，补心气，镇神灵。"该方虽曰补心实为镇心安神之法。

八、现代研究

现代医学的双相情感障碍、精神分裂症，均属于癫狂的范畴，尤其是精神分裂症，被现代中医学者一致认为可归属于癫狂范畴。精神分裂症是精神科临床常见的重症类精神疾病，具有很高的致残率，为大家所重视。双相情感障碍有抑郁发作和躁狂发作两种表现形式，抑郁发作类似于癫证，而躁狂发作类似于狂证，因此双相情感障碍应归属于癫狂，双相情感障碍具有高复发率、高共病率、高自杀率和高物质滥用率的特点，是目前精神科临床最为困惑的疾病之一，二者均是近现代精神科研究的重点。

（一）病机研究

中医学认为，精神分裂症的发病多受先天禀赋、体质、七情、社会以及他病因素的影响，病位涉及肝、脾、心、肾，其发病机制多在上述病因条件下诱发脏腑功能失调，进而导致机体产生气、火、痰、瘀、虚的病理产物，从而诱发精神症状，但由于个体差异的存在发病机制可能并不相同，或肝气郁滞，或气郁化火，或痰蒙神窍，或痰热内扰，或痰瘀互结，或虚实夹杂。尽管如此，由于本病的症状和病机过程复杂，涉及多个系统，易与其他疾病合病，故在历史中形成了众多理论流派，而至今缺乏提纲挈领的认识。

精神疾病的五神辨治方法正是在这一背景下提出的。贾竑晓教授认为[1]精神症状对于精神类疾病十分重要，是诊断不同精神疾病的基础，每一个精神系统疾病都有自己核心的精神症状，这一核心的精神症状是区别于不同精神疾病的关键。精神症状对于中医诊治精神类疾病有着同样重要的意义，精神症状可单独作为辨证的依据，如《素问·至真要大论》曰："诸躁狂越，皆属于火。"这里的"躁、狂、越"就指的是精神症状，依据此辨证的结果是火热证，因此贾竑晓教授根据多年临床实践经验提出了基于精神症状的中医五神辨治体系，认为精神分裂症的核心病机为肾虚肝旺，不同时期其矛盾的主次可能发生变化，但不离肾虚肝旺之本质。贾竑晓教授认为精神分裂症的发病，其本在肾，发于心肝，失调于脾胃，祸乱于痰、火、瘀，迁延于脾肾之虚，风、火、痰、瘀为其标，虚为其本。

精神分裂症前驱期患者的认知功能缺陷相对突出[2]，此时当以肾虚为主，肾虚肝失所养，肝气疏泄失常，肝气郁滞则情绪抑郁，肝郁化火则烦躁、焦虑、各种躯体不适和失眠，若肝失养日久，持续不能得到滋补，肝血肝阴亏虚明显不能舍魂，肝魂妄动，部分患者就会出现轻微的阳性症状或者短暂的精神病，因此精神分裂症前驱期的核心病机为肾虚肝旺，但不同时段、不同人群在肝和肾的病机特点上亦存在差异，或偏于肾精亏虚，精不舍志，或偏于肝魂妄动。在急性发作期，患者以突出的幻觉、妄想等阳性症状为主，肝魂妄动就更加明显，多表现为实证，可见肝火炽盛，魂升魄动，精神不宁，行为异常，或见肝木横逆犯脾，脾虚运化失常，痰浊内生，痰蒙神窍，或痰随肝风、肝火上扰心神，形成痰火扰心的病证，此时患者除幻觉、妄想症状外，还会伴随行为异常，如兴奋、躁动等表现，即中医所谓狂证的表现，如突发性的狂躁刚暴，喧扰不宁，骂詈狂叫，气力倍增，打人毁物，动而多怒等；或者痰随风动，但尚未化火，蒙蔽心神，神无所主，出现癫证的表现，精神抑郁，表情淡漠，沉默痴呆，反应迟钝，语无伦次，静而少动，或呆病的表现，终日闭户独居，不言不语，不饮不食，或口中喃喃，忽笑忽歌，忽愁忽哭。若肝火、痰火过耗肝肾之阴，或肝肾之阴本亏日久，阴损及阳，脾肾阳虚，五脏失养，神无所主，则疾病进入衰退期，临床出现虽然类似于"癫证"和"呆病"，但本质却有着很大的差别，此时以虚为主，同时伴随着实证，形成虚实夹杂的局面，疾病更加缠绵。

有部分病例，起病隐袭，无阳性症状，以逐渐加重的认知功能衰退和社会退缩为主要表现，此种病例多源于先天肾精不足，精不舍志，加之后天脾胃失养，不能化生营血，营不舍意，志意无所用，又因脾胃运化失司，痰浊内生，痰蒙心神，神失所用，癫证乃作，日久顽痰胶固，呆病乃现。

（二）证候及证候要素研究

2002 年，李炜东[3]等对 109 例住院的精神分裂症患者进行了中医辨证分型研究，发现精神分裂症的常见证候为痰湿内阻型、痰火内扰型及心脾两虚型 3 类。

2011 年，张宏耕[4]等在全国 10 个调查点对 990 例精神分裂症患者进行了中医辨证及证候指标调查研究，结果发现精神分裂症患者存在 16 种证候类型，其中最常见的中医证候有 5 种，分别为痰火内扰证、心脾两虚证、肝胆火盛证、阴虚火旺证和肝郁犯脾证。

赵永厚[5]等对 220 例慢性精神分裂症患者进行中医证候研究，结果显示常见证候有 6 类：气滞血瘀型、痰湿内阻型、心脾两虚型、火盛伤阴型、肝郁脾虚型、心肝火炽型。2021 年中国中西医结合学会精神疾病专业委员会在贾竑晓教授的主导下发布了《精神分裂症中医证候辨证分型标准专家共识》，将精神分裂症的中医证候分为 6 种：痰火上扰证、阳明腑实证、气滞血瘀证、肾虚肝旺证、心脾两虚证、脾肾阳虚证。

贾竑晓团队[6]以证候要素为核心，拟定证候要素辨证量表，常见的中医证候要素为气虚、气滞、阴虚、阳虚、火热、痰、血瘀，对精神分裂症中医辨证标准的规范化作出了有益的探索。

（三）指南共识研究

近年来，在诸多学者的共同努力下，与癫狂相关中医诊断和治疗指南陆续发布，为临床研究提供了规范和参考。如中华人民共和国中医药行业标准《中医内科病证诊断疗效标准》中有关癫证、狂证的诊断依据、证候分类及疗效判定标准；中华中医药学会神志病分会牵头制定的《神志病中西医结合临床诊疗指南》中包含癫证、狂证的诊疗指南。上述文献均可为癫狂的诊疗提供参考。

（四）辨证论治研究

（1）从痰论治　林琪家[7]对古今文献进行研究发现，痰是癫狂的共同致病因素，认为"痰迷心窍"是癫狂的关键病机，突出"化痰开窍"是癫狂的主要治法。

韩耀辉[8]等利用加味温胆汤治疗癫狂治疗 36 例，结果显示总有效率为 69.4%，说明化痰法治疗癫狂可行。

徐义勇等[9]对温胆汤改善精神分裂症进行机制研究发现，温胆汤或可通过降低精神分裂症模型大鼠海马组织 PI3K、Akt、mTOR 蛋白磷酸化和 PI3K、Akt、mTOR mRNA 表达，从而调控 PI3K/Akt/mTOR 信号通路治疗精神分裂症。

（2）从血瘀论治　刘小军[10]等用癫狂梦醒汤加减治疗难治性精神分裂症 50 例，结果发现与氯氮平组相比，癫狂梦醒汤联合氯氮平治疗有助于改善临床症状，提高认知能力，且安全可靠，是值得推广借鉴的治疗方法。

李岩[11]等用癫狂梦醒汤联合氯丙嗪治疗精神分裂症 171 例，结果发现癫狂梦醒汤联合氯丙嗪治疗精神分裂症临床疗效显著，值得临床推广应用。

林虹等[12]观察癫狂梦醒汤加味后治疗精神分裂症的疗效，结果发现经加味癫狂梦醒汤治疗后患者血清脑源性神经营养分子（BDNF）水平明显升高，几乎能达到正常对照组水平。

另一项研究[13]则发现可以增加 Th1 细胞分泌的白细胞介素-2（IL-2）的水平，并且可以抑制 Th2 细胞分泌的白细胞介素-6（IL-6）水平，这样就可以调节 Th1/Th2 平衡，从而逆转了 Th1/Th2 漂移，进而缓解精神分裂症症状，以达到治疗精神分裂症的目的。

（3）从火热论治　刘贵成[14]通过解郁宁心汤治疗癫狂 100 例，结果发现其有效率为 96%，治疗癫狂疗效显著，值得临床推广使用。

魏绪华等[15]应用黄连解毒汤治疗精神分裂症的激越症状患者 160 例，结果发现，黄连解毒汤对精神分裂症有一定的治疗作用，中西医结合治疗精神分裂症优于单纯西药，并且毒副作用较小。

附1　精神分裂症

一、概述

精神分裂症（schizophrenia, Sch）是一组病因未明的重性精神障碍，具有认知、思维、情感、行为等多方面精神活动的显著异常，并导致明显的职业和社会功能的显著异常。其终身患病率为 11.9‰，中位数为 7.2‰[16]。我国精神分裂症终生患病率在 1982 年 12 个地区调查为 5.69‰，1993 年 7 个地区调查为 6.55‰[17]。

根据美国 DSM-5，首次将精神分裂症等疾病以谱系障碍进行分类，分为精神分裂症谱系及其他精神病性障碍，包括分裂型障碍、妄想障碍、短暂精神病性障碍、精神分裂症样障碍、物质/药物所致的精神病性障碍、由于其他躯体疾病所致的精神病性障碍、紧张证、其他特定的精神分裂症谱系及其他精神病性障碍、未特定的精神分裂谱系及其他精神病性障碍。

二、临床表现

大多数精神分裂症患者初次发病年龄在青春期至 30 岁，发病多隐匿，急性起病者较少。

（一）一级表现

精神分裂症的特征性症状为一级症状：评论性幻听、争议或议论性幻听、思维化声（思维冥想）、思维被广播、思维被夺、思维被插入、躯体被动体验、妄想知觉。

（二）前驱期表现

精神分裂症症状显著以前，患者常有一段时间表现不寻常的行为方式和态度的变化。这种变化比较缓慢，可能持续几个月甚至数年。精神分裂症最常见的前驱期症状表现为以下几个方面：①情绪改变，焦虑、抑郁、情绪不稳定、易激惹等。②认知功能改变，古怪或异常的观念，生活、学习、工作能力下降等。③感知改变，对自我和外界的感知改变。④行为改变，敏感多疑、社会活动退缩、兴趣下降或丧失。⑤躯体症状，多种躯体不适感，如头痛、睡眠和食欲改变、乏力等。由于这种变化较缓慢，可能持续几个月甚至数年，或者由于这些变化不明显，未给予特别的关注和干预，多是在回溯病史时才发现的。

（三）五维症状

五维症状即阳性症状、阴性症状、认知缺陷、攻击敌意、焦虑抑郁。

（四）充分发展的表现

常见症状为感知觉障碍，精神分裂症最突出的感知觉障碍是幻觉，以言语性幻听最为常见。妄想是常见到的症状之一，特点是内容离奇、逻辑荒谬、发生突然；泛化或具有特殊意义；患者常不愿暴露。以关系妄想、被害妄想多见，其他还有夸大妄想、疑病妄想、钟情妄想、嫉妒妄想、虚无妄想、非血统妄想、思维被洞悉感等。

（五）临床分型

1. 临床经典分型

（1）偏执型 临床上最为常见。以相对稳定的妄想为主，往往表现为多疑，内容荒谬离奇，多伴有幻觉。由于受到他们的妄想内容支配，患者可能使得问诊不能深入或者在问诊过程中出现敌意或者愤怒、不合作。本型发病年龄较其他类型相对晚些，多在青壮年、中年或更晚些。起病较缓慢，病初表现为敏感多疑，逐渐发展为明确的妄想内容。妄想范围可逐渐扩大，有泛化趋势。妄想内容以关系妄想、被害妄想最多见，绝大多数患者有数种妄想同时存在。幻觉以言语性幻听最常见，内容多使人不愉快。命令性幻听常常使得患者出现伤害他人或者自己的行为，这种症状应该视为精神科的急诊症状，需给予积极的控制和治疗。评论性幻听往往使患者不停地发出自语自笑、对空谩骂或用手紧捂双耳。内向性思维症状除表现为不暴露自己的病态体验外，大多数患者沉湎于幻觉或妄想体验之中，不与外界接触。部分患者发病数年后，部分工作能力尚能保存，往往不易早期发现。病情发展较其他类型缓慢，如治疗彻底，预后较好。

（2）青春型 历史上也被称为瓦解型，特征性症状包括分裂性行为和（或）言语，伴有不协调的情感反应。主要是青春期发病，起病多较急。临床主要表现：言语增多，内容荒诞离奇，思维松弛甚至破裂；情感喜怒无常，表情做作，好扮弄鬼脸；行为幼稚、愚蠢，常有兴奋性冲动。患者的本能活动（性欲、食欲）亢进，也可有意向倒错，如吃脏东西、痰、大小便等。病情较易恶化，预后欠佳。

（3）紧张型 大多数起病于青年或者中年，有独特的临床特征，在急性期，患者可能表现为违拗或者缄默，严重的精神运动性迟滞或者精神运动性兴奋，有些患者表现为蜡样屈曲，即在检查时被固定在一个体位后，患者就一直保持那个体位不动，像是被用蜡塑造的一样。紧张性木僵的患者表现为迟滞的状态，可与紧张性兴奋交替出现，或者单独发生。因为木僵或极度的兴奋，患者可能不会诉说任何的不舒服。这些患者可能需要细心护理以免他们受伤，监测营养状态、电解质方面的变化。紧张型目前在临床上有减少趋势，预后较好。

（4）单纯型 临床症状主要是起病缓慢，逐渐发展的精神衰退，幻觉和妄想不明显，早期多表现类似"神经衰弱"的症状，如主观的疲劳感、失眠、工作效率下降等，逐渐出现日益加重的孤僻退缩、情感淡漠、思维贫乏、懒散、丧失兴趣、生活毫无目的。此型患者发病早期常不被注意，往往经数年病情发展较为严重时才被发现，此时患者的阴性症状已经非常明显了，治疗效果较差。

（5）未分化型 应符合精神分裂症的诊断标准，但不符合上述任何一种亚型的标准，或表现出一种以上亚型的特点但没有一组明显占优势的诊断特征。有明显的精神病性症状，如妄想、幻觉、言行紊乱，但又不宜归入偏执型、青春型或紧张型，此时往往存在不止一个类型的精神症状，但又难以判断何种为主要临床表现。

（6）分裂症后抑郁型 克雷佩林早就提出抑郁症状是精神分裂症的常见症状，近代的研究不断证实这一事实，精神分裂症患者抑郁症状的发生率为 20%～70%。精神病性症状、长期应用抗精神病药物，以及恢复自知力后由病耻感造成的心理压力都会导致抑郁情绪的产生。

（7）残留型 为精神分裂症病程迁延的结果。患者主要表现出个性的改变和社会功能的明显受损。在此基础上，患者先前所具有的典型的精神分裂症阳性症状和（或）阴性症状大部分消失，只是残留个别的阳性症状或阴性症状，如片段的幻觉、妄想或思维贫乏、情感淡漠、意志活动减退。

2. 阳性、阴性症状分型

20 世纪 80 年代初，Crow 根据前人与自己的研究，提出精神分裂症异质性观点，将精神分裂症按阳性、阴性症状群进行分型。阳性症状主要包括幻觉、妄想、明显的思维形式障碍、行为紊乱等。阴性症状主要包括情感平淡、言语贫乏、意志活动减退。

三、诊断与鉴别诊断

（一）诊断

美国 DSM-5 双相情感障碍的诊断标准：

1）存在 2 项（或更多）下列症状，每一项症状均在 1 个月中相当显著的一段时间里存在（如成功治疗，则时间可以更短），至少其中 1 项必须是①、②或③：①妄想；②幻觉；③言语紊乱（如频繁离题或不连贯）；④明显紊乱的或紧张症的行为；⑤阴性症状（即情绪表达减少或动力缺乏）。

2）自障碍发生以来的明显时间段内，1 个或更多的重要方面的功能水平，如工作、人际关系或自我照顾，明显低于障碍发生前具有的水平（当障碍发生于儿童或青少年时，则人际关系、学业或职业功能未能达到预期的发展水平）。

3）这种障碍的体征至少保持 6 个月。此 6 个月应包括至少 1 个月（如成功治疗，则时间可以更短）符合诊断标准 1 的症状（即活动期症状），可包括前驱期或残留期症状。在前驱期或残留期中，该障碍的体征可表现为仅有阴性症状或有轻微的诊断标准 1 所列的 2 项或更多的症状（如奇特的信念、不寻常的知觉体验）。

4）分裂情感性障碍或双相情感障碍伴精神病性特征已经被排除，因为：①没有与活动期同时出现的重性抑郁或躁狂发作；②如果心境发作出现在症状活动期，则他们只是存在此疾病的活动期或残留期整个病程的小部分时间内。

5）这种障碍不能归因于某种物质（如滥用的毒品、药物）的生理效应或其他躯体疾病。

6）如果有孤独症（自闭症）谱系障碍或儿童期发生的交流障碍病史，除了精神分裂症的其他症状外，还需有显著的妄想或幻觉，且存在至少 1 个月（如成功治疗，则时间可以更短），才能作出精神分裂症的额外诊断。

（二）鉴别诊断

典型的精神分裂症患者按诊断标准诊断并不困难。症状表现不典型、不明确时，或者处于疾病的早期精神症状尚未充分发展阶段，则难以作出明确诊断。多种精神障碍的症状均可以出现在精神分裂症的不同阶段、不同类型表现。所以，在诊断精神分裂症时必须考虑与下列疾病相鉴别。

（1）强迫症 某些精神分裂症的早期阶段以强迫症状作为主要症状出现，缺乏显著的精神病性症状，此时需要与强迫症相鉴别。强迫症状可能是典型的，也可能伴有某些难以用强迫症解释的可疑精神病性症状，也不完全具备神经症特点，治疗强迫症的药物往往难以奏效。强迫性思维往往被患者描述为"怀疑"和"被牵连"的现象，往往被某些医生作出"妄想症状"的错误判断。此时，要认真分析症状，紧密观察病情的动态变化。随着病程的进展和症状的演变，强迫症的症状愈加不典型，情感反应日趋平淡，并在强迫性症状的背景下，逐渐出现精神分裂症特征性症状。此时，强迫症状内容具有离奇、荒谬和不可理解的特点，自知力一般不完整，患者摆脱强迫状态的愿望不强烈，为强迫症状纠缠的痛苦体验也不深刻，不能清楚讲出这种强迫思维是属于"自我"的和"非我"的，这些都与强迫症根本不同。

精神分裂症与强迫症状两种症状合并出现率远远高于其中任何一种疾病的发病率，故推测两种疾病可能存在某些共同的发病基础或者联系，提出可能存在一种强迫亚型精神分裂症和一种分裂亚型强迫症。

另外，精神分裂症处于恢复期的漫长阶段往往出现强迫症状，此时的症状并不是从整个病程发展而来的，多数是幻觉妄想症状消失后产生的。尽管发生的机制不甚清楚，但根据临床研究和经验分析，多与病前性格、社会心理因素、认知功能受损以及某些抗精神病药物影响有关。某些患者精神病性症状几乎全部消失，自知力也有良好的恢复，但残留有失眠、情绪不稳、焦虑、抑郁、注意力不集中等神经症综合征，强迫症亦在内。

（2）抑郁发作   50%的精神分裂症患者在急性发作后 6 个月内会出现抑郁情绪，此时的抑郁情绪可能是精神分裂症的症状之一，但并非主要临床表现，随着精神分裂症特征性症状的出现，抑郁情绪可能变得不那么显著或者消失。恢复期患者在整个病程中抑郁始终是一个值得重视并难以解决的问题，影响因素包括面对疾病恢复后的生活、学习、工作以及家庭问题等众多因素所带来的失落感、自卑感、前途渺茫感、疾病"标签"的负面影响、病耻感等。这些因素会导致患者自信心下降、失去控制能力、经常感到不愉快以及住院带来的"创伤"等。按 Hafner 的资料，在这部分患者中，抑郁情绪的累计患病率可达 80%，需要引起临床的重视，以期早期发现、避免对症状的误认和漏诊。

精神分裂症的认知功能方面受损、阴性症状与抑郁是有本质区别的，前者思维活动贫乏；情感活动处于迟钝、淡漠或不协调状态；意志行为活动显著缺乏，能力减弱、缺乏社会性意向等。而抑郁障碍患者是思维活动的缓慢，处于欲说不能的状态；情感低落或低沉，负性情感活动增强；意向活动减少、缓慢、迟滞，不想活动和精力缺乏。

紧张型木僵需与抑郁症木僵相鉴别。抑郁症患者活动减少，反应迟滞，严重时可以达到亚木僵或木僵状态。此时患者思维活动困难，动作极度缓慢，情感低沉忧愁，与精神分裂症紧张型十分相似。精神分裂症患者木僵表情呆板，情感淡漠，与周围环境协调性较差，两者的情感障碍和与环境的接触困难有本质的区别。

（3）躁狂发作   急性起病表现为言语运动性兴奋的精神分裂症，由于起病急、进展快，尚未形成典型的综合征，临床表现既有片段的幻觉妄想、离奇思维、突出表现为言语运动性兴奋，情感不稳定、多变。表现可能与躁狂发作比较相似，此时对两者的鉴别要谨慎，要点是：①两者思维联想、思维内容的表现形式均有所不同。躁狂发作患者的音联意联、语量增多有可理解性和现实性，带有夸大色彩。②两者内心体验与对周围事物的情感反应、对周围客体接触情境的表情变化明显不同。躁狂发作患者的情感高涨、活跃、生动、有感染性，情感表现无论喜怒哀乐，均与思维内容相一致，与周围环境协调配合，情感变化过程使得周围人产生共鸣反应。③精神分裂症患者虽然行为活动增多，但不伴有情感高涨，情感变化与周围环境也不配合、不协调，动作单调刻板，言语交谈、接触比较困难，行为愚蠢、幼稚、杂乱无章和冲动性。

四、西医治疗

（一）治疗原则[18]

精神分裂症药物治疗原则包括如下几点。①尽早治疗：一旦患者被确诊为精神分裂症，应尽早选择合适的抗精神分裂药物进行治疗。②单药治疗：一般不联合使用两种抗精神病药物进行治疗。治疗一般从小剂量开始，逐渐增加至有效剂量。药物调整速度取决于患者症状改善程度及不良反应的发生情况。维持治疗期间，剂量可适当进行调整，但疗程必须足够。③原药治疗：急性加重患者，包括复发和病情恶化的患者，依照以前的药物治疗方案继续使用原药。如果无效，可酌情加量或换药。疗效差者再考虑使用氯氮平，但应严格检查血液中白细胞和中性粒细胞。④个体化治疗：定期评估药物疗效，及时调整用药方案。⑤关注药物不良反应：药物不良反应是导致患者自行停药的主要原因，药物不良反应会诱发或加重患者的精神病症状，严重影响患者的预后。

（二）分期治疗

精神分裂症的治疗分为急性期、巩固期和维持期三个阶段。急性期治疗目标为快速控制精神病性症状和相关症状，降低不良反应的发生率，并为长期治疗作准备，一般持续 8～12 周，初始治疗的疗效不佳则急性期持续时间更长。巩固期是在急性治疗后，为进一步缓解症状、促进恢复而进行的治疗，继续使用急性期所有的有效药物治疗至少 6 个月，同时应降低应激、监测不良反应、提供支持以便降低复燃的可能性。维持期治疗目标为维持症状持续缓解，促进患者社会功能和生活质量的持续改善，预防复发。整个过程中抗精神病药治疗贯穿始终，巩固期和维持期应加强社会心理干预。

（1）急性期治疗　精神分裂症急性期是指首次出现满足精神分裂症诊断标准的发作，或有精神分裂症病史的患者出现精神病复发。急性期以幻觉、妄想、精神运动性紊乱为特征，多伴有情感症状、行为冲动。这一时期，治疗的目标是减轻精神病性思维和行为障碍的严重程度，减少伤害；确定导致急性发作的因素；建立治疗联盟；尽快恢复功能水平。治疗计划需要兼顾短期、长期的疗效，并预防严重不良反应的发生，还要注意攻击和自杀的风险。

抗精神病药的使用应遵循个体化、足疗程的原则。根据评估结果及用药原则确定药物治疗方案，即可开始初始治疗。应根据患者的耐受情况尽快将药物从起始剂量增加至目标剂量。在给药初期需要密切注意患者是否出现不良反应，包括锥体外系不良反应（EPS）、体位性低血压、嗜睡、抗胆碱能不良反应，以及其他非特异的不良反应。如果出现不良反应需要跟患者说明情况，给予相应的对症处理，放缓加药速度，以免患者出现抵触或误以为是病情波动而中断治疗。

抗精神病药达到治疗剂量后，需持续治疗 6～8 周。该初始治疗方案若获得部分缓解，且不良反应可以耐受，则可以尝试将药物剂量向推荐的最大剂量逐渐增加，此时每增加一个剂量，应观察数周，以权衡这一剂量下的获益和风险，决定是否需要继续加量。如果患者在高于常规治疗剂量范围时没有出现改善，则应减少药量至最低有效剂量。患者在常规治疗剂量下无缓解和（或）不良反应难以耐受，则需要换用另一种抗精神病药治疗。

精神分裂症急性期经常伴有激越/攻击、焦虑、睡眠紊乱，可以使用抗精神病药或合并使用苯二氮䓬类药物进行治疗，但需要注意长效苯二氮䓬类药物与奥氮平或氯氮平合用的风险。伴有心境高涨或情绪低落时，需仔细评估抗精神病药治疗方案的风险和获益，酌情使用心境稳定药和抗抑郁药。出现不良反应时可给予相应的干预。

如果患者在急性期治疗表现出服药不依从，或者疗效不佳的原因为服药不依从，则需要考虑如何改善患者服药的依从性，包括简化用药方式（由一天多次改为一天一次服用），让患者参与到治疗方案的制订中，增加提醒服药的措施。也可以考虑抗精神病药长效针剂（long-acting antipsychotics injective，LAI）的注射治疗，包括癸氟奋乃静、癸氟哌啶醇、哌泊噻嗪棕榈酸酯等。

初始抗精神病药不耐受，或足量足疗程治疗无效/疗效甚微的患者，进一步治疗考虑换用另一种第一代抗精神病药（first-generation antipsychotics，FGA）和第二代抗精神病药（second-generation antipsychotics，SGA）。

若患者因耐受性不佳而换药，则逐渐减少第一种药物的剂量或直至停药，此后应根据耐受性特征换用其他类型的 FGA 或 SGA 治疗。比如对锥体外系不良反应特别敏感的患者，可以考虑锥体外系不良反应相对轻微的奥氮平、喹硫平、阿立哌唑治疗，并降低起始剂量和加药速度，以防再次出现治疗不耐受。初始药物治疗如果已经导致明显的代谢综合征，或已患有糖尿病、心血管疾病的患者，为避免代谢综合征进一步加重，在疗效允许的情况下，则需要换用代谢综合征相对不明显的抗精神病药，如阿立哌唑、齐拉西酮、伊潘立酮、鲁拉西酮及布南色林等。初始抗精神病药治疗引起明显类强迫症状的患者可以尝试阿立哌唑、齐拉西酮、氨磺必利、喹硫平或 FGA 如奋乃静、氟哌啶醇治疗。

如果精神症状稳定，可以采用交叉换药法，即在数日至数周内，通过 3～4 步逐渐减少目前使用的药物剂量，同时逐渐增加替换药物直至目标剂量。如果病情不稳定，复发风险较高，且耐受性良好，则采用阶梯换药法，可以在第二种药物加量完成后再减少第一种药物的剂量。如果因不良反应明显急需换药，在考虑到反跳现象的基础上，第一种药物减量的过程可以适当加快。

（2）巩固期和维持期　急性精神病发作控制后，所有精神分裂症患者均需要长期治疗，此阶段需要尽可能长时间维持抗精神病药物治疗，其目标是尽量减轻症状和功能障碍、避免复发，促进患者社会功能恢复、提高生活质量。同时采用多种针对性的社会心理干预可以增加药物治疗的疗效，并改善最终结局。《中国精神分裂症防治指南（第二版）》（下文简称《指南》）将长期治疗分为巩固期（或稳定期）和维持期（康复期）。

巩固期是指急性期治疗后的至少 6 个月，所需药物剂量应维持急性期的药量，同时需要监测不良反应并作相应干预以提高治疗依从性。维持期患者精神症状相对轻微，继续使用抗精神病药治疗目标是维持精神状态的平稳和促进功能恢复、避免复发，使得患者获得自我决定、全面融入社会和追求个人目标的能力。在此阶段，可以结合个体意愿，采用药物治疗和多种社会心理干预方式，其中药物治疗更为优先，一般沿用急性期的药物方案，尽可能不在维持期换药。《指南》推荐首发患者维持治疗至少 1 年，复发患者维持治疗 2～5 年，严重患者需要长期维持治疗。维持治疗中需要对抗精神病药的不良反应进行监测和及时处理。常规监测运动、体重、心血管功能、代谢等方面的不良反应。需要早期发现，尽早进行相应的干预。

（3）难治性精神分裂症的治疗　难治性精神分裂症，又称治疗抵抗的精神分裂症（treatment resistant schizophrenia，TRS），有多种定义，符合临床实践的是 Conley 和 Kelly 的修改版，即过去 5 年内，至少使用过 2 种抗精神病药物足量（400～600mg/d 氯丙嗪等效剂量）、足疗程（4～6 周）治疗均没有充分缓解（简明精神病评定量表总分≥45 分，临床疗效总评量表≥4 分，或者 4 项阳性症状中，至少 2 项≥4 分）。

TRS 的药物治疗优先选择氯氮平，氯氮平可以单独使用，或合并其他抗精神病药，比如舒必利、氨磺必利、利培酮、奥氮平、喹硫平，但联合治疗的证据不充分。对于氯氮平治疗不能耐受或无效的患者，进一步治疗可以考虑两种抗精神病药的联合使用，或添加增效治疗。常用的增效治疗方式有电休克治疗、经颅磁刺激、抗抑郁药、锂盐和抗惊厥药（丙戊酸钠、拉莫三嗪）等。

五、研究进展

目前精神分裂症的确切病因和影响因素还不十分明确，其发病机制仍不清楚。大量研究表明生物、心理、社会因素等多方面对精神分裂症的发病都起着重要作用。

（1）遗传因素　在精神分裂症家系研究中同卵双生子或双亲为患者的易患率上升 40%～50%，遗传度为 80%～85%[19]。诸多国内外研究结果提示精神分裂症易感基因位点与以下染色体区域呈现连锁关系：1q22-31，6p24-22，1q21-22，13q21-34，1p21.2-31.2，10p14，10q25.3-26.3，1q32-42，2p14-13，2q12-13，5q21-35，6q13-26，8p22-21，10q11-23，15q13-15，18p11-q12，22q11-13 等。

（2）环境危险因素　母孕期精神应激、母孕期感染（风疹、生殖器或生殖道感染、怀孕前半期流感、弓形虫病、呼吸道感染或单纯疱疹病毒等）、产科并发症（出血、糖尿病、恒河猴不相容、先兆子痫等）、冬季出生、孕妇在妊娠期吸烟及喝酒等都会影响神经分裂症的发病率[20, 21]。

（3）神经发育异常假说　认为精神分裂症发育异常受遗传和（或）环境因素的影响，疾病的病理学改变在生命早期阶段就已经开始。一些研究显示后来被诊断为精神分裂症（前精神分裂症）的儿童与健康对照组相比，神经运动异常（神经系统软体征和运动异常）和运动技能（一般运动素质和运动技能）的异常，生命第一年的 12 个发育里程碑中的 5 个里程碑差异显著，运动功能和智商方面存在显著的缺陷[22]。总之，这些发现为神经发育异常为精神分裂症的发病原因提供了有力的支持[23]。

（4）脑结构异常改变　随着科技的不断发展，CT、MRI、PET、SPECT、fMRI、MRS 等技术使进一步确定精神分裂症病理生理学机制成为可能。通过弥散张量成像（DTI）研究表明精神分裂症患者脑部的多个灰质区域（总脑、额叶、丘脑）、多个白质区域（总脑、额叶、颞叶、顶叶）显著减少，脑脊液（侧脑室和额叶、颞叶和顶叶沟）相应增加，这些变化在发病后的最初几年最为严重[24]。利用纤维示踪技术（DTT）测量得到的 SZ 患者胼胝体膝部 FA 值较对照组小，且有统计学意义；但用 DTI 常规放置兴趣区的方法并未发现有统计学意义的组间差异，认为 DTT 技术可能较传统 DTI 方法更为敏感[25]。静息状态 fMRI 发现精神分裂症患者的脑功能存在广泛失连接[26]，认知缺陷与前额叶激活异常有关。

（5）神经生化异常　有关精神分裂症神经生化的研究，多与多巴胺功能亢进、谷氨酸能神经功能异常、5-羟色胺异常、GABA 功能降低等有关。

（6）炎性反应理论 越来越多的证据表明感染和免疫功能异常与精神分裂症的发展有密切关系。抗连接蛋白抗体升高、C 反应蛋白升高、炎症因子（COX-1、NF-κB、前列腺素 E_2、一氧化氮合酶等）升高均与精神分裂症发病有关[27]。

（7）社会和心理因素 包括文化、职业和社会阶层、居住地、移民、社会隔离、心理社会应激事件、人格因素、神经心理因素等在精神分裂症的发病中仍可能起着重要作用。

附 2　双相情感障碍

一、概述

双相情感障碍（bipolar disorder，BD）是一类既有躁狂或轻躁狂发作，又有抑郁发作的常见重型精神疾病，影响着全球 2%左右的人口[28]。双相情感障碍的主要特征是反复发作的躁狂或轻躁狂发作，而且可能与抑郁发作交替出现。在躁狂发作时临床上表现为情绪的高涨或易激惹，过度自信、自大、健谈等，其合并妄想和幻觉等精神病症状的发生率高达 75%[29]。同时双相情感障碍抑郁发作临床表现与抑郁障碍相似，因此双相情感障碍常被误诊为抑郁障碍。

根据美国 DSM-5，双相情感障碍包括双相 I 型障碍、双相 II 型障碍、环性心境障碍、物质/药物所致的双相及相关障碍等亚型。双相 I 型障碍、双相 II 型障碍是双相情感障碍的常见亚型，双相 I 型障碍患者符合目前或过去躁狂发作标准，至少 1 周有明显的情感、认知和自主神经功能改变且不能归因于某种物质的生理效应如毒品、药物，在躁狂前后可能有轻躁狂或抑郁发作。双相 II 型障碍患者符合目前或过去轻躁狂发作标准，至少 4 天和目前或过去抑郁发作标准至少 2 周。

二、临床表现

双相情感障碍的临床表现为躁狂发作，或抑郁发作和躁狂发作交替发生。躁狂发作根据发作的程度分为轻躁狂发作和躁狂发作。

典型的躁狂发作，以情绪高涨、思维奔逸和意志行为增强"三高"症状为特征，属于精神运动性兴奋状态。情感高涨是躁狂发作的最主要的原发症状。患者表现为轻松愉快、兴高采烈、无忧无虑、乐观热情。思维奔逸是指患者的思维联想速度明显加快。患者表现为讲话显得急促，语速比平时明显加快，言语急促，"好像有满脑子的话要赶快倾诉出来"，患者感到说话的速度远远跟不上思维的速度。意志行为增强则表现为躁狂发作时患者活动明显增多，难以安静，不断计划，整日忙碌。爱交往、凑热闹，与人一见如故，爱开玩笑，作弄他人，搞恶作剧。同时患者在躁狂发作时伴随着其他认知、生理以及行为症状。

轻躁狂的临床表现为持续至少数天的情绪高涨，精力充沛、活动增多，夸大和易激惹。轻躁狂时患者的症状严重程度比较轻，其社会功能或职业功能只有轻度损害，不易被常人识别，但家属已经感觉到患者与正常状态存在明显差别，患者缺乏自制力。

抑郁发作的临床表现与抑郁症相似，双相患者抑郁发作通常会更具有心境的不稳定性与易激惹、愤怒与攻击的行为。睡眠与体重的变化及抑郁症不同，患者可能会出现睡眠增加与体重增加的非典型抑郁特征的表现。

三、诊断与鉴别诊断

（一）诊断

美国 DSM-5 双相情感障碍的诊断标准：

1. 双相 I 型障碍

符合下列躁狂发作的诊断标准是诊断为双相 I 型障碍的必要条件。在躁狂发作之前或之后可能有轻躁狂或重性抑郁发作。双相 I 型障碍不要求个体一生必须经历一次重性抑郁发作。

（1）躁狂发作

1）在持续至少 1 周的一段时间内，在几乎每一天的大部分时间里（或如果有必要住院治疗，则可以是任何时长），有明显异常且持续的心境高涨、膨胀或易激惹，或异常且持续的有目标的活动增多或精力旺盛。

2）在心境紊乱、精力旺盛或活动增加的时期内，存在 3 项（或更多）以下症状（如果心境仅仅是易激惹，则为 4 项），并达到显著的程度，且代表着与平常行为相比有明显的改变：①自尊心膨胀或夸大；②睡眠的需求减少（如仅 3 小时睡眠，就精神饱满）；③比平时更健谈或有持续讲话的压力感；④意念飘忽或主观感受到思维奔逸；⑤自我报告或被观察到的随境转移（即注意力太容易被不重要或无关的外界刺激所吸引）；⑥目标导向的活动增多（工作或上学时的社交或性活动）或精神运动性激越（即无目的非目标导向的活动）；⑦过度地参与那些很可能产生痛苦后果的高风险活动（如无节制购物，轻率的性行为，愚蠢的商业投资）。

3）这种心境紊乱严重到足以导致显著的社会或职业功能的损害，或必须住院以防伤害自己或他人，或存在精神病性特征。

4）这种发作不能归因于某种物质的生理效应（如滥用毒品、药物，其他治疗）或由其他躯体疾病所致。

注：由抗抑郁治疗（如药物电休克治疗）引起的一次完整的躁狂发作，持续存在的全部症状超过了治疗的生理效应，这是躁狂发作的充分证据，因此可诊断为双相 I 型障碍。

（2）轻躁狂发作

1）在至少连续 4 天的一段时间内，在几乎每一天的大部分时间里，有明显异常且持续的心境高涨、膨胀或易激惹，或异常且持续的活动增多或精力旺盛。

2）在心境紊乱，精力旺盛或活动增加的时期内，存在 3 项（或更多）以下症状（如果心境仅仅是易激惹，则为 4 项），它持续存在，并且与平时行为明显不同，且达到显著的程度：①自尊心膨胀或夸大；②睡眠的需求减少（如仅 3 小时睡眠，就精神饱满）；③比平时更健谈或有持续讲话的压力感；④意念飘忽或主观感受到思维奔逸；⑤自我报告或被观察到的随境转移（即注意力太容易被不重要或无关的外界刺激所吸引）；⑥目标导向的活动增多（社交的，工作或学校的，或性活动）或精神运动性激越；⑦过度地参与那些很可能产生痛苦后果的高风险活动（如无节制购物，轻率的性行为，愚蠢的商业投资）。

3）这种发作伴有明确的功能改变，这些改变在没有症状时不是个体的特征。

4）心境紊乱和功能改变能够被其他人观察到。

5）这种发作没有严重到引起社交或职业功能方面的显著损害或需要住院。如果存在精神病性特征，根据定义，则为躁狂发作。

6）这种发作不能归因于某种物质的生理效应（如滥用毒品、药物，其他治疗）。

注：由抗抑郁治疗（如药物、电休克治疗）引起的完整的轻躁狂发作，持续存在的全部症状超过了治疗的生理效应，这是轻躁狂发作的充分证据。然而，需要谨慎的是，通过 1 项或 2 项症状（特别是使用抗抑郁药物后出现的易激惹性增高、急躁或激越）不足以作出轻躁狂发作的诊断，也并不一定表明个体有双相的素质。

（3）重性抑郁发作

1）在同一个 2 周时期内，出现 5 项（或更多）下列症状，代表着以往功能出现了明显改变，至少其中 1 项是抑郁心境或丧失兴趣或愉悦感（不包括明显由其他躯体疾病所致的症状）：①几乎每天大部分时间都存在抑郁心境，既可以是主观的报告（如感到悲伤、空虚、无望），也可以是他人的观察（如表现为流泪）（注：儿童和青少年可能表现为心境易激惹）；②每天或几乎每天的大部分时间内，对于所有或几乎所有的活动兴趣或愉悦感都明显减少（既可以是主观陈述，也可以是观察所见）；③在未节食的情况下体重明显减轻，或体重增加（如 1 个月内体重变化超过原体重的 5%），或几乎每天食欲都减退或增加（注：儿童则可表现为未能达到应增体重）；④几乎每天都失眠或睡眠过多；⑤几乎每天都精神运动性激越或迟滞（由他人看得出来，而不仅仅是主观体验到的坐立不安或变得迟钝）；⑥几乎每天都疲劳或精力不足；⑦几乎每天都感到自己毫无价值，或过分地、不适当地感到内疚（可以达到妄想程度），而且并不仅仅是因为患病而自责或内疚；⑧几乎每天都存在思考能力减退或注意力不能集中，或犹豫不决（既可以是主观的陈述，也可以是他人的观察）；⑨反复出现死亡的想法（而不仅仅是恐惧死亡），反复出现没有具体计划的自杀观念，或有某种自杀企图或有某种实施自杀的具体计划。

2）这些症状引起有临床意义的痛苦，或导致社交、职业或其他重要功能的损害。

3）这些症状不能归因于某种物质的生理效应，或是由其他躯体疾病所致。

2. 双相Ⅱ型障碍

双相Ⅱ型障碍要求个体一生至少经历一次重性抑郁发作和一次轻躁狂发作，它不再被认为比双相Ⅰ型障碍"更轻"，这主要基于双相Ⅱ型障碍患者处于抑郁状态时，由于心境的不稳定通常伴有职业或社会功能的严重损害。

（二）鉴别诊断

（1）抑郁障碍 可能伴随情绪高涨、思维奔逸、活动增多等轻躁狂或躁狂症状（即与躁狂或轻躁狂诊断所需要的条件相比，其症状较少或持续时间较短，达不到轻躁狂或躁狂发作的诊断标准）。当个体处于抑郁发作时，必须根据既往躁狂或轻躁狂的确凿病史进行诊断。易激惹症状可能与抑郁障碍有关，也可能与双相情感障碍有关，增加了诊断的复杂性。

（2）精神分裂症谱系及其他精神病性障碍 双相情感障碍必须与精神病性障碍相鉴别（如分裂情感性障碍、精神分裂症和妄想障碍）。精神分裂症、分裂情感性障碍和妄想障碍均以思维障碍为原发症状，而情感症状是继发的，如果有情感症状且居于核心地位则不能诊断前述疾病。其他有帮助的参考包括伴随症状、先前病程和家族史等。

（3）广泛性焦虑障碍、惊恐障碍、创伤后应激障碍或其他焦虑障碍 广泛性焦虑障碍以过度担心为核心症状，惊恐障碍以反复出现的不可预期的惊恐发作为特点，创伤后应激障碍有异常强烈的精神应激历史，主要表现为创伤再体验症状、警觉性增高症状以及回避或麻痹症状。评估症状的发作性质、症状的激发因素及二者之间的关系，有助于进行上述的鉴别诊断。

四、西医治疗

（一）一般原则

在双相情感障碍的治疗上，首先，我们应排除与情感发作有类似表现的内科疾病，如早期额颞叶痴呆、神经梅毒、甲状腺功能减退、贫血引起的疲劳、充血性心力衰竭等。其次，在急性情感发作期间，我们应确保患者的安全，特别是确定他们是否有自杀或者攻击自己或他人的风险，如果有，则应首先采取措施降低风险。在非急性发作期间，建议与患者讨论循证药物和非药物治疗方案，并尽可能监测患者的依从性。最后，难治性双相情感障碍的定义是一个有争议的问题；在药物未能控制双相情感障碍时，我们需要根据临床判断来确定是否属于难治性双相情感障碍[29]。

（二）急性期治疗

（1）急性躁狂 采用心境稳定剂或抗精神病药进行药物治疗是急性躁狂和轻躁狂的主要治疗方法[30, 31]。对于急性躁狂患者，单独使用一种心境稳定剂或非典型抗精神病药，或两种药物联合是急性躁狂的一线治疗。抗精神病药和心境稳定剂联合治疗似乎比其中任一药物单药治疗更有效，特别是对于重度躁狂患者[32]。

临床常用的心境稳定剂为锂剂、丙戊酸盐及卡马西平等。锂剂常用于躁狂发作与混合发作，具有一定的抗自杀作用，常见的不良反应为甲状腺功能减退、钙水平升高与肾功能减退。丙戊酸盐常用于躁狂发作与混合发作，临床常见不良反应为CYP450抑制作用、孕期致畸作用、肝毒性、震颤、血小板减少。卡马西平缓释剂常用于躁狂发作与混合发作，临床常见不良反应为CYP450诱导作用、肝毒性、粒细胞增多、皮疹、孕期致畸作用。临床常用的抗精神病药为奥氮平、喹硫平、阿立哌唑、利培酮及齐拉西酮等。其中奥氮平治疗躁狂疗效迅速，同时嗜睡、发生代谢异常的风险较高。喹硫平在临床上存在速释剂与缓释剂之分，在预防躁狂与抑郁发作方面效果较好，常见不良反应与奥氮平相似。利培酮可以用于急性的躁狂发作，锥体外系不良反应、体重增加、代谢异常、高催乳素血症等不良反应较为明显。齐拉西酮对代谢的影响相对较小，但心电图QTc间期延长、静坐不能、低血压等不良反应不容忽视。

在患者急性躁狂的治疗中，电休克疗法（单独应用或作为辅助治疗）对难治性躁狂及有攻击行为或精神病症状的患者有效[33]。

（2）急性抑郁 在抑郁发作期间，患者接受药物治疗后发生的无法接受的副作用比躁狂发作期间要多。因此，药物治疗通常采用较小的初始剂量，然后逐渐上调剂量。在临床上主要使用抗精神病药和心境稳定剂的联合疗法。在抗精神病药的使用上，鲁拉西酮常用于抑郁发作的治疗，鲁拉西酮本身具有良好的代谢特征，在用药时应与食物同服，常见的不良反应为静坐不能与肌张力障碍。单用喹硫平及奥氮平与氟西汀的组合治疗也常用于抑郁发作的临床中。

关于将抗抑郁药用于双相情感障碍抑郁发作的疗效和风险，目前存在争议。使用抗抑郁药可能有导致患者在治疗期间转变为轻躁狂或躁狂的风险（"情感转换"），以及加速二者循环的风险。

电休克疗法对难治性和多种疗法难治性双相情感障碍抑郁发作患者有效[34]。此外，对双相情感障碍抑郁发作患者采取辅助心理治疗，如心理教育、认知行为疗法、家庭疗法、辨证行为疗法、基于正念的认知行为疗法，以及人际与社会节律疗法在改善患者情绪上有所帮助[35]。

（3）维持治疗 双相情感障碍属于慢性病，而且会复发，因此维持治疗很重要。维持治疗的目的是防止出现急性发作和难以承担的情感症状，通常需要联合应用药物、心理和生活方式干预措施。

锂剂仍然是预防双相情感障碍患者抑郁和躁狂复发的有效药物之一。拉莫三嗪也常被用于预防发作，常见的不良反应为皮疹、重症多形红斑，因此在用药上需要缓慢增加剂量减少不良反应的发生。抗精神病药物中阿立哌唑、喹硫平、奥氮平与利培酮也常用于维持治疗。

用于治疗双相情感障碍的所有药物都有潜在的副作用，建议在整个治疗过程中对患者进行药物剂量监测，非典型抗精神病药治疗期间监测体重和代谢指标。

双丙戊酸和卡马西平是致畸药物，因此不推荐用于双相情感障碍的育龄女性，特别是妊娠早期患者。而在妊娠期和产后期突然停用心境稳定剂，可显著提高疾病的复发风险。因此，有关是否继续用药的决定最好在计划怀孕之前就作出[36]。

五、研究进展

双相情感障碍的病因仍不清楚。大量研究资料提示遗传因素、生物学因素和心理社会因素等都对其发生有明显影响，并且彼此之间相互作用，导致疾病的发生和发展。

（一）危险因素

（1）发病年龄 多项研究结果显示，双相情感障碍的发病年龄要早于抑郁症。美国酒精中毒及相关障碍调查发现[37]，抑郁症的终生患病率为13.23%，平均发病年龄为30.4岁，同期美国国家共病调查复查发现双相谱系障碍的终生患病率为4.4%，平均发病年龄为20.8岁，其中双相Ⅰ型情感障碍的终生患病率为1.0%，平均发病年龄为18.2岁[38]。研究发现，发病年龄早可能是双相情感障碍的特征，若以25岁为发病年龄早的临界值，发病年龄早的双相情感障碍患者占58.8%，单相抑郁患者仅为5.9%。

（2）双相情感障碍家族史 在比较642名双相情感障碍患者和1504名抑郁症患者[39]中发现有29.4%的双相情感障碍患者具有家族史，而抑郁患者组仅为12.7%。在一项控制所有其他因素不变的研究中发现，患有Ⅰ型或Ⅱ型双相情感障碍患者比单相抑郁患者有更多的双相情感障碍的家族史。此外，关于家族负荷，确定有3个及以上一级亲属，或连续三代患有情感障碍病史，提示可能诊断为双相情感障碍[39]。

（3）季节 部分双相情感障碍患者的发作形式可具有季节性变化特征[40]，躁狂发作在春季和夏季达到高峰，在秋季达到小高峰。相比之下，抑郁发作在早冬达到高峰，夏季则较少，混合发作则在早春或夏季达到高峰。季节性变化特征在性别上存在一定差异，有研究显示，女性患者具有夏季发作高峰的特点，而男性患者则缺乏明显的高发季节。

（4）人格特征 有较多的证据显示人格特征中的神经质对于抑郁的发病有预测作用。研究显示，具有环型人格、情感旺盛性人格特征（明显外向性格、精力充沛、睡眠需要少）者易患双相情感障碍。临床上，遇有这类人格特征的患者出现抑郁发作时，应警惕是否属于双相情感障碍，或是否会发展为双相情感障碍，在使用抗抑郁药治疗时若出现诱发躁狂发作的征象，按双相情感障碍处理为宜。

（二）遗传因素、心理及社会因素

双相情感障碍的遗传率估计为70%～90%[41]。对于双相情感障碍基础遗传学和潜在神经生物学通路的研究一直在继续，研究中通过全基因组关联的研究手段发现双相情感障碍是由效应量较小的多个基因共同促发。

2019 年一项全基因组关联研究确定了 30 个重要的基因座，其中 20 个基因座是新发现的[42]，同时通过通路分析双相情感障碍人群中的基因集，发现其中包含参与调节胰岛素分泌和内源性大麻素信号转导的基因集。但是目前发现的较为常见的风险变异仅能解释该疾病约 25% 的总体遗传。

遗传因素与环境危险因素存在一定的相互作用，其中一个推测的模型是"点燃"假说。该假说用来解释逐渐应激敏化是如何导致情感发作反复发生。根据这一模型，在暴露于应激源之后，双相情感障碍的第一次发作发生。而双相情感障碍随后的发作是可以在未暴露于已知应激事件的情况下发生，故双相情感障碍的第一次发作是一次"点燃"。如果双相情感障碍未得到治疗，或者患者使用精神活性物质，或者存在吸烟或久坐行为等生活方式方面的风险因素（双相情感障碍患者的这两种情况都比一般人群更常见），那么"点燃"假说的机制可能会得到加强[43]。也有学者认为特征尚未明确的表观遗传机制也促进了推测的点燃现象[44]。

（三）神经生物学特征

一些研究发现，双相情感障碍反复发作会导致脑结构和细胞功能的进行性改变，这被称为神经渐进改变[45]。双相情感障碍的长期病程与前额叶皮质等脑区的皮质厚度减小相关，而前额叶皮质可能在压力调节中发挥作用[46]。多种因素被认为是促进双相情感障碍患者神经渐进性改变的原因，包括表观遗传机制、线粒体功能失调、辅助神经可塑性的通路、炎症、氧化应激增加等[45]。下丘脑-垂体-肾上腺轴的异常也被认为在双相情感障碍的病理生理和进展中起重要作用[20]。神经渐进改变可能导致认知障碍和功能障碍的恶化，也可能导致双相情感障碍患者较高的共病率以及过早死亡[47]。

参 考 文 献

[1] 尹冬青，贾竑晓. 贾竑晓基于中医"五神藏"以精神症状为主辨治精神类疾病的学术思想探讨 [J]. 中华中医药杂志，2017，32（6）：2544-2547.

[2] 尹冬青，贾竑晓，张晓钢. 贾竑晓益肾平肝法治疗精神分裂症前驱期的临床经验 [J]. 中华中医药杂志，2017，32（12）：5395-5398.

[3] 李炜东，樊彩联，刘飞，等. 精神分裂症辨证中医分型临床调查分析 [C] //中国中西医结合学会第七届精神疾病学术讨论会论文汇编. 南宁，2002：90-92.

[4] 张宏耕，陈裕根，宋炜熙，等. 990 例精神分裂症患者中医证候构成比分析 [J]. 湖南中医药大学学报，2011，31（5）：57-59.

[5] 白冰，赵玉萍，于明，等. 基于因子分析和聚类分析的 220 例慢性精神分裂症中医证候规律研究 [J]. 中华中医药杂志，2017，32（12）：5640-5644.

[6] 尹冬青，黄芳，赵安全，等. 精神分裂症中医证候要素诊断量表初步研究 [J]. 首都医科大学学报，2018，39（6）：821-827.

[7] 林琪家. 化痰开窍法治疗癫狂的探析 [J]. 中华中医药杂志，2018，33（4）：1489-1491.

[8] 韩耀辉，石守业. 加味温胆汤治疗癫狂证的体会 [J]. 黑龙江中医药，2002，31（6）：39.

[9] 徐义勇，黄四碧，田真真，等. 温胆汤对精神分裂症模型大鼠学习记忆及 PI3K/Akt/mTOR 信号通路的影响 [J]. 中药材，2022，45（10）：2466-2470.

[10] 刘小军. 癫狂梦醒汤治疗难治性精神分裂症临床观察 [J]. 中国中医药现代远程教育，2022，20（11）：99-101.

[11] 李岩，陈守平. 癫狂梦醒汤联合氯丙嗪治疗精神分裂症的临床疗效分析 [J]. 中国实用医药，2016，11（17）：205-206.

[12] 林虹，于志峰，王志凌，等. 加味癫狂梦醒汤对精神分裂症脑源性神经营养因子调节的研究 [J]. 中医药学报，2014，42（4）：153-155.

[13] 林虹，寻知元，徐志刚，等. 加味癫狂梦醒汤对精神分裂症 TH1/TH2 漂移干预的研究 [J]. 四川中医，2011，29（8）：18-21.

[14] 刘贵成. 解郁宁心汤治疗癫狂 100 例 [J]. 陕西中医，2013，34（2）：169-170.

［15］魏绪华，李华荣，刘东义，等. 黄连解毒汤加味合并氯氮平治疗精神分裂症兴奋激越症状患者 80 例临床观察［J］. 中医杂志，2009，50（6）：510-512.

［16］McGrath J，Saha S，Chant D，et al. Schizophrenia：a concise overview of incidence，prevalence，and mortality［J］. Epidemiologic Reviews，2008，30：67-76.

［17］陈昌惠，沈渔笛，张维熙，等. 中国七个地区精神分裂症流行病学调查［J］. 中华精神科杂志，1998，31（2）：72-74.

［18］赵靖平，施慎逊. 中国精神分裂症防治指南［M］. 2 版. 北京：中华医学电子音像出版社，2015.

［19］Shi J X，Levinson D F，Duan J B，et al. Common variants on chromosome 6p22.1 are associated with schizophrenia［J］. Nature，2009，460（7256）：753-757.

［20］Brown A S. The environment and susceptibility to schizophrenia［J］. Progress in Neurobiology，2011，93（1）：23-58.

［21］Cannon M，Jones P B，Murray R M. Obstetric complications and schizophrenia：historical and meta-analytic review［J］. The American Journal of Psychiatry，2002，159（7）：1080-1092.

［22］Dickson H，Laurens K R，Cullen A E，et al. Meta-analyses of cognitive and motor function in youth aged 16 years and younger who subsequently develop schizophrenia［J］. Psychological Medicine，2012，42（4）：743-755.

［23］Jaaro-Peled H，Sawa A. Neurodevelopmental factors in schizophrenia［J］. The Psychiatric Clinics of North America，2020，43（2）：263-274.

［24］Andreasen N C，Nopoulos P，Magnotta V，et al. Progressive brain change in schizophrenia：a prospective longitudinal study of first-episode schizophrenia［J］. Biological Psychiatry，2011，70（7）：672-679.

［25］Kanaan R A，Shergill S S，Barker G J，et al. Tract-specific anisotropy measurements in diffusion tensor imaging［J］. Psychiatry Research：Neuroimaging，2006，146（1）：73-82.

［26］Liang M，Zhou Y，Jiang T Z，et al. Widespread functional disconnectivity in schizophrenia with resting-state functional magnetic resonance imaging［J］. Neuroreport，2006，17（2）：209-213.

［27］Čiháková D，Eaton W W，Talor M V，et al. Gliadin-related antibodies in schizophrenia［J］. Schizophrenia Research，2018，195：585-586.

［28］Stubbs B，Vancampfort D，Solmi M，et al. How common is bipolar disorder in general primary care attendees? A systematic review and meta-analysis investigating prevalence determined according to structured clinical assessments［J］. The Australian and New Zealand Journal of Psychiatry，2016，50（7）：631-639.

［29］Carvalho A F，Firth J，Vieta E. Bipolar disorder［J］. New England Journal of Medicine，2020，383（1）：58-66.

［30］Yildiz A，Nikodem M，Vieta E，et al. A network meta-analysis on comparative efficacy and all-cause discontinuation of antimanic treatments in acute bipolar mania［J］. Psychological Medicine，2015，45（2）：299-317.

［31］Cipriani A，Barbui C，Salanti G，et al. Comparative efficacy and acceptability of antimanic drugs in acute mania：a multiple-treatments meta-analysis［J］. The Lancet，2011，378（9799）：1306-1315.

［32］Grande I，Vieta E. Pharmacotherapy of acute *Mania*：monotherapy or combination therapy with mood stabilizers and antipsychotics?［J］. CNS Drugs，2015，29（3）：221-227.

［33］Fountoulakis K N，Yatham L N，Grunze H，et al. The CINP guidelines on the definition and evidence-based interventions for treatment-resistant bipolar disorder［J］. The International Journal of Neuropsychopharmacology，2020，23（4）：230-256.

［34］Hidalgo-Mazzei D，Berk M，Cipriani A，et al. Treatment-resistant and multi-therapy-resistant criteria for bipolar depression：consensus definition［J］. The British Journal of Psychiatry，2019，214（1）：27-35.

［35］Chatterton M L，Stockings E，Berk M，et al. Psychosocial therapies for the adjunctive treatment of bipolar disorder in adults: network meta-analysis [J]. The British Journal of Psychiatry, 2017, 210 (5): 333-341.

[36] Anmella G, Pacchiarotti I, Cubała W J, et al. Expert advice on the management of valproate in women with bipolar disorder at childbearing age [J]. European Neuropsychopharmacology, 2019, 29 (11): 1199-1212.

[37] Grant B F, Goldstein R B, Saha T D, et al. Epidemiology of DSM-5 alcohol use disorder: results from the national epidemiologic survey on alcohol and related conditions III [J]. JAMA Psychiatry, 2015, 72 (8): 757-766.

[38] Merikangas K R, Akiskal H S, Angst J, et al. Lifetime and 12-month prevalence of bipolar spectrum disorder in the National Comorbidity Survey replication [J]. Archives of General Psychiatry, 2007, 64 (5): 543-552.

[39] Tondo L, Visioli C, Preti A, et al. Bipolar disorders following initial depression: modeling predictive clinical factors [J]. Journal of Affective Disorders, 2014, 167: 44-49.

[40] Rosenthal S J, Josephs T, Kovtun O, et al. Seasonal effects on bipolar disorder: a closer look[J]. Neuroscience & Biobehavioral Reviews, 2020, 115: 199-219.

[41] Craddock N, Sklar P. Genetics of bipolar disorder [J]. The Lancet, 2013, 381 (9878): 1654-1662.

[42] Stahl E A, Breen G, Forstner A J, et al. Genome-wide association study identifies 30 loci associated with bipolar disorder [J]. Nature Genetics, 2019, 51 (5): 793-803.

[43] Firth J, Siddiqi N, Koyanagi A, et al. The Lancet Psychiatry Commission: a blueprint for protecting physical health in people with mental illness [J]. The Lancet Psychiatry, 2019, 6 (8): 675-712.

[44] Post R M. Epigenetic basis of sensitization to stress, affective episodes, and stimulants: implications for illness progression and prevention [J]. Bipolar Disorders, 2016, 18 (4): 315-324.

[45] Berk M, Kapczinski F, Andreazza A C, et al. Pathways underlying neuroprogression in bipolar disorder: focus on inflammation, oxidative stress and neurotrophic factors[J]. Neuroscience & Biobehavioral Reviews, 2011, 35 (3): 804-817.

[46] Hibar D P, Westlye L T, Doan N T, et al. Cortical abnormalities in bipolar disorder: an MRI analysis of 6503 individuals from the *ENIGMA* Bipolar Disorder Working Group [J]. Molecular Psychiatry, 2018, 23 (4): 932-942.

[47] Morris G, Puri B K, Walker A J, et al. Shared pathways for neuroprogression and somatoprogression in neuropsychiatric disorders [J]. Neuroscience & Biobehavioral Reviews, 2019, 107: 862-882.

（贾竑晓　尹冬青）

第十二节　五迟五软

一、概述

五迟指立迟、行迟、发迟、齿迟、语迟，五软指头项软、口软、手软、足软、肌肉软，两者均属于小儿生长发育迟缓的病证。临床五迟以生长发育迟缓为特征，五软以肌肉萎软无力为主症，两者既可单独出现，也常并见。

本病包括西医学之小儿生长发育迟缓、脑性瘫痪、智力低下、孤独症谱系障碍等疾病。

二、病因病机

五迟、五软为先天禀赋不足，后天调养失宜或因产伤及其他疾病、药物损害等多种因素所致。

（一）病因

（1）先天禀赋不足　父母精血虚损不足，或孕期调护失宜。由于孕母精神、饮食、起居、疾病、用药不慎等致病因素损伤胎元之气，或高龄孕妇气血不足，或堕胎不成而成胎，或早产儿、低出生体重儿精气未充，髓脑未满，脏气虚弱，筋骨肌肉失养，出现五迟五软。

（2）后天调摄失宜　出生时难产、产伤，颅内出血，或胎盘早期剥离、脐带绕颈等发生窒息、缺氧；或生后护理不当，感邪生病，脑髓失充，导致生长发育障碍。若温热病出现惊厥、昏迷，脑髓受损；或喂养不当，乳食不节，损伤脾胃，脾胃亏虚，气血不足，脑髓失养，皆可出现生长发育迟缓。

（二）病机

（1）发病　五迟五软主要是由于先天禀赋不足，后天调摄失养，肾脾不足，累及五脏所致。

（2）病位　本证病位主要在肾、脾、心、肝等脏。

（3）病性　本证以虚证为主，痰瘀阻滞者可见实证。先天禀赋不足是虚证，后天感邪生病为实证。

（4）病势　本病虚证多见，先天因素致病者始为虚证，且病势缠绵，若有感邪，可见虚实夹杂证，病久生痰成瘀，痰瘀阻滞则以实证为主。

（5）病机转化　正虚为五脏不足，气血虚弱，精髓不充；邪实为痰瘀阻滞心肝脑络，神明失主，筋脉失养，是为本病的基本病机。在病机变化上，由于五脏不足的程度不同，故病情有轻重之别；又有五脏俱亏，一脏、二脏虚损，或数脏亏损的不同，故临床表现有五迟五软各类病候俱见者，也有各类病候单发，或数个病候联合发生者。

肾主骨，肝主筋，脾主四肢肌肉，人能站立行走，需要筋骨肌肉的协调运动。若肝、肾、脾不足，筋骨肌肉失养，则见立迟、行迟，头项软而无力、不能抬举，手软无力、不能握举，足软无力、难以行走。齿为骨之余，若肾精不足，可见牙齿迟出；发为血之余、肾之苗，若肾气不充，血虚失养，可见头发迟出或发稀枯黄。脑为髓海，言为心声，若心气不足，肾精不充，髓海空虚，则见言语迟缓，智力不聪，语言交流困难。脾开窍于口，又主肌肉，若脾气不足，则可见口软乏力，咀嚼困难，肌肉软弱，松弛无力。若因先天性脑损伤或产伤及颅脑外伤所致脑髓受损，瘀阻脑络，或热病痰火上扰，痰浊阻滞，蒙蔽清窍，或日久离经之血不化，瘀阻脑络，使痰瘀交阻脑腑，气血运行不畅，脑失所养，则见肢体活动失灵，心窍昏塞，神志不明，表现为智力低下、脑性瘫痪。

三、诊断与鉴别诊断

（一）诊断

1）患者有孕期调护失宜、药物损害、产伤、窒息、早产史，或有脑部外伤、脑炎、脑病史，喂养不当史，或父母为近亲结婚者，有家族遗传病史。

2）发育明显迟于正常同年龄、同性别儿童。如小儿2岁左右仍不能站立、行走，为立迟、行迟；初生无发或少发，随年龄增长，仍稀疏难长为发迟；12个月时尚未出牙以及此后牙齿萌出过慢为齿迟；1~2岁还不会说话为语迟。

3）小儿半岁左右头项软弱下垂为头项软；吮乳、咀嚼无力、时流清涎为口软；手不能握拳、抬举为手软；2岁仍不能站立、行走，即使能行走，亦步态不稳为足软；肌肉松软无力为肌肉软。

4）临床上五迟、五软不一定全部具备，只要有一、二症者即可作出相应诊断。

诊断时要注意：①患儿年龄、生产史、生长发育史、喂养史、预防接种史及家族史。②观察患儿的毛发、牙齿、站立、行走、肌肉发育及智力发育等情况。③结合患儿的血液生化、头颅CT、染色体等检查，以寻找病因。

（二）鉴别诊断

（1）五迟五软与痿病　痿病指肢体筋脉迟缓，软弱无力，日久因不能随意运动而致肌肉萎缩的一类病症。以下肢软弱无力，不能随意运动为主，可发生于任何年龄。而五迟五软较多见于小儿生长发育阶段。

（2）五迟五软与解颅　解颅，西医学称之为脑积水，亦可有五迟五软见症，但多伴有智力低下，以颅骨骨缝解开、头颅增大、叩之呈破壶音、目珠下垂如落日状为特征。

四、辨证论治

（一）辨证要点

（1）辨轻重　五迟五软仅见一、二症，智力基本正常为轻；病程长，五迟五软同时并见，且见肢体瘫痪、手足震颤、步态不稳、智力低下、痴呆、失语、失聪者为重。

（2）辨脏腑　五迟五软以脾、肾病变为主，心、肝次之。若表现为立迟、行迟、齿迟、头项软、手足软，则为脾肾不足及肝；发迟、语迟、肌肉软、口软、智力低下，则为脾肾不足及心。脑性瘫痪、孤独症谱系障碍伴智力低下者，常有痰浊瘀血阻滞心经脑络。

（3）辨伴随症状　形体虚弱，骨瘦不坚者，属肾不足；肌肉松软，大便稀溏者，属脾不足；乏力易倦，筋软不强者，属肝不足；卫表气虚，汗多易感者，属肺不足；易惊善惕，语言不利者，属心不足。

（二）治则治法

五迟五软多属虚证，以补为其治疗大法，着重补肾填髓，养肝强筋，健脾养心，补益气血；若因难产、外伤、中毒，或温热病后等因素致痰瘀阻滞者，以涤痰开窍、活血通络为主。亦有部分患儿属虚实夹杂者，须补益与涤痰活血配伍使用，以攻补兼施。

本病宜早期发现，及时治疗。本病治疗时间较长，可将有效方剂制成丸、散、膏剂，以半年为一个疗程，重复2～3个疗程。除了辨证论治用药外，也可配合针灸、推拿、教育及功能训练等综合措施，方能取得一定疗效。

（三）分证论治

1.肝肾不足证

【证候】坐、立、行走、牙齿发育明显迟于同龄小儿，颈项、肌肉萎软或肢体瘫痪，手足震颤，步态不稳，智力低下，或失语失聪，面容痴呆，舌质淡，苔薄，脉沉细，指纹淡紫。

【病机分析】肝主筋，肾主骨，齿为骨之余。肝肾不足，不能濡养筋骨，筋骨不健，故坐、立、行走、生齿均迟，肌肉萎软，肢体瘫痪，手足震颤；肾生髓，脑为髓海，肾精不足，髓海空虚，故智力低下，面容痴呆；舌质淡，苔薄，脉沉细，指纹淡紫均为肝肾不足之证。

【治法】滋养肝肾，填精补髓。

【方药】六味地黄丸加减。方中生地黄、山茱萸滋养肝肾；山药健脾益气；丹皮凉血活血；茯苓、泽泻健脾渗湿；补骨脂温补脾肾；五加皮强筋壮骨；紫河车、龟甲为血肉有情之品，大补肾精。

【加减】肌肉萎软加党参、白术、黄芪；手足震颤加天麻、钩藤、僵蚕；智力障碍加远志、九节菖蒲、郁金；食欲不佳加砂仁、鸡内金；体虚多汗加黄芪、龙骨；肝虚筋缓而乏力者，加熟地黄、川芎。

2.心脾两虚证

【证候】智力低下，面黄肌瘦，语言迟钝，四肢萎软，肌肉松弛，多卧少动，步态不稳，食欲不佳，口角流涎，舌伸口外，咀嚼无力，头发稀疏枯槁，舌质淡，苔少，脉细弱，指纹淡。

【病机分析】脾主四肢肌肉，开窍于口；心主血脉、神明，开窍于舌。心脾亏虚，故面黄形瘦、四肢萎软、肌肉松弛、口角流涎、舌伸口外、咀嚼无力、智力低下；发为血之余，心血不足，则头发稀疏枯槁；舌质淡，苔少，脉细弱，指纹淡均为心脾气血亏虚之象。

【治法】养心健脾。

【方药】调元散加减。方中黄芪、人参、山药、茯苓、白术、甘草补气健脾；当归、熟地黄、川芎补血养心；石菖蒲开窍益智。

【加减】语言迟钝加郁金、远志；四肢萎软加炙桂枝、桑枝；口角流涎加益智仁、乌药；头发稀疏萎黄加肉苁蓉、制何首乌；食欲不佳加焦山楂、鸡内金；易惊眠差加丹参、远志；脾虚纳少，大便不调者加苍术、炒薏苡仁。

3. 痰瘀阻滞证

【证候】失聪失语，意识不清，反应迟缓，动作不自主，或口流涎，喉间痰鸣，或关节强硬，肌肉软弱，或痫性发作，舌暗红，或见瘀点、瘀斑，苔腻，脉沉涩滑，指纹暗滞。

【病机分析】若因产伤、外伤致痰瘀阻滞脑络，气血运行不畅，心脑失养，肝风妄动则见尖叫、躁动、痫性发作等症；若因先天缺陷或脑病后遗症致痰浊内蕴，蒙蔽清窍，则见智力低下，失聪失语，喉间痰鸣；舌暗红有瘀点瘀斑，苔腻，脉沉涩滑，指纹暗滞均为痰瘀阻滞之象。

【治法】涤痰开窍，活血通络。

【方药】通窍活血汤合二陈汤加减。用通窍活血汤活血化瘀、开窍通络，二陈汤化痰涤痰。方中半夏、陈皮、茯苓、远志、石菖蒲涤痰开窍；桃仁、红花、丹参、川芎、赤芍、麝香活血通络；甘草调和诸药。

【加减】惊叫、抽搐者，加黄连、龙胆草、羚羊角粉；躁动不安加龟甲、天麻、生牡蛎；大便干燥加当归、大黄。

（四）其他疗法

1. 推拿疗法

以通经活血、荣筋养肌为治则，采用推、揉、滚、拿等手法，推拿头部、躯干、肢体有关经穴，缓解筋脉挛缩，恢复正常的运动功能。

（1）头面部　坐位。取揉瞳子髎、颊车、地仓、风池、哑门、百会、天柱等穴，用推揉法往返操作5～6次。

（2）颈及上肢部　坐位。取天柱至大椎、肩井，用推揉法，并推揉肩关节周围以及肱三头肌、肱二头肌至肘关节，向下沿前臂到腕部，往返数次。

（3）腰及下肢　俯卧位。从腰部起向下到尾骶部、臀部，循大腿后侧往下至足跟，用推法或滚法；配合肾俞、脾俞、肝俞、环跳、殷门、委中、承山等穴，用按法；接着取仰卧位，从腹股沟向下经股四头肌至小腿前外侧配合按伏兔、足三里、阳陵泉、解溪等穴，用揉法或滚法，往返数次。

2. 针灸疗法

（1）灸法　具有温通经络、行气活血、温肾壮阳之功。可选肢体穴位及心俞、脾俞、肾俞等腧穴，采用温和灸，每1～2日1次，10次为1个疗程。小儿皮肤薄嫩，应避免过度施灸，以免烫伤。

（2）针法　分证论治，每次选主穴2～3个，配穴4～5个，予补法或平补平泻法，不留针。每日3次，3个月为1个疗程。

1）肝肾不足证：主穴：肝俞、肾俞、足三里、三阴交、悬钟。配穴：上肢瘫痪者，加曲池、手三里、外关、合谷、后溪；下肢瘫痪者，加环跳、阳陵泉、委中、太冲；易惊、夜卧不安者，加神庭、印堂、内关、神门。针刺手法：采用平补平泻法。

2）心脾两虚证：主穴：心俞、脾俞、神门、血海、通里、梁丘。配穴：四肢无力者，加曲池、足三里；咀嚼无力、口角流涎者，加颊车、地仓；食欲不振者，加中脘、足三里；语言迟钝者，加哑门、廉泉。针刺手法：以补法为主。

3）痰瘀阻滞证：主穴：膈俞、脾俞、血海、丰隆、足三里。配穴：口角流涎者，加地仓、颊车；吞咽困难者，加廉泉、天突；言语不利者，加劳宫、通里、廉泉。针刺手法：补泻兼施。

五、转归与预后

本病若症状较轻，早期积极治疗，预后较好；若证候复杂，病程较长，属先天禀赋不足引起者，往往成为痼疾。目前虽可采用综合治疗改善其部分功能，但尚难以完全康复，达到正常儿童生长发育水平，部分儿童可导致终身残疾。《活幼心书·五软》明确指出："苟或有生，譬诸阴地浅土之草，虽有发生而畅茂者少。又如培植树木，动摇其根而成者鲜矣。由是论之，婴孩怯弱不耐寒暑，纵使成人，亦多有疾。"《幼科证治准绳·五软》云："若投药不效，亦为废人。"

六、护理与调摄

由于本病可受孕母影响，故孕期即应注意护理、调摄。孕妇注意养胎、护胎，加强营养，不乱服药物，防止外感、药物损害；避免早产、难产、产伤。重视功能锻炼，加强智力训练教育。加强营养，科学喂养。积极预防及治疗各种急、慢性疾病。运用推拿疗法按摩患儿肢体，防止肌肉萎缩。

安全管理：清除患儿周围环境中的危险物品，防止烫伤、坠床、跌倒、碰伤等意外伤害，防止自伤的发生；活动时、如厕时等应有专人陪护。注意孩子的顺应性管理，避免引发情绪行为问题。

情志调护：应主动关心患儿，因人而异地通过解释、劝导、鼓励、引导等措施以缓解患儿的心理问题；维持家庭良好氛围；增强家长对患儿的信心与耐心。

健康教育：争取早期发现，早期教育，孤独症谱系障碍儿童要采用治疗和教育训练相结合的方法，减少其不适应、破坏性行为的出现，并使其潜能得以充分发挥，预后可以有显著改善。训练应该以家庭为中心，特别注意父母的作用，让患儿家属了解本病病程长、非进行性发展的特点，对治疗树立信心。及时发现患儿的进步，并巩固其发展。教育或训练过程中的原则包括对孩子行为宽容和理解；异常行为的改变和变更；特别能力的发现、培养和转化。

应大力宣传优生优育知识，禁止近亲结婚，婚前、孕期进行健康检查，以避免生育遗传性疾病的患儿。

七、医论提要

有关五迟的记载，首见于现存最早的儿科专著《颅囟经》，其曰："孩子头面胸膊肌浓，臂胫细瘦，行走迟者，是小时抱损。"《颅囟经》提到了五迟中的行迟。隋代巢元方《诸病源候论》的描述始有增加，在"头发不生候""齿不生候""四五岁不能语候""数岁不能行候"中分别描述了发迟、齿迟、语迟、行迟四项表现。至明代万全《幼科发挥》增加了坐迟、立迟，其曰："尻骨不成，则儿坐迟矣""膝骨弱，则不能立矣"，并将二者与"不能行""齿生迟""发不生"并"谓之五迟"。之后的诸多医著亦是从行、发、齿、语4个方面分别加以论述。至清代周震《幼科指南》始有坐迟、行迟、发迟、齿迟、语迟5个方面的描述。清代张璐《张氏医通》首次将立、行、齿、发、语5个方面界定为五迟，其曰："五迟者，立迟、行迟、齿迟、发迟、语迟是也。"

五软最早见于《圣济总录》，后有南宋刘昉《幼幼新书》、元代曾世荣《活幼心书》、明代鲁伯嗣《婴童百问》等逐一对五软具体含义进行阐述，最终将五软的含义界定在"头项、口、手、足、肌肉"五个部位上。

历代医书关于五迟五软的治疗记载较为丰富，为便于归纳总结，以下分而论之。

行迟的治疗，首见于现存最早的儿科著作《颅囟经》，"柴胡饮子治小儿行迟"。宋代王怀隐《太平圣惠方》曰："宜服生干地黄丸方""宜服益肝肾二脏，羚羊角丸方"。明代朱橚《普济方》则用五加皮散、虎骨丸、海桐皮散来治疗。明代万全《片玉心书》曰："此亦由肾虚，名鹤膝节，加味地黄丸主之。"明代薛铠《保婴撮要》曰："行迟用地黄丸加牛膝、五加皮、鹿茸，以补其精血，精血既足，则其筋骨自坚。凡此皆肝肾之虚也，虚而热者，用六味地黄丸。虚而寒者，用八味丸。若手痉挛者，用薏苡仁丸。足痉挛者，用海桐皮散。脾胃亏损，肾脏虚弱，寒邪所乘而膝渐肿者，佐以补中益气汤，及大防风汤。"明代李梴《医学入门》曰："宜肾气丸加牛膝、五加皮、鹿茸。"总结行迟的治疗以补益肝肾为主。

发迟的治疗，以滋肾补血为治疗原则。《片玉心书》曰："小儿发久不生，虽生不黑而稀，此由肾气衰，则血气不足之故也，地黄丸主之。"清代周震《幼科指南》曰："发迟，用苣胜丹医之。"与之相符的是，民国时期吴克潜《儿科要略》曰："发迟者宜养血，用苣胜丹。"

齿迟的治疗，使用地黄丸类方较多。明代万全《片玉心书》曰："齿久不生，虽生而不齐者，此肾虚故也，地黄丸主之。"明代薛铠《保婴撮要》曰："故齿迟也，用地黄丸主之。"明代李梴《医学入门》曰："齿迟，因禀气不足，则髓不能充骨，宜肾气丸，或十全大补汤加知母、黄柏。"明代龚廷贤《万病回春》曰："芎归散治小儿齿迟。"明代王大纶《婴童类萃》曰："小儿齿生迟，六味地黄丸。"民国时期涂蔚生《推拿抉微》曰："所以齿迟，宜地黄丸。"

语迟的治疗，以开窍化痰，滋肾健脾补心为大法。宋代王怀隐《太平圣惠方》以芍药散方、鸡头丸方、菖蒲丸方治疗。《幼幼新书》曰："宜兼服钱氏地黄丸。"《普济方》以芍药汤、鸡头丸、菖蒲丸、菖蒲丹治疗。明代薛铠《保婴撮要》曰："心气不足，用菖蒲丸。肾气不足，用羚羊角丸。闭塞气道，用加味逍遥散。津液内亡，用七味白术散。脾胃虚弱，用补中益气汤。"

五软的治疗，以健脾为主，兼以补肾。《保婴撮要·五软》曰："盖胃为水谷之海，为五脏之本，六腑之大源也，治法必先以脾胃为主，俱用补中益气汤，以滋化源。头项手足三软，兼服地黄丸。"

中医古籍对于五迟治疗的论述虽各有侧重，但补益肾脾两脏的治法应用最多，首选六味地黄丸填精益髓以补益先天之精，再以补中益气汤补脾益气以资后天气血生化之源。这与先天禀赋不足与后天调摄失宜的病因是相符的。

八、现代研究

现代中医学者在继承古代医籍关于五迟五软的理论基础上，博古通今，结合临床实践经验，在指导思想和治疗方法上不断细化完善改进，主要集中在经络辨证治疗和脏腑辨证治疗的进展上，也体现了内外同治的思想。

（一）病因病机

马丙祥教授[1]认为痉挛性脑瘫的主要发病机制为痰瘀阻窍、经络不通，在继承传统的按摩手法基础上结合现代康复理念，提出了以柔克刚、以刚制柔的治疗原则，从而创立了"疏通矫正手法"，其作用是促进气血流通、改善运动、矫正异常姿势。目前该手法已在全国范围几十家中医院和各级医院推广应用，被纳入"国家中医药管理局'十一五'重点专科（专病）项目重点病种脑性瘫痪临床诊疗方案"，且被纳入国家中医药管理局颁布的中医临床路径。

（二）经络辨证治疗

李瑞仕等[2]认为五迟五软属于生长发育障碍类疾病，通过对《内经》和《难经》的深入分析，总结归纳出冲脉理论、神阙理论、从阴引阳、从阳引阴理论等，最后汇总为"调腹通络"理论，指导临床中五迟五软患儿的治疗，并且已运用多年，疗效明显。其理论基础是经络理论中十二经脉、奇经八脉都与腹部有着直接或间接的关系。"调腹通络"技术属于推拿手法，"调腹"即是以运、推、点、按、揉、顺等手法施术于腹部，"通络"包括"通经络"与"通脑络"，运用针灸、推拿等方法施术于头颈部及四肢肌肉、关节。"调腹"与"通络"均是通过对肌表肢体经络的按揉来达到疏通脏腑、经络气血、开窍醒神、揉筋缓急的作用。

陆清清等[3]在神经发育学疗法和柔肝健脾、穴位按揉的基础上，进一步辨证推拿在缓解痉挛型脑瘫患儿的痉挛症状、改善患儿的粗大运动功能，尤其是改善站和走的功能方面有更好的疗效。经络治疗脑瘫还可从督脉治疗脑性瘫痪，穴位埋线治疗脑性瘫痪痉挛型双瘫、穴位注射联合头皮针治疗脑性瘫痪言语障碍。

在孤独症治疗方面，吕英教授[4]根据《易经》的哲学思想，提出"气一元论"学说，认为天地宇宙与人身均来源于不分阴阳的先天真一之气，人类若不顺应天地之气则生病。厥阴对应五运六气学说中的厥阴风木之气，"人之元气，根基于肾，萌发于肝"，故厥阴是万物生命活力的体现，是元气强健的关键。自闭症属三阴病，根本病机为先天元阳禀赋不足，肾气虚弱，浊阴蒙蔽脑窍，自闭症刻板动作即在此病理基础上出现厥阴风木无法正常生发，导致动作、语言、兴趣的刻板，治以温益元阳，助厥阴风木和缓有序生发。

（三）脏腑辨证治疗

陈冬梅[5]通过 Meta 分析治疗智力低下的文献及古籍记载，总结出智力低下的病位在脑，与心、脾、肾多个脏器密切相关，尤其虚证多见，也有虚实夹杂者。常见证型为肾精不足证、肝肾亏虚证、心血不足证。常用方药有六味地黄汤、健脑益智合剂、补脑膏、小儿智力糖浆、增智胶囊、智通合剂、益智灵等。智力低下的辨证治疗亦可参考 2019 年 1 月中华中医药学会发布的《中医儿科临床诊疗指南·精神发育迟滞》[6]。

曾杰等[7]总结痉挛型脑瘫的中医病机为肾脾亏虚，肝风内动，对痉挛型脑瘫引用五迟、五软、五硬的病名，认为治疗当以益肾健脾调肝为基本法则，采用中药口服、针灸、按摩等内外同治的方法以达到整体上的多重疗效。

于海波等[8]通过分析脾、肾、脑三者之间生理、病理联系，提出从脾胃出发，补益后天之脾以充养先天之肾治疗小儿脑发育不全。

附 1 脑性瘫痪

一、概述

脑性瘫痪（cerebral palsy，CP）简称脑瘫，是一组由于发育中的胎儿或婴幼儿脑部非进行性损伤，导致患儿持续存在的中枢性运动和姿势发育障碍、活动受限症候群，脑性瘫痪的运动障碍常伴有感觉、知觉、认知、交流和行为障碍，以及癫痫及继发性肌肉、骨骼问题[9]。

本病多见于早产儿和低出生体重儿，在发达国家患病率为 1‰～3.6‰，我国为 2‰左右。脑瘫的病因很多，许多围生期危险因素被认为与脑性瘫痪的发生有关，主要包括：①围生脑损伤，如缺血缺氧性脑病、新生儿脑卒中、产伤、颅内出血；②与早产有关的脑损伤，如脑室周围脑白质软化、脑室内出血；③脑发育异常，如脑发育畸形、遗传性或代谢性脑发育异常；④产后脑损伤，如胆红素脑病、中枢神经系统感染；⑤产前危险因素，如绒毛膜羊膜炎、宫内发育迟缓、毒物接触、先天性 TORCH 感染。这些因素可能共存，并相互作用。人们还发现，虽然近 30 年来产科和新生儿医疗保健有了极大发展，但脑性瘫痪的发病率却未见下降。为此，近年对脑性瘫痪的病因进行了更深入的探讨，目前认为胚胎早期的发育异常，很可能是导致婴儿早产、低出生体重和易有围生期缺氧缺血等事件的重要原因。胚胎早期的发育异常主要与受孕前后孕妇体内外环境影响、遗传因素以及孕期疾病引起妊娠早期胎盘羊膜炎症等有关。

二、临床表现

（一）基本表现

脑性瘫痪的运动障碍在儿童发育过程中表现得很早，通常在 18 月龄以内，表现为延迟或异常的运动发育进程。其症状会随患儿发育而出现变化是脑性瘫痪的基本特征，可与运动发育相对成熟后获得性运动障碍相区别。但是需要强调的是脑瘫患儿的脑内病变是静止的，非进展的。脑瘫的临床表现主要包括：

（1）运动发育落后和瘫痪肢体运动障碍 患儿的运动发育里程碑落后，包括抬头、坐、站立、独走等大运动以及手指的精细动作。

（2）肌张力异常 因不同临床类型而异，痉挛型表现为肌张力增高；肌张力低下型则表现为瘫痪肢体松软，但仍可引出腱反射；手足徐动型表现为变异性肌张力不全。

（3）姿势异常　受异常肌张力和原始反射延迟消失不同情况的影响，患儿可出现多种肢体异常姿势，并因此影响其正常运动功能的发挥。体格检查中将患儿分别置于俯卧位、仰卧位、直立位，以及由仰卧牵拉成坐位时，即可发现瘫痪肢体的异常姿势和非正常体位。

（4）反射异常　多种原始反射消失延迟。腱反射活跃，可引出踝阵挛和巴宾斯基征阳性。

（二）临床分型

建议按运动障碍类型及瘫痪部位进行分型，按粗大运动功能分级系统（GMFCS）进行分级。

（1）按运动障碍类型及瘫痪部位分型　ICD-11将脑瘫分为痉挛性脑瘫、运动障碍性脑瘫、共济失调性脑瘫、其他特指的脑瘫及未特指的脑瘫，其中痉挛性脑瘫根据瘫痪部位分为痉挛性单侧脑瘫、痉挛性双侧脑瘫、痉挛性四肢瘫、未特指的痉挛性脑瘫、其他特指的痉挛性脑瘫。

（2）GMFCS分级（5级）　根据GMFCS系统把患儿按年龄分为0~2岁、2~4岁、4~6岁、6~12岁、12~18岁的5个年龄段粗大运动功能标准，功能从高至低分为Ⅰ级、Ⅱ级、Ⅲ级、Ⅳ级、Ⅴ级。

三、诊断与鉴别诊断

（一）诊断

脑性瘫痪的诊断标准为4项必备条件及2项参考条件[9]。

1. 必备条件

1）中枢性运动障碍持续存在。

2）运动和姿势发育异常。

3）反射发育异常。

4）肌张力及肌力异常。

2. 参考条件

1）引起脑性瘫痪的病因学依据。

2）头颅影像学佐证（MRI、CT、B超）。

脑性瘫痪的诊断应满足4项必备条件，2项参考条件有利于寻找病因及佐证，为非必备条件。脑性瘫痪的异常运动模式是持续存在的，运动和姿势发育异常、反射发育异常说明脑损伤发生于发育中的脑，是脑性瘫痪的特征。出生前至新生儿期的病因引起的脑性瘫痪，其临床症状大多发生于生后18个月前，新生儿期以后及婴幼儿期脑损伤（缺氧、外伤、中毒、中枢神经系统感染等）引起的脑性瘫痪症状与脑损伤发生的时间相关。

（二）鉴别诊断

（1）婴儿脊髓性进行性肌萎缩　为常染色体隐性遗传病，出生时一般情况尚可，患儿智力正常，大多数患儿于3~6个月后出现对称性肌无力，肌张力低下，腱反射减低或消失等。病程呈进行性，无力情况逐渐加重，脊髓MRI和肌电图可协助诊断。

（2）脑蛋白营养不良　为常染色体隐性遗传性疾病，1~2岁发病前运动发育正常。发病后，症状呈进行性加重，表现为步态不稳，语言障碍，视神经萎缩，最终呈去大脑强直。

（3）先天性肌张力不全　属先天性肌迟缓综合征中的一种较为良性的类型，出生后婴儿期大多数即有肌张力减弱、肌无力等表现，近端重于远端，但腱反射消失，无智力障碍，也无不自主运动和其他锥体束损害征。

四、西医治疗

（一）治疗策略

脑瘫儿童处于生长发育的不同阶段，其个体状况、运动功能发育与障碍程度及环境状况亦不尽相同。因此，不同年龄段脑瘫儿童康复治疗目标的制订及康复策略的选择有所不同。按照不同年龄段可将康复治疗策略分为婴儿期策略、幼儿期策略、学龄前期策略、学龄期策略及青春期策略。应根据脑瘫儿童年龄特点、个体状况、运动功能发育与障碍程度、家庭及环境状况等，制订康复治疗目标及选择康复策略。如在婴儿期，重点围绕运动功能发育障碍及身心发展特点，制订和定期调整特定任务、特定背景下的干预目标并实施相应策略；幼儿期则选择针对性强并可促进身心全面发展的干预策略；学龄前期康复治疗的主要目标是为入学作准备；学龄期的主要目标是适应学校、家庭和社区的环境，应以学会独立、建立计划和处理自我面对问题及需求能力为主，确定限制目标实现的各类不利因素并采取相应策略；青春期设定康复目标的重点是适应和改善个体及环境因素，促进和巩固现实生活、学习、职业活动的参与能力，为走向社会和独立生活作准备。

（二）治疗原则

早期干预、综合性康复治疗及团队干预、以目标为导向、脑瘫儿童愉快和有动力地主动参与康复训练、注重脑瘫儿童及家长的参与及家庭干预的脑瘫康复治疗原则。

（三）主要治疗措施

（1）运动治疗 包括运动控制、任务导向性训练（task oriented training，TOT）、目标导向性训练（goal directed training，GDT）、目标-活动-运动集成疗法（goals-activity-motor enrichment，GAME）、手-臂双侧强化训练（handarm bimanual intensive training，HABIT）、动作观察疗法（action observation therapy，AOT）、运动想象疗法（motor imagery therapy，MIT）、坐到站的转化和功能性任务训练、镜像视觉反馈疗法（mirror visual feedback，MVF）、行走速度和耐力训练、减重步态训练、体能训练、渐进抗阻训练、核心稳定性训练（core stability training，CST）、预防挛缩的运动治疗方法、神经发育学疗法（neuro developmental therapy，NDT）等 16 项内容。其中作为 A 级推荐的有 GDT、GAME、以目标为导向的 HABIT-ILE 结合常规康复治疗、坐到站的转化和功能性任务训练、CST 等。作为 B 级推荐的有基于运动控制理论的康复治疗技术干预措施、受损肢体高强度的主动运动功能训练、TOT 及以小组形式进行的 TOT、AOT，以及基于体感游戏的 AOT 康复模式、MIT、以任务为导向的行走速度和耐力训练等。

这些干预措施都有以下共同特点：使用自发产生的主动运动，高强度地练习现实生活中的任务和活动，练习的直接目的是实现设定的目标，作用机制是依赖经验的可塑性。动机和注意力是神经可塑性的重要调节器，成功的、针对特定任务的练习对儿童来说是有益和快乐的，从而可激发自发训练。

（2）物理因子治疗 包括功能性电刺激（functional electric stimulation，FES）、重复经颅磁刺激、经颅直流电刺激（transcranial direct current stimulation，tDCS）、深部脑刺激（deep brain stimulation，DBS）、泥疗、水疗、蜡疗、生物反馈疗法等。物理因子治疗更多地与特定任务的运动训练相结合时，可能会增强训练的正反馈效果。

（3）作业治疗 关注整体人的生活、活动和参与，并充分考虑人与环境的互动，包括 GDT、作业表现的认知导向（cognitive orientation to occupational performance，CO-OP）干预、AOT、感知提醒疗法（sensory cueing treatment，SCT）、治疗性器乐表演、视觉功能训练、强制性诱导运动疗法（constraint-induced movement therapy，CIMT）、双手强化训练（bimanual intensive training，BIT）、MVF、A 型肉毒毒素注射结合作业治疗等措施。基于参与为目的 GDT 可提高脑瘫儿童及青少年对体育活动的参与度及满意度；AOT 能改善偏瘫型脑瘫儿童的身体功能、活动功能和参与度；BIT 及 HABIT 可提高痉挛型偏瘫脑瘫儿童双手协调能力和动手能力，提高日常生活活动能力和生活质量。CO-OP 基于学习和认知功能发育理论，可在短期内促进脑瘫儿童的作业表现；远程监测的 AOT 是一种可行的偏瘫型脑瘫儿童家庭训练方法；双手训练适用于手功能受限严重的脑瘫儿童和青少年以及 2 岁以下因 CIMT 束缚而感到痛苦的脑瘫儿童，也有利于优势手的发育；A 型肉毒毒素联合作业治疗能够改善痉挛型偏瘫脑瘫儿童上肢功能，加速实现功能目标。上述内容体现了作业治疗基于生物-心理-社会模式，坚持以人为本和功能导向的原则。

（4）言语语言治疗 包括呼吸功能训练、发声功能训练、共鸣功能训练、口部运动训练、构音语音功能训练、语音韵律训练、认知功能训练、语言理解能力训练、语言表达能力训练、语言沟通能力训练、前语言期沟通技能训练、读写能力训练、神经肌肉电刺激治疗、针灸治疗、口腔周围穴位按摩、音乐治疗等内容。

言语语言治疗可改善脑瘫儿童肺活量、呼吸效率、发声过程中的呼吸支持与协调能力等的呼吸功能训练，改善脑瘫儿童喉运动功能、音调、响度和音质、发音清晰度等的发声功能训练，改善重度无口语脑瘫儿童的前语言期沟通技能训练等。

（5）药物治疗　脑瘫儿童的药物治疗主要分为 4 个方面：①缓解痉挛药物，神经肌肉阻滞剂（A 型肉毒毒素）和化学去神经支配药物（苯酚、乙醇）；口服药物（苯二氮䓬类、丹曲林、巴氯芬、替扎尼定等）和鞘内注射巴氯芬（intrathecal Baclofen，ITB）。②肌张力障碍管理药物，A 型肉毒毒素、盐酸苯海索、加巴喷丁等。③改善低骨密度和骨质疏松药物，维生素 D、钙补充剂和双膦酸盐。④神经营养药物，鼠神经生长因子。A 型肉毒毒素注射或联合作业疗法缓解痉挛；地西泮口服缓解痉挛、氨羟二磷酸二钠口服改善骨质疏松；丹曲林改善腱反射及剪刀步和日常生活活动能力；ITB 缓解痉挛；加巴喷丁改善肌张力障碍；阿仑膦酸钠治疗脑瘫儿童合并骨质疏松症；鼠神经生长因子改善脑瘫儿童及 IHRCP 的运动功能；巴氯芬可改善肌张力障碍。

（6）外科治疗　作为预防和治疗脑瘫儿童痉挛和挛缩状态，纠正异常姿势的重要手段，外科治疗的措施和技术越来越成熟，外科治疗部分包括髋关节监测、石膏矫形、骨科手术、选择性脊神经后根切断术（selective dorsal rhizotomy，SDR）、ITB。

（7）其他治疗　包括强化生物反馈训练、文娱体育（舞蹈疗法、跑步疗法、自行车疗法、瑜伽疗法、心理治疗）、游戏疗法、音乐疗法、动物辅助疗法、全身振动训练、父母的干预。

（8）辅助器具及技术　辅助器具包括进食辅助器具、交流辅助器具、姿势控制辅助器具、转移辅助器具；矫形器包括足矫形器、踝足矫形器（ankle-foot orthosis，AFO）、膝踝足矫形器（knee-ankle-foot orthosis，KAFO）、髋内收外展控制矫形器、国际生物力学学院（international college of biomechanics，ICB）矫形鞋垫等。除此之外，还有辅助器具与特定任务相结合的治疗方法包括悬吊训练、全方位密集运动训练、肌内效贴（kinesio taping，KT）、康复机器人等。康复机器人作为一种新型的辅助技术，是康复医学的研究热点和发展方向。

五、研究进展[10，11]

脑瘫是由发育中的胎儿或婴幼儿脑部非进行性损伤所致的一组症候群，是导致儿童时期残疾的主要疾病，病因及发病机制至今不明。随着生活条件和围产保健、围产医学的发展，脑瘫的患病率未随之降低。脑瘫的研究依旧任重道远。近年来，西医学方面，脑瘫的遗传学、生物学研究在揭示脑瘫患者的病因、病理生理、发病机制方面取得了持续进展，是对脑瘫病因及病理机制的深入挖掘及补充。以下对西医的病因、机制及中医药的理论和临床研究进展作一简介。

（一）遗传学

统计发现脑瘫患儿中发生先天畸形的概率（11%～32%）显著高于普通人群（2%～3%）；在近亲婚配家庭的脑瘫发生率较非近亲婚配家庭高 2.5 倍；对双生子的更进一步研究发现，单卵双生子的同病率显著高于异卵双生子；同时，脑瘫病例存在家族聚集现象，这些证据提示脑瘫的发病与遗传因素息息相关。伴随着染色体微阵列分析、全基因组扫描和全外显子测序等分子生物技术的发展和应用，脑瘫的遗传学研究取得了较多进展。

（二）多组学

（1）转录组学　包括编码基因及非编码 RNA 研究。越来越多的证据表明，非编码 RNA 对中枢神经系统和多种神经变性疾病的调节作用。一些研究调查了某些非编码 RNA 在脑性瘫痪中的作用，包括长链非编码 RNA、microRNA 和 circRNA。例如，维生素 B_1 和维生素 B_{12} 通过 MALAT1/miR-1 轴上调 BDNF 和下游 PI3K/Akt 信号，抑制神经细胞凋亡并减轻脑性瘫痪大鼠的神经损伤；iR-135b 通过失活 S100B 依赖性 STAT3 通路诱导神经干细胞分化和增殖来抑制脑性瘫痪。

（2）代谢组学　是由参与代谢的小分子化学实体组成的集合，可通过分析确定代谢物在生理学和疾病中的作用，并可用于鉴定生物标志物，以用于疾病诊断和预测。

（3）蛋白质组学　是一种方法学方法，指的是同时分析生物样本中的许多蛋白质，以寻找功能蛋白质和遗传数据之间的知识差距，并已广泛应用于识别许多疾病的生物标志物。目前对脑性瘫痪的蛋白质组学研究很少，但是越来越多的研究证明，蛋白质组学在神经退行性疾病中的新型生物标志物鉴定方面具有巨大潜力。

相信在不久的将来会有越来越多的蛋白质组学研究来阐明脑性瘫痪的发病机制。

附2 孤独症谱系障碍

一、概述

孤独症谱系障碍（autism spectrum disorder，ASD）是以孤独症为代表的一组异质性疾病的总称。典型孤独症的临床特征主要表现为不同程度的社会交往障碍、语言障碍、兴趣狭窄及刻板行为方式。病因至今尚不明确，也没有特效药物治疗，但早期筛查、早期干预效果较好，主要采用综合性教育和行为训练方法，使孤独症症状得到不同程度的改善。

二、临床表现

（1）社会交往障碍 儿童喜欢独自玩耍，缺乏与他人交流，有目光回避，呼之不应，孤僻独行，缺乏主动与同龄儿童交往或玩耍的兴趣，不会以适当的方式与同龄儿童交往。

（2）交流障碍 言语交流障碍，语理解力不同程度受损，言语发育迟缓，少语、无语，言语形式及内容异常，模仿言语、喃喃自语、刻板重复，发声怪异。语法结构、人称代词常错用，语调、语速、节律等异常，言语运用能力受损，不会提出话题、维持话题或仅靠刻板重复的短语进行交谈。非言语交流障碍，常以哭或尖叫表示他们的不舒适或需要。缺乏相应的面部表情，很少用点头、摇头、摆手等动作来表达自己的意愿。此种表现与五迟中的语迟表现基本相似。

（3）兴趣狭窄、刻板重复及强迫重复性行为 对某些物件玩具有不同寻常的喜好方式，比如对一般儿童所喜爱的玩具和游戏缺乏兴趣，而对一些通常不作为玩具的物品却特别感兴趣。行为方式刻板，常出现刻板重复的动作和奇特怪异的行为，迷恋物品，行为定式，感觉异常，无目的的乱跑、转圈等。拒绝改变自己的生活习惯和环境，如走固定的路线，东西摆放在固定的位置，不愿意吃新的食物、换新的衣服等。

（4）智力异常 ASD儿童智力可表现为显著低下、正常、天赋能力。约50%的患儿伴有智力低下，但多数ASD儿童机械记忆较好，或音乐艺术能力较强。患儿还表现出智力发育的不平衡性，操作智商优于语言智商。

（5）其他 多数患儿伴有行为和情绪问题，如多动、注意力涣散，冲动、攻击性、破坏性行为及自伤行为等，青春期的患儿易出现焦虑、抑郁、强迫、偏执等症状；还可以伴有进食和睡眠障碍，如偏食、挑食，入睡困难；少部分还伴有抽动症状。

三、诊断与鉴别诊断

（一）诊断

1. 早期筛查

典型ASD诊断不难，但ASD儿童临床表现可能不完全相同，特别是年龄小、轻型和不典型病例，即使专业人员，诊断也有困难。早期识别即能发现<2岁儿童的ASD的早期症状，早期干预，但不贴ASD标签。早期识别，早期干预非常重要，见表2-12-1。

表2-12-1 6~24月龄婴幼儿早期发现ASD的警示指标

年龄	ASD的警示指标
6月龄	不能被逗乐（表现出大声笑），眼睛很少注视人
10月龄	对叫自己名字无反应，听力正常
12月龄	对于言语指令无反应，无咿呀学语，无动作手势语言；无目光跟随；对于动作模仿不感兴趣
16月龄	不说，对语言反应少，不理睬他人说话
18月龄	不用手指指物或用眼睛追随他人手指指向，无任何给予行为
24月龄	无双词短语
任何年龄	出现语言功能倒退或社交技能倒退

2. 诊断标准

应综合病史、精神检查、量表评定、辅助检查结果，结合 ICD-11 或 DSM-5 ASD 标准对患儿作出诊断。参照 DSM-5 诊断标准。

1）在多种场所下，社交交流和社交互动方面存在持续性的缺陷，表现为目前或历史上的下列情况（以下为示范性举例，而非全部情况）：①社交情感互动中的缺陷，例如，从异常的社交接触和不能正常地来回对话到分享兴趣、情绪或情感的减少，到不能启动或对社交互动作出回应。②在社交互动中使用非语言交流行为的缺陷，例如，从语言和非语言交流的整合困难到异常的眼神接触和身体语言，或在理解和使用手势方面的缺陷到面部表情和非语言交流的完全缺乏。③发展、维持和理解人际关系的缺陷，例如，从难以调整自己的行为以适应各种社交情境的困难到难以分享想象的游戏或交友的困难，到对同伴缺乏兴趣。

2）受限的、重复的行为模式、兴趣或活动，表现为目前的或历史上的下列 2 项情况（以下为示范性举例，而非全部情况）：①刻板或重复的躯体运动，使用物体或言语（如简单的躯体刻板运动、摆放玩具或翻转物体、模仿言语、特殊短语）。②坚持相同性，缺乏弹性地坚持常规或仪式化的语言或非语言的行为模式（如对微小的改变极端痛苦、难以转变、僵化的思维模式、仪式化的问候、需要走相同的路线或每天吃同样的食物）。③高度受限的、固定的兴趣，其强度和专注度方面是异常的（如对不寻常物体的强烈依恋或先占观念、过度的局限或持续的兴趣）。④对感觉输入的过度反应或反应不足，或在对环境的感受方面不同寻常的兴趣（如对疼痛/温度的感觉麻木，对特定的声音或质地的不良反应，对物体过度地嗅或触摸，对光线或运动的凝视）。

3）症状必须存在于发育早期（但是，直到社交需求超过有限的能力时，缺陷可能才会完全表现出来，或可能被后天学会的策略所掩盖）。

4）这些症状导致社交、职业或目前其他重要功能方面的有临床意义的损害。

5）这些症状不能用智力障碍（智力发育障碍）或全面发育迟缓来更好地解释。智力障碍和孤独症（自闭症）谱系障碍经常共同出现，作出孤独症（自闭症）谱系障碍和智力障碍的合并诊断时，其社交交流应低于预期的总体发育水平。

若个体有已确定的 DSM-4 中的孤独症（自闭症）、阿斯伯格综合征或未在他处注明的全面发育障碍的诊断，应给予孤独症（自闭症）谱系障碍的诊断。个体在社交交流方面存在明显缺陷，但其症状不符合孤独症（自闭症）谱系障碍的诊断标准时，应进行社交（语用）交流障碍的评估（ASD 的严重程度分级可参照 DSM-5）。

3. 评估

（1）常用筛查量表　孤独症行为量表（autism behavior checklist，ABC）：总分≥31 分提示存在可疑孤独症样症状；总分≥67 分提示存在孤独症样症状。该量表适用于 8 个月至 28 岁的人群。

克氏孤独症行为量表（clancy autism behavior scale，CABS）：2 级评分总分≥7 分或 3 级评分总分≥14 分，提示存在可疑孤独症问题。该量表针对 2～15 岁的人群，适用于儿童保健门诊、幼儿园、学校等对儿童进行快速筛查。

（2）诊断量表　儿童孤独症评定量表（childhood autism rating scale，CARS）：总分＜30 分为非孤独症；总分 30～35 分为轻至中度孤独症；总分≥36 分为重度孤独症。该量表适用于 2 岁以上的人群。此外，孤独症诊断观察量表（autism diagnostic observation schedule-generic，ADOS-G）和孤独症诊断访谈量表修订版（autism diagnostic interview-revised，ADI-R）是国外广泛使用的诊断量表，我国尚未正式引进和修订。

在使用筛查量表时，要充分考虑到可能出现的假阳性或假阴性结果。诊断量表的评定结果也仅作为 ASD 诊断的参考依据，不能替代临床医师综合史、临床表现并依据诊断标准作出的诊断。

4. 辅助检查

脑电图、诱发电位、头颅 CT 或磁共振、染色体核型分析、脆性 X 染色体检查、遗传病筛查、代谢病筛查等。

（二）鉴别诊断

（1）选择性缄默症　在选择性缄默症中，早期发育通常没有被干扰。患儿通常在一些背景和环境下表现出恰当的交流技能。即使在儿童缄默的场所，社交的交互性也未受损，也没有受限的或重复的行为模式。

（2）语言障碍与社交（语用）交流障碍 在一些形式的语言障碍中，可能存在交流问题和一些继发的社交困难。然而特定的语言障碍通常与异常的非言语交流无关，也没有受限的、重复的行为、兴趣或活动模式。当个体显示出社交交流和社交互动的损害但未显示出受限的和重复的行为或兴趣时，可能符合社交（语用）交流障碍的诊断标准，而不是孤独症（自闭症）谱系障碍。当符合孤独症（自闭症）谱系障碍的诊断标准时，孤独症（自闭症）谱系障碍的诊断可以取代社交（语用）交流障碍的诊断，同时关于既往或目前受限/重复的行为模式应该仔细询问。

（3）不伴有孤独症（自闭症）谱系障碍的智力障碍（智力发育障碍） 在非常年幼的儿童中，鉴别不伴有孤独症（自闭症）谱系障碍的智力障碍和孤独症（自闭症）谱系障碍是困难的。有智力障碍的个体如果没有发展出语言或符号语言的技能，对于鉴别诊断就提出了挑战，因为重复的行为经常出现在这样的个体中。在有智力障碍的个体中，当社交交流和互动相对于个体非言语技能（如精细的运动技能、非言语问题的解决能力）的发育水平显著受损时，诊断为孤独症（自闭症）谱系障碍是恰当的。作为对比，当社交交流技能和其他智力技能的水平没有显著差异时，诊断为智力障碍更为恰当。

四、西医治疗

目前尚无统一的 ASD 治疗标准，但干预措施方法可帮助 ASD 儿童改善症状和提高生活技能。ASD 治疗以教育训练为主，精神药物治疗为辅。教育训练的目的为改善核心症状，即促进社会交往能力、言语和非言语交流能力的发展，减少刻板重复行为。同时，促进智力发展，培养生活自理和独立生活能力，减少不适应行为，减轻残疾程度，提高生活质量，缓解家庭和社会的精神、经济及照顾方面的压力，力争部分患儿成年后具有独立学习、工作和生活的能力。ASD 儿童存在多方面发展障碍，治疗应根据儿童个体情况，将行为矫正、教育训练、结构化教学等相应课程训练与药物治疗等手段相结合，进行综合干预治疗。

（一）教育干预

1. 原则

（1）早期诊断、早期干预 尽可能实现早期诊断、早期干预，对疑诊儿童也应教育干预；二级、三级儿童保健机构可采用特殊的筛查测试，如幼儿 ASD 检测（the checklist of autism in toddlers，CHAT）和修订的幼儿 ASD 检测（the modified checklist for autism in toddlers，M-CHAT），或其他测试方法，同时需排除其他疾病，如不能确定，建议转诊至发育-行为专科或其他专科确诊。

（2）选用科学有效的治疗方法 使用有循证医学证据的有效方法进行干预。

（3）综合治疗干预 全面干预，包括 ASD 核心症状干预训练，同时促进儿童身体发育、防治疾病、智力提高、生活自理能力提高、滋扰行为减少和行为适应性改善。

（4）个体化干预 在充分评估疾病和各项功能的基础上开展有计划的个别化教育计划（individualized educational program，IEP），能力相近的儿童可组成小组训练。

（5）坚持长期治疗干预 干预计划按年安排，需每日有干预训练，每周干预时间＞20 小时。训练师与儿童 1∶1 参加训练。

（6）家庭参与 家庭社会经济状况及父母心态、环境或社会的支持和资源均影响 ASD 儿童训练和预后。支持和教育家长正确对待 ASD 儿童，克服焦虑心理，妥善处理教育训练与家庭、生活、工作的关系，提高家长参与干预训练能力；帮助家庭评估可供选择教育服务水平，指导家庭采用正确干预方法。

（7）社区化 有关部门应逐步建设社区训练中心，使 ASD 儿童就近训练，实现以社区为基地、家庭积极参与的干预模式。同时，应加强社会资源举办的日间训练，教育机构支持和规范管理。

2. 教育干预方法

ASD 干预应灵活采用结构化教育为训练的基本框架，以社会交往为训练的核心内容，兼顾行为矫正、情绪调控、认知促进、生活自理、运动训练和语言训练等；以行为强化（鼓励）、辅助和温和行为处罚为训练的基本方法。目前最主流且循证依据比较充分肯定的是应用行为分析（applied behavior analysis，ABA）和结构化教学（treatment and education of autistic and communication-related h-andicapped children，TEACCH），ABA中比较成熟的技术有回合试验教学、关键反应训练、随机教学法等。

（二）药物治疗

因多数 ASD 病因未完全阐明，尚无明确有效治疗 ASD 的药物。但是既往研究已表明，精神药物能够有效改善患儿存在的情绪行为异常，如情绪不稳、易激惹、自笑、过度活动、刻板重复行为、自语、自伤及攻击行为等。因此，当 ASD 患者存在明显的情绪行为异常时，如行为治疗无效，应及时予以精神药物治疗，以改善患儿的情绪行为症状。如予利培酮和阿立哌唑治疗 ASD 儿童的兴奋和多动症状，予哌甲酯或托莫西汀治疗 ASD 儿童合并 ADHD。胍法辛、可乐定也是可以选择的药物。舍曲林、氟伏沙明、帕罗西汀被认为对 ASD 的刻板重复行为有效。

五、研究进展[12-14]

ASD 严重危害儿童神经发育，损失不可逆，难以完全治愈，且患病率呈逐年增长趋势，因此对 ASD 患儿尽早采取有效措施，对改善治疗和预后具有重要的意义。

（一）行为与发展干预

1. 促进人际关系干预

该干预措施的使用依据是，孤独症谱系障碍的重点缺陷是心理理论缺陷及注意缺陷。心理理论缺陷是指 ASD 患儿无法推测出他人的心理活动，而注意缺陷是指患儿在婴幼儿时期缺少与正常儿童一起关注事物的能力。人际关系干预措施首先需评估 ASD 患儿的社会交往能力，而后依据结果并联合正常儿童社会交往发育规律按顺序给予以下措施：目光接触—对照—人员互动—人员协作—分享等。此干预方法能够显著提高患儿社会沟通、交往能力，促进其迅速适应社会。

2. 促进技巧发展干预

如采用图片交换系统以促使患儿主动与他人交往、沟通，效果较为显著。利用社交故事向患儿解释某种特殊行为的目的，指导发展新活动，并促使其产生期待。

3. 综合干预

采用丹佛模式：该干预模式包括标准化的训练课程及评估系统，主要针对 1～2 岁 ASD 患儿。早期介入丹佛模式可显著提高 ASD 患儿语言理解与表达、小肌肉控制、认知、模仿等能力。同时，该干预模式可全天候对患儿进行训练，适用于康复机构、家庭等多种场景。

（二）药物治疗

针对易激惹、自伤等行为可使用利培酮，能较好控制患儿冲动、易激惹、自伤等行为，但是易伴随疲劳、遗尿、来回走动、情绪低落、焦虑或不愉快等副作用。阿立哌唑是一种新型抗精神病药物，可显著阻止 5-羟色胺 2A 受体兴奋，在减少遗尿、来回走动、情绪低落等副作用的同时，对易激惹的临床表现具有较好的治疗效果，且患儿耐受性较好。

针对多动症与注意缺陷 ASD 患儿，除了使用哌甲酯或托莫西汀外，还可考虑选择 ω-3 脂肪酸，一种非典型抗精神病药物，可对多种神经递质产生调节作用，控制患儿脑部神经元凋亡。

针对睡眠障碍有学者建议使用褪黑素治疗，因 ASD 患儿发生睡眠障碍可能与体内褪黑素水平降低有关，但因缺少临床数据，使用依据不足。

针对兴奋、抑制功能紊乱 ASD 患儿可使用布美他尼。患儿在生长发育过程中，神经递质与突触控制兴奋及抑制功能发生紊乱，致使其发生运动、认知功能障碍。

微生物治疗 ASD 患者经常患有与生态失调状态和"漏肠"相关的胃肠道症状，故有研究者推测肠道微生物群通过微生物群-肠-脑轴影响中枢神经系统发育以及神经心理学和胃肠道稳态。微生物治疗 ASD 也取得了一些研究进展。

参 考 文 献

[1] 马丙祥，冯刚. 疏通矫正手法治疗小儿痉挛型脑瘫的临床研究 [J]. 中国康复医学杂志，2007，22（4）：354-356.

[2] 李瑞仕，魏玉会，席改，等. 基于《黄帝内经》与《难经》论述"调腹通络"的理论基础 [J]. 天津中医药，2022，39（5）：595-599.

[3] 陆清清，刘媛媛，王奇，等. 神经发育学疗法配合辨证推拿改善痉挛型脑性瘫痪患儿活动能力的疗效观察 [J]. 中国康复医学杂志，2021，36（10）：1292-1295.

[4] 江晓宇. "气一元论"辨治自闭症刻板动作的思路探讨与疗效观察 [D]. 广州：南方医科大学，2016.

[5] 陈冬梅. 基于中医选方用药治疗智力低下的古今文献研究 [D]. 咸阳：陕西中医药大学，2018.

[6] 中华中医药学会. 中医儿科临床诊疗指南 [M]. 北京：中国中医药出版社，2020.

[7] 曾杰，赵亚林，徐林，等. 基于"五迟五硬"探讨益肾健脾调肝法治疗痉挛型脑瘫的思路 [J]. 中华中医药杂志，2020，35（10）：5071-5073.

[8] 于海波，何玉海，刘永峰. 从脾胃论治小儿脑发育不全 [J]. 辽宁中医杂志，2013，40（4）：689-691.

[9] 张建奎，李晓捷，唐久来，等. 中国脑性瘫痪康复指南（2022）核心内容解读 [J]. 中华实用儿科临床杂志，2022，37（24）：1841-1853.

[10] 王芳芳，罗蓉，屈艺，等. 脑性瘫痪的遗传学研究进展 [J]. 中国当代儿科杂志，2017，19（9）：1022-1026.

[11] Xin C Q，Guan X，Wang L，et al. Integrative multi-omics research in cerebral palsy：current progress and future prospects [J]. Neurochemical Research，2023，48（5）：1269-1279.

[12] 随广红，孙凌. 儿童孤独症谱系障碍治疗的研究进展 [J]. 中国妇幼保健，2020，35（11）：2148-2150.

[13] Dargenio V N，Dargenio C，Castellaneta S，et al. Intestinal barrier dysfunction and microbiota-gut-brain axis：possible implications in the pathogenesis and treatment of autism spectrum disorder [J]. Nutrients，2023，15（7）：1620.

[14] Moskowitz L J，Walsh C E，Mulder E，et al. Intervention for anxiety and problem behavior in children with autism spectrum disorder and intellectual disability[J]. Journal of Autism and Developmental Disorders，2017，47（12）：3930-3948.

（韩新民　张黎雯）

第十三节　抽　　动

一、概述

抽动是由五志过极、肝风内动所致，以不自主、突发、反复、快速、重复、无节律性的一个或多个部位运动抽动和（或）发声抽动为主要特征的一类疾病。

现代医学称之为抽动障碍。根据临床表现及病程长短不同，临床分为短暂性抽动障碍、慢性运动性或发声性抽动障碍和多发性抽动症（即抽动秽语综合征）。

二、病因病机

抽动的病因多与先天禀赋不足、感受外邪、情志过激及饮食劳倦等因素有关。五志过极，风痰内蕴，引动肝风是本病发生的基本病机。

（一）病因

（1）禀赋因素　孕母期调摄不当，小儿胎禀不足，增加抽动罹患的易感性。清代张曜孙《产孕集》曰："孕藉母气以生，呼吸相通，喜怒相应，一有偏倚，即致子疾。"说明孕妇情志过激致气血失和可影响胎儿发育，导致疾病。研究表明，妊娠期长期精神紧张或受情绪刺激是抽动障碍的危险因素之一。

（2）情志因素　小儿神气怯懦，长期受惊恐等不良情绪刺激，可影响脏腑气血调和。家长管教严苛，小儿终日忧虑郁闷，则气机失调；或伏案过思，耗伤阴血，肝阳无制，上扰清窍；家长平素娇纵，任子妄为，加之小儿素性执拗，一有怫郁，则肝郁火盛，扰乱心神，气郁化火或痰火内生，扰动经络则发为抽动。

（3）饮食因素　饮食不节或五味偏嗜可致脾胃损伤，气血紊乱。小儿神志未健，运化未全，自制力差而尤喜肥甘厚味之品。家长随其所嗜而恣食之，则积热内蓄，碍胃助火，脾胃运化失调，久则酿生痰湿，热助肝阳，火旺风起，加之伤脾酿痰，风火夹痰，走窜经络而出现抽动。

（4）外感因素　小儿肌肉薄嫩，气血柔弱，不耐寒温。风为百病之长，风气袭人，搏于筋脉，窜扰经络，内伤脏腑。外风引触肝风，风痰相搏，袭于阳位则发为头面抽动，流窜经脉，内行脏腑则四肢躯干抽动，故《小儿药证直诀·伤风兼变证治》云："伤风兼肝则发搐顿闷。"从时令发病来看，春季是抽动症状反复波动的高发季节，部分患儿此时症状频发或加重，考虑与春季风木当令有关。

（二）病机

（1）发病　抽动发病受先天因素、后天因素和诱发因素影响，影响肝的生理功能，致疏泄失常，气机紊乱，引动肝风而致抽动。

（2）病位　本证病位主要在肝，涉及心、脾、肾三脏。

（3）病性　本证病初实证居多，中后期则虚实夹杂。

（4）病势　初期以肝阳上亢或肝风引触为主，兼夹痰湿、食积、郁热、痰火等病理产物；后期多伤及脾肾，致脾虚肝亢或阴虚风动。

（5）病机转化　抽动病因比较复杂，与先天禀赋、产伤、感受外邪、饮食劳倦、情志不调等有关，或由学习紧张、久看电子产品等因素刺激，致五志过极，肝风内动，风痰内扰而发。肝体阴而用阳，为风木之脏，主藏血，喜条达，性主动。内外相因，致肝失疏泄，肝血肝阴内耗，肝风内动，肝阳上亢，风阳鼓动，夹痰、湿、热等病邪走窜经络，渐及心神被扰，脾气受侮，肾阴亏耗，脑髓失养，终致脏腑气机紊乱，气血津精耗伤，病初多为肝亢动风或肝郁化火，久则脾虚肝亢或肝肾不足。

三、诊断与鉴别诊断

（一）诊断

1）发病在18岁之前。

2）可有疾病后及情志失调的诱因，或有家族史。

3）具有多种运动抽动和一种或多种发声抽动，但不一定同时存在。

4）抽动多为突然、快速、反复性、非节律性、刻板的动作或发声。

5）上述症状引起明显不安，显著影响社交、就业和其他重要领域的活动。

6）实验室检查多无特殊异常，脑电图正常或非特异性异常，智力测试基本正常。

（二）鉴别诊断

（1）抽动与痫病 痫病发作时抽搐反复发作，同时可见口吐白沫或作畜鸣声，抽搐停止后神情如常。年长儿较多见，有家族史，脑电图检查可见癫痫波。

（2）抽动与厥证 厥证是由阴阳失调、气机逆乱而引起，以突然昏倒、不省人事、四肢厥冷为主要表现的一种病证。其鉴别要点在于，厥证多出现四肢厥冷而无肢体抽搐或强直等表现。

四、辨证论治

（一）辨证要点

（1）辨虚实 本证以八纲辨证为主，根据患儿体质、病程长短及临床表现，重在辨虚实。若体质壮实、起病较急、病程较短、抽动频繁有力，多属实证；若体质瘦弱、起病较缓、病程较长、抽动无力或时发时止者，多属虚证。

（2）辨脏腑 本证病位在肝，常涉及心、脾、肾三脏。临床见证往往数脏合病，虚实并见，病理产物多为风火痰湿，并存多变。一般在肝者，多面红目赤，急躁易怒，抽动有力；在心者，多心烦不宁，夜寐不安，抽动频繁；在脾者，多努嘴咂舌，语出怪声，抽动部位多变；在肾者，多形体消瘦，五心烦热，抽动时缓时急。

（二）治则治法

本病以平肝息风为基本治则。风邪引触者，宜疏散肺风，平肝缓急；气郁化火者，宜清肝泻火，息风止抽；脾虚夹痰者，宜健脾缓肝，息风化痰；阴虚风动者，宜滋阴潜阳，柔肝息风。本病来速去缓，总宜先标后本，中后期标本兼顾。待浊痰去，风火息，筋脉润，脏气平，则病情缓解。金石虫类之品不可久用，以防损伤中气。

（三）分证论治[1, 2]

1. 外风引动证

【证候】喉中发声或秽语，挤眉眨眼，每于感冒后症状加重，伴鼻塞流涕，咽痛咽痒，或有发热，舌淡红，苔薄白或薄黄，脉浮数。

【病机分析】小儿肺脏娇嫩，易为外邪所伤，肺为首冲。风为百病之上，上袭头面，故鼻塞流涕、咽部不适；营卫失和，则发热；肺窍受邪，失于宣肃，外风扰动肝气，引触内风，故头面五官发为抽动；舌淡红，苔薄白或薄黄，脉浮数为感受外邪之象。

【治法】疏风解表，息风止动。

【方药】银翘散加减。方中金银花、连翘辛凉轻宣，透邪外出，共为君药；薄荷、牛蒡子、桔梗清热解毒清咽，荆芥、淡豆豉辛散透表，发散风热，共为臣药；芦根、淡竹叶清热除烦，为佐药，甘草解毒调和，为使药。全方辛凉之中配伍少量辛温之品，有利于透邪，除外风以安五脏，平凉甘润，不伤阴血。

【加减】眨眼者，可加菊花、决明子；吸鼻者，可加辛夷、苍耳子、白芷；清嗓发声者，可加金果榄、胖大海、玄参、板蓝根；头摇扭颈者，可加天麻、钩藤、桑叶。

2. 肝亢风动证

【证候】抽动频繁有力，多动难静，面部抽动明显，摇头耸肩，吼叫，任性，自控力差，甚至自伤自残，伴烦躁易怒，头晕头痛，或胁下胀满，舌红苔白或薄黄，脉弦有力。

【病机分析】小儿肝常有余，肝属木，木气太过，则出现风动之象，气郁化火，火盛生风，故抽动频繁有力；风阳鼓动，循经上扰，故出现头面部抽动；肝失疏泄，气机郁结，故烦躁易怒，胁下胀满，舌淡红，舌红苔白或薄黄，脉弦有力。

为肝阳亢动之象。

【治法】平肝潜阳，息风止动。

【方药】天麻钩藤饮加减。方中天麻、钩藤平肝息风止痉，为君药；石决明咸寒质重，除热明目，潜摄肝阳，与君药合用，加强平肝息风之力；川牛膝引血下行，并能引肝火下降，共为臣药；桑寄生、杜仲补益肝肾，滋阴潜阳；栀子、黄芩泻肝经之火不致偏亢；益母草益阴利水清热，与川牛膝平降肝阳；夜交藤、茯神宁心安神，均为佐药。全方平肝与清热相合，重镇与滋阴相伍，厚重而不滋腻，清热而不伤阴。

【加减】头晕头痛者，加川芎、菊花；头部抽动者，加葛根、蔓荆子；肢体抽动明显者，加鸡血藤、木瓜、伸筋草；口角抽动者，加黄连、白附子；眨眼明显者，加菊花、谷精草、木贼、僵蚕。

3. 痰火扰神证

【证候】抽动有力，喉中痰鸣，异声秽语，偶有眩晕，睡眠多梦，喜食肥甘，烦躁易怒，口苦口干，大便秘结，小便短赤，舌红苔黄腻，脉滑数。

【病机分析】小儿脾常不足，平时过食肥甘厚腻，伤及脾胃，加之肝亢乘脾，致脾失健运，痰湿内生，阻滞气机，郁久化热，肝风夹痰上扰清窍，故喉中痰鸣，或口出异声秽语；心神受扰，则多梦烦躁；肝郁化火，疏泄不利，则口干口苦，大便秘结；风痰夹热窜动不休，故抽动有力，部位多变。舌红苔黄腻，脉滑数为痰火内盛之象。

【治法】清火涤痰，宁心安神。

【方药】黄连温胆汤加减。方中半夏辛温，燥湿化痰为君；竹茹甘寒，清热宁心除烦，与半夏相伍，一温一凉，化痰和胃清心；陈皮理气燥湿，枳实降气消痰，三药共为臣药；佐以茯苓甘淡渗湿，以杜痰源；使以生姜、大枣调和脾胃。全方配伍精当，药专力宏，定位心胃，专攻痰热。

【加减】烦躁易怒者，加柴胡、龙齿、青礞石；大便秘结者，加大黄、芒硝；吸鼻明显者，加辛夷、苍耳子、白芷；喉部异常发声者，加射干、青果、锦灯笼、山豆根；秽语明显者，加远志、石菖蒲、郁金。

4. 气郁化火证

【证候】抽动频繁有力，秽语连连，脾气急躁，面红耳赤，头晕头痛，胸胁胀闷，口苦喜饮，目赤咽红，大便干结，小便短赤，舌红苔黄，脉弦数。

【病机分析】肝主疏泄，性条达，若情志失和，五脏气机紊乱，郁久化火，引动肝风，则抽动有力频繁；火邪扰心，心神不宁，上扰清窍，则急躁秽语；肝气郁滞，热久伤津，则胸胁胀闷，口苦喜饮，大便干结；舌红苔黄，脉弦数为肝郁化热之象。

【治法】清泻肝火，息风止动。

【方药】清肝达郁汤加减。本方系丹栀逍遥散加减化裁而来。方中柴胡疏肝解郁，条达肝气为君药；白芍敛阴养血、柔肝缓急，当归养血活血，归、芍与柴胡相伍，使血气和而肝气柔，郁者多从热化，故栀、丹清泄肝火，上四味共为臣药；佐以青橘叶、菊花、薄荷清香气芬，疏散郁热，蝉蜕、钩藤平肝疏肝，使以甘草调和诸药。全方为肝经郁热而设，清热而不滞气，疏肝而不伤血，平肝而不碍脾，为清肝泻火、疏郁宣气之良方。

【加减】急躁易怒者，加龙胆、青黛；大便秘结者，加槟榔、瓜蒌子；喉中有痰者，加浙贝母、竹茹。

5. 脾虚痰聚证

【证候】抽动日久，发作无常，抽动无力，嘴角抽动，皱眉眨眼，喉中痰声，形体虚胖，食欲不振，困倦多寐，面色萎黄，大便溏，舌淡红苔白腻，脉沉滑。

【病机分析】脾失健运，痰湿内停，肝亢乘脾，肝内夹痰，走窜经络，时发时止，上行头面，则嘴角抽动，皱眉眨眼；搏击咽喉，则喉中痰鸣；痰湿泛溢肌肤，则形体虚胖；脾胃运化不利，则纳差困怠；湿困下焦，则大便溏薄；舌淡红苔白腻，脉沉滑为脾虚夹痰湿之象。

【治法】健脾柔肝，行气化痰。

【方药】十味温胆汤加减。方中党参、茯苓甘平，健脾益气，培补中州，共为君药；陈皮、半夏辛温，行气燥湿为臣药；四药共奏健脾化痰之效，痰去则脉络安和；远志、酸枣仁、五味子养血安神、化痰宁心，心气平和则神志安宁；佐以枳实行气消痰，痰随气下；甘草补益中气，调和诸药，为使药。全方甘温平和，重在健脾宁心，佐以行气消痰，补消结合，补而不滞，共奏益气养心、安神宁志、行气豁痰之功。

【加减】痰热者，加黄连、胆南星、瓜蒌；肝郁气滞者，加柴胡、郁金、白芍；纳少者，加焦六神曲、炒麦芽。

6. 阴虚风动证

【证候】肢体震颤，筋脉拘急，摇头耸肩，挤眉眨眼，口出秽语，咽干清嗓，形体消瘦，头晕耳鸣，两颧潮红，手足心热，睡眠不安，大便干结，舌红绛少津，苔少光剥，脉细数。

【病机分析】素体真阴不足或久病伤阴，或肝病及肾，肾水不足，水不涵木，虚风内动，故肢体震颤；肢体失养，则筋脉拘急；风阳上扰清空，则摇头挤眉眨眼，头晕耳鸣；虚火灼津，则咽干清嗓；虚火扰神，则睡眠不安；舌红绛少津，苔少光剥，脉细数为阴虚火旺之象。

【治法】滋阴养血，柔肝息风。

【方药】大定风珠加减。方中鸡子黄甘平，补益心脾肾；阿胶补血滋阴，二药为血肉有情之品，滋阴补血息风，共为君药；白芍、麦冬、地黄滋阴养血，肝血充则木气平；龟甲、鳖甲、牡蛎为沉潜之品，潜镇浮阳，共为臣药。君臣相配，填补真阴，平息肝风。麻子仁质润养阴；五味子酸温，收敛气阴，为佐药；使以炙甘草，合酸味药酸甘化阴，加强滋阴息风之功，又调和诸药。本方重在滋阴潜阳以息风，以滋补养血为主，平肝潜阳为辅。

【加减】心神不宁者，加茯神、钩藤、炒酸枣仁；多动者，加石决明、煅磁石、龙骨；注意力不集中、学习困难明显者，加石菖蒲、远志、益智仁；病久者，加丹参、红花等。

（四）其他疗法

1. 针灸治疗

（1）针刺治疗

主穴：百会、四神聪、风池、合谷、内关、肝俞、脾俞、太冲、足三里穴。

配穴：眨眼者，加印堂、攒竹、迎香；皱眉者，加印堂、鱼腰、丝竹空；耸鼻者，加攒竹、迎香；口角抽动者，加地仓、颊车；面部抽动者，加地仓、颊车、四白；颈部抽动者，加天柱、大椎、列缺；肩部抽动者，加肩髃、肩髎、肩贞；上肢抽动者，加外关、肩髃、曲池、手三里、内劳宫；腹部抽动者，加天枢、关元、中脘；下肢抽动者，加丰隆、阳陵泉；喉出怪声者，加廉泉、天突、膻中、鱼腰；注意力不集中者，加神门；情绪不稳烦躁者，加神庭；睡眠不好者，加安眠、照海；肝风内动证者，加行间；心脾两虚证者，加心俞、丰隆、膈俞。

（2）耳针治疗　采用耳穴贴压或耳穴微电流刺激。

主穴：皮质下、神门、心、肝、肾、脾、交感。

配穴：眨眼皱眉者，加目1穴；皱鼻吸鼻者，加内鼻穴、外鼻穴；咧嘴努嘴者，加口穴；四肢抽动者，加交感；喉中异声者，加咽喉穴。每5日1次，每日按压刺激3次，每次2分钟；休息2日，再进行下一次治疗。

（3）推拿疗法　推揉脾土，捣小天心，揉五指节，运内八卦，分阴阳，推上三关，揉涌泉、足三里。

2. 心理行为疗法

（1）心理支持法　向家长讲解抽动障碍的性质，了解心理治疗的重要性，消除对患儿病情的过分焦虑、担心、紧张的心态。注意对患儿的教育方法，建立良好的信任关系，关爱而不要溺爱，对患儿合理定位，培养患儿独立面对困难、挫折的能力及适应社会环境的能力，培养患儿积极乐观的生活态度。对年龄较大、有自主调节能力的患儿，在专业医生的指导下学习心理暗示、放松情绪。

关心爱护患儿，主动亲近患儿，使其心理上感到温暖。鼓励患儿正常交往，帮助其正确处理与同伴的关系，正确面对讥讽、嘲笑。正确处理好学习问题，纠正不良学习习惯，提高自信心，消除其自卑心理，及时帮助、纠正患儿的不良动作和行为。

（2）行为矫正法　当患儿出现面部及肢体抽动时，立即利用对抗反应来加以控制。同时，让患儿认识到抽动的不良性，并对自身的病情有一个比较正确的认识，积极争取改善。

（3）行为转移法　在症状发生时转移注意力，停止当前正在进行的活动转为更具吸引力的活动。对年龄较小的患儿，由家长引导在症状出现时分散其注意力以缓解症状。

3. 中成药治疗

1）菖麻熄风片：4～6 岁，每次 1 片；7～11 岁，每次 2 片；12～14 岁，每次 3 片，均每日 3 次。用于抽动肝风内动夹痰证。

2）九味熄风颗粒：4～7 岁，每次 6g；8～10 岁，每次 9g；11～14 岁，每次 12g，均每日 2 次。用于抽动肾阴亏损，肝风内动证。

五、转归与预后

抽动症状可随着年龄的增长和脑部发育逐渐完善而减轻或缓解，需在青春期过后评估其预后，总体预后相对良好。大部分患儿成年后能像健康人一样工作和生活，但也有少部分患者抽动症状迁延或因共患病而影响工作和生活质量。抽动障碍患儿到成年期的 3 种结局：近半数患者病情完全缓解；30%～50% 的患者病情减轻；5%～10% 的患者一直迁延至成年或终生，病情无变化或加重，可因抽动症状或共患病而影响患者生活质量。抽动障碍患儿的预后与是否合并共患病、是否有精神疾病或神经疾病家族史及抽动严重程度等危险因素有关。

六、护理与调摄

育龄期妇女应注意围产期保健；孕妇应保持心情舒畅，生活规律，营养均衡。患儿应增强体质，预防感冒；培养良好的生活习惯，不看或少看电视、电脑，不看惊险刺激类节目及书籍。家长不过分在精神上施压，少责罚，多安慰、鼓励；不要有攀比心理及期望值过高的思想；避免家庭纷争、家庭暴力等。饮食清淡，富含营养，忌食辛辣刺激、兴奋性食物和饮料，不吃含铅的食物，少食方便食品及含有防腐剂添加剂的食品。

七、医论提要

中医古代文献中未出现抽动障碍的专有病名，但对其类似症状描述较多，在病机病位认识上，历来认为与肝密切相关。如《素问·至真要大论》中的"病机十九条"就总结到："诸风掉眩，皆属于肝""诸转反戾，皆属于热"。宋代钱乙《小儿药证直诀·肝有风甚》记载："凡病或新或久，皆引肝风，风动而止于头目，目属肝，风入于目，上下左右如风吹，不轻不重，儿不能任，故目连扎也。"明代王肯堂在《证治准绳·幼科》记载："水生肝木，木为风化，木克脾土，胃为脾之腑，故胃中有风，瘛疭渐生。其瘛疭症状，两肩微耸，两手下垂，时腹动摇不已，名曰慢惊。"古人认为，凡人体出现震颤、动摇、抽搐、抖动等病症，多与肝有关。据此，可将本病归属到"肝风证""慢惊风""瘛疭""筋惕肉瞤""胞轮振跳"等范畴。

中医强调"治病求本"的理念，抽动障碍成因也可以追溯至胎儿在孕育期生理功能的缺陷。在《素问·奇病论》中有相关记载："人生而有病癫疾者，病名曰何？安所得之？岐伯曰：病名为胎病，此得之在母腹中时，其母有所大惊，气上而不下，精气并居，故令子发癫疾也。"提示了脑系疾病可能始于胎儿期阶段，并提出孕母由于受到过度的精神刺激后可能对胎儿生长发育产生影响。另外，孕母摄生不当，也会影响胎儿发育，如明代虞抟《医学正传·小儿科》记载："母饥亦饥，母饱亦饱。辛辣适口，胎气随热，情欲动中，胎气轷躁，或多食煎煿，或恣味辛酸，或嗜欲无节，或喜怒不常，皆能令子受患。"可见，小儿素体盛衰很大程度上与孕母生理状态、生活方式有关。脏腑器官发育成形有赖于父母先天之精的供养，如果来源不足或调摄不当，致脏腑发育异常、脑髓百骸不充，则很有可能影响儿童智力和行为的发育。

中医理论十分注重情志因素在发病中的地位。《内经》中更有"怒伤肝""喜伤心""思伤脾""忧伤肺""恐伤肾"的概括，说明情志失调可影响相应脏腑的气机运行而发病。实际上，情志因素致病在小儿病因学中也占据重要位置，这主要与其脏腑病理生理特点相关。明代万全《幼科发挥》提出："儿性执拗，凡平日亲爱之人，玩弄之物，不可失也，失则心思，思则伤脾，昏睡不食……不可使之近，迫近则恐，恐则伤肾，令儿成痫。"小儿为稚阴稚阳之体，形气未充、神气怯弱，易受外界刺激而干扰脏腑正常生理功能。暴受惊吓而致神伤气乱，使心无所倚、神无所归；思虑过度而致心脾损伤，心气亏虚、运化不利；小儿所愿不遂，娇宠纵容，稍有不顺，则易恼怒，致肝气郁结，疏泄失职，郁久化火，热极生风，致肝风内动，风阳上扰清窍，出现肢体和头面部肌肉抽动，或拧眉眨眼，或努嘴耸肩。

小儿脏腑娇嫩、肌肤柔弱、寒温不知自调，易为外邪所干。风为百病之长，常夹杂其他邪气侵袭人体，入里化热，耗气伤血。风气通于肝，外风内行，热极生风，风阳鼓动，发为风病。风性主动，肝主筋，风病之症多以筋肉瞤动为特点，故《小儿药证直诀》中记载"伤风兼肝则发搐烦闷"，说明外风引触内风也可导致本病发生。

当代医家多从脏腑辨证入手，结合八纲辨证、气血津液辨证等论治本病。其病因认识更为丰富，总结起来包括肝风、肺风、痰邪、瘀血、血虚、阴虚、髓减等。已故中医儿科泰斗刘弼臣教授善于从肺论治，认为小儿气机紊乱与肺密切相关，肺为邪侵易致传变，肺金有病，不能发挥正常克制肝木的作用，则肝木有余，克犯脾土致虚，强调从肺论治，切断病邪入侵途径，防止疾病传变。刘老的"调肺"思想及所创制的熄风静宁汤对后世医家影响很大。王素梅教授侧重从肝脾论治，提出了"土虚木亢，引动肝风"的学术观点。她认为脾为后天之本，脾失健运，肝亢无制，脾虚生痰，肝旺化风，风痰阻于经络则肢体抽动，风痰上扰清空则头摇语秽，创制健脾止动汤。张骠教授依据"五神脏"的理论指导，结合小儿心肝常有余、肾常虚的生理特点，认为五志过极、五神易位是抽动发病的关键因素，而先天禀赋怯弱、肾精不足是本病的主要病因。究其病位，主要涉及心、肾、肝，基本病机为肾阴不足，肝风内动，痰火内扰，心神不宁，治疗上注重清心安神、滋肾育阴、平肝息风，创制静安口服液。

八、现代研究

抽动障碍常于儿童和青少年时期发病，是遗传因素与非遗传因素在发育过程中共同作用的结果，是一组原因未明的运动功能障碍。主要表现为不自主、反复、快速、无目的的一个或多个部位肌肉运动性和（或）发声性抽动，常伴有诸多行为和情绪问题。近年来，本病发病率呈逐年递增趋势。中医在传统理论指导下，依据小儿病理生理特点，并结合临床特征，从病因病机等方面对本病进行了较为深入研究和探索。

（一）体质研究

古代医家很早就认识到小儿体质的特点。《颅囟经·脉法》曰："凡孩子三岁以下，呼为纯阳。"《小儿药证直诀》指出小儿"五脏六腑，成而未全""全而未壮""脏腑柔弱，易虚易实，易寒易热"。

体质是由形态结构、生理功能和心理特征3个要素构成，遗传因素和后天生存环境均影响体质的形成与变化。现代医学研究表明，难治性抽动障碍患者常具有明显的心理学损害表现，合并模仿言语、模仿动作或强迫、攻击、情绪障碍及注意缺陷等行为障碍。而人格障碍起病于儿童或青少年，具有持久性，造成个人苦恼和（或）社会或职业上的问题，突出表现在情感、情绪反应、本能欲望和行为方式等方面的异常。故抽动障碍患儿病前往往已具备了内向人格特质，也就是说，内向人格和心理防御水平偏高很可能是本病的成因之一。刘苓研究发现抽动障碍患儿活动水平、心境、持久性3个气质维度得分高于常模[3]；气质分型不同于常模，麻烦型明显高于常模。陈立翠等对84例抽动秽语综合征患儿进行中医体质分类，结果显示属于肺热阳盛质 28 例，占 33.33%；阴虚燥红质 24 例，占 28.57%；湿热腻滞质 22 例，占 26.24%；气虚倦怠质 8 例，占 9.52%；阳虚迟冷质 2 例，仅占 2.34%；无平和正常质[4]。小于 7 岁的患儿多表现为单一体质，体质类型也较为简单。提示患儿年龄较小，发病时间短，受后天各种因素影响尚小，因此体质相对单纯。大于 7 岁的患儿体质偏颇，兼夹逐渐多元化、复杂化。

（二）病位研究

（1）从肝肺论治　刘弼臣[5]根据"诸风掉眩，皆属于肝"和"肺为贮痰之器"的理论，认为本病本源在肝，病发于肺，外邪侵袭，首袭肺金，肺气升降失司，而致外风引动内风，风路鼓动，横窜精髓，形成阳亢有余，阴经不足，动静变化，平衡失制，发为本病。

（2）从肝肾论治　李宜瑞[6]依据"诸风掉眩，皆属于肝""诸暴强直，皆属于风""小儿肝常有余""肾常虚"的理论，认为本病基本病机是脏腑功能不足，肾虚肝亢，风动痰扰，病位涉及五脏，核心在肝，与肾密切相关，同脾也有一定关联。五志过极，风痰内蕴而引发，小儿感受六淫，外邪引动内风，或突受惊吓，精神紧张，情志失调，五脏失和，气机不畅，郁久化火，均可引动肝风。肾阳不足，水不涵木，肝阳上亢，脾虚肝热化风，生痰动风，流窜经络；阴虚火旺，木火刑金，肺阴受损。

（3）从肝心论治　韩斐[7]认为心主神明失常是本病的病理基础，并通过语言的改变如异常发声或秽语表现出来，日久伤肝致肝失疏泄出现抽动等肝风在外的表现。故本病病机主要责之于心肝。执拗、易兴奋、易紧张、急躁易怒、敏感、胆小、自卑等心理、情绪方面的改变贯穿疾病始终。而各种抽动症状则是本病一段时间内突出的外在表现。吴栋根据小儿为"纯阳之体"，阴常不足，阳常有余，因心主神明，肝主筋，认为此症多与心、肝二脏密不可分。如外感风邪入里化热，或素体热邪内蕴，殃及心肝，致心火上炎、肝阳上亢。

（4）从肝脾论治　王素梅[8]认为小儿"肝常有余"，家长溺爱、外界压力等可导致肝气不舒，肝失条达，气机失调，气郁化火生风，发为内风；小儿"脾常不足"，饮食不知节制，嗜食肥甘厚味，脾失健运，痰湿内生，蕴而化热，痰热内扰，加之"土虚则木亢"，痰热引动肝风，发为抽动；或脾虚不运，肝失濡养，肝阴亏虚，肝阳上亢，抽动乃发。小儿又"肺常不足"，易感外邪，风为百病之长，外风也容易引动内风。故小儿多发性抽动症多责之于脾虚肝旺、风痰内扰，并认为肝脾关系的失调与多发性抽动症共患注意力缺陷多动障碍有关，木旺乘土，抑或土虚木乘，最终导致脾虚肝亢之证，临床见神思涣散、心绪不宁，或多动易怒、冲动任性等多动症的表现。

（5）从胆论治　徐荣谦[9]根据《素问·灵兰秘典论》之"胆者，中正之官，决断出焉"，认为小儿体禀少阳，脏腑发育尚未完全，胆气受损是抽动障碍的病理基础，并波及五脏。胆损及肝，导致肝藏血功能异常，则魂不守舍，表现为烦躁不安、梦游、梦呓及幻觉等症。而肝主风，若胆损及肝引动肝风，则会出现各种抽动的动风表现；波及于肺则魄不宁，感知觉失常，秽语连连；波及于心则神不宁，为惊悸、烦躁不安、夜寐不实；波及于肾则志不宁而约束无权，缺乏自控能力、自我约束力，或肾失封藏，出现汗多、尿多、遗尿等；波及于脾则意不静而身体失养，痰湿内生，患儿身形瘦弱，面色萎黄，神情倦怠，四肢无力。

（6）从脑髓论治　周亚兵等[10]基于中医脑病理论，认为六淫、七情、痰饮、瘀血、饮食、疫毒、外伤及先天禀赋等多种致病因素作用于小儿脑髓，导致脑主神明功能失常或脑髓失养。其基本病因病机为先天禀赋不足、气血亏虚、痰蒙神窍、阳气亢盛、经隧不畅，使脑髓失养，元神受扰。阴阳失衡，肝阳易旺，兼之肺脾常不足，肝少克制，故肝易抑郁、横逆、生火、动风，而表现为抽搐、惊惕等现象。

张骠等[11]认为脑髓为清质之腑，藏精气而清虚无邪。脑髓为纯阳之腑，纯阳即脏腑所化生的气血精津，宜满而不宜虚。如痰瘀内伏，或先天不足、脑髓失养均可致神机失用；脑髓喜静而恶动，喜凉而恶热，如阴阳失调，致神扰不居。

附 抽动障碍

一、概述

抽动障碍是学龄期儿童和青少年常见的运动性障碍，其主要表现为单一部位或多部位的反复发作的、不随意的、快速、重复刻板的肌肉运动或发声。其抽动表现多样，多为突然发生，部分患儿可有短暂前驱感觉，可伴多种共患病，部分患儿表现为难治性[12]。依据美国 DSM-5 和《中国精神障碍分类与诊断标准》第 3 版（CCMD-3），将抽动障碍分为短暂性抽动障碍、慢性运动或发声抽动障碍、抽动秽语综合征。

二、临床表现[13]

（1）抽动分类 分为运动性抽动和发声性抽动。运动性抽动是指头面部、颈、肩、躯干及四肢肌肉不自主、突发、快速收缩运动，常见为眨眼、缩鼻、咧嘴、扭颈、耸肩、收腹、抖手、踢腿等；发声性抽动是口鼻、咽喉及呼吸肌群的收缩，通过鼻、口腔和咽喉的气流而发声，常见为反复清嗓、喊叫声、搐鼻声、突发单音或重复某些单词或短句。部分患儿于运动性抽动或发声性抽动之前有身体局部不适感，称为感觉性抽动，被认为是先兆症状（前驱症状），包括压迫感、痒感、痛感、热感、冷感或其他异样感觉。

（2）抽动特点 抽动表现为一种不自主、无目的、快速、刻板的肌肉收缩。

1）抽动通常从面部开始，逐渐发展到头、颈、肩部肌肉，而后波及躯干及上肢、下肢。

2）可以从一种形式转变为另一种形式，或者出现新的抽动形式。

3）症状时好时坏，可暂时或长期自然缓解，也可因某些诱因而加重或减轻。

4）抽动是在运动功能正常的情况下发生的，非持久性存在，且症状可短暂自我控制。

紧张、焦虑、生气、惊吓、兴奋、疲劳、感染、被人提醒等因素可使抽动症状诱发或加重；注意力集中、放松、情绪稳定可减轻抽动症状。

（3）共患病 约半数患儿共患一种或多种共患病，包括注意缺陷多动障碍、学习困难、强迫障碍、睡眠障碍、情绪障碍、自伤行为、品行障碍等。其中共患注意缺陷多动障碍最常见，其次是强迫障碍。共患病越多，病情越严重，增加了疾病的复杂性和严重性，给治疗和管理增添诸多困难。

三、诊断与鉴别诊断

（一）诊断

目前国内外多数学者倾向于采用 DSM-5 的诊断标准，具体如下：

1. 短暂性抽动障碍

1）1 种或多种运动性抽动和（或）发声性抽动。

2）病程短于 1 年。

3）18 岁以前起病。

4）排除某些药物或内科疾病所致。

5）不符合慢性抽动障碍或多发性抽动症的诊断标准。

2. 慢性抽动障碍

1）1 种或多种运动性抽动或发声性抽动，病程中只有 1 种抽动形式出现。

2）首发抽动以来，抽动的频率可以增多或减少，病程在 1 年以上。

3）18 岁以前起病。

4）排除某些药物或内科疾病所致。

5）不符合多发性抽动症的诊断标准。

3. 多发性抽动症

1）具有多种运动性抽动及 1 种或多种发声性抽动，但二者不一定同时出现。

2）首发抽动后，抽动的频率可以增多或减少，病程在 1 年以上。

3）18 岁以前起病。

4）排除某些药物或内科疾病所致。

（二）鉴别诊断

（1）小舞蹈症　与抽动障碍的发病年龄相近，但多与风湿感染有关，临床表现为舞蹈样运动异常，肌张力降低，无发声抽动。实验室检查抗"O"增高，血沉加快。抗风湿治疗有效，病程呈自限性。

（2）肝豆状核变性　系常染色体隐性遗传的铜代谢障碍，表现为锥体外系症状、肝损害和其他精神症状，检查可见角膜色素环，血清铜蓝蛋白降低等特征。

（3）癫痫　失神发作有时可表现为类似抽动的症状，可根据有无意识丧失加以鉴别，鉴别困难时行脑电图监测加以判断。

四、西医治疗

对于轻度患儿，主要是心理疏导，密切观察；中重度抽动障碍患儿的治疗原则是药物治疗和心理行为治疗并重。对于共患多动、冲动、强迫观念等疾病时，需在精神科医师等多学科指导下制订治疗方案。

（一）药物治疗

对于影响到日常生活、学习或社交活动的中重度患儿，单纯心理行为治疗效果不佳时，需要加用药物治疗，包括多巴胺受体拮抗药、α 受体激动剂及其他药物等（表 2-13-1）。药物治疗应有一定的疗程，适宜的剂量，不宜过早换药或停药。

表 2-13-1　治疗抽动障碍的常用药物

药名	作用机制	起始剂量	治疗剂量	备注
硫必利	D_2 受体拮抗	$50\sim100mg/d$	$150\sim500mg/d$	一线药物
舒必利	D_2 受体拮抗	$50\sim100mg/d$	$200\sim400mg/d$	一线药物
阿立哌唑	D_2 受体部分激动	$1.25\sim2.5mg/d$	$2.5\sim15mg/d$	一线药物
可乐定	α_2 受体激动	$1mg/w$	$1\sim2mg/w$	一线药物
氟哌啶醇	D_2 受体拮抗	$0.25\sim0.5mg/d$	$1\sim4mg/d$	二线药物

（二）非药物治疗

（1）心理行为治疗　是改善抽动症状、干预共患病和改善社会功能的重要手段。轻症患儿多数采用单纯心理行为治疗即可奏效。向患儿和家长解释抽动障碍性质、基本特征和可能起因，避免家长和老师把患儿当作故意捣乱而批评；告知本病预后大多良好，消除家长和患儿的紧张焦虑情绪；告知本病具有波动性特点，对症状反复或加重不必过于紧张；同时可给予行为治疗，包括习惯逆转训练、效应预防暴露、放松训练、阳性强化、自我监察、消退练习、认知行为治疗等。其中习惯逆转训练和效应预防暴露是一线行为治疗。

（2）教育干预　对患儿的学习问题、社会适应能力和自尊心等方面予以教育干预。鼓励患儿多参加文体活动等放松训练，避免接触不良刺激，如打电玩游戏、看惊险恐怖片、吃辛辣食物等。家长应与学校老师多沟通交流，并通过老师引导同学不要嘲笑或歧视患儿。鼓励患儿大胆与同学及周围人交往，增强社会适应能力。

（3）难治性抽动障碍的治疗　通常认为经过盐酸硫必利、阿立哌唑等药物足量规范治疗 1 年以上无效、病程迁延不愈的抽动障碍为难治性抽动障碍。可采用综合治疗方法，包括联合用药、尝试新药、非药物治疗、共患病治疗等。

有报道治疗难治性抽动障碍的新药包括新型 D_1/D_5 受体拮抗剂（如依考匹泮）、囊泡单胺转运体抑制剂（如四苯喹嗪）、尼古丁类药物（如美卡拉明）、大麻类药物（如四氢大麻酚）、谷氨酸类药物（如利鲁唑）、GABA、非那雄胺、ω-3。也有报道显示对于一些药物难治性抽动障碍患儿，可尝试重复经颅磁刺激、经颅微电流刺激、脑电生物反馈等神经调控疗法；少部分可考虑转诊至神经外科行深部脑刺激，但其属于有创侵入性治疗，主要适用于年长儿（12 岁以上）或成人难治性抽动障碍。

五、研究进展[14, 15]

抽动障碍的病因和发病机制目前尚不十分明确，其发病可能与遗传、神经生化、免疫、心理、社会环境、感染、创伤、药物滥用等因素单独或联合致病有关。

（1）遗传研究 抽动障碍是具有遗传倾向的神经精神障碍性疾病之一。研究表明其遗传可能性高达 60%～80%。尽管国内外学者已从家族史调查、双生子研究、连锁分析、候选基因研究等途径对抽动障碍的遗传因素进行探索，但目前仍不能确定引起该病的特定致病基因。对抽动障碍患者进行家族流行病学调查研究发现，8%～57% 的父母曾有抽动症状或明确诊断为抽动障碍；与一般人群比较，一级及二级亲属抽动障碍的发生率分别为 18.7% 和 4.6%。

（2）神经生化及内分泌研究 抽动障碍临床表现多样性决定其发病涉及多条神经通路和不同神经递质，神经生化学研究表明皮质-纹状体-丘脑-皮质回路中多种神经递质改变参与了本病发生。其中以多巴胺、去甲肾上腺素（NE）、5-羟色胺等单胺类神经递质和以谷氨酸（Glu）和 GABA 为主的氨基酸类神经递质研究最为深入。其中，比较有代表性的研究包括"多巴胺活动过度""多巴胺受体超敏感""多巴胺能神经纤维过度支配""Glu 兴奋性毒性损害""GABA 合成与转导失常"等。由于本病发病具有明显性别差异，有学者相继发现了性激素（如雄激素）、催乳素等分泌异常也参与发病。

（3）免疫炎症研究 临床发现，抽动障碍患者感染后出现症状加重，推测可能与感染后的自身免疫功能改变有关，特别是 A 组β型溶血性链球菌（GABAS）的感染。Swedo 于 1908 年首次提出 PANDAS 学说，即与链球菌感染相关的自身免疫性神经精神障碍，肯定了感染免疫因素在抽动障碍发病中的关键作用。一项大型临床对照研究显示抽动患儿与健康儿童相比，抗溶血性链球菌抗体（ASO）滴度显著升高，且升高水平与耶鲁综合抽动严重程度量表评分呈正相关。Singer 等推测可能是由于具有高度遗传易感性的患儿感染咽炎后，刺激机体产生抗基底核神经元抗体，与基底核区神经元的抗原产生交叉反应，但仅有一小部分抽动障碍患者抗神经元抗体的发现支持该推理。

（4）社会心理研究 社会心理因素可能通过影响机体神经化学和神经内分泌系统，增加下丘脑-垂体-肾上腺轴（HPA 轴）和脑脊液压力相关激素水平，提高运动皮质兴奋性，进而促使抽动发生。情绪激动、暴受惊恐、精神压力过大或过于疲劳及长时间看电视、玩电脑游戏等使抽动病情恶化。Hoekstra 等采用生活事件问卷对抽动障碍患者进行调查发现，抽动严重程度与消极的生活事件呈正相关。Lin 等认为，各时期社会心理压力的强弱与未来抽动发作的严重程度呈正相关，可能与下丘脑-垂体-肾上腺轴反应性增高有关。但也有研究发现适度的压力有助于抽动患者对抽动症状的暂时性控制，从而减轻或避免抽动的发生。

（5）其他因素研究 一系列证据表明产前及围生期异常事件可能导致抽动障碍发生，如先兆流产、父亲高龄、孕母重度吸烟、饮酒、强烈的精神刺激、新生儿体重过低、宫内窒息或感染、脐带绕颈、早产等。饮食异常可能与抽动障碍发病及加重有关，如偏好含咖啡因饮品（如咖啡、红茶），长期进食西式快餐、膨化食品，食用色素、食品添加剂等。有学者认为，颈椎损伤可引起抽动障碍发病，但具体机制尚不清楚，可能是由于颈椎关节韧带受损后影响周围组织，患者出现颈部不适、神经根症状、脑缺血损害及交感神经兴奋的表现，而长期交感神经兴奋导致多巴胺系统功能亢进，投射到大脑边缘系统，则出现舔、嗅、喊叫、秽语等不自主行为。

参 考 文 献

[1] 戎萍，马融，韩新民，等. 中医儿科临床诊疗指南·抽动障碍（修订）[J]. 中医儿科杂志，2019，15（6）：1-6.

[2] 张建奎，马丙祥，史文丽，等. 马丙祥从"肝风"论治儿童抽动障碍经验 [J]. 辽宁中医杂志，2021，48（4）：55-57.

[3] 刘苓. Tourette 综合征患儿家庭精神环境与气质特征分析 [J]. 安徽医学，2004，25（3）：174-176.

[4] 陈立翠，谭艳，余涛. 小儿抽动—秽语综合征中医体质类型的临床研究 [J]. 中医儿科杂志，2008，4

（6）：25-27.

[5] 徐荣谦，王俊宏，夏桂选，等. 小儿抽动-秽语综合征"刘氏症状规律"[J]. 中华中医药杂志，2011，26（12）：2912-2913.

[6] 江美容，廖永州，刘华，等. 李宜瑞治疗儿童抽动障碍经验撷要[J]. 中国中医药信息杂志，2020，27（6）：119-121.

[7] 南彦武，韩斐. 韩斐从心论治小儿抽动障碍经验总结[J]. 中国中医药信息杂志，2015，22（8）：113-115.

[8] 郝宏文，陈自佳，崔霞，等. 王素梅治疗多发性抽动症经验[J]. 中医杂志，2010，51（2）：117-118.

[9] 徐荣谦. 从胆论治儿童紧张状态的病因与临证辨治[J]. 中华中医药杂志，2014，29（10）：3134-3136.

[10] 周亚兵，吴敏，虞坚尔. 儿童抽动障碍的临床辨治[J]. 上海中医药杂志，2009，43（5）：44-45.

[11] 隆红艳，张骠. 从"脑髓神机失调"角度认识小儿多发性抽动症的关键病机[J]. 辽宁中医杂志，2012，39（1）：73-75.

[12] 桂永浩. 小儿内科学高级教程[M]. 北京：人民军医出版社，2011.

[13] 中华医学会儿科学分会神经学组. 儿童抽动障碍诊断与治疗专家共识（2017 实用版）[J]. 中华实用儿科临床杂志，2017，3（15）：1137-1140.

[14] 王素梅. 小儿抽动障碍：中西医基础与临床[M]. 北京：人民卫生出版社，2017.

[15] 翟倩，丰雷，张国富. 儿童抽动障碍病因及治疗进展[J]. 中国实用儿科杂志，2020，35（1）：66-72.

（王素梅　王道涵）

第十四节　昏　迷

一、概述

昏迷以神志不清、不省人事为特征，在中医古代文献中常记载为"神昏""昏蒙""昏厥""昏愦""不省人事""昏不知人""不知与人言"等。从广义来讲，昏迷泛指不同类型的意识障碍，即意识觉醒障碍如嗜睡、昏睡、昏迷（浅昏迷、中昏迷、深昏迷）和意识内容障碍如意识模糊、谵妄状态、精神错乱；而狭义的昏迷则是指最严重的意识障碍，也就是指患者处于一种意识持续中断或完全丧失的状态，是本节重点论述的内容。

西医学中导致昏迷的疾病可分为如下五类：一是各种感染性疾病，如细菌感染引起的流行性脑脊髓膜炎、结核性脑膜炎、中毒性细菌性痢疾、中毒性肺炎、败血症、脑脓肿等，再如病毒感染引起的乙型脑炎、疱疹性脑炎、病毒性脑炎，又如其他感染引起的斑疹伤寒、钩端螺旋体病、疟疾等；二是颅脑疾病，如脑血管疾病及颅内占位性病变、颅脑外伤等；三是其他内科疾病的危重阶段，如尿毒症、肝性脑病、肺性脑病、低血糖、糖尿病性昏迷等代谢障碍和内分泌疾病；四是中毒，如药物中毒、有机磷农药、CO、急性重工业物质中毒、食物中毒等；五是物理性及缺氧性损害，如高温中暑、触电等。这些疾病患者如出现昏迷状态均可参照本节内容辨证论治。

二、病因病机

（一）病因

（1）感受外邪　热邪、暑热、疫毒等时邪及秽浊之气扰乱神明或直陷心包是引起昏迷的常见病因。外感时邪，蕴结化热，热毒炽盛，传变入里，由气及营，内陷心包，扰及神明而发生神昏谵语；或温热之邪，由肺卫逆传心包；或温热之邪内陷营血，热灼营阴，营血受热，煎熬而成瘀，瘀阻心窍；或热结胃肠，邪热炽盛，扰及神明；此外还有暑热内扰，热郁气闭，清窍闭塞；或猝冒秽浊之气，气机郁闭，清窍失利，均可导致昏迷。外感温热病导致汗吐下太过，或邪热久羁、伤津耗液，甚至阴枯液竭，造成亡阴神明不用之昏迷，或可导致气随液脱的阴虚阳亡证。

（2）饮食不节　嗜食肥甘厚味，以致脾胃受伤，脾胃运化失常，从而聚湿生痰，痰浊阻滞，气机不畅，清阳不升，神机失用，发为神昏。

（3）七情之变　主要指大怒、惊骇等情绪过激，导致气机逆乱，气血上壅，神机失用，致神志昏蒙；气郁化火，灼伤肝阴，阴不制阳，肝阳上亢，上扰清窍，发为神昏。

（4）脏腑内伤　老年体弱者，腠理不固，正气已虚，时邪、痰湿、痰火、秽浊之气均更易犯心蒙神，诱发昏迷；肝肾阴虚可诱发心火偏盛、肝阳暴亢，令神明瞀乱；或由于肝肾阴虚，肝阳上亢，肝风内动，夹痰火上逆，闭阻心窍，热闭心包，则清窍被阻，神明失用而为昏迷；或因肝阳素旺，横逆伐脾，脾运失司，内生痰浊，痰郁化热，肝火夹痰，横窜经络，蒙蔽清窍，发为昏迷；或久病脾肾阳虚，可致运化失职而诱发浊阴上犯，蒙闭清窍；或劳倦过度，损伤正气，或久病失于调养，以致气血不足，脑海失于濡养，发为神昏；或脏腑衰败，使元气虚惫、气血津液耗伤，阴阳不相维系而诱发昏迷。

（5）外伤　头部受到暴力作用后，脑络损伤，导致气血周流不畅，瘀血内生，阻滞脑窍，脑之神明失其奉养，故见伤后昏迷；或脑络损伤，血溢脑络之外，占据脑窍，导致神明失用；若气血瘀阻，津聚不行则痰浊自生，痰浊内阻上逆于清窍而加重昏迷。

（6）其他诱因　包括药物损伤、触电等所致的昏迷。

（二）病机

（1）发病　可分为缓发与速发两类：一为外感时邪，由表入里，由卫及气，热结阳明，上扰清窍，或痰湿、湿浊之邪上蒙清窍，因时邪、湿浊对心神的损害尚轻，故神志症状轻浅，发病较缓。一为温热疫毒炽盛，传变入里，由气及营，内陷心包，或温热之邪由肺卫逆传心包，亦有因肝肾阴虚，肝阳上亢，肝风内动夹痰火上逆闭阻心窍者，属邪气直犯心营，神志症状发展极快，甚而突发昏仆。因食物中毒、情志过激、颅脑外伤等可发病迅速。老年素体亏虚者也可因脏腑亏虚，遇外因诱发而迅速发病。

（2）病位　本病病位主要在心、脑，又可与中、下两焦之脾胃或肝肾有密切关系。

（3）病性　因于外感者多以热为主，可兼夹湿热、瘀热、痰火以及湿痰，以及外伤、中毒等早期多实证，晚期以虚证为主，或虚实夹杂；因于内伤者，早期多见虚实夹杂，晚期以虚证多见。

（4）病势　本病以邪热扰乱神明或闭阻心窍为主，故病势易于向上。又本病为心神间接受损或直接受损，心为身之大主，故呈重笃、危急的病变趋势，且常由实证向虚实夹杂证发展，再向虚证发展。

（5）病机转化　发病早期，多以风、火、痰、湿、瘀、毒实邪内闭为主，其证或为热邪炽盛，蕴结胃肠，扰乱神明；或湿热、痰浊损伤脾胃，郁闭气机，上蒙清窍；或瘀血阻滞于脑窍，神明失于奉养。此时，病邪对心神的损害尚轻，如正气尚足，治疗及时，邪可由气分而解，不致进一步传里。如阳明热邪蕴久不衰，或湿邪痰浊从热化、燥化，又可由气及营，使病变转化为热闭心包或肝风夹痰，痰火闭阻心窍。此外，老年体弱或心营素虚者，或因失治误治而热邪由肺胃经传入心包成逆传心包证，热入心营，逆传心包，肝风夹痰火内闭导致心神受损，多病情危笃。如心神闭阻时间不长，心胃之气仍存，此心营之热尚可经气分透达于外，使证情转轻，但若热闭心包之势不能得以解除，进而阴竭阳亡、阴阳不相维系，又可转化为阴阳离决、心神耗散之候。此时，患者昏迷程度极深，很难复苏，最终可因神无所依而死亡。若脏腑亏虚，脾肾阳虚，水液不运，浊阴上犯，常病情缠绵，昏迷时轻时重。

三、诊断与鉴别诊断

（一）诊断

1）有神志不清的症状，轻者如烦躁，谵语，或嗜睡、昏蒙，神志昏沉时明时昧；重者昏不知人，呼之不应。

2）多由外感热性病或内伤杂病或中毒外伤发展而成，具有原发病病情加重的症状、体征。

3）轻者可有脉数、多汗、瞳孔扩大、体温升高、大小便潴留或失禁，重者可见肌肉松弛，对各种刺激均无反应，肌腱、吞咽、咳嗽、角膜及瞳孔反射等均消失，呼吸不规则，血压下降等。

具备以上第 1 项，参考第 2、3 项，可以确定昏迷诊断。

（二）鉴别诊断

（1）昏迷与厥证　厥证以突然昏倒，不省人事，四肢厥冷，欲呕欲便，脉微欲绝或散乱，神情淡漠或烦躁为特点。轻者移时苏醒，醒后如常。严重者也可见猝然昏倒，不省人事，甚或一蹶不复而死亡。昏迷是疾病发展到严重阶段的危急状态，以神志昏迷，不省人事为特征。

（2）昏迷与痫病　痫病以突然仆倒，两目上视，四肢抽搐，口吐白沫，作猪羊叫声，醒后如常人，常有多次发病史，每次发作时间不等，可每日数发或数日数月一发。昏迷是病变严重状态，无反复发作性。

（3）昏迷与脏躁　脏躁多发于青壮年，女性多见，常由于明显的精神刺激而发病。症见突然失语、失明、昏睡、手足痉挛、身体僵直，但意识存在，且经常反复同样发作，暗示性强。昏迷是疾病的危急严重阶段，无发作性，无暗示性。

四、辨证论治

（一）辨证要点

（1）辨昏迷的病因　神昏病因，主要有外感、内伤之分。热陷心营阳明腑实和痰瘀交阻之神昏，多属温病逆传变证；喘促痰蒙和肝阳暴涨之神昏，多属内科杂病变化而致的急证；湿热上蒸之神昏，外感及内伤变证都可见，但其理则一，皆属心脑闭塞不用或神明失守所致。对于外伤、中毒等所致的昏迷，则可通过病史辨别。临床应及早确定昏迷的性质，采取针对性治疗，以免贻误时机。

（2）详察昏迷的特点　温病热陷心营，多表现为高热灼手，神昏谵语，或昏睡不醒，呼之不应，舌纯绛鲜泽；湿热痰蒙，多表现为身热不扬，神志呆滞，时昏时睡，或半明半昧状态，苔白腻或黄腻垢浊；阳明腑实之神昏，多为日晡潮热，谵语、烦躁不已，舌质红，苔黄厚糙老，甚如沉香色，或焦黑起刺；瘀热交阻，多为壮热夜甚，神昏狂躁，舌质紫绛，脉多沉弦而细；卒冒秽浊可见猝然闷乱、昏不知人、面青肢冷、呕吐恶心、舌紫苔白如积粉、脉沉细而微；浊阴上逆，可见嗜睡昏蒙、头晕呕恶、肢冷、尿少浮肿、舌胖苔白腻、脉沉缓；阴枯阳竭，神无所依，多见于各种急慢性疾病至极期，亡阴证以神昏、面红身热、汗出、舌干红、脉虚数为特征，亡阳证以面苍白肢厥、汗出淋漓、二便失禁、舌淡、脉微欲绝为特征。

（3）辨内闭、外脱　闭症以突然昏倒，不省人事，牙关紧闭，两手固握，大小便闭，肢体强痉为特点。若见面赤身热，气粗口臭，躁动不宁，舌红苔黄，脉弦滑数者为阳闭，若见面白唇暗，静卧不烦，四肢不温，苔白腻，脉沉缓者为阴闭。突然昏倒，不省人事，目合口张，鼻鼾息微，手撒肢冷，汗多遗尿，脉细弱或脉微欲绝者，为脱证。由于闭脱并见，危在顷刻，此时必须分析闭多脱少或闭少脱多，或闭脱并重。若闭证为多，则开闭为先，里闭一开，神志自清；若脱多闭少，急当救脱；闭脱并重，则两者兼顾。总之，要注意病情的动态变化和脉象、舌象，方随证转。

（二）治则治法

急则治标。开窍、固脱是治疗昏迷的两大法则。针对"热扰""湿蒙""窍闭"的病机，通过清热解毒、清营凉血、通腑豁痰、芳香泄浊、化瘀理气等具体治法得以开窍；针对心神耗散的病机，通过救阴敛阳或回阳救逆以固其根本。

（三）分证论治

1. 温热在卫证

【证候】发热，微恶风寒，头痛，时有神昏，小儿多见，舌边尖红，苔薄白且干，脉浮数。

【病机分析】邪在肺卫，肺失宣泄，邪正相争，卫表失和，故见发热，微恶风寒，头痛；郁闭益甚，郁热无外达之机，势必内迫而扰心神，神志遂致不清，或时清时昧；郁热内闭，初伤气津，故舌边尖红，苔薄白且干。

【治法】清热解表，宣肺透邪。

【方药】银翘散加减。方中以金银花、连翘辛凉透表，清热解毒，又具有芳香辟秽的功效；山栀味辛而性凉，清利头目，解毒利咽；荆芥、淡豆豉味辛微温，发汗解表，疏散风热，助金银花、连翘发散表邪，透热外出；杏仁、前胡宣肺化痰，钩藤息风清热，焦三仙消积导滞，防邪热内结于里。

【加减】咽红肿甚，可加马勃、玄参以清热解毒消肿；小便短赤，宜加知母、黄芩、生地黄以清热滋阴。

2. 阳明热炽证

【证候】壮热，口渴引饮，头痛有汗，烦躁不安，神志不清，甚则昏迷不醒，舌苔黄糙老而干，脉洪数。

【病机分析】若气分之热不能外达而内迫入里，或因素体阴虚，气分之热未罢，营中之热复起，波及营分，热盛伤津，故见壮热，口渴引饮；气营两燔，甚至迫津外泄，故头痛有汗，见舌红，苔黄糙老而干；无形之热熏蒸心包，神明受扰而见烦躁不安，神志欠清甚或昏迷。

【治法】清热生津。

【方药】白虎汤加减。方中生石膏味辛甘，性大寒，善能清热，以制阳明内盛之热，并能止渴除烦；知母味苦性寒质润，助石膏清热生津；炒山栀清热解毒，泻三焦郁火而除烦；淡豆豉、金银花、连翘辛凉透表，清热解毒。

【加减】咳嗽喘促，痰涎壅盛者，可加杏仁、全瓜蒌、鱼腥草以清热宣肺化痰；口干齿燥，津伤较甚者，可加石斛、芦根以加强生津之力。

3. 阳明腑实证

【证候】烦躁，恍惚，谵语，身热汗出，口渴，腹胀满拒按，便秘，舌红，苔黄燥或燥裂，脉洪数有力。

【病机分析】系因外感时邪，由表入里，由卫及气，蕴结胃肠，由于"胃络通心"，热邪上扰清窍，则躁扰不宁、恍惚、昏谵，神明失用而致昏迷；里热炽盛，伤津灼液，故口舌干燥；胃肠热结，传导失职，故发热、大便不通、腹胀满且按之坚硬；肺气随邪热上逆，故气粗喘满、面红目赤；热结旁流，则下利臭水；舌红、苔黄燥或焦黑燥裂、脉洪数有力均为里热炽盛之象。

【治法】泻热通腑。

【方药】大承气汤加减。方中以生大黄苦寒泄泻，荡涤胃肠；芒硝咸寒，软坚润燥，清泻腑实邪热；枳实、川厚朴行气导滞，破满除结。

【加减】若大便结而未坚者，去芒硝（即小承气汤）；如下之不通，无汗身热、神昏谵语加重，舌短者，可考虑为热陷心包证，当先予安宫牛黄丸或紫雪丹开窍，然后配调胃承气汤泻下热结；如口燥咽干、舌苔焦黑，脉沉而细者，为阳明腑实而阴亏之虚实夹杂证，当去枳实、厚朴，加麦冬、生地黄（增液承气汤）滋阴攻下；如见头晕目眩、谵语如狂，甚则昏不识人、吐衄发斑、咽舌生疮、疔疮痈肿，为热结便秘兼三焦火热，加白僵蚕、蝉蜕、黄连、黄芩、黄柏、栀子（解毒承气汤）攻下热结，苦寒折热。

4. 热灼营阴证

【证候】身热夜甚，口干不渴，心烦不寐或烦躁谵妄，斑疹隐隐，舌红绛少苔而干，脉细数。

【病机分析】邪热阻闭心窍，热扰心神，则心烦、躁扰，时有谵语；热窜血络，斑疹隐隐；邪热燔灼营阴，营阴被耗，则发热夜甚，脉细数；津亏液乏，则舌绛而干；蒸腾营气上升，故口不渴。

【治法】清营开窍，泻热护阴。

【方药】清营汤加减。方中水牛角清热凉血；生地黄、玄参、麦冬以清热滋阴，金银花、连翘、竹叶以清透泄热，使邪从营分转出气分而解，实寓"入营犹可透热转气"之旨；川黄连清热解毒，丹参活血散瘀。

【加减】筋脉拘急，两目上视，颈项强直、角弓反张，脉弦者，为营热引动肝风，加钩藤（后下）、丹皮、羚羊角粉（冲服），并送服紫雪丹；高热烦渴、身黄、胸腹胀满，甚则衄血、便血或肌肤发斑者，加茵陈、栀子、桃仁、茅根、生大黄（后下）。

5. 热陷心包证

【证候】身热灼手，四肢厥冷，昏愦不语，舌謇短缩，舌质红绛，苔黄燥，脉细滑数。

【病机分析】邪热由肺卫不经气分而逆传心包，邪热内陷，灼液为痰，痰热闭阻心窍，则神昏谵语或昏愦不语；热邪遏闭于内，则身灼热，四肢厥冷；舌为心苗，心包痰热瘀阻脉络，则舌謇短缩；痰热壅遏，则苔黄燥、脉滑；或营分热盛伤阴，则舌质红绛，脉细数。

【治法】清心凉营，豁痰开窍。

【方药】清营汤加减送服"三宝"。方中水牛角清营凉血；玄参、竹叶卷心、连翘心、麦冬清热养阴生津；丹皮、郁金、金银花清热凉血，活血开窍。

【加减】热势重者用安宫牛黄丸；痰热盛者，加竹沥、梨汁；痰郁重者用至宝丹；动风且便干者用紫雪丹。

6. 湿热蒙窍证

【证候】神志时明时昧，语言不清，身目发黄，身热不扬，胸脘痞闷，呕恶，或有下痢脓血，小便短赤，舌苔黄厚而腻，脉滑数或濡数。

【病机分析】湿热郁阻气分，胆汁不循常道而上溢，则面目发黄；湿遏热伏则身热不扬；气机阻滞则脘痞呕恶；湿热熏灼肠道，脉络受损，泌别失职，则下痢脓血、小便短赤；湿为阴邪，上蒙清窍，神明失清，则神志时清时昧；舌苔黄厚而腻，脉数或滑数均为湿热之征。

【治法】清热利湿，化痰开窍。

【方药】菖蒲郁金汤加减。方中石菖蒲、广郁金、生姜汁、竹沥除湿祛痰，解郁开窍；栀子、鲜竹叶、连翘、杭菊花、牛蒡子、滑石清热利湿。

【加减】偏于热重者，送服至宝丹；湿浊较甚者，增用苏合香丸；兼动风抽搐者加服止痉散。

7. 痰浊蒙窍证

【证候】初见嗜睡、懒言，继则神志模糊，语言含混，甚则渐至昏不识人，面色晦滞，喉有痰声，胸闷腹胀，食欲减退，静卧不烦，舌苔白腻，脉沉滑或濡缓。

【病机分析】忧思过度，气结于中，痰湿内生，或饮食不节，损伤脾胃，脾失健运，酿湿生痰，痰浊蒙蔽清窍，则嗜睡懒言，神志模糊、语言错乱或昏不识人；痰湿郁遏气机，清阳不升，则面色晦滞；痰湿壅塞中焦，则胸闷腹胀、食欲减退；邪未化热，故静而不烦；痰气结于咽喉，则喉有痰声；舌苔白腻，脉沉滑或濡缓均属痰湿之候。

【治法】化痰开窍。

【方药】涤痰汤加减。方中用清半夏、陈皮行气化痰，陈皮、枳实、姜汁理气和胃降逆；茯苓、竹茹、胆南星、石菖蒲燥湿祛痰开窍；人参扶正补气。

【加减】热象明显者，加黄芩、黄连。

8. 浊阴上逆证

【证候】面色晦滞，头晕头痛，恶心呕吐，不思饮食，胸闷腹胀，肢冷畏寒，尿少浮肿，大便不爽，由嗜睡迷蒙渐转昏迷，舌淡体胖，苔白腻，脉沉缓或沉迟。

【病机分析】脾肾阳虚，湿浊内阻，清阳不升，则面色晦滞、头晕头痛；浊气上逆，清阳被蒙，则嗜睡、昏迷，湿浊郁阻脾胃，则呕吐恶心、不思饮食，胸闷腹胀、大便不爽；水湿停聚，运化无权，则尿少浮肿；阳虚无以温煦，故肢冷畏寒；舌淡体胖、苔白腻、脉沉缓或沉迟均为浊阴阻遏之象。

【治法】温补脾肾，泻浊开窍。

【方药】温脾汤加减，送服苏合香丸。方中制附子、干姜温补脾肾；大黄泻浊；人参益气扶正；苏合香丸芳香开窍。

【加减】腹冷痛甚、大便、白腻或白滑者，去大黄，加吴茱萸、肉桂以温热散寒；浮肿、尿少、尿闭者，加车前子、泽泻、猪苓、商陆、二丑利水消肿；呕吐者，加姜半夏、砂仁降逆止呕；吐甚不能服药者，可用半夏泻心汤水煎，冷后频服，或用生大黄、炮附子、生牡蛎煎汤灌肠，泻其浊阴。

9. 卒冒秽浊证

【证候】卒然闷乱，昏不知人，面青肢冷，腹部胀满，呕恶吐逆，口噤，舌紫暗，苔白如积粉，脉沉细而微，或忽大忽小。

【病机分析】骤感秽浊之气，郁闭气机，清阳受阻，故卒然闷乱；浊邪害清，清窍被蒙，则昏不知人；气郁不通，则面青肢冷；清浊升降失常，故腹部胀满，或呕恶吐逆；口噤、舌紫、苔白如积粉、脉沉细而微或忽大忽小，均为浊邪闭阻气机之征。

【治法】行气化湿，泻浊开窍。

【方药】芳香辟秽汤加减，送服苏合香丸。方中鲜藿香、鲜佩兰，性温而不燥，芳香化浊，白蔻仁、薏苡仁行气化湿以利开窍；滑石利湿清热；厚朴、郁金行气除满；白芥子、杏仁行气化痰。

【加减】便溏者，加党参、白术、肉豆蔻；腹痛者，加肉桂、小茴香。

10. 瘀热闭阻证

【证候】周身灼热，神志不清，或谵妄，或下焦蓄血，其人如狂，少腹硬满急痛，大便秘结，或自利酱粪；热入血室，谵狂不止，或神志时清时乱，壮热，口烦渴，舌紫绛而润或舌质深绛，脉沉涩。

【病机分析】邪热炽盛，内陷心营，多与痰浊、瘀血交阻，闭阻心窍；或瘀热相合，堵塞心窍，或热入血室，瘀热结于下焦，均可致昏迷。

【治法】清热凉血，化瘀开窍。

【方药】犀角清络饮加减。方中水牛角、生地黄、赤芍、丹皮凉血通瘀；连翘、灯心草清心除热；桃仁活血；以生姜汁、竹沥、石菖蒲涤痰开窍；白茅根凉血。

【加减】热传营血，瘀血阻遏清窍，扰乱神明而见如狂、发狂之证者，当于清热解毒之剂中加琥珀、丹参、桃仁等凉血散血之品；气郁血滞、神机不运，表现为神志若呆的昏迷不语者，宜用三甲散；热蓄下焦、少腹硬满、神志不清如狂者，用桃核承气汤；热入血室而谵狂者，用陶氏小柴胡汤去参、枣，加桃仁、生地黄、山楂肉、丹皮等。

11. 瘀血阻窍证

【证候】有颅脑外伤史，或情志过激后突发意识障碍，面唇紫暗，舌有瘀点，或瘀斑，脉弦涩或细涩。

【病机分析】脑络损伤，或情志过激，气机紊乱导致气血逆乱，周流不畅，瘀血阻滞于脑窍，脑之神明失其奉养，故见昏迷。

【治法】活血化瘀，通窍醒神。

【方药】通窍活血汤。方中麝香辛香走窜，上行至头巅，活血化瘀，行血中之瘀滞，开经络之壅遏，以通经散结止痛；桃仁、红花、赤芍、川芎，活血化瘀，以恢复脑络通畅；老葱、鲜姜辛温走散而上行脑窍；红枣益气养血、黄酒活血上行，荣养脑窍。共行通窍活血之功。

【加减】营络热盛，加水牛角、紫雪凉血化热；若气滞闭阻，酌加石菖蒲、郁金理气开窍。

12. 亡阴证

【证候】神志昏迷，面红身热，汗出，唇舌干红，脉虚数。

【病机分析】高热稽留不退，或大汗、大吐，大泻，大失血等，致真阴耗竭，心阴大亏，神无所依，心神耗散则昏迷；阴不敛阳，虚阳外越，则面红、身热、汗出；唇舌干红为阴亏火旺之象；阴液枯竭则脉虚数。

【治法】救阴敛阳。

【方药】生脉散加减。方中人参益气固脱；麦冬、五味子滋阴救液。

【加减】冷汗淋漓、四肢厥冷、脉微欲绝者，加附子。

13. 亡阳证

【证候】昏愦不语，呼吸微弱，面色苍白，四肢厥冷，大汗淋漓，二便失禁，口唇青紫，唇色淡，脉微欲绝。

【病机分析】素体虚弱，病久不愈，或热邪极盛，致阴精耗竭，阴损及阳，导致阳气衰惫；心神耗散，故见昏愦不语、呼吸微弱，阳气虚极，气不摄津，故大汗淋漓；阳气欲脱，温煦无力，则面色苍白、四肢厥冷；摄纳不固，则二便失禁；阳气不布，血运失畅，血络瘀滞，则口唇青紫；唇舌淡、脉微欲绝，均为阳气暴脱之征。

【治法】回阳救逆。

【方药】参附汤加减。方中人参益气固脱；熟附子回阳救逆。

【加减】口唇发绀、手脚指甲色青者，加干姜、肉桂、五味子（回阳救急汤）。

（四）其他疗法

（1）中成药治疗

1）安宫牛黄丸：侧重于清热解毒，适用于昏迷热入心包证及高热神昏证。

2）紫雪散：侧重于镇惊息风，适用于热盛昏迷兼见抽搐的病证。

3）局方至宝散：侧重于解毒辟秽，适用于中暑、中风阳闭证、温病痰热内闭的神昏不语证。

4）苏合香丸：具有温通开窍、散寒化浊、行气豁痰的作用，适用于时疫霍乱、痰厥昏迷、中风阴闭证以及真心痛的病证。

5）附子理中丸：具有温中健脾的作用，适用于昏迷脾肾阳虚，浊阴上逆证。

6）醒脑静注射液：具有清热凉血开窍功效，适用于昏迷见瘀热内阻，痰瘀闭阻心窍之证。

7）参麦注射液、生脉注射液：具有益气养阴固脱功效，适用于昏迷之亡阴证。

8）参附注射液：具有益气回阳固脱功效，适用于昏迷之亡阳证。

（2）针灸治疗　针灸治疗常用穴有水沟（人中）、中冲、涌泉、足三里，水沟、中冲、足三里用毫针泻法，涌泉用平补平泻法。虚证者配气海、关元、百会，实证者配合谷、太冲，配穴按补虚泻实法操作。气海、关元、百会可用灸法。实证亦可选十二井穴、十宣、大椎行刺络法。耳针法可取耳穴神门、肾上腺、心、皮质下等。可辨证选穴行电针、穴位注射等治疗。

（3）点舌疗法　将紫雪丹、至宝丹、安宫牛黄丸、苏合香丸或冰片、麝香等开窍醒脑的药物水溶后，用棉签蘸药点在舌头上，用药厚铺舌上时，再用温开水化之。化薄后继续点药。

（4）鼻疗法　将人工麝香、石菖蒲、冰片、牛黄等芳香开窍类中药分别研成极细粉或提取挥发油，经超声混悬后滴入患者鼻腔。或将醒脑静注射液等经机械通气纯氧雾化吸入。

（5）灌肠法及直肠滴注　对痰热腑实者，予大承气汤或星蒌承气汤等通腑之剂灌肠，以求达到升清降浊、促进神志转清的作用。亦可用冰黄液（黄连、冰片、菖蒲、大黄、牛黄等）或清开灵注射液等直肠滴注治疗。

五、转归与预后

热扰心神、痰湿蒙蔽清窍所致昏迷者，因心神尚未受到直接损害，预后相对较好。热扰心神证之胃肠结热如能很快得到清除，则津液自复，心神得安，昏迷症状短则一两天，多则三五天便可消除。痰湿蒙蔽清窍者，经治疗后，如湿热痰浊及时得以清利，昏迷可望解除，但症状消除时间较热扰心神者缓慢；如治疗不力，或患者脾肾阳虚太甚，致湿热、痰浊化火化燥，伤津灼液，则可恶化成痉厥等肝风煽动、邪入心包诸证，预后不良。

六、护理与调摄

密切观察病情变化：包括昏迷程度、生命体征及神经系统症状、体征等，观察有无颈项强直及瞳孔变化等。

体位及肢体护理：病人绝对卧床，取平卧位，头转向一侧以免呕吐物误入气管，翻身采用低幅度，操作轻柔，使肌肉处于松弛状态，以免肢体肌关节挛缩，以利于功能恢复。

呼吸道护理：肩下垫高，使颈部伸展，防止舌根后坠，并保持呼吸道通畅，应准备好吸痰器、吸氧用具等。

注意营养及维持水、电解质平衡：应鼻饲富有营养的流质，每次 250ml 为宜，每日 6～8 次，注意鼻饲护理。留置尿管，记录 24 小时出入量。

口腔护理：去除义齿，每日清洁牙齿 2 次；防止因吞咽反射差，分泌物聚积引起感染；黏膜破溃处可涂溃疡膏；口唇干裂有痂皮者涂液状石蜡；张口呼吸者易致呼吸道感染，应将消毒纱布醮湿温水盖在口鼻上。

眼睛护理：眼角有分泌物时应用热毛巾或 1%～2% 温硼酸液泡的脱脂棉擦净，眼闭合不全者应每日用生理盐水洗眼一次，并涂抗生素眼膏，再用消毒凡士林纱条覆盖加以保护。

皮肤护理：昏迷病人不能自主转动体位，易发生褥疮，应定时翻身，按摩，每 2 个小时一次，保持皮肤的清洁干燥，有大小便失禁、呕吐及出汗等应及时擦拭干净，不可让病人直接卧于橡胶及塑料床单上，应保持床铺清洁干燥，平整无碎屑；被褥应随湿随换，使用的便盆不可脱瓷，盆边要垫上布垫，已有褥疮者可用 0.5% 氯己定擦拭，保持创面干燥，可局部照射紫外线灯。

泌尿系护理：长期尿失禁者酌情留置导尿管，定期开放和更换，清醒后及时拔除，诱导自主排尿，应保持会阴部清洁、干燥，防止尿路感染和褥疮发生。

大便护理：昏迷病人出现不安的表情和姿势，可试用大便器；便秘 3 天以上的病人应及时处理，以防因用力排便，引起颅内压增高；大便失禁者，应注意肛门及会阴部卫生，可涂保护性润滑油。

抽搐的护理：应避免此类病人发生坠床事件，不可强力按压患者肢体，以免发生骨折。

保持病房空气清洁：定时对病房通风消毒。

七、医论提要

昏迷一证散载于历代医学文献中，至今尚无专著问世，通常放在厥门、脱门中。早在《内经》便对昏迷病因、症状有记载，如《素问·至真要大论》有"暴瘖心痛，郁冒不知人"，《素问·诊要经终论》有"阳明终者，口目动作，善惊妄言，色黄，其上下经盛，不仁，则终矣"，《素问·汤液醪醴论》有"今精坏神去，荣卫不可复收，何者……精神弛坏，荣泣卫除，故神去之而病不愈也"；《素问·厥论》曰："厥或令人腹满，或令人暴不知人。"并指出暴不知人是阴阳之气逆乱所致。

东汉张仲景在《伤寒论》中谓伤寒可出现"发则不识人，循衣摸床"，认为神志昏迷同样是伤寒热病的症状。《伤寒论》有关神昏谵语的描述在阳明腑病、二阳并病、三阳合病中皆有，如"阳明病，谵语，发潮热，脉滑而疾者，小承气汤主之"；"二阳并病，太阳证罢，但发潮热，手足漐漐汗出，大便难而谵语者，下之则愈，宜大承气汤"；"三阳合病腹满，身重，难以转侧，口不仁，面垢，谵语，遗尿……若自汗出者，白虎汤主之"；"伤寒若吐、若下后不解，不大便五六日，上至十余日，日晡所发潮热，不恶寒，独语如见鬼状。若剧者，发则不识人，循衣摸床，惕而不安，微喘直视，脉弦者生，涩者死，微者，但发热谵语者，大承气汤主之"。《伤寒论》创立了白虎汤、承气汤治疗昏迷，一清一泻为闭证宣开的治则奠定了基础。

晋代葛洪《肘后备急方》论神志昏迷，分为外感、内伤两类，注重灸治法，曰"若不识人者，灸季胁、头各七壮"。隋代巢元方认为神志昏迷系伤寒引发，曰："伤寒四五日，脉沉而喘满者……重发其汗，亡阳谵语。"《诸病源候论·伤寒心痞候》载："若热毒乘心，心下痞满而面赤目黄，狂言恍惚者，此为有实，宜速吐下之。"明确指出热病所致神昏的病位在心，治以吐、下法攻其热毒。唐代孙思邈在《备急千金要方·消渴门》中载："内消之为病，当由热中所作也……四体羸掇，不能起止，精神恍惚，口舌焦干而卒。"对消渴病昏迷的前驱症状作了较详细的描述。

宋代陈无择《三因极一病证方论·四时兼中证论》对七情内伤与中风昏不知人作出了鉴别："七情内伤，亦能延潮昏塞，手足弛曳，一如中风，不可作六淫气治，其致夭枉。及素蓄痰涎，随气上厥，使人眩晕，昏不知人，半身不遂，口眼㖞斜，手足弛曳者，故有中气中痰之别。"金代成无己在《伤寒明理论·郁冒》首用"昏迷"一词，"郁有郁结而气不舒也，冒为昏冒而神不清也，世谓之昏迷者是也"，其含义是"真气昏乱，神识不清""昏识不知所以然"；将闭证、脱证独立于厥证之外。《太平惠民和剂局方》记载有开窍醒神的至宝丹、紫雪散、牛黄清心丸、苏合香丸等治疗窍闭证。

明代秦景明《症因脉治·外感口噤不语》曰："内有积热，外中风邪，经络不通，发热自盛，热极生痰。上熏心肺，神识昏迷，则不语之症作矣。"指出神志昏迷为热病的临床表现，其因在于内有积热，又外感风邪。此外，《症因脉治》还载有治方，提倡对神昏辨证施治。明代陶华对瘀血昏迷病机已有所阐发，《伤寒六书》谓："凡见眼闭目红，神昏语短，眩晕迷妄，烦躁漱水，惊狂谵语……皆瘀血证也。"对后世颇有启发。明代张景岳撰《景岳全书》对昏迷有了更全面的认识：对内伤昏迷脱证分别论述于"营卫气脱"、"太阴脏气之脱"、"肝脾之气败"和"冲任气脱"的病理机制，列出辨昏迷寒热虚实的指征，如辨气虚与气实，"气虚卒倒者，必其形气索然，色清白，身微冷，脉微弱……气实而厥者，其形气愤然、勃然，脉沉弦而滑，胸膈喘满"。对治疗方法提出"凡治卒倒昏沉等症，若无痰气阻塞"，应予以补气阴为主的治法。明代王肯堂《肯堂医论》曰："一切感证，热入心包，神昏谵语者，每用水牛角、连翘、银花、玄参、生地、人中黄等送服至宝丹往往获效，其有热邪深入发痉者，亦宜以此疗之。"这些学术观点为温病学说打下了基础。

清代叶天士创立了"卫气营血辨证"，指出温病的辨证论治规律，在《外感温病篇》以"温邪上受，首先犯肺，逆传心包"为新感温病纲领，揭示了温邪上受，逆传心包，旋即出现昏迷的病机证治等。叶氏"外热一陷，里络就闭，非石菖蒲、郁金等所能开，须用牛黄丸、至宝丹之类以开其闭"、"湿热熏蒸，将成浊痰蒙蔽心包"、"夏令受热，昏迷若惊，此为暑厥"及"瘀血与热为伍"阻遏窍机而致神昏的论述，对温病昏迷证治有重要指导意义。清代吴鞠通《温病条辨》提出三焦辨证法，在该书238条中论及昏迷证治达30条之多，他首次提出内闭外脱的病机，创立了用于虚风内动昏迷的三甲复脉汤，此外尚拟清宫汤、清营汤、安宫牛黄丸、大定风珠等方。薛生白《湿热病篇》对昏迷证治、病机论述甚多，如"湿热证，壮热口渴，舌黄或焦红，发痉神昏谵语，或笑，邪灼心包，营血已耗""湿与温合，盖郁而蒙闭于上""此津亏湿热熏蒸，将成浊痰蒙闭心包也"。对温病由气入营、心包受灼、神昏谵妄，提出以清热救阴、泄邪平肝为治；湿热蕴结胸膈而致神昏者，用凉膈散；热结胃肠，用承气汤。清代余师愚《疫病篇》对疫证昏愦如迷者，力主清瘟败毒饮。清代俞根初《通俗伤寒论》对热病昏迷创立了多种方剂，大大丰富了治疗手段。如邪热内陷包络，用玳瑁郁金汤清宣包络痰火；瘀热互阻清窍，用犀地清络饮清宣包络瘀热，痰瘀阻塞心包，用犀羚三汁饮等。

总之，中医学对昏迷的认识，尤其是高热昏迷的认识至此达高峰，其学术思想、治疗方法，至今仍有极大影响，后世医学在长期的临床实践过程中发展了伤寒温病对闭脱的病因证治，其在内科许多病证中也得以广泛应用。

八、现代研究

（一）病机研究

中医认为神昏为心脑受扰而致，其病机为热陷心营、痰湿蒙窍、腑实燥结、瘀热交阻、湿热上蒸和肝阳暴涨。神昏多属闭证，也可为脱证的变证和兼证，凡痰浊、热毒、风阳、瘀血阻塞清窍，致阴阳逆乱，神明蒙蔽者，属于闭证；气血亏耗、阴阳衰竭，不相维系，清窍失养，神无所依致神昏者，多属脱证；痰浊壅盛，内蒙清窍，又兼气血耗散，神不守舍，以致神昏者，乃内闭外脱的虚实兼夹之证。然而，神昏发展过程中各病因病机之间的相互关系复杂，对此缺乏系统阐释。

王永炎院士[1]认为既往的中风病机理论是来自对发病时机、患者体质、临床症状的综合概括。深入剖析其内涵，可以发现风火、痰浊、瘀血扰乱或蒙闭神明的途径有待于阐明，并由此提出了"毒损脑络"这一病机假说。毒之来源，因于脏腑虚损，阴阳失衡，内风丛起，风火上扰，鼓荡气血，气逆血乱，上冲于脑，或风火夹内生瘀血、痰浊上犯于脑，交结阻于脑络等，终致营卫失和而壅滞，则毒邪内生。"毒损脑络"病机假说认为，中风病神昏的病机是由于毒邪损伤脑络，络脉破损，或络脉拘挛瘀闭，气血渗灌失常，致脑神失养，神机失守，形成神昏闭厥。

（二）证候及证候要素研究

目前尚无关于昏迷的中医证候及证候要素的研究，多以各原发病为基础开展。

（三）指南共识研究

目前尚无昏迷相关的中医诊断和治疗指南，可参照中华中医药学会《中医神志病临床诊疗指南》、中华人民共和国中医药行业标准《中医内科病证诊断疗效标准》及各原发病的中医诊断和相关指南，为临床研究提供规范和参考。

（四）辨证论治研究

（1）化痰通腑法　王永炎院士[1-3]认为中风病痰热腑实证者因腑气不通，浊邪上扰心神，进而发生意识障碍，致病情加重，治疗上当务之急应化痰通腑，使阻于胃肠的痰热积滞得以解除，浊邪不得上扰心神，克服气血逆乱以防内闭；急下存阴，以防阴劫于内，阳脱于外，并创立星蒌承气汤，被广泛应用于治疗以神志异常为主要临床表现的中风病痰热腑实证。

（2）清热解毒法　毒邪损伤脑络，络脉破损，或络脉拘挛瘀闭，气血渗灌失常，致脑神失养、神机失守，形成神昏闭厥的病理状态，其治疗当以解毒为大法。解毒之法以祛邪为要，给邪以出路，促使机体恢复生理平衡。毒去则脑络易通、气血易灌、脑髓得养、脑神易复，络通则有利于排毒解毒，使毒有出路。如此脑络、脑髓、脏腑组织器官不会进一步受损，且能得到气血的滋养，疾病向愈[4]。由安宫牛黄丸改制而来的清开灵注射液被应用于治疗各种原因引起的昏迷[5, 6]。

（3）通利三焦法　何炎燊老中医[7]认为中风中脏腑闭症，三焦气滞是其基础病机，在三焦气滞的基础上，出现气逆，气郁化热，气郁不外达，津液失布，水气停滞，气机上下痞塞，三焦壅塞不通，营卫不和，五脏失和，神明被蒙等病机变化。其治疗应根据《灵枢·营卫生会》"上焦如雾，中焦如沤，下焦如渎"的三焦生理特点，制订三焦分治、祛邪泄浊的用药方法，具体表现在宣通上焦、转运中焦、通利下焦。

附1　单纯疱疹病毒性脑炎

一、概述

单纯疱疹病毒性脑炎（herpes simplex virus encephalitis，HSE）是由单纯疱疹病毒（herpes simplex virus，

HSV）感染引起的一种急性中枢神经系统感染性疾病，又称为急性坏死性脑炎，是中枢神经系统最常见的病毒感染性疾病。本病呈全球分布，一年四季均可发病，无明显性别差异，任何年龄均可发病。国外 HSE 发病率为（4～8）/10 万，患病率为 10/10 万；国内尚缺乏准确的流行病学资料。在中枢神经系统中，HSV 最常累及大脑颞叶、额叶及边缘系统，引起脑组织出血性坏死和（或）变态反应性脑损害。未经治疗的 HSE 病死率高达 70%以上。

二、临床表现

任何年龄均可患病，约 2/3 病例为 40 岁以上成人。原发感染潜伏期为 2～21 天，平均 6 天，前驱期可有发热、头痛、全身不适、嗜睡、肌痛、腹痛及腹泻等症状。多急性起病，约 1/4 患者有口唇疱疹史，病后体温可达 38.4～40.0℃。病程为数日至 1～2 个月。

临床症状常见头痛、呕吐、轻微意识及人格改变、记忆丧失、轻偏瘫、失语、偏盲、共济失调、脑膜刺激征、多动（震颤、舞蹈样动作、肌阵挛）等。约 1/3 患者出现全身性或部分性癫痫发作。部分患者可因精神行为异常为首发或唯一症状就诊于精神科，表现为反应迟钝、注意力涣散、情感淡漠、言语减少、表情呆滞、生活不能自理、木僵、缄默，或有动作增多、行为奇特和冲动行为等。

病情常于数日内快速进展，多数患者出现意识障碍，表现为意识模糊或谵妄，随病情加重可出现嗜睡、昏睡、昏迷或去皮质状态，部分患者于疾病早期即出现昏迷。重症患者可因广泛脑实质坏死及脑水肿导致颅内压增高，甚至脑疝形成而死亡。

三、诊断与鉴别诊断

（一）临床诊断

1）口唇或生殖道疱疹史，或本次发病出现皮肤、黏膜疱疹。

2）起病急，病情重，有发热、咳嗽等上呼吸道感染前驱症状。

3）明显精神行为异常，抽搐，意识障碍，以及早期出现的局灶性神经系统损害体征。

4）脑脊液中红、白细胞数增多，糖和氯化物正常。

5）脑电图显示以颞区、额区损害为主的弥漫性异常波。

6）头颅 CT 或 MRI 显示颞叶局灶性出血性脑软化灶。

7）特异性抗病毒药物治疗有效。

8）确诊尚需通过如下检查：①双份血清及脑脊液检查发现 HSV 特异性抗体的显著变化趋势；②脑组织活检或病理发现组织细胞核内包涵体，或原位杂交发现 HSV 病毒核酸；③脑脊液 PCR 检测发现该病毒 DNA；④脑组织或脑脊液标本 HSV 分离、培养及鉴定。

（二）鉴别诊断

（1）带状疱疹病毒性脑炎 带状疱疹病毒一方面可沿感觉神经传导至相应皮肤引起皮疹；另一方面可沿神经上行传播进入中枢神经系统引起脑炎或脑膜炎。本病多见于中老年人，发生脑部症状与发疹时间不尽相同，多在疱疹后数天或数周，亦可于发病前。临床表现包括发热、意识模糊、头痛、呕吐、精神异常、共济失调及局灶性神经功能缺失体征。病变程度相对较轻，预后较好。患者多有胸腰部带状疱疹病史，头颅 CT 无出血性坏死表现，脑脊液及血清检出该病毒抗体和病毒核酸阳性，可资鉴别。

（2）肠道病毒性脑炎 该类病毒是病毒性脑膜炎及病毒性脑炎的常见病因之一。多夏秋季呈流行性或散发性发病。表现为发热、意识障碍、癫痫发作、平衡失调以及肢体瘫痪等，一般恢复较快，发病 2～3 周后症状可自行缓解。脑脊液检出病毒核酸及病程初期胃肠道症状可资鉴别。

（3）急性播散性脑脊髓炎 多于感染或疫苗接种后急性发病，症状及体征表现多样，可表现为脑实质、脑膜、脑干、小脑和脊髓等部位受损的症状及体征，重症患者可见意识障碍及精神症状。病变主要位于脑白质，影像学显示皮质下白质多发病灶，脑室周围多见，大小不一，分布不均，新旧并存，免疫抑制剂治疗有效，病毒学及相关抗体检查阴性，可资鉴别。

四、西医治疗

早期诊断和治疗是降低本病死亡率的关键，主要包括抗病毒药物治疗、肾上腺皮质激素治疗和对症支持治疗。

（一）抗病毒药物治疗

（1）阿昔洛韦（无环鸟苷，acyclovir） 为一种抑制病毒 DNA 合成的鸟嘌呤衍生物。常用剂量为 15～30mg/（kg·d）静脉滴注，每日 3 次，连用 14～21 天。病情较重者可延长治疗时间或再给予一个疗程治疗。主要不良反应是震颤、谵妄、血尿、皮疹、血清转氨酶暂时性升高等。对临床疑诊且无条件作病原学检查的患者可用阿昔洛韦进行诊断性治疗。对阿昔洛韦耐药患者可试用膦甲酸钠和西多福韦治疗。

（2）更昔洛韦（ganciclovir） 对阿昔洛韦耐药并有 DNA 聚合酶改变的 HSV 突变株对更昔洛韦亦敏感。用量 5～10mg/（kg·d），每 12 小时一次，静脉滴注，疗程 14～21 天。主要不良反应为肾功能损害和骨髓抑制（中性粒细胞、血小板减少），与剂量相关，停药后可恢复。

（二）肾上腺皮质激素治疗

对肾上腺皮质激素治疗本病尚存争议，但肾上腺皮质激素可控制 HSE 炎症反应并减轻水肿，对病情危重、头颅 CT 示出血性坏死灶及红细胞和白细胞明显增多者可酌情使用。地塞米松 10～15mg，静脉滴注，每日 1 次，10～14 天；或甲泼尼龙 800～1000mg，静脉滴注，每日 1 次，连用 3～5 天后改泼尼松口服，每日 60mg 清晨顿服，以后逐渐减量。

（三）对症支持治疗

对重症及昏迷患者至关重要，注意维持营养及水、电解质平衡，保持呼吸道通畅。必要时可少量输血或给予静脉高营养；高热者予物理降温、抗惊厥治疗；颅内压增高者及时给予脱水降颅内压治疗。加强护理，预防呼吸道感染及褥疮等并发症。

五、研究进展

根据 HSE 的病因及发病机制研究，HSV 是一种嗜神经 DNA 病毒，有 HSV-1 和 HSV-2 两种血清型。患者及健康携带病毒者为主要传染源，主要通过密切接触及性接触传播，亦可通过飞沫传播。HSV 首先在口腔、呼吸道或生殖器引起原发感染，机体迅速产生特异性免疫力而康复，但不能彻底消除病毒，病毒以潜伏状态长期存于体内，而不引起临床症状。神经节中的神经细胞是病毒潜伏的主要场所，HSV-1 主要潜伏在三叉神经节，HSV-2 潜伏在骶神经节。当人体受到各种非特异性刺激使机体免疫力下降时，潜伏的病毒再度活化，经三叉神经轴突进入脑内引起颅内感染。人类大约 90%HSE 由 HSV-1 引起，仅 10%由 HSV-2 所致，且 HSV-2 引起的 HSE 主要见于新生儿通过产道时被感染所致。成人超过 2/3 的 HSV-1 脑炎由再活化感染引起，其余由原发感染引起。而 HSV-2 则大多由原发感染引起[8]。

附 2　颅脑损伤

一、概述

颅脑损伤是指由于暴力的直接或间接撞击，造成颅骨或脑组织的损伤，程度轻重不一。临床中出现短暂性或持久性意识障碍，由嗜睡、蒙眬状态以致昏迷，头痛头晕，呕吐，逆行性遗忘，癫痫发作，有时可产生神经系统局限性体征（如偏瘫、失语等），严重时可有生命体征（如血压、体温、呼吸、脉搏）的变化，有时可产生并发症（如脑积水、颅内感染、肺炎等）。颅脑损伤的中心问题是脑损伤，本节也主要讨论脑损伤。

二、临床表现

（1）意识障碍　初期多出现昏迷，但也有局部重度脑损伤而不昏迷者。

（2）生命体征　重度患者多于伤后立即出现呼吸、体温、血压、脉搏变化。

（3）头痛与恶心呕吐　头痛作为最常见症状，昏迷患者清醒后即感头痛、头晕。轻度意识障碍患者可因头痛出现躁动不安。

（4）其他神经症状与体征　脑膜刺激征，颅内压增高，瞳孔变化，运动、感觉障碍等。

（5）头皮损伤及颅骨骨折　头皮损伤可见头皮血肿、头皮裂伤及头皮撕脱伤等；颅骨骨折须经 CT 检查确定。

三、诊断与鉴别诊断

（一）临床诊断

（1）病史

1）受伤时间、受伤原因及经过。

2）伤后意识障碍的变化。

3）伤后已作何处理。

4）伤前健康状况。

（2）体格检查

1）意识障碍程度及变化。

2）头部、五官检查，注意头皮、颅骨损伤，耳、鼻、口腔出血及渗液情况。

3）生命体征（呼吸、体温、血压和脉搏）。

4）对比双侧瞳孔大小、形状及对光反射情况。

5）运动及反射改变。

6）检查是否有其他合并伤。

7）意识状态检查，记录格拉斯哥昏迷评分法（Glasgow coma scale，GCS）评分。

（3）辅助检查　头颅 CT；头颅 MRI、MRA；头颅 X 线检查；腰椎穿刺脑脊液（cerebrospinal fluid，CSF）检查；脑部彩超；心电图等。

（二）鉴别诊断

（1）闭锁综合征　患者意识清醒，由于运动神经传导途径损伤而呈失运动状态，无法转动眼珠、张口、言语，四肢瘫痪，仅通过瞬目和眼球垂直运动建立与外界的沟通。

（2）意志缺乏症　患者意识清醒，运动感觉功能存在，记忆功能尚可，但因缺乏始动性而不语少动，对刺激无欲望、无反应，处于严重淡漠状态，可出现额叶释放反射如吸吮反射、掌颏反射等。

四、西医治疗

（1）体位　如患者无意识障碍，可抬高床头 15°～30°；意识障碍者，宜取侧卧位，防止误吸。

（2）保持呼吸道通畅　及时清除呼吸道分泌物，GCS 评分低于 8 分的重伤患者应予气管插管或行气管切开，予以机械辅助通气。

（3）防治脑水肿，降颅内压治疗

1）脱水治疗：颅内压增高者应尽早给予脱水治疗，以减轻脑水肿，预防脑疝形成。目前常用药有渗透性脱水药和利尿药两类。常用静脉注射药：20%甘露醇 250ml，快速滴注，每日 2～4 次；呋塞米 20～40mg，肌内注射或静脉注射，每日 1～2 次；30%尿素转化糖或尿素山梨醇溶液 200ml，静脉滴注，每日 2～4 次；20%人血清白蛋白 20～40ml 静脉注射；或浓缩 2 倍的血浆 100～200ml 静脉注射。常用口服药：氢氯噻嗪 25～50mg，每日 3 次；呋塞米 20～40mg，每日 3 次；氨苯蝶啶 50mg，每日 3 次；乙酰唑胺 250mg，每日 3 次；50%甘油盐水溶液 60ml，每日 2～4 次。

2）其他：如冬眠疗法、低温治疗、激素治疗、辅助过度换气疗法、抗生素的应用等。

（4）营养神经药物　胞磷胆碱、奥拉西坦、吡拉西坦、脑苷肌肽、依达拉奉、谷维素、脑蛋白水解物、甲钴胺、维生素 B_1、能量合剂等，可按病情选用或合并应用。

（5）手术治疗　常见手术类型有以下几种：①颅骨钻孔探查；②血肿清除术；③脑组织清创减压术等。

（6）严密动态观察病情演变，加强护理，防治并发症　加强气道、循环系统等常见并发症的管理及护理，注意营养支持。

五、研究进展

轻度创伤性脑损伤（mild traumatic brain injury，mTBI）多发生于突发外力作用造成颅腔内脑组织发生快速加速或减速导致的旋转或线性剪切应力后。mTBI 患者出现死亡、残疾的主要原因是，伴随血管源性脑水肿的逐渐加重，出现颅内压升高及脑灌注减少，最终导致脑组织缺血和神经功能障碍。故研究阐明 mTBI 的损伤机制对于临床诊治尤为重要。

mTBI 相关脑代谢和神经网络连接紊乱可能与离子水平、代谢及生理过程变化等复杂级联有关。剪切力的瞬时牵拉作用，可破坏神经元胞体和轴突细胞膜的完整性，膜上离子通道功能紊乱，导致离子不受控制地进入细胞；随后可引发神经递质大量释放，特别是谷氨酸及天冬氨酸等兴奋性氨基酸，可引发神经元内离子稳态的失衡；继而造成线粒体功能障碍，细胞器功能失常，发生细胞坏死或凋亡；同时，神经胶质细胞受到损伤刺激释放的氧自由基、炎症细胞因子及氮自由基等物质，进一步加重神经元损伤。这种微环境紊乱状态的持续存在，将会引起脑组织内慢性低水平的炎症反应以及神经功能的持续障碍。此外，颅内微血管发生损伤或痉挛，也是继发性损伤的一种重要机制，可导致脑组织缺血、缺氧和线粒体功能障碍[9]。

致伤因素还具有累积效应，一定时间内多次暴露于损伤阈值以下的致伤因素，同样可引起 mTBI。其原因可能是，当暴露于一次低水平损伤后，脑内发生了可代偿的离子水平紊乱、兴奋性氨基酸水平升高和线粒体功能障碍等变化，但在几小时或数周内便逐步恢复而未出现相关症状；但如果在此时间窗内，个体再次遭受损伤，上述病理生理改变将会进一步加重，进展为失代偿状态而出现临床症状。这种情况在作战人员频繁暴露于爆炸环境的战场环境中较为常见，因部分 mTBI 伤员没有明确受伤经历而漏诊、误诊[9]。

参 考 文 献

[1] 李澎涛，王永炎，黄启福. "毒损脑络"病机假说的形成及其理论与实践意义 [J]. 北京中医药大学学报，2001，24（1）：1-6，16.

[2] 王永炎，李秀琴，邓振明，等. 化痰通腑法治疗中风病 158 例疗效观察 [J]. 中国医药学报，1986，1（2）：22-24.

[3] 陈沛，江澜，韩笑，等. 星蒌承气汤治疗急性缺血性中风病痰热腑实证的临床观察 [J]. 中华中医药杂志，2018，33（10）：4764-4767.

[4] 袁拯忠，朱陵群. 浅谈解毒法治疗中风病 [J]. 中国中医基础医学杂志，2004，10（11）：19-20.

[5] 汪德庆. 清开灵注射液治疗脑卒中高热、昏迷疗效观察 [J]. 中国社区医师，2011，27（17）：16.

[6] 王日发，王和权. 清开灵注射液治疗脑出血昏迷疗效观察 [J]. 中华中医药杂志，2009，24（S1）：113-114.

[7] 谭静，宁为民，杨康强. 通圣方对中风急性期中脏腑闭证神昏的影响 [J]. 陕西中医药大学学报，2018，41（6）：57-59，65.

[8] 余波，曹洁. 单纯疱疹病毒性脑炎发病机制研究进展 [J]. 儿科药学杂志，2014，20（10）：56-59.

[9] 李彦腾，程岗，张剑宁. 轻度创伤性脑损伤的诊断与治疗研究进展 [J]. 解放军医学杂志，2023，48（2）：237-244.

（刘金民　黎莉莉　孙田烨）

第十五节　脑　　瘤

一、概述

脑瘤是颅内肿瘤的简称，可见于任何年龄，以头痛、呕吐、视力下降、癫痫、感觉障碍、运动障碍等为主要表现。脑瘤在古代中医文献里称谓不一，因临床症状较为复杂，可分别归属于"头痛""呕吐""目盲""痫病""眩晕"等范畴，也归属于"癥瘕"或"岩"（癌）的病种。

现代医学中，脑瘤是指发生于颅内的神经系统肿瘤，包括起源于神经上皮组织、脑膜、生殖细胞、外周神经等的原发性肿瘤以及自其他系统颅内转移而来的继发性肿瘤，如胶质瘤、脑膜瘤、听神经瘤、垂体瘤、脑转移瘤等，都可参考本节辨证论治。

二、病因病机

脑瘤多由于正气内虚、感受外邪、情志怫郁、饮食失调等因素使脏腑功能失调、气血津液运行失常，产生气滞、血瘀、痰凝、湿浊、热毒等病理变化，蕴结于脏腑，相互搏结，日久渐积而成。

（一）病因

（1）外邪入侵　外感风、寒、湿、火等六淫邪气，入侵机体，造成脏腑气血阴阳失调，可致气滞、血瘀、痰浊、热毒，久而可形成结块。

（2）饮食失调　过饥、过饱、饮食偏嗜等，损伤脾胃，生化不足，久而气虚血瘀；或者正虚亏虚，客邪久留，脾失健运，不能升清降浊、运化水湿，则痰湿内生。

（3）情志怫郁　情志失遂，气机失调，可致气滞血瘀，或气不布津，久则津凝为痰，血瘀、痰浊均可渐结而成块。

（4）素有旧疾　若机体素有旧疾，正气本虚，病邪久羁，病情加重，或者旧疾诱发气、痰、食、湿、血等凝结阻滞，虚实错杂，邪气壅结成块。

（5）年老体衰、正气素虚　年老体弱、先天失禀，久而气虚血瘀；或劳累过度，气阴耗伤，外邪留滞，气机不畅，终致血行瘀滞，结而成块。

（二）病机

（1）发病　本病发病一般较慢，常以头痛为初始症状，可伴呕吐，视力障碍，或有神志异常，亦可有肢体活动不灵、偏瘫。症状呈进行性加重，多发生于老人及儿童。

（2）病位　本病病变部位局限于脑髓，虽然可表现出全身症状，但究其本则根于脑，其他还可涉及肝、肾、脾等。

（3）病性　脑瘤发病过程中，邪实贯穿整个病程的始终。早期以实为主，中期实多虚少，晚期则虚实并见，正不胜邪。邪实主要为气滞血瘀，痰浊阻滞、肝阳化风或肝热生气；正虚多为脾肾阳虚、肝肾阴亏。

（4）病势　脑瘤常隐匿起病，症状渐次出现并缓慢加剧，偶有起病急骤者，常与中风混淆。脑瘤病程相对于其他脑病要短。按其病程大致可分为早期、中期、晚期。早期症状相对轻微，易于忽视；等临床症状明显、持续不解时，大多已进入中期阶段；晚期则病人常常卧床不起，清阳不荣，浊阴上泛，邪气壅塞脑窍而表现为神志不明，肢体偏枯；髓海空虚，七窍不用；最终致脏腑气衰，延为不治。

（5）病机转化　头为诸阳之会，十二经脉皆上行于面走空窍。外邪侵袭，内客于脏腑经络，血气郁滞，或脏腑功能障碍，痰湿浊邪蕴生，皆可直接循经上犯脑窍，结聚于局部，经气不利而发为脑瘤，故初起多为实证。随着疾病的进展，邪气郁而化热，或肝气、肝阳化火生风，实证更加明显，同时亦渐渐显示正虚之候。及至晚期，正气大伤，表现为阴津耗伤，精血不能上荣脑窍，或阴不制阳，虚阳上逆，而邪气亦更加炽张，脏腑功能严重受损，先后天之气衰败，精血无以化生、元阳虚不上行，正气无以抗邪，病情恶化，神明失守，脑窍不用，疾病进入最后阶段，终致阴阳离决。

三、诊断与鉴别诊断

（一）诊断

1）以头痛、呕吐、视力异常等为主要临床表现。

2）随脑组织受损部位的不同而有相应的局灶神经功能缺失症状，如运动感觉障碍、失语、痴呆等。

3）头部 CT、MRI 检查可明确肿瘤的部位、大小及浸润情况，是目前诊断脑肿瘤的主要手段。其中 MRI 扫描并强化检查是诊断颅脑肿瘤的首选，而 CT 可能出现假阴性结果，造成漏诊。PET-CT 可用于发现肿瘤及判断其恶性程度，判断是原发、转移还是复发肿瘤，还可判断脑功能情况。

（二）鉴别诊断

（1）脑瘤与痫病　痫病多于年少时发病。发作时突然昏仆，不省人事，四肢抽搐，口吐涎沫，两目上视。移时苏醒，醒后如常人，常有反复发作的病史。脑瘤不具有发作性，以头痛、呕吐、视力障碍等为主要表现，呈恶性进展过程。

（2）脑瘤与中风　中风病人平素多有头痛、头晕之病史，年龄稍大者，可突然出现偏瘫、失语之候。而脑瘤发病之偏瘫，常为缓慢发展而来。

四、辨证论治

（一）辨证要点

（1）辨脏腑　辨别受病脏腑之主次。脑瘤的病位在脑，与肝、脾、肾相关。若兼见脾气急躁、头胀、呕吐、口苦、两胁胀痛，则从肝论治；若兼见不思饮食，神疲乏力，大便溏稀等症，则从脾论治；若兼记忆力减退、腰膝酸软，五心烦热，畏寒，小便清长等症，则从肾论治。

（2）辨病邪　辨病邪性质，如痰饮、血瘀、气滞、热毒等的不同，以及是否有兼夹。

（3）辨虚实　分清虚实标本的主次。脑瘤多数本虚标实，本虚多责之于肝肾不足、髓海空虚，或脾虚失运、升降失司；标实则多为肝阳上亢、化火生风，以及痰热瘀毒。

（4）辨病程　辨病程的阶段，明确患者处于早、中、晚期的不同，以选择适当的治法并估计预后。

（二）治则治法

（1）扶正祛邪，攻补兼施　结合病史、病程、四诊合参及影像学检查等临床资料，综合分析，辨证施治，"治实当顾虚，补虚勿忘实"。扶正：根据正虚侧重不同，健脾、补肾、益气。祛邪：根据邪气类型，活血、化痰、清热、解毒等。

（2）病程不同，分期论治　根据疾病不同阶段中表现出的虚实特点的不同，调整治法。初期：邪盛为主，正虚不明显，以攻为主。中期：攻补兼施。晚期：正气大伤，不耐攻伐，以补为主，扶正培本以抗邪气。

（三）分证论治

1. 肾气亏虚，痰瘀阻络证

【证候】症见头痛，空痛或刺痛，视物昏花、复视，眼肌麻痹，伴头晕，耳鸣，记忆力减退，腰膝酸软，手足心热，失眠，舌红，或有瘀点瘀斑，少苔或薄黄苔，脉沉细或滑。后期可出现头痛逐渐加重、胀痛，口干口苦，恶心呕吐，肢体抽搐等阴虚阳亢化风之征象。

【病机分析】肾主骨生髓，髓上聚而为脑。肾气不足，则髓海空虚，痰瘀等邪气聚于脑海、凝结成瘤。而脑瘤生长又可耗竭脑髓，更致脑海空虚，肾精不足，出现头晕、耳鸣、健忘、少寐、腰膝酸软等症。

【治法】滋养肝肾，化痰通络。

【方药】六味地黄丸合通窍活血汤加减。药用熟地黄、山萸肉、山药、炙龟甲、肉苁蓉、怀牛膝、枸杞、当归、白芍、桃仁、赤芍、桃仁、红花等。方中熟地黄、山萸肉、山药、炙龟甲、肉苁蓉等补益肝肾、益精填髓；当归、白芍养血活血，怀牛膝补肝肾、引血下行；桃仁、赤芍、红花等活血散瘀通络，诸药配伍，共奏滋养肝肾、化痰通络、散瘀消癥之功。

【加减】头痛剧烈者，加白蒺藜、菊花、钩藤；合并肢体抽动者，可酌加僵蚕、地龙、全蝎、蜈蚣等虫类搜风通络之品。瘀血较重若偏肾阳虚者，常以天丝丸（巴戟天、菟丝子）或肾气丸为主加减；若偏于肾阴虚者，则常以二至丸（女贞子、墨旱莲）或大补阴丸为主加减。

2. 脾虚失运，痰瘀凝滞证

【证候】症见头痛，刺痛、胀痛为主，部位固定，劳累后加重，伴神疲乏力，脘痞，纳呆，恶心，舌淡暗，或有瘀点瘀斑，苔薄白或腻，脉沉细或涩；上述症状多见于脑瘤早期、症状不明显者，随着瘤体逐渐增大，后期可出现头痛加剧，恶心，吞咽困难，面部麻木，手足抽搐、震颤，偏瘫等症。

【病机分析】脾主运化水液，脾失健运，则水液输布失常，痰湿内生，聚湿酿痰，气机升降失司，阻遏气血运行而生瘀血，痰瘀胶着，日久化热成毒，痰热瘀毒聚于脑海亦可成瘤。

【治法】健脾益气，活血化痰。

【方药】六君子汤合通窍活血汤加减。药用生黄芪、党参、茯苓、炒白术、陈皮、半夏、石菖蒲、胆南星、桃仁、红花、赤芍、川芎、生牡蛎、浙贝等。方中生黄芪、党参、炒白术健脾益气，茯苓、陈皮、半夏、石菖蒲、胆南星祛痰，桃仁、赤芍、红花等活血化瘀通络，生牡蛎、浙贝化痰软坚，诸药合用，攻补兼施，以达益气健脾、活血化痰、软坚散结之效。

【加减】若卫阳不固，自汗时出，可加重生黄芪用量，再加防风、浮小麦等固表止汗；若气虚及阳，兼见畏寒肢冷等阳虚症状，可加桂枝、干姜、附子等温补阳气。若头痛剧烈，可酌加僵蚕、地龙、全蝎、蜈蚣等虫类搜风通络止痛之品。

3. 阳亢化风，痰瘀上攻证

【证候】症见剧烈头痛，视物旋转，恶心呕吐，或以突发癫痫、肢体抽搐，躁动不安，嗜睡，甚至昏迷，伴面红目赤，急躁易怒，口干、口苦，大便干结，舌红，苔薄黄或黄腻，脉弦滑数。多见于脑瘤后期生长迅速、占位效应明显，颅内压升高者。

【病机分析】肝为风木之脏，肝体阴而用阳，内藏魂，若精神情志失调，肝失疏泄，气郁日久化火，肝阳偏亢，上扰清窍，又肝肾精血亏虚，水不涵木，阳气化风而上扰脑海，风火痰瘀互结，痹阻脑络，则表现为头痛头晕、耳鸣目眩、心烦易怒、面红目赤、失眠多梦、肢体麻木等。

【治法】平肝息风，化痰散瘀。

【方药】镇肝熄风汤合涤痰汤加减。药用白芍、天冬、生赭石、生龙骨、生牡蛎、玄参、茵陈、川楝子、生麦芽、生赭石、地龙、清半夏、怀牛膝、胆南星、竹茹、泽泻、桃仁等。此型病机特点为阴虚阳亢，气血逆乱，故治宜镇肝息风为主。方中主药怀牛膝引血下行，补益肝肾；生赭石、生龙骨、生牡蛎降逆潜阳，镇肝息风；佐以龟甲、玄参、天冬、白芍滋阴清热，以制阳亢。茵陈、川楝子、生麦芽清肝热，条达肝气；清半夏、胆南星、竹茹、桃仁等化痰散瘀。全方配伍特点：重用镇潜药，配伍以滋阴品，另加活血化痰软坚之品，标本兼顾。

【加减】头痛剧烈者，加菊花、白蒺藜、钩藤；若眩晕欲仆、呕恶、手足震颤者，可加用龙骨、牡蛎、珍珠母等镇肝息风之品；便秘者，可加用大黄、芒硝以通腑泄热；抽动者、癫痫发作者可加全蝎、僵蚕、蜈蚣等虫类药息风止痉。

4. 瘀阻水停证

【证候】此型常见于胶质瘤手术切除后，或放疗引起的颅内水肿，症见剧烈头痛，头晕，恶心，呕吐，躁动不安，嗜睡甚至昏迷，眼底检查可见视神经盘水肿。

【病机分析】部分患者可由于手术并发症或者放疗等原因，体液循环受阻，出现颅内水肿，造成局部气血壅滞，痰瘀互结，蒙蔽清窍，阻滞于脑腑或脑络，神明受扰，则表现出头痛头晕呕吐、躁动不安、嗜睡昏迷等症。

【治法】重镇潜阳，活血利水。

【方药】通窍活血汤合镇肝熄风汤加减。药用白芍、生赭石、生龙骨、生牡蛎、川牛膝、泽泻、益母草、泽兰、路路通、漏芦、王不留行、桃仁、红花、地龙等。此分型主要责之于手术或者放疗引起的脑水肿，局部水液、气血壅滞，病情危重，急则治其标，故以桃仁、红花、赤芍、地龙等活血，益母草、泽兰活血利水，牛膝引血下行，泽泻、路路通、王不留行等利水消肿；此外，病情严重者可出现头晕呕吐、烦躁、抽搐昏迷等肝阳、痰瘀化风之象，故合用镇肝熄风汤平肝潜阳息风。

【加减】若胀痛明显者，加钩藤、天麻；兼有热象者，加丹皮、栀子；抽动者、癫痫发作者可加全蝎、僵蚕、蜈蚣等虫类药息风止痉；神昏、嗜睡者可加石菖蒲、郁金开窍醒神；神昏伴有高热者可合用安宫牛黄丸。

5. 气血两虚证

【证候】此型多见于脑瘤手术切除后，或平素体弱，或病程中晚期，神疲乏力，少气懒言，头痛、昏沉感，纳呆，面色苍白，失眠多梦，肢体麻木，震颤，舌淡暗，苔薄白，脉沉细等症。

【病机分析】开颅术后，耗伤气血，或者病程日久，气血大伤，气虚则神疲乏力、少气懒言、纳呆等，血虚、脑海失养则头空痛、失眠多梦、面色苍白；肢体经络失养则肢体麻木、震颤。舌淡暗、脉沉细等均为气血两虚之候。

【治法】益气养血，补益心脾。

【方药】归脾汤加减。药用生黄芪、党参、炒白术、当归、茯苓、远志、陈皮、木香、石菖蒲、炒酸枣仁、龙眼肉、桃仁、炙甘草等。此型多见于肿瘤切除术后，或疾病终末期、平素体弱者，故重在扶正，以归脾汤为主方益气养血。方中黄芪、党参、炒白术健脾补气，当归、炒酸枣仁、龙眼肉养血生血，陈皮、木香、石菖蒲等化痰醒脾，补而不壅。

【加减】若气虚之象严重者，党参可代以人参；若纳差脘胀者，加山楂、神曲；手术未完全切除者，可在益气养血的基础上酌加牡蛎、浙贝、海藻、玄参、昆布等软坚散结之品。

（四）针灸治疗

以头痛、头晕等头部症状为主者多取风池、百会、悬颅、侠溪、行间等穴，合并恶心呕吐者可加中脘、内关、足三里、公孙；合并肢体麻木无力者，上肢可取肩髃、曲池、合谷、阳溪，下肢可取髀关、梁丘、足三里、解溪等。亦可根据肿瘤定位选择头皮针、耳针进行针刺。一般单取患侧，也可先针健侧，再针患侧。采用平补平泻法，每次留针 30 分钟，每日 1 次，10 次一个疗程。

五、转归与预后

脑瘤的预后通常取决于肿瘤的类型、生长部位及患者身体状况等。

如脑膜瘤、听神经瘤等多为良性肿瘤，大部分可由手术切除治愈，预后较好；胶质瘤，起源于胶质细胞，多为恶性肿瘤，难以彻底治愈，部分患者疾病进展迅速、危及生命，即使经过手术、放疗、化疗等治疗，也容易复发，预后差；肺癌、乳腺癌、结直肠癌等后期出现脑转移瘤，预后相对较差。

此外，如果肿瘤生长在脑功能区，容易引起神经功能障碍，一般预后会比较差，可导致神经功能障碍的后遗症，影响日常生活。如果肿瘤的体积偏大，会增加治疗的难度，也会影响预后。

六、护理与调摄

保养精气，劳逸结合，养成良好的生活、饮食习惯，戒烟，保持心情愉快。

脑瘤的病因尚未完全明了，但精血不足，脏气亏虚，气血阴阳失调加之外邪入侵是重要的致病因素，故加强必要的防护措施对预防本病有重要的意义。

加强普查工作能早期发现、早期诊断和早期治疗，也是防治脑瘤的重要手段。

使患者树立战胜疾病的信心，积极配合治疗，起居有节，调畅情志，饮食易于消化而富有营养，适当参加锻炼。

七、医论提要

"脑瘤"这一病名在古代中医文献中虽无明确记载，但在真疼痛、中风、眩晕、厥逆等疾病中有类似症状的描述。如《灵枢·厥病》记载"真头痛，头痛甚，脑疼痛，手足寒至节，死不治"，明确指出了"真头痛"的临床表现和预后。《灵枢·大惑》记载"故邪中于项，因逢其身虚……入于脑则脑转，脑转则引目系急，目系急则目眩以转矣"。《素问·奇病论》记载："人有病头痛以数岁不已……当有所犯大寒，内至骨髓，髓者以脑为主，脑逆故令头痛……病名目厥逆。"《灵枢·海论》记载："髓海不足，则脑转耳鸣，胫酸眩冒。"《素问·五脏生成》记载："头痛巅疾，上虚下实，过在足少阴，巨阳，甚则入肾。"《素问·厥论》记载："厥令人腹满，或令人暴不知人"。又说"巨阳之厥，则肿首头重，足不能行，发为眩仆"。《中藏经》记载："头目久痛，卒视不明者，死。"这些论述都与现代颅内肿瘤的临床表现及预后十分相似。

除病名、症状外，传统医学对脑瘤成因亦多有论述。《素问·奇病论》也有描述："髓者以脑为主，脑逆故令头痛。"《灵枢·九针》曰："四时八风之客于经络之中，为瘤病者也。"至宋代《圣济总录》已明确指出："瘤之为义，留滞不去也。乃郁结壅塞，则乘虚投隙。瘤所以生，初为小核，浸以长大。"

《类经》指出："五脏六腑之精气，皆上升于头，以成七窍之用，故为精明之府。"《灵枢·百病始生》指出"积之所生，得寒乃生，厥乃成积也"，《灵枢·九针论》谓："四时八风之客于经络之中，为瘤病者也。"若外感六淫之邪，机体的气血阴阳失于平衡，导致清阳之气不得升，浊阴之气不得降，以致气血郁结，格于脑内，肿大成积。外邪中之邪毒主要包括病毒感染、烟草、油烟的污染毒素，职业环境中的化学毒素，生活环境中的空气、水、土壤污染毒素及酒食中的各种毒素等。长期饮食偏嗜，嗜酒肥甘炙煿，损伤脾胃，脾失健运，痰浊内阻。因此，蓄毒体内，郁热伤津，气机不利，脉络不通，毒邪与痰瘀互结，可使脑瘤发生。

精神情志失调也是发病的一个重要因素，忧悲郁怒则肝失疏泄，气机运行失畅，而致瘀血阻滞；或因气滞津停，聚湿成痰，或气郁日久化火，灼津成痰，痰瘀交阻，积于清窍，而成脑瘤。《灵枢·百病始生》说："凝血蕴裹而不散，津液涩渗，著而不去，而积皆成也。"元代滑寿《难经本义》谓："积蓄也，言血脉不行，蓄积而成病也。"

清代余听鸿《外证医案汇编》指出"正气虚则成岩"。人体正气虚弱，脏腑生理功能则会失调、紊乱。明代张景岳说："脾胃不足及虚弱失调之人，多有积聚之病。"脾主运化，脾虚湿聚可成痰。朱丹溪说："凡人身上中下有块者，多是痰""痰之为物，随气升降，无处不到"，亦可导致脑瘤。脑瘤的发病与肾的关系更为密切，《灵枢·海论》指出："脑为髓之海，其输上在于其盖，下在风府……髓海有余，则轻劲多力，自过其度；髓海不足，则脑转耳鸣，胫酸眩冒，目无所见，懈怠安卧。"由于先天不足、房劳、惊恐伤肾致肾脏亏虚，脑失所养，诸邪乘虚而入，脑部清阳之气失用，津液输布不利，加之瘀血与顽痰互结酿毒，积于脑部，发为脑瘤。

八、现代研究

现代医学治疗脑瘤的方法有手术、放化疗、免疫靶向治疗等，疗效不尽如人意，容易复发。且脑瘤的异质性可能导致肿瘤对化疗药物耐药、对放疗敏感性降低，治疗引起的不良反应较大，所以目前脑瘤的治疗现状并不十分乐观。应用中医中药治疗脑瘤可以减轻或免除手术及放化疗等带来的痛苦，特别是对于确诊为脑瘤并失去手术机会或手术后复发的患者、年龄偏大或有手术禁忌的患者，可以明显改善患者的生活质量。

1. 病机研究

目前，关于脑瘤的病因病机各医家认识不一，概括来看外因分为风、痰、瘀、毒、火、寒、虚七种，内因多责之于肺、肝、脾、肾之不足，脏腑功能失调，病机属本虚标实，但不同医家对病因病机的强调各有侧重[1]。

樊永平教授[2, 3]认为，脑瘤的病位在脑，与肝、肾、脾、胃关系密切，其基本病机为正气亏虚，脏腑失和，邪毒积聚，属本虚标实，本虚主要是肾脑两虚（肾阴肾精不足，髓海空虚），其次是肝阴虚及脾胃运化和升降功能失司；标实是肝火肝阳偏盛和痰热瘀毒内阻[4]；并在此基础上进一步研究发现，脑瘤手术前与手术后，病机亦有变化：术前病机多见肝火上炎、肝阳上亢、肝风内动或兼痰瘀，术后患者元气大伤，病机多以正虚为主，兼有邪实，辨证多见气虚痰瘀、肾虚痰瘀、气阴两虚、瘀阻水停。

李佩文教授[5]认为本病由风、痰、毒、瘀至实，如风火相煽、内动风阳、痰凝湿结、内阻瘀毒等盘旋入脑，时久而成瘤；或因气血亏虚、平素体弱、病久耗伤、肾精匮乏，脑髓失养，髓海空虚，加之痰浊内生，最终形成肿瘤；概而言之，本病病机不外乎虚实两类，或单一为病，或合而致病。

周仲瑛教授[6]指出，脑瘤的发病当属本虚标实，脑瘤发生于脑，但脑瘤的发生与肝、脾、肾三脏功能失调密切相关。《灵枢·天年》有云："年四十，而阴气自半……"人体的正气虚衰，气、血、阴、阳失调，气阻、湿停、血瘀、痰结、毒成，上述因素相互搏结于脑内，终成肿瘤。

李修五教授[7]结合脑瘤的临床表现，认为脑瘤是在正虚的基础上产生的，脑为髓海，肾生髓通脑，肾虚髓海不足，虚邪贼风乘虚而入，痰、瘀、毒邪凝聚，闭阻脉络，蕴结清窍，形成肿块。同时，瘀火又可化热，热灼津液，引动肝风，上入脑府，合痰浊邪毒，变化成癌。

高允旺教授[8]则认为脑瘤的发病与机体阳气虚衰有关，寒邪伤阳，阴血聚积，寒积血瘀，并进一步提出温通阳气是治疗脑瘤的一大法则。

2. 辨证分型治疗

针对脑瘤的病因病机及临床特征，近代学者提出以下辨证分型论治观点。

樊永平教授[9, 10]主张将中医四诊证候与西医不同病程、治疗阶段特点结合起来进行辨证分型治疗，如肝肾不足，脑髓亏虚型多见于手术及放化疗后，或放疗而未行手术治疗者，治宜补益肝肾，益脑填精，药用生地黄、熟地黄、炙龟甲、山茱萸、枸杞子、菊花、牛膝、肉苁蓉、当归、炒白芍等；痰瘀阻络型治宜分消痰瘀，虫类通络，此型适用于脑瘤治疗的始终，有无症状均可使用，但要充分结合脾胃功能的强弱，对头痛较重，缠绵不已者更适合，药用半夏、陈皮、茯苓、胆南星、僵蚕、全蝎、蜈蚣、川芎、天竺黄、炒莱菔子、焦山楂、水蛭、地龙等；肝阳上亢，热毒腑实型多见于实体肿瘤复发，或未行手术者，治宜清热解毒，软坚散结，重镇潜阳，药用夏枯草、贝母、玄参、生牡蛎、大黄、山慈菇、白花蛇舌草、黄芩、栀子、野菊花、蒲公英、连翘、金银花、生石决明、珍珠母等；脾运失司，胃失和降型多见于脑瘤晚期，瘤毒弥漫，或行放化疗后，药物和射线影响脏腑气血，或脑瘤术后，用多种药物治疗者，治宜健运脾胃、和胃降逆。药用党参、炒白术、茯苓、人参、黄芪、半夏、陈皮、枳实、砂仁、木香、焦三仙、炙鸡内金、旋覆花、代赭石等；瘀阻水停型多见于脑瘤术后不久，手术对脑络损伤未恢复，或术后出现脑积水，或未行手术者瘤体周围水肿明显者，治宜活血利水，引水下行，药用益母草、泽兰、丹皮、路路通、漏芦、王不留行、生薏苡仁、牛膝、泽泻、车前子等。

杨炳奎教授[11]治疗脑瘤时首先立足于辨证，将脑瘤分为五型进行辨证加减，即痰湿内阻型：以头痛昏蒙、恶心呕吐痰涎，或伴有喉中痰鸣，身重倦怠，纳呆食少，舌体肥大，苔白腻为辨证要点，治以夏枯草膏合涤痰汤加减；血瘀气滞型：以头痛剧烈呈持续性或阵发性加剧，痛有定处，固定不移，面色晦暗，舌质紫暗或有瘀点、瘀斑，舌底脉络色紫增粗或迂曲为辨证要点，以自拟脑瘤饮加减；热毒壅盛型：症见头痛头胀，烦躁易怒，呕吐频作，口苦尿黄，大便干结，舌红苔黄或白而干，脉弦数，治以泻火解毒，方选龙胆泻肝汤加减；肝肾阴虚型：以头痛隐隐，时作时止，耳鸣眩晕，视物不清，肢体麻木，大便偏干，小便短赤，舌质红，苔少，脉细为辨证要点，治以滋补肝肾，以杞菊地黄丸加减；气阴两虚型：多见于手术后或放化疗后，症见体倦乏力，短气自汗，口干舌燥，饮食减少，或有盗汗，面色不华，舌淡苔薄，治以益气养阴，加味四君子汤化裁。

施志明[12]从脑瘤的病因病机着手，临床上将脑瘤分为两个基本证型：①气虚血瘀痰毒内结，以肢体麻木，甚则偏瘫为主，伴见头痛头晕，语言謇涩，视物模糊，面色淡白或晦滞，身倦乏力，少气懒言，舌淡暗或有紫斑，脉沉涩。治拟益气行瘀，软坚化痰，以补阳还五汤为基本方。②肝肾阴虚痰毒内结：症见头痛头晕，耳鸣目眩，视物不清，恶心呕吐，肢体麻木，五心烦热，失眠健忘，口干咽燥，甚者舌强语謇，四肢抽搐，昏迷，舌红少苔，脉弦细数。治宜滋补肝肾，软坚消肿，以杞菊地黄丸合三甲复脉汤加减。

3. 专方专药治疗

周洁等[13]应用 PCV 方案（洛莫司汀、丙卡巴肼、长春新碱）对复发性脑胶质瘤进行化疗，治疗组加服脑瘤散（川芎、黄芪、泽泻、附子、防己、藁本、鳖甲、蜈蚣等），对照组仅采用 PCV 方案化疗及对症支持治疗，该项临床研究提示脑瘤散对于进行化疗的复发性脑瘤患者有扶正固本、减毒增效的作用，既可以减轻化疗的不良反应，还可以明显提高患者的生存质量。

任年军等[14]采用完全随机配对的临床设计，观察自拟脑瘤方（制附片、壁虎、川芎、天麻、土鳖虫、牛膝、蜈蚣、泽泻、地龙、大黄、全虫、蚤休、黄芪、半枝莲、僵蚕、甘草）联合替莫唑胺治疗脑胶质瘤临床疗效，结果表明脑瘤方联合替莫唑胺组肿瘤缓解率及生活质量评价明显高于对照组。

刘宏伟等[15]采用随机对照的临床研究方案，观察升白汤（鸡血藤、太子参、大枣、黄芩、枸杞子、淫羊藿、巴戟天、红花）对脑瘤放、化疗血细胞减少的影响，发现升白汤可有效地减轻放、化疗对骨髓造血功能的抑制作用，具有升高白细胞的作用。

李增战[16]采用加味菊明汤治疗观察脑瘤 46 例，研究结果表明该方能明显改善患者的临床症状，减少复发，总有效率达 78%。

附 胶质瘤

一、概述

胶质瘤是指起源于神经胶质细胞的肿瘤，是最常见的原发性颅内肿瘤[11]。我国脑胶质瘤年发病率为（5~8）/10 万，5 年病死率在全身肿瘤中仅次于胰腺癌和肺癌。脑胶质瘤发病机制尚不明了，目前确定的两个危险因素是暴露于高剂量电离辐射和与罕见综合征相关的高外显率基因遗传突变。WHO 中枢神经系统肿瘤分类将脑胶质瘤分为 I~IV 级，I、II 级为低级别脑胶质瘤，III、IV 级为高级别脑胶质瘤。其临床表现主要包括颅内压增高、神经功能及认知功能障碍和癫痫发作三大类[17]。

二、临床表现

（1）临床症状 胶质瘤的病程根据其病理类型和所在部位的不同，自发病至出现症状就诊一般多为数周至数月，少数可达数年。其临床主要有两个方面的表现：一方面是颅内压增高和其他一般症状，如头痛、呕吐、视力减退、复视、癫痫发作和精神症状等；另一方面是脑组织受肿瘤的压迫、浸润、破坏造成局灶神经功能缺失产生的症状。其症状多呈进行性加重，特别是恶性胶质瘤，生长较快，对脑组织浸润破坏，周围脑水肿亦显著，局部症状较明显，发展亦快。在脑室内肿瘤或位于静区的肿瘤早期可无局部症状。而在脑干等重要功能部位的肿瘤早期即出现局部症状，经过相当长时间才出现颅内压增高症状。某些发展较慢的肿瘤，由于代偿作用，亦常至晚期才出现颅内压增高症状。

（2）影像表现 目前，临床主要依靠 CT 及 MRI 等影像学检查，在图像信息上 MRI 优于 CT。CT 主要显示脑胶质瘤病变组织与正常脑组织的密度差值，特征性密度表现如钙化、出血及囊性变等，病变累及的部位、水肿状况及占位效应等；常规 MRI 主要显示脑胶质瘤出血、坏死、水肿组织等的不同信号强度差异及占位效应，并且可以显示病变的侵袭范围。多模态 MRI 不仅能反映脑胶质瘤的形态学特征，还可以体现肿瘤组织的功能及代谢状况。

此外，不同级别脑胶质瘤的 PET 成像特征各异。目前广泛使用的示踪剂为 18F-氟代脱氧葡萄糖。低级别脑胶质瘤一般代谢活性低于正常脑灰质，高级别脑胶质瘤代谢活性可接近或高于正常脑灰质。

三、诊断与鉴别诊断

（一）诊断

1. 影像学诊断（表 2-15-1）

表 2-15-1 脑胶质瘤影像学诊断要点

肿瘤类型		影像学特征表现
低级别脑胶质瘤	主要指弥漫性星形胶质细胞瘤、少突胶质细胞瘤、少突星形胶质细胞瘤 3 种。特殊类型还包括多形性黄色星形细胞瘤（PXA）、第三脑室脊索瘤样脑胶质瘤和毛细胞型星形细胞瘤等	弥漫性星形胶质细胞瘤 MRI 信号相对均匀，长 T_1，长 T_2 和 FLAIR 高信号，多无强化；少突胶质细胞瘤表现同弥漫性星形脑胶质瘤，常伴钙化。PXA 多见于颞叶，位置表浅，有囊变及壁结节。增强扫描，壁结节及邻近脑膜有强化。第三脑室脊索瘤样脑胶质瘤位于第三脑室内。毛细胞型星形细胞瘤以实性为主，好发于鞍上和小脑半球
间变性脑胶质瘤（III级）	主要包括间变性星形细胞瘤、间变性少突胶质细胞瘤	当 MRI/CT 表现似星形细胞瘤或少突胶质细胞瘤伴强化时，提示间变脑胶质瘤可能性大
IV级脑胶质瘤	胶质母细胞瘤；弥漫性中线胶质瘤	胶质母细胞瘤特征为不规则形周边强化和中央大量坏死，强化外可见水肿。弥漫中线胶质瘤常发生于丘脑、脑干等中线结构，MRI 表现为长 T_1、长 T_2 信号，增强扫描可有不同程度的强化
室管膜肿瘤	主要指 II 级和 III 级室管膜肿瘤。特殊类型：黏液乳头型室管膜瘤为 I 级	室管膜肿瘤边界清楚，多位于脑室内，信号混杂，出血、坏死、囊变和钙化可并存，瘤体强化常明显。黏液乳头型室管膜瘤好发于脊髓圆锥和马尾

2. 神经病理学及分子病理学诊断

脑胶质瘤确诊需要通过肿瘤切除或活检获取标本，进行组织和分子病理学检查，确定病理分级和分子亚型。2021 年 WHO 发布了第 5 版《世界卫生组织中枢神经系统肿瘤分类》（修订版），首次整合了肿瘤的组织学特征和分子表型，提出了新的肿瘤分类标准（具体见下文）。这一标准是目前脑胶质瘤诊断及分级的重要依据。

（1）星形细胞肿瘤

1）弥漫性星形细胞瘤，异柠檬酸脱氢酶（isocitrate dehydrogenase，IDH）突变型。

2）弥漫性星形细胞瘤，IDH 野生型。

3）弥漫性星形细胞瘤，未分类（NOS）。

4）间变性星形细胞瘤，IDH 突变型。

5）间变性星形细胞瘤，IDH 野生型。

6）间变性星形细胞瘤，NOS。

（2）胶质母细胞瘤（glioblastoma，GBM）

1）胶质母细胞瘤，IDH 野生型（包括巨细胞型 GBM、胶质肉瘤）。

2）胶质母细胞瘤，IDH 突变型。

3）胶质母细胞瘤，NOS。

（3）弥漫性中线胶质瘤　H3 K27M 突变型。

（4）少突胶质细胞瘤

1）少突胶质细胞瘤，IDH 突变和 1p/19q 联合缺失型。

2）少突胶质细胞瘤，NOS。

3）间变性少突胶质细胞瘤，IDH 突变和 1p/19q 联合缺失型。

4）间变性少突胶质细胞瘤，NOS。

5）少突星形细胞瘤。

（5）其他星形细胞肿瘤　包括毛细胞型星形细胞瘤，室管膜下巨细胞型星形细胞瘤等。

（6）室管膜肿瘤　包括室管膜下瘤，黏液乳头型室管膜瘤，室管膜瘤，间变性室管膜瘤等。

（7）其他脑胶质瘤　包括第三脑室脊索瘤样脑胶质瘤，血管中心型脑胶质瘤，星形母细胞瘤等。

（二）鉴别诊断

（1）脑内转移性病变　以多发病变较为常见，多位于脑皮质下，大小不等，水肿程度不一，表现多样，多数为环状或结节样强化影。脑内转移性病变的 18F-氟代脱氧葡萄糖代谢活性可低于、接近或高于脑灰质；氨基酸代谢活性一般高于脑灰质。单发转移癌需要与高级别脑胶质瘤相鉴别，影像学上可以根据病变大小、病变累及部位、增强表现，结合病史、年龄及相关其他辅助检查结果综合鉴别。

（2）脑内感染性病变　特别是脑脓肿，需与高级别脑胶质瘤相鉴别。两者均有水肿及占位征象，强化呈环形。脑脓肿的壁常较光滑，无壁结节，而高级别脑胶质瘤多呈菜花样强化，囊内信号混杂，可伴肿瘤卒中。绝大部分高级别脑胶质瘤的氨基酸代谢活性明显高于正常脑组织，而脑脓肿一般呈低代谢。

（3）脑内脱髓鞘样病变　与脑胶质瘤易发生混淆的是肿瘤样脱髓鞘病变，增强扫描可见结节样强化影，诊断性治疗后复查，病变缩小明显，易复发，实验室检查有助于鉴别诊断。

（4）中枢神经系统淋巴瘤　对于免疫功能正常的患者，淋巴瘤的 MRI 信号多较均匀，瘤内出血及坏死少见，增强呈明显均匀强化。18F-氟代脱氧葡萄糖代谢活性一般较高级别脑胶质瘤高且代谢分布较均匀。

（5）其他神经上皮来源肿瘤　包括中枢神经细胞瘤等。可以根据肿瘤发生部位、增强表现进行初步鉴别诊断。

四、西医治疗

胶质瘤治疗需要神经外科、神经影像科、放疗科、神经肿瘤科、病理科和神经康复科等多学科合作，遵循循证医学原则，采取个体化综合治疗，优化和规范治疗方案，尽可能延长患者的无进展生存期（PFS）和总生存期（OS），提高患者生存质量。

目前胶质瘤的西医治疗以手术切除为主，结合放疗、化疗等综合治疗方法。

（一）手术治疗

胶质瘤手术治疗原则是最大范围安全切除，其基本目的：解除占位征象和缓解颅内高压症状；解除或缓解因脑胶质瘤引发的相关症状，如继发性癫痫等；获得病理组织和分子病理，明确诊断；降低肿瘤负荷，为后续综合治疗提供条件。胶质瘤手术治疗方式主要可分为肿瘤切除术和病理活检术。

（1）肿瘤切除术　适用于 MRI 提示颅内占位；存在明显的颅内高压及脑疝征象；存在由于肿瘤占位而引起的神经功能障碍；以及有明确癫痫发作史者。肿瘤切除后 24～72 小时内应复查 MRI，高级别脑胶质瘤以 MRI 增强、低级别脑胶质瘤以 T2/FLAIR 的容积定量分析为标准，并以此影像作为判断后续治疗疗效或肿瘤进展的基线。

（2）病理活检术　适用于肿瘤位于优势半球，广泛浸润性生长或侵及双侧半球；肿瘤位于功能区皮质、白质深部或脑干部位，且无法满意切除；以及需要鉴别病变性质者。

（二）放射治疗

放射治疗通常是在明确肿瘤病理后，采用6～10MV直线加速器，常规分次，择机进行，立体定向放疗（SRT）不适用于脑胶质瘤的初始治疗。

（1）高级别脑胶质瘤　术后放疗可以取得显著的生存获益，且高级别脑胶质瘤生存时间与放疗开始时间密切相关，术后早期放疗能有效延长高级别脑胶质瘤患者的生存期，强烈推荐术后尽早（手术后2～6周）开始放疗，且应与替莫唑胺同步应用。

（2）低级别脑胶质瘤　术后放疗适应证、最佳时机、放疗剂量等一直存在争议，目前通常根据患者预后风险高低来制订治疗策略。

（三）药物治疗

放化疗是通过使用化学治疗药物杀灭肿瘤细胞的治疗方法，可提高脑胶质瘤患者的无进展生存期及总生存期。对于高级别脑胶质瘤，由于其生长及复发迅速，进行积极有效的个体化疗会更有价值。其他药物治疗手段还包括分子靶向治疗、生物免疫治疗等。药物治疗原则如下：①肿瘤切除程度影响化疗效果。推荐化疗应在最大范围安全切除肿瘤的基础上进行。②术后应尽早开始化疗和足量化疗。在保证安全的基础上，采用最大耐受剂量的化疗以及合理的化疗疗程，可以获得最佳的治疗效果。应注意药物毒性和患者免疫力。③选择作用机制不同及毒性不重叠的药物进行联合化疗，减少耐药发生率。④根据组织病理和分子病理结果，选择合适的化疗方案。⑤某些抗肿瘤药物和抗癫痫药物会产生相互影响，同时使用时应酌情选择或调整化疗药物或抗癫痫药物。⑥积极参与有效可行的药物临床试验。

（四）多学科诊疗模式（MDT）

除上述常规的手术及放化疗治疗外，脑胶质瘤是需要多学科综合治疗的疾病，多学科诊疗模式诊应贯穿脑胶质瘤规范化诊疗的全过程。脑胶质瘤多学科诊疗模式的目标是整合神经肿瘤相关多学科优势，以患者为中心，提供一站式医疗服务，实现最佳序贯治疗。

五、研究进展

脑胶质瘤是中枢神经系统常见的恶性肿瘤之一，目前的病理学分级为4级，其中胶质母细胞瘤（GBM）恶性程度最高。随着胶质瘤诊治的发展，2021年WHO中枢神经系统肿瘤分类将分子病理摆到了非常重要的地位。与此同时，新疗法也不断涌现，如电场治疗、激光间质热疗、低频脉冲超声疗法等，其中电场治疗已经应用于新诊断以及复发的脑胶质瘤的治疗中[18]。

（1）WHO诊断指南的更新　2016年版《WHO中枢神经系统肿瘤分类标准》（以下简称"WHO诊断指南"）首次将分子病理引入脑胶质瘤的诊断中。2021年版的WHO诊断指南中分子病理的地位进一步得到了提升。

2021年版WHO诊断指南将胶质瘤分类重新规划，分为成人弥漫性胶质瘤、儿童弥漫性低级别胶质瘤、儿童弥漫性高级别胶质瘤、局限性星形细胞胶质瘤。同时将成人常见的胶质瘤分类简化，只留下星形细胞瘤IDH突变型、少突胶质细胞瘤、IDH突变型伴1P/19q联合缺失以及胶质母细胞瘤IDH野生型。新版指南中，IDH野生型的2、3级弥漫星形细胞瘤，如果伴有TERT启动子突变、EGFR基因扩增和（或）7号染色体扩增/10号染色体缺失，可以直接诊断为胶质母细胞瘤，WHO 4级[19]。

新版指南新增儿童弥漫型低级别和高级别胶质瘤两种分类，分别包括四种类型，需要明确的分子病理进行诊断。儿童弥漫型低级别胶质瘤分为弥漫性星形细胞瘤，伴MYB或MYBL 1改变、血管中心型胶质瘤、青少年多形性低级别神经上皮肿瘤以及弥漫性低级别胶质瘤，伴MAPK信号通路改变。儿童弥漫型高级别胶质瘤包括弥漫性中线胶质瘤，伴H3 K27改变、弥漫性半球胶质瘤，H3 G34突变型、弥漫性儿童型高级别胶质瘤，H3及IDH野生型、婴儿型半球胶质瘤。

（2）手术治疗　传统脑胶质瘤的手术原则是最大范围地安全切除肿瘤，并结合导航、术中磁共振、电生理监测、术中超声等多模态技术辅助提高手术的精准度，从而改善患者的生存质量。目前手术切除范围尚没有定论。对于新诊断的胶质母细胞瘤，一项研究认为即使切除范围在95%～100%，随着切除率的提高生存时间也会增加，值得关注的是，即使胶质母细胞瘤切除率只有 78%，患者也能从手术中获益。同时另一项研究证实扩大切除能有效提高 65 岁以下患者的总生存期[20]。低级别胶质瘤患者通常预后较好，目前观点认为应尽量保留患者功能，如肿瘤未在功能区，则应扩大切除 1～2cm。

（3）化疗　脑胶质瘤的化疗目前多数是以替莫唑胺为主的方案，其作用效果依赖 DNA 的 MGMT 启动子甲基化程度，甲基化程度越高，效果越好，因此很多研究机构将目光放在如何增强替莫唑胺药效上。最近一项关于增强替莫唑胺药效的研究显示，在体外试验中，β-elemene 可以协助转运替莫唑胺，增大血脑屏障透过率从而增强药效。该研究组动物实验结果显示联合使用较单用的效果更为理想[21]。

同时也有研究组认为强化烷化剂用量以及烷化剂联合应用可以改善患者总生存期，如洛莫司汀联合替莫唑胺。一项随机开放标签的Ⅲ期 CeTeG/NOA-09 临床试验分析洛莫司汀和替莫唑胺联合治疗胶质母细胞瘤患者的应用价值，该研究对象为 MGMT 启动子甲基化的新诊断胶质母细胞瘤患者，其结果显示，与单用替莫唑胺相比，洛莫司汀联合替莫唑胺（观察组）的总生存期显著改善，观察组治疗结束后 30 天无与治疗相关的死亡。该试验初步表明洛莫司汀联合替莫唑胺化疗加放疗可提高 MGMT 启动子甲基化胶质母细胞瘤患者的总体生存率[22]。

（4）放疗　是脑胶质瘤治疗中的重要一环，可以杀灭或抑制残余肿瘤细胞，延长患者生存期。目前高级别胶质瘤的标准疗法即为手术后放疗并同步替莫唑胺化疗。低级别胶质瘤术后放疗剂量一般为 46～54Gy，高级别胶质瘤一般为 54～60Gy，目前相关研究结果均提示相对较高剂量的放疗，不管在低级别胶质瘤还是高级别胶质瘤中均未取得更好的疗效，虽然一些关于放疗剂量的临床试验仍在开展，临床上仍然建议应用常规的放疗剂量。放疗也已经广泛应用于低级别胶质瘤的术后治疗。有研究表明，低级别胶质瘤患者术后接受放疗和化疗相对单独化疗，可以有效延长患者的无进展生存期和总生存期，特别是具备 3 个或 3 个以上的高风险因素低级别胶质瘤更能够在放疗中获益，包括病理为星形细胞瘤、年龄＞40 岁、肿瘤直径≥6cm、肿瘤越过中线或术前有神经功能障碍等[23]。

在放疗技术方面，调强放疗（IMRT）已经广泛应用于胶质瘤的治疗中，可以有效提高照射区域剂量，减轻正常脑组织损伤。除此之外，质子放疗（PT）在胶质瘤治疗中也有一定应用。一项Ⅱ期临床试验对比了质子治疗与应用光子的 IMRT 治疗胶质母细胞瘤的疗效，共纳入 90 例患者，结果显示两组患者的认知障碍出现时间未出现明显差异。在 6 个月时，两组无进展生存期与总生存期未见明显差异，但是 PT 组的放疗毒性反应明显低于 IMRT 组[24]。

（5）电场治疗　肿瘤电场治疗（tumor treating fields）是近年来新出现的胶质瘤治疗方法，于 2020 年 5 月 14 日由国家药品监督管理局批准与替莫唑胺联用治疗新诊断的胶质母细胞瘤患者以及作为单一疗法用于复发胶质母细胞瘤患者，这也成为中国内地首个获批用于胶质母细胞瘤的创新突破性治疗手段。2018 年 12 月，国家卫生健康委员会发布的《脑胶质瘤诊疗规范（2018 年版）》中，肿瘤电场治疗被推荐用于新发胶质母细胞瘤（1 级证据）和复发高级别胶质瘤（2 级证据）。肿瘤电场治疗是一种通过便携式、无创的医疗器械实施的疗法，其原理是通过低强度、中频（200kHz）交流电场，作用于增殖癌细胞的微管蛋白，干扰肿瘤细胞有丝分裂，使受影响的癌细胞凋亡并抑制肿瘤生长。目前，肿瘤电场治疗已在欧美等地区的胶质母细胞瘤患者中获得广泛使用，国内患者也陆续通过高依从性佩戴肿瘤电场治疗在临床获益。

（6）靶向治疗　是胶质瘤治疗的重大方向，其主要机制是靶向胶质瘤的特异位点。目前胶质瘤的靶向治疗主要是以贝伐珠单抗（Bevacizumab）为主。贝伐珠单抗是一种重组的人类单克隆 IgG1 抗体，通过抑制血管内皮生长因子的生物学活性而起作用。一项回顾性分析指出，对 92 例复发高级别胶质瘤患者，单独采用贝伐珠单抗或联合化疗药物治疗，患者 6 个月的无进展生存期为 55.2%，总生存期为 74.9%；12 个月的无进展生存期为 22.9%，总生存期为 32.7%；24 个月的无进展生存期为 9.6%，总生存期为 10.1%，无进展生存期显著高于历史对照，但是总生存期未见明显改善[25]。

（7）免疫治疗　近年来研究较多的 PD-1 抗体在胶质瘤相关领域的治疗研究也在进行。一项研究指出替莫唑胺联合 PD-1 抗体可以有效延长动物实验中小鼠的总生存期[26]。同时一项开放式多中心Ⅰ/Ⅱ期试验表明 INO-5401 和 INO-9012 联合 PD-1 抑制剂西米普利单抗（Cemiplimab）治疗新诊断的胶质母细胞瘤患者具有免疫原性，且 INO-5401 和 INO-9012 都具有较好安全性和耐受性。

2019 年 *Nature* 发表了关于胶质瘤个体化肿瘤疫苗的研究。其主要通过基因测序手段测出患者突变位点及新抗原表位后针对性制作个体化疫苗，结果令人振奋，个体化肿瘤疫苗可能是将来胶质瘤治疗的重要方向。

参 考 文 献

[1] 张显彬，李玲. 中医药治疗原发性脑瘤的研究 [J]. 陕西中医，2015，36（2）：206-207，210.

[2] 周莉，樊永平，杨宝，等. 脑胶质瘤的中医辨证及用药分析 [J]. 北京中医药，2014，33（10）：723-725.

[3] 刘盛男，樊永平，仝延萍，等. 扶正祛邪法治疗脑胶质瘤临床经验 [J]. 中华中医药杂志，2022，37（11）：6531-6534.

[4] 周莉，谢坚，杨宝，等. 46 例胶质瘤患者手术前后中医核心病机及主要证型分析 [J]. 辽宁中医药大学学报，2014，16（7）：82-84.

[5] 李园. 李佩文中医药治疗脑瘤临证经验 [J]. 北京中医药，2011，30（3）：183-185.

[6] 夏飞，李柳，沈泽怡，等. 国医大师周仲瑛复法组方辨治脑瘤经验[J]. 中医学报，2022，37（6）：1204-1208.

[7] 蒋士卿，孙宏新. 李修五教授治疗脑瘤经验 [J]. 中医研究，2009，22（11）：48-50.

[8] 王春明. 高允旺扶阳论治脑病经验 [J]. 内蒙古中医药，2013，32（19）：81-82.

[9] 樊永平. 中医药治疗脑瘤的思路初探 [J]. 中国中医药信息杂志，2004，11（6）：471-472.

[10] 王林，王苏，杨涛，等. 32 例脑干胶质瘤患者的中医证候及用药分析 [J]. 中华中医药杂志，2017，32（11）：4943-4945.

[11] 霍介格，曹振健，杨炳奎. 杨炳奎治疗脑瘤临床经验 [J]. 辽宁中医药大学学报，2007，9（1）：87-88.

[12] 丁金芳. 施志明治疗脑瘤经验 [J]. 中医杂志，2006，47（3）：182-183.

[13] 周洁，刘海晔，赵美蓉. 脑瘤散治疗复发性脑胶质瘤的临床研究[J]. 天津中医药，2008，25（4）：277-280.

[14] 任年军，梁松岳，何正文，等. 脑瘤方辅助化疗治疗脑胶质瘤的临床效果观察 [J]. 肿瘤药学，2014，4（3）：201-206.

[15] 刘宏伟，卞志远，刘宝琴. 升白汤治疗脑瘤放化疗后血细胞减少症的临床研究[J]. 中国实用医药，2013，8（5）：195-196.

[16] 李增战. 加味菊明汤治疗脑瘤 46 例 [J]. 陕西中医，2007，28（9）：1183-1184.

[17] 国家卫生健康委员会医政医管局. 脑胶质瘤诊疗规范（2018 年版）[J]. 中华神经外科杂志，2019，5（3）：217-239.

[18] 张宇，何堃宇，冯世宇. 脑胶质瘤诊疗进展 [J]. 肿瘤防治研究，2022，49（6）：528-534.

[19] 申楠茜，张佳璇，甘桐嘉，等. 2021 年 WHO 中枢神经系统肿瘤分类概述 [J]. 放射学实践，2021，36（7）：818-831.

[20] Molinaro A M，Hervey-Jumper S，Morshed R A，et al. Association of maximal extent of resection of contrast-enhanced and non-contrast-enhanced tumor with survival within molecular subgroups of patients with newly diagnosed glioblastoma [J]. JAMA Oncology，2020，6（4）：495-503.

[21] Zhang X M，Chen Y D，Yao J，et al. β-elemene combined with temozolomide in treatment of brain glioma[J]. Biochemistry and Biophysics Reports，2021，28：101144.

[22] Herrlinger U，Tzaridis T，Mack F，et al. Lomustine-temozolomide combination therapy versus standard temozolomide therapy in patients with newly diagnosed glioblastoma with methylated *MGMT* promoter（CeTeG/NOA-09）：a randomised，open-label，phase 3 trial [J]. The Lancet，2019，393（10172）：678-688.

[23] Bell E H，Zhang P X，Fisher B J，et al. Association of *MGMT* promoter methylation status with survival outcomes in patients with high-risk glioma treated with radiotherapy and temozolomide[J]. JAMA Oncology，2018，4（10）：1405.

[24] Brown P D，Chung C，Liu D D，et al. A prospective phase Ⅱ randomized trial of proton radiotherapy vs intensity-modulated radiotherapy for patients with newly diagnosed glioblastoma[J]. Neuro-Oncology，2021，

23（8）：1337-1347.

［25］Detti B，Scoccianti S，Teriaca M A，et al. Bevacizumab in recurrent high-grade glioma：a single institution retrospective analysis on 92 patients ［J］. La Radiologia Medica，2021，126（9）：1249-1254.

［26］Dai B L，Qi N，Li J C，et al. Temozolomide combined with PD-1 Antibody therapy for mouse orthotopic glioma model ［J］. Biochemical and Biophysical Research Communications，2018，501（4）：871-876.

（樊永平　王　林）

方剂汇编

二　画

二至丸（《医方集解》）：女贞子　旱莲草

二陈汤（《太平惠民和剂局方》）：陈皮　半夏　茯苓　炙甘草　生姜　乌梅

二妙散（《丹溪心法》）：苍术　黄柏

十味温胆汤（《世医得效方》）：半夏　枳实　陈皮　茯苓　酸枣仁　熟地黄　远志　五味子　人参　甘草

七福饮（《景岳全书》）：熟地黄　当归　人参　白术　炙甘草　酸枣仁　远志

人参养荣汤（《三因极一病证方论》）：人参　白术　茯苓　甘草　陈皮　黄芪　当归　白芍　熟地黄　五味子　远志　肉桂

八珍汤（《瑞竹堂经验方》）：人参　白术　茯苓　当归　川芎　白芍　熟地黄　炙甘草

三　画

三甲散（《温疫论》）：鳖甲　龟甲　穿山甲　蝉蜕　僵蚕　煅牡蛎　土鳖虫　白芍　当归　甘草

大补元煎（《景岳全书》）：熟地黄　山药　山茱萸　枸杞子　当归　人参　杜仲　炙甘草

大补阴丸（《丹溪心法》）：知母　黄柏　熟地黄　龟甲　猪脊髓

大定风珠（《温病条辨》）：白芍　地黄　麦冬　龟甲　牡蛎　鳖甲　阿胶　甘草　五味子　麻子仁　鸡子黄

大承气汤（《伤寒论》）：大黄　枳实　厚朴　芒硝

小半夏加茯苓汤（《金匮要略》）：半夏　生姜　茯苓

小承气汤（《伤寒论》）：大黄　厚朴　枳实

川芎茶调散（《太平惠民和剂局方》）：川芎　白芷　羌活　细辛　防风　薄荷　荆芥　甘草

孔圣枕中丹（《备急千金要方》）：远志　菖蒲　败龟甲　龙骨

四　画

天王补心丹（《校注妇人良方》）：人参　茯苓　玄参　丹参　桔梗　远志　当归　五味　麦冬　天冬　柏子仁　酸枣仁　生地黄

天麻钩藤饮（《杂病证治新义》）：天麻　钩藤　石决明　川牛膝　桑寄生　杜仲　栀子　黄芩　益母草　茯神　首乌藤

五生丸（《证治准绳》）：生南星　生半夏　生川乌　白附子　黑豆

止痉散（名家名方）：全蝎　蜈蚣

化痰通络汤（《临床中医内科学》）：茯苓　半夏　生白术　天麻　胆南星　天竺黄　紫丹参　香附　酒大黄

丹栀逍遥散（《古今医统大全》）：当归　白芍　白术　柴胡　茯苓　甘草　煨姜　薄荷　丹皮　山栀

六君子汤（《太平惠民和剂局方》）：人参　白术　茯苓　炙甘草　陈皮　半夏　生姜　大枣

六味地黄丸（《小儿药证直诀》）：熟地黄　山药　山茱萸　茯苓　丹皮　泽泻

五　画

左归丸（《景岳全书》）：熟地黄　山茱萸　山药　枸杞　菟丝子　牛膝　龟甲胶　鹿角胶

左归饮（《景岳全书》）：熟地黄　山茱萸　枸杞子　山药　茯苓　甘草

龙胆泻肝汤（《太平惠民和剂局方》）：龙胆 柴胡 黄芩 栀子 泽泻 木通 车前子 当归 地黄 炙甘草

平肝熄风汤（名家名方）：首乌 生地黄 丹参 女贞子 旱莲草 竹茹 天葵子 牛膝 紫草 代赭石 珍珠母 陈皮 蛇蜕 黄连 蜈蚣

归脾汤（《济生方》）：人参 黄芪 白术 茯苓 酸枣仁 龙眼肉 木香 炙甘草 当归 远志 生姜 大枣

四君子汤（《太平惠民和剂局方》）：人参 白术 茯苓 甘草

四物汤（《太平惠民和剂局方》）：当归 白芍 熟地黄 川芎

生脉散（《内外伤辨惑论》）：人参 麦冬 五味子

生铁落饮（《医学心悟》）：天冬 麦冬 贝母 胆南星 橘红 远志 石菖蒲 连翘 茯苓 茯神 玄参 钩藤 丹参 辰砂 生铁落

白虎汤（《伤寒论》）：知母 石膏 甘草 粳米

瓜蒂散（《伤寒论》）：瓜蒂 赤小豆

半夏白术天麻汤（《医学心悟》）：半夏 天麻 白术 茯苓 橘红 甘草 生姜 大枣

半夏泻心汤（《伤寒论》）：半夏 人参 干姜 炙甘草 黄连 黄芩 大枣

半夏厚朴汤（《金匮要略》）：半夏 厚朴 紫苏 茯苓 生姜

宁心安神方（名家名方）：酸枣仁 刺五加 夏枯草

圣愈汤（《兰室秘藏》）：生地黄 熟地黄 白芍 川芎 人参 当归身 黄芪

六 画

芎芷石膏汤（《医宗金鉴》）：川芎 白芷 石膏 菊花 藁本 羌活

至宝丹（《太平惠民和剂局方》）：朱砂 麝香 安息香 金银箔 犀角（水牛角代） 牛黄 琥珀 雄黄 玳瑁 龙脑

当归龙荟丸（《丹溪心法》）：当归 龙胆草 栀子 黄连 黄芩 黄柏 大黄 芦荟 木香 麝香

当归芍药散（《金匮要略》）：当归 白芍 茯苓 白术 泽泻 川芎

回阳救急汤（《重订通俗伤寒论》）：熟附子 干姜 人参 炙甘草 炒白术 肉桂 陈皮 五味子 茯苓 制半夏

朱砂安神丸（《内外伤辨惑论》）：朱砂 黄连 炙甘草 生地黄 当归

血府逐瘀汤（《医林改错》）：桃仁 红花 当归 生地黄 牛膝 川芎 桔梗 赤芍 枳壳 柴胡 甘草

交泰丸（《韩氏医通》）：黄连 肉桂

安宫牛黄丸（《温病条辨》）：牛黄 郁金 犀角（水牛角代） 黄连 朱砂 冰片 珍珠 山栀 雄黄 黄芩 麝香 金箔衣

安神定志丸（《医学心悟》）：人参 茯苓 白术 茯神 菖蒲 远志 麦冬 牛黄 酸枣仁 朱砂

导痰汤（《济生方》）：半夏 橘红 茯苓 枳实 胆南星 甘草

七 画

芳香辟秽汤（名家名方）：鲜藿香 鲜佩兰 白蔻仁 薏苡仁 滑石 白芥子 郁金 厚朴 杏仁

苏合香丸（《太平惠民和剂局方》）：白术 青木香 犀角（水牛角代） 香附 朱砂 诃子 檀香 安息香 沉香 麝香 丁香 荜茇 苏合香油 乳香 冰片

杞菊地黄汤（《医级宝鉴》）：枸杞 菊花 熟地 山茱萸 丹皮 山药 茯苓 泽泻

还少丹（《医方集解》）：熟地黄 枸杞子 山萸肉 肉苁蓉 巴戟天 小茴香 杜仲 怀牛膝 楮实子 人参 茯苓 山药 大枣 菖蒲 远志 五味子

谷青汤（名家名方）：谷精草 青葙子 决明子 酒黄芩 蔓荆子 薄荷 桑叶 菊花

龟鹿二仙汤（《医方考》）：鹿角胶 龟甲胶 人参 枸杞子

羌活胜湿汤（《内外伤辨惑论》）：羌活 独活 防风 川芎 蔓荆子 藁本 炙甘草

补中益气汤（《脾胃论》）：人参 黄芪 白术 甘草 当归 陈皮 升麻 柴胡

补阳还五汤（《医林改错》）：黄芪 当归尾 赤芍 地龙 川芎 红花 桃仁

八　画

苓桂术甘汤（《金匮要略》）：茯苓　白术　桂枝　甘草

金匮肾气丸（《金匮要略》）：干地黄　薯蓣　山茱萸　泽泻　茯苓　丹皮　桂枝　附子

育阴通络汤（名家名方）：生地黄　山萸肉　钩藤　天麻　丹参　白芍

泽泻汤（《金匮要略》）：泽泻　白术

定痫丸（《医学心悟》）：天麻　川贝　姜半夏　茯苓　茯神　丹参　麦冬　陈皮　远志　石菖蒲　僵蚕　胆南星　琥珀　全蝎　朱砂　甘草　灯心草

参附汤（《济生方》）：人参　炮附子　生姜

九　画

牵正散（《杨氏家藏方》）：白附子　僵蚕　全蝎

星蒌承气汤（《实用中医内科学》）：胆南星　全瓜蒌　生大黄　芒硝

顺气导痰汤（《李氏医鉴》）：橘红　茯苓　半夏　甘草　胆南星　木香　香附　枳实

养心汤（《证治准绳》）：黄芪　茯苓　茯神　当归　川芎　炙甘草　半夏曲　柏子　肉桂　柏子仁　酸枣仁　远志　人参·五味子　甘草　生姜　大枣

洗心汤（《审视瑶函》）：黄连　生地黄　木通　炒栀子　甘草　当归　菊花

十　画

桃核承气汤（《伤寒论》）：桃仁　大黄　芒硝　甘草　桂枝

柴苓温胆汤（《三因极一病证方论》）：柴胡　黄芩　半夏　陈皮　竹茹　茯苓　枳壳　茵陈

柴胡加龙骨牡蛎汤（《伤寒论》）：柴胡　龙骨　黄芩　生姜　铅丹　人参　桂枝　茯苓　半夏　大黄　牡蛎　大枣

柴胡疏肝散（《景岳全书》）：柴胡　枳壳　芍药　甘草　香附　川芎

逍遥散（《太平惠民和剂局方》）：柴胡　白术　当归　白芍　茯苓　甘草　薄荷　煨姜

凉血四物汤（《医宗金鉴》）：生地黄　赤芍　当归　川芎　黄芩　茯苓　陈皮　红花　甘草　生姜

益气聪明汤（《东垣试效方》）：人参　黄芪　甘草　葛根　升麻　蔓荆子　白芍　黄柏

涤痰汤（《证治准绳》）：制半夏　制南星　橘红　枳实　茯苓　人参　石菖蒲　竹茹　生姜　甘草　大枣

调元散（《景岳全书》）：人参　白术　陈皮　厚朴

调胃承气汤（《伤寒论》）：大黄　甘草　芒硝

陶氏小柴胡汤（《外感温热篇》）：柴胡　黄芩　半夏　炙甘草　生姜　生地黄　桃仁　山楂肉　丹皮　犀角

通窍活血汤（《医林改错》）：川芎　赤芍　桃仁　红花　丹参　白芷　麝香　生姜　葱白

十 一 画

黄连阿胶汤（《伤寒论》）：黄连　阿胶　黄芩　芍药　鸡子黄

黄连香薷饮（《罗氏会约医镜》）：黄连　香薷　厚朴　扁豆　茯苓　甘草

黄连温胆汤（《六因条辨》）：黄连　竹茹　枳实　半夏　陈皮　甘草　生姜　茯苓

黄连解毒汤（《外台秘要》）：黄连　黄柏　黄芪　栀子

菖蒲郁金汤（《温病全书》）：石菖蒲　栀子　鲜竹叶　丹皮　郁金　连翘　灯心草　木通　竹沥　玉枢丹

银翘散（《温病条辨》）：金银花　连翘　薄荷　牛蒡子　荆芥　淡豆豉　桔梗　芦根　淡竹叶　甘草

麻黄附子细辛汤（《注解伤寒论》）：麻黄　细辛　附子

羚羊角汤（《医醇剩义》）：羚羊角（水牛角代）　龟甲　生地黄　丹皮　白芍　柴胡　薄荷　蝉衣　菊花　夏枯草　石决明　大枣

羚角钩藤汤（《通俗伤寒论》）：羚羊角（水牛角代）　桑叶　川贝　鲜生地黄　钩藤　菊花　白芍　生甘草　鲜竹茹　茯神

清肝达郁汤（《重订通俗伤寒论》）：焦山栀 生白芍 当归须 柴胡 丹皮 炙甘草 橘白 薄荷 菊花 鲜青橘叶

清热镇惊汤（《医宗金鉴》）：柴胡 薄荷 麦冬 栀子 川黄连 龙胆草 茯神 钩藤 木通 生甘草 灯心草 竹叶 朱砂

清营汤（《温病条辨》）：犀角（水牛角代） 生地黄 玄参 竹叶心 麦冬 丹参 黄连 金银花 连翘

清燥救肺汤（《医门法律》）：桑叶 石膏 杏仁 甘草 麦冬 人参 阿胶 炒胡麻仁 炙枇杷叶

十 二 画

琥珀养心丹（《证治准绳》）：琥珀 龙齿 远志 石菖蒲 茯神 人参 酸枣仁 当归 生地黄 黄连 柏子仁 朱砂 牛黄

越鞠丸（《丹溪心法》）：川芎 苍术 香附 神曲 栀子

葛根汤（《伤寒论》）：葛根 麻黄 桂枝 生姜 炙甘草 芍药 大枣

紫雪丹（《外台秘要》）：寒水石 石膏 滑石 磁石 朱砂 玄参 羚羊角（水牛角代） 犀角（水牛角代） 丁香 麝香 升麻 沉香 青木香 炙甘草 朴硝 黄金 硝石

温脾汤（《备急千金要方》）：附子 干姜 人参 大黄 甘草 当归 芒硝

滋水清肝饮（《医宗己任编》）：熟地黄 当归身 白芍 酸枣仁 山萸肉 茯苓 山药 柴胡 山栀 丹皮 泽泻

犀地清络饮（《重订通俗伤寒论》）：犀角（水牛角代） 丹皮 连翘 竹沥 鲜生地 赤芍 桃仁 生姜 鲜茅根 灯心草 鲜石菖蒲

十三画以上

解毒承气汤（《伤寒温疫条辨》）：白僵蚕 蝉蜕 黄连 黄芩 黄柏 栀子 枳实 厚朴 大黄 芒硝

酸枣仁汤（《金匮要略》）：酸枣仁 甘草 知母 茯苓 川芎

增液承气汤（《温病条辨》）：玄参 麦冬 生地黄 大黄 芒硝

镇肝熄风汤（《医学衷中参西录》）：怀牛膝 生赭石 生龙骨 生牡蛎 生龟甲 白芍 玄参 天冬 川楝子 麦芽 茵陈 甘草

醒脾解郁方（名家名方）：西洋参 石菖蒲 郁金 贯叶金丝桃

礞石滚痰丸（《泰定养生主论》）：礞石 沉香 黄芩 大黄

癫狂梦醒汤（《医林改错》）：桃仁 柴胡 香附 木通 赤芍 青皮 陈皮 桑白皮 苏子 甘草 半夏 大腹皮